Archiv

für

pathologische Anatomie und Physiologie

und für

klinische Medicin.

Herausgegeben

von

Rudolf Virchow.

Band 130.

Folge XII. Band X.

Mit 15 Tafeln
und dem Register für Band 121—130.

Berlin,
Druck und Verlag von Georg Reimer.
1892.

Inhalt des 130. Bandes.

Erstes Heft (3. October).

Zweites Heft (1. November).

Drittes Heft (8. December).

Archiv
für
pathologische Anatomie und Physiologie
und für
klinische Medicin.

Bd. 130. (Zwölfte Folge Bd. X.) Hft. 1.

I.

Die Salzsäuresecretion bei Dyspepsia nervosa.

(Aus dem Laboratorium der med. Klinik zu Würzburg.)

Von Privatdocent Dr. R. Geigel,
Assistenten an der med. Klinik in Würzburg
und
Dr. L. Abend,
Privatassistenten des Herrn Prof. Dr. v. Leube zu Würzburg.

Die Fähigkeit der Drüsenzellen im Magen, freie Salzsäure abzuscheiden, ist anerkanntermaassen abhängig von nervösen Einflüssen. Plausibel ferner ist es zum mindesten, dass nicht nur die physikalische und chemische Beschaffenheit des Mageninhalts im Allgemeinen sondern ganz speciell der Gehalt desselben an freier Salzsäure einzuwirken vermag auf die sensiblen Magennerven. Erfahrungsgemäss verläuft das normale Verdauungsgeschäft bei vollständig Gesunden in der Regel ohne jede bedeutendere Sensation, während bei Leuten, die man im Allgemeinen als „nervös" bezeichnen könnte, schon die Verdauung einer Nahrung, mit der nachweislich ihr Magen in der normalen Zeit fertig wird, recht beträchtliche subjective Beschwerden mit sich bringen kann. Zweierlei ist dabei möglich: entweder die sensiblen Magennerven sind so übererregbar, dass ein in die Grenzen des Normalen fallender, sonst ganz unwirksamer Reiz, sie zu alteriren vermag und die bekannten Sensationen (Druck,

Völle, Schmerz, Unbehagen, Uebelsein u. s. w.) auslöst, oder auch die secernirenden Nerven reagiren abnorm, und demgemäss fällt die Säureproduction von Seiten der Magenschleimhaut auch bei physiologischem Reiz pathologisch aus. Es kann dann durch die Nahrungsaufnahme beispielsweise bei Uebererregbarkeit der secretorischen Nerven mehr Säure ausgeschieden werden und dadurch das sensible Nervensystem des Magens secundär in Reizzustand versetzt werden. Schliesslich können aber auch beide Momente, Uebererregbarkeit der sensorischen und der secernirenden Elemente concurriren.

Aus diesen vorausgeschickten Bemerkungen ergiebt sich, was wir unter Dyspepsia nervosa verstanden wissen wollen: Nichts anderes, als was vor Jahren Leube mit diesem viel angefochtenen Wort bezeichnet hat. Auch den diagnostischen Entscheid, ob eine Magenkrankheit in dem Bereich der Gastritis oder nervösen Dyspepsie gehört, haben wir bei unseren Untersuchungen ausschliesslich in den von Leube angegebenen Merkmalen gesucht, in allen Fällen wurde 7 Stunden nach einer „Probemahlzeit“ durch Ausspülung des Magens der Beweis erbracht, dass derselbe leer sei.

Wir wollen damit formulirt haben, was für Krankheitsfälle es sind, an denen wir unsere Untersuchungen über die Ausscheidung von Salzsäure bei „Dyspepsia nervosa“ angestellt haben. Wenn seltene Ausnahmsfälle auch vorkommen mögen, so ist doch allgemein daran fest zu halten, dass ein palpables Magenleiden ausgeschlossen werden kann, wenn der Magen eine Probemahlzeit in 7 Stunden verdaut.

Der Salzsäuregehalt des Magensaftes bei nervöser Dyspepsie ist von um so grösserem Interesse, als aus seiner Ermittelung eigentlich einzig und allein eventuell ein directer Fingerzeig für eine local eingreifende Therapie sich ergiebt. Und so ist es auch kein Wunder, dass die „quantitative“ Bestimmung der freien Salzsäure gegenwärtig eine so wichtige Rolle spielt und eine ungeheure Literatur hierüber sich bereits angesammelt hat. Wunderbar aber muss es genannt werden, dass man bei diesen Untersuchungen und bei der dadurch indicirten Therapie ausschliesslich den Procentgehalt des Magensaftes nach der einen oder anderen Methode bestimmt, je nach dem Ausfall der Untersuchung, je nachdem sich „Super-“ oder „Subacidität“ ergeben hatte, die Alkalien oder Salzsäure in rein conventioneller Dosis gab, ohne vom absoluten Quantum abgeschiedener freier Säure irgend welche Kenntniss zu besitzen. Was würde der Chemiker sagen, den man beauftragt etwa eine ½procentige Salzsäure durch Natron bicarbonicum zu neutralisiren oder auf einen bestimmten niedrigeren Procentsatz zu bringen! Unzweifelhaft wäre seine erste Frage danach, wie viel denn von dieser ½procentigen Salzsäure er in der geforderten Weise behandeln solle. Aber selbst nicht einmal die rein diagnostische Frage, wie intensiv die Säureproduction des Magens bei gegebenem Reiz ausfällt, wird gelöst durch die bisher übliche rein procentuale (fälschlich „quantitativ“ genannte) Salzsäurebestimmung des Magensaftes. Es ginge dies nur dann an, wenn man sicher wäre, dass zur Zeit der Untersuchung das früher gereichte „Probefrühstück“ im Magen an Volumen weder zu- noch abgenommen hat. Dass dem auch bei Gesunden nicht so ist, hat der Eine[1]) von uns bereits nachgewiesen, für Kranke, die an Dyspepsia nervosa leiden, werden wir in Folgendem den Beweis bringen. Ein hier sehr wesentlicher von der Salzsäureausscheidung ganz unabhängiger Factor ist die Resorptionsfähigkeit des Magens, die auch unter ganz normalen Verhältnissen sehr verschieden gross sein muss, je nachdem bei Anstellung des Versuchs das Individuum „dürstet“ oder nicht. Von diesem Gesichtspunkt aus darf es uns nicht Wunder nehmen, dass der Procentgehalt des Magensaftes an freier Salzsäure bei dem nämlichen Individuum ein recht wechselnder sein kann. Der Eine von uns (A) besitzt über diesen Punkt bei Magenkranken eine sehr ausgedehnte Erfahrung, die sich auf viele Einzeluntersuchungen an einer grossen Reihe von Patienten bezieht.

Von Ewald ist in seiner jüngsten Arbeit die Grösse der ausgeschiedenen Salzsäure in ihrem absoluten Quantum als irrelevant bezeichnet worden gegenüber der bisher geübten Bestimmung der procentischen Werthe. Unzweifelhaft ist für die ätzende Eigenschaft des Magensaftes (Aetiologie des Ulcus ventriculi) und auch zum Theil für die verdauende Kraft dessel-

[1]) Geigel und Blass, Zeitschr. f. kl. Med. XX. Bd. 3. Heft.

ben der Procentgehalt an Salzsäure maassgebend. Einen Maassstab aber für das, was die Magendrüsen auf einen bestimmten Reiz hin zu leisten vermögen, liefert nur die absolute Menge abgeschiedener Salzsäure, sie repräsentirt die Grösse der geleisteten Arbeit. Eine mögliche Fehlerquelle bei letzterer Bestimmung ist von Ewald urgirt worden, die auch uns keineswegs entgangen ist. Es ist möglich und durch unser Mittel bisher nicht zu eruiren, dass vor Entnahme des Magensaftes eine unbestimmte Quantität des letzteren bereits den Pylorus passirt hat. Dadurch kann in der That zwar nicht die procentuale Acidität des Mageninhaltes, wohl aber die Grösse der absoluten Salzsäuremenge erheblich geändert werden, letztere aber nur in negativem Sinn. Es sei, so sagt Ewald, überhaupt der „Betrieb“ im Magen der Art eingerichtet, dass stets immer auf den nämlichen Reiz die nämliche procentuale Acidität, die nämliche Säureconcentration hergestellt, nicht das nämliche absolute Quantum Säure abgeschieden werde. Die Methode des einen von uns war überhaupt ursprünglich zur Entscheidung dieser Alternative ausgedacht worden. Unsere Versuche sprechen nicht für Ewald's Annahme. Wenn wir die 4 ersten Versuchsreihen in der Zeitschrift für kl. Med. Bd. XX Heft 3 und die ersten Versuche in Tabelle VI dieser Arbeit überblicken, so finden wir einen mittleren Fehler vom arithmetischen Mittel

	Relativer Salzsäuregehalt	Absolute Salzsäuremenge
bei I.	± 7 pCt.	± 9 pCt.
II.	±13 -	±25 -
III.	±11 -	±10 -
IV.	±22 -	±31 -
Tabelle VI. (Versuche)	±24 -	±14 -

Wenn man nach diesen Zahlen auch zugeben muss, dass die Genauigkeit der erhaltenen Werthe bei der procentualen Bestimmung um ein Geringes grösser ist als die, welche den Werthen der absoluten Salzsäuremenge zukommt, so folgt daraus nicht, dass die letztere Methode überflüssig oder unbrauchbar ist, sondern logischer Weise nur, dass man für die letzteren, die absoluten Werthe, die Grenzen für das Normale etwas weiter stecken muss und nur grössere Abweichungen als pathologisch ansehen darf. Wenn früher als obere und untere Grenzen der Normalwerthe 0,6 und 0,3 g HCl vorgeschlagen wurde, so dürfte damit annähernd das Richtige getroffen sein. Bei der procentualen Bestimmung betrachtet man Zahlen zwischen 0,15 und 0,25 als normal, das macht eine Abweichung vom Mittel (0,20) von $\pm$ 25 pCt., die zulässige Abweichung bei den oben vorgeschlagenen Zahlen vom Mittel (0,45) beträgt aber $\pm$ 33 pCt. Demgemäss kann in der That, was unter 0,3 oder über 0,6 g HCl fällt, als abnorm betrachtet werden.

Die Schwankungen der procentualen Acidität bei Gesunden sind übrigens auch immerhin so gross, dass man von einer bemerkenswerthen Constanz derselben füglich nicht sprechen kann und nicht den Schluss zu ziehen berechtigt ist, dass „der Betrieb so eingerichtet ist, dass je nach Umständen und Bedürfniss die absolute Absonderungsgrösse wechselt, während der Procentgehalt gewahrt bleibt“. Vielleicht gelingt es, constantere Werthe für die absolute Salzsäuremenge zu erhalten, wenn man früher etwa schon $\frac{1}{2}$ Stunde nach dem Probefrühstück ausspült, weil dann die oben erwähnte Fehlerquelle des Austrittes vom Mageninhalt durch den Pylorus sich eventuell noch nicht geltend machen kann. Bevor dies durch weitere Versuche entschieden ist, vermögen wir freilich dem oben citirten Satz Ewald's noch nicht die entgegengesetzte Behauptung gegenüber zu stellen, dass der gleiche Reiz die gleiche Arbeitsleistung der Magendrüsen und demgemäss constante absolute Salzsäuremenge im Magensaft nach sich zieht, und müssen bei unserer früheren Forderung bleiben, dass man eben beide Werthe, den absoluten und den procentualen, bestimmen muss, um das Secretionsvermögen des Magens beurtheilen zu können, einer procentualen Bestimmung allein, und damit fast allen bisherigen Untersuchungen können wir in dieser Beziehung nur einen sehr fraglichen Werth beimessen.

Nur von Bourget ist, worauf uns Ewald in seiner letzten Arbeit aufmerksam macht, schon im Jahre 1889 die absolute Salzsäuremenge bestimmt worden. Es ist gar keinem Zweifel unterworfen, dass Bourget in dieser Hinsicht das Recht der Priorität zugesprochen werden muss. Die in einem französischen

Journal[1]) erschienene Arbeit ist uns entgangen und unsere Versuche wurden vollständig unabhängig davon angestellt. Zur Zeit als durch Ewald's Referat der deutsche Leserkreis erst auf Bourget's Arbeit aufmerksam gemacht wurde, war das Manuscript der Arbeit „Ueber procentuale und absolute Acidität u. s. w." der Redaction der Zeitschrift für klin. Medicin schon über ¼ Jahr zugegangen, gedruckt wurde es freilich erst viel, viel später.

Noch ein Wort über die Methode, die wir bei unseren Untersuchungen angewendet haben! Die Principien derselben wurden von dem Einen von uns (G.) bereits früher dargelegt[2]). Die damals geschilderte Anwendung der Einäscherung des in toto ausgespülten Mageninhalts nach Braun ist immerhin noch so umständlich und zeitraubend, dass mit ihr in der Praxis kaum gerechnet werden kann. Die damals ausgesprochene Hoffnung durch die Bestimmung des specifischen Gewichtes indirect und schneller zum Ziel zu kommen, hat sich leider bei fortgesetzten Versuchen nicht erfüllt. Die dabei erhaltenen Werthe differiren gegen die Controlversuche um volle 20 pCt., sind also auch für die Praxis zu ungenau. Wesentlich vereinfacht und abgekürzt würde unser ursprüngliches Verfahren, wenn man das langsame Filtriren und Nachwaschen des Spülwassers umgehen dürfte. Dass dies nicht nur zulässig, sondern dass es sogar zweckmässiger ist, unfiltrirtes Material zur quantitativen Bestimmung zu verwenden, darüber geben folgende Untersuchungen, die der Eine von uns (A.) angestellt hat, Aufschluss[3]).

---

[1]) Arch. d. méd. expér. 1889. No. 6.

[2]) Ohne uns auf die vielumstrittene Frage einzulassen, was man unter freier, halbgebundener, gebundener, physiologisch wirksamer HCl u. s. w. zu verstehen habe, bemerken wir hier nur ganz kurz, dass für uns die HCl, die im Magensaft durch Alkali gebunden werden kann, als freie HCl ausschliesslich in Betracht kommt.

[3]) In der uns jetzt gerade zugegangenen Monographie von Martius und Lüttke (1892, Stuttgart, Enke) fordern auch die beiden Verfasser, dass unfiltrirter Magensaft untersucht werde. In der kritischen Besprechung der gebräuchlichen Methoden zur quantitativen Säurebestimmung hat die Methode von Braun (beschrieben in Leube's Lehrb. d. Diagnose) keine Stelle gefunden.

Die Veranlassung zu den nachstehenden Untersuchungen war die öftere und schon vor 2 Jahren von uns gemachte Beobachtung, dass der unfiltrirte Magensaft noch Salzsäurereaction zeigte, während der filtrirte keine Reaction mehr gab. Es musste also der Salzsäuregehalt durch das Filtriren (Papier) stark abgenommen haben bezw. Salzsäure auf dem Papierfilter zurückgehalten worden sein.

Was die quantitative Bestimmung der Salzsäure betrifft, so ist die Einäscherungsmethode wohl die empfehlenswertheste, oder gar bis jetzt beste. Wir geben derjenigen von Braun den Vorzug, weil sie verhältnissmässig am wenigsten Zeit beansprucht und sehr gute und brauchbare Resultate liefert, die für wissenschaftliche Zwecke sehr gut verwendet werden können, mag man dieser Methode auch den Vorwurf machen (ganz einwurfsfrei und fehlerfrei ist bis jetzt keine Methode), dass sie nicht lediglich den Gehalt an freier, sondern auch an gebundener Salzsäure angebe. Was wir unter freier u. s. w. HCl verstehen, ist oben auseinandergesetzt worden. Allein es ist hier nicht der Ort, über diese Fragen zu streiten und ebenso wenig wollen wir dies hinsichtlich der Darreichung des Probefrühstücks zur Bestimmung der Salzsäure thun. Wir bevorzugen hierzu namentlich deswegen das Ewald'sche Probefrühstück, weil es, abgesehen von dem Umstande, dass es überall leicht zu beschaffen ist, nach einer Stunde qualitativ nur Salzsäurereaction zeigt und keine andere Säurereaction giebt, wenn die Uffelmann'sche Milchsäureprobe durch den filtrirten Magensaft wasserhell entfärbt wird oder noch etwas Amithystschimmer erkennen lässt. Wie richtig dieser Satz ist, bewiesen uns die während 5½ Jahre gemachten Erfahrungen dadurch, dass fast jedesmal der filtrirte, einfach mit Normal-NaOH austitrirte und filtrirt eingeäscherte Magensaft das nämliche procentuale Resultat bei der Salzsäurebestimmung gaben. Allein es ist nicht richtig, nur reinen filtrirten Magensaft zur Untersuchung zu nehmen, sondern nur unfiltrirten Magensaft, und zwar muss derselbe stets eingeäschert werden, auch wenn die Uffelmann'sche Probe wasserhell entfärbt wurde, indem hier die Resultate nicht so gleich ausfallen wie bei dem filtrirten Magensaft, bei dem man sich die Einäscherungsmethode öfter schenken konnte. Für die Praxis dürfte es vielleicht unter den oben angeführten Bedingungen genügen, nur den unfiltrirten Magensaft mit $\frac{1}{10}$ Normal-Natronlauge zu titriren, aber dann muss derselbe gleichmässig beschaffen sein und darf keine gröberen Bröckel enthalten und sind solche da, so müssen sie einfach fein verrieben werden. Denn gerade die gröberen Bröckel sind es, welche die Salzsäure retiniren, wofür folgende Untersuchungen sprechen. Dieselben sind in der Weise angestellt, dass zuerst unfiltrirter Magensaft beim Einäschern und beim Titriren genommen wurde und dann soweit die Quantität noch ausreichte, der Magensaft durch Papier und Glaswolle filtrirt wurde. Ausser dem Ewald-schen Probefrühstück wurde noch hie und da Erbrochene oder reiner exprimirter Magensaft (Morgens nüchtern bei Superacidität) zur Untersuchung verwendet und hierbei stellte sich heraus, dass:

1) die 4 angestellten Proben das nämliche Resultat ergaben bei reinem nicht mit Galle vermischtem Magensaft, und bei dem Ewald'schen Probefrühstück nur dann, wenn es feine griesähnliche Bröckel enthielt und ein geringes Sediment zeigte.

2) Sobald grössere Bröckel vorhanden sind und ein reichlicheres Sediment bilden, weichen die Resultate von einander ab und zwar in der Art, dass der procentuale Salzsäuregehalt am grössten ist bei der Braun'schen Einäscherungsmethode und am kleinsten beim Filtriren durch Papier. Er nimmt meist successive ab wie aus den Tabellen ersichtlich ist, am häufigsten gleichen sich noch die Resultate des unfiltrirten und des durch Glaswolle filtrirten Magensaftes. Dieser Satz gilt auch für Tab. IV, wo durch die Sonde breiiger oder schlammiger Mageninhalt entleert wurde.

Diese Differenzen lassen sich sehr einfach erklären. Bei der Einäscherungsmethode geht fast gar nichts verloren, somit muss der Procentgehalt bei ihr am grössten sein. Bei der Titrirung des unfiltrirten Magensaftes geht auch nichts verloren, aber hier kommt es darauf an, ob die Bröckel fein oder gröber sind, ob sie mit Schleim überzogen sind oder nicht, denn sonst müsste das Resultat das nämliche sein wie bei der Braun-schen Methode. Allein die Natronlauge dringt nicht gleichmässig in die gröberen Bröckel u. s. w. ein und hat dazu längere Zeit nöthig, was der einfache Umstand beweist, dass solch ein mit 1—2 Tropfen Phenolphtalein versetzter Magensaft die charakteristische Endreaction zeigt und nach einiger Zeit, oft nach Stunden ist die Rosafärbung wieder verschwunden. Setzt man dann noch 1—2 Tropfen $\frac{1}{10}$ Normalnatronlauge zu, so bleibt die Rosafärbung bestehen und man hat dann oft auch die nämliche Anzahl Cubikcentimeter verbraucht wie bei der Einäscherungsmethode von Braun.

Anders gestaltet sich das Verhältniss bei dem durch Glaswolle und durch Papier filtrirten Magensafte. Das Papierfilter hält eben alle sedimentbildenden Substanzen zurück, während die auf die Oeffnung des Trichters gelegte Glaswolle noch feinere Bestandtheile durchlässt. Dass somit der Procentgehalt bei ersterem kleiner ausfallen muss, als bei letzterer, ist selbstverständlich. — Allein wie verhält es sich denn in den Fällen — dieser Einwurf wird gemacht werden — bei welchen trotz der gröberen Bröckel und trotz des reichlicheren Sediments die 4 angestellten Proben den nämlichen Procentsatz an Salzsäure ergaben? Hier müssen einfach Sediment und Flüssigkeit gleichmässig von der Salzsäure durchdrungen sein oder die Bröckel sind so gross, dass sie nicht in die Oeffnung der Pipetten[1]) hineingehen, so dass diese mehr einen Inhalt von gleichmässiger Beschaffenheit enthalten. Ein solches Resultat kommt jedoch nicht häufig vor, und deshalb dürfte es sich empfehlen nur die Einäscherungsmethode mit unfiltrirtem Magensafte vorzunehmen, will man den Salzsäuregehalt des Mageninhaltes procentisch und qualitativ genau bestimmen. Dabei kann es nicht schaden, ja nur nützlich sein den unfiltrirten Mageninhalt einfach mit $\frac{1}{10}$ NaOH zu bestimmen, indem zu grosse Abweichungen zwischen diesen 2 Methoden auf einen Fehler schliessen lassen, der in Verunreinigung des Platintiegels oder in den $\frac{1}{10}$ Normalflüssigkeiten liegen kann. Dass letztere vor jeder Bestimmung genauestens controlirt werden müssen und ersterer stets sorgfältigst gereinigt werden muss, ist selbstverständlich.

Für die Ausführung der Milchsäureprobe und Biuretprobe dürfte es sich empfehlen den Mageninhalt zu filtriren, indem sonst die Farbreaction sehr undeutlich ausfällt und getrübt erscheint.

[1]) Wir benützen Pipetten mit nicht zu feinen Oeffnungen.

Folgende Tabellen I—IV können als Beleg für das obem Gesagte dienen.

Tabelle I.

Mageninhalt von gleichmässiger und feinkörniger Beschaffenheit.

Mageninhalt.	eingeäschert (Braun).	unfiltrirt.	Glaswolle.	Papierfilter.
1) 7 Stdn. nach der Probemahlzeit exprimirt	0,474	0,383	0,383	0,383
2) Probefrühstück	0,365	0,346	0,346	0,346
3) -	0,346	0,328	0,310	0,292
4) -	0,328	0,292	0,292	—
5) -	0,328	0,328	0,328	—
6) -	0,328	0,328	0,328	0,328
7) -	0,319	0,319	0,310	0,292
8) -	0,310	0,310	0,292	0,292
9) -	0,310	0,310	0,310	0,292
10) -	0,310	0,310	0,310	—
	0,310	0,301	0,273	0,273
11) -	0,310	0,310	0,310	0,292
12) -	0,310	0,310	0,292	0,292
13) -	0,292	0,292	0,292	0,273
14) -	0,292	0,292	0,272	0,264
15) -	0,282	0,282	0,282	0,273
16) -	0,273	0,273	0,273	0,264
17) -	0,273	0,273	0,273	0,255
18) -	0,273	0,273	—	—
19) -	0,273	0,264	—	—
20) -	0,273	0,255	0,255	0,255
21) -	0,265	0,261	0,261	0,261
22) -	0,255	0,255	0,237	0,237
23) -	0,255	0,255	0,219	0,219
24) -	0,237	0,237	0,237	0,237
25) -	0,237	0,237	0,219	0,219
26) -	0,237	0,237	0,219	0,219
27) -	0,237	0,237	—	0,237
28) -	0,237	0,219	0,200	0,182
29) - (grüngelb u. Schleim)	0,237	0,182	0,164	0,164
30) -	0,237	0,219	0,200	0,182
31) -	0,219	0,219	0,219	0,200
32) -	0,219	0,219	0,219	0,219
33) -	0,209	0,209	—	—
34) - (grüngelb)	0,200	0,228	0,228	0,219
35) -	0,200	0,200	0,200	0,200
36) -	0,182	0,182	0,182	0,182

Magensaft.	eingeäschert (Braun).	unfiltrirt.	Glaswolle.	Papierfilter.
37) Probefrühstück (grün)	0,282	0,219	0,219	0,209
38) - (grün)	0,237	0,182	0,164	0,164
39) - (grün)	0,182	0,127	0,127	0,091
40) - (grün)	0,237	0,237	0,237	—
41) -	0,237	0,237	0,237	0,237
Magensaft (nüchtern)	0,200	0,200	0,200	—
42) - -	0,182	0,182	0,182	0,182
43) - -	0,182	0,182	0,182	—
44) - -	0,146	0,146	0,146	—
45) - -	0,127	0,127	0,127	0,127
46) Erbrochenes (Carcinom)	0,000	0,018	0,018	0,018
47) Probefrühstück	0,164	0,182	0,182	—
48) -	0,164	0,164	0,164	0,164
49) -	0,110	0,146	(Milchsäureprobe schmutzig grau.)	
50) -	0,109	0,127	0,118	0,109
51) -	0,109	0,109	0,073	0,063
52) -	0,091	0,091	0,054	0,036
53) -	0,091	0,091	—	—
54) -	0,0365	0,054	0,0365	—
55) -	0,164	0,146	0,126	—

Tabelle II.

Mageninhalt von etwas gröberer Beschaffenheit.

Exprimirt.	eingeäschert.	unfiltrirt.	Glaswolle.	Papierfilter.
1) Probefrühstück	0,475	0,346	0,328	0,328
2) -	0,474	0,346	0,346	—
3) -	0,419	0,328	0,328	—
4) -	0,383	0,336	0,310	0,310
5) -	0,383	0,365	0,365	0,365
6) -	0,383	0,320	0,310	—
7) -	0,365	0,328	—	—
8) -	0,328	0,319	0,292	0,292
9) -	0,328	0,255	0,255	—
10) -	0,328	0,310	0,292	0,292
11) -	0,301	0,310	0,292	0,292
12) -	0,292	0,273	0,273	—
13) -	0,282	0,282	0,264	0,264
14) -	0,273	0,255	0,255	0,255
15) -	0,273	0,246	0,237	0,219
16) -	0,273	0,200	0,182	0,164
17) -	0,273	0,255	0,255	—
18) -	0,273	0,200	0,182	0,182

Exprimirt.	eingeäschert.	unfiltrirt.	Glaswolle.	Papierfilter.
19) Probefrühstück	0,273	0,237	0,219	0,219
20) -	0,273	0,237	0,219	0,200
21) -	0,237	0,191	0,182	0,182
22) -	0,200	0,200	0,182	0,182
23) -	0,200	0,182	0,182	0,164
	0,146	0,164	0,155	0,146
24) Mageninhalt bei Ektasie	0,383	0,383	0,292	0,283
25) - - -	0,346	0,346	0,292	0,273
26) - - -	0,273	0,273	0,255	0,237

Tabelle III.

Mageninhalt von ungleichmässiger grober Beschaffenheit.

Exprimirt.	eingeäschert.	unfiltrirt.	Glaswolle.	Papierfilter.
1) Probefrühstück	0,370	0,310	0,310	—
2) Erbrochenes 4 Stunden nach dem Essen	0,365	0,365	0,365	0,365
3) Probefrühstück	0,365	0,346	0,328	0,310
4) -	0,365	0,346	0,328	0,328
5) -	0,365	0,273	0,255	0,237
6) -	0,347	0,328	0,328	0,310
7) -	0,336	0,310	0,292	—
8) -	0,292	—	0,182	0,182
9) -	0,292	0,173	0,155	0,146
10) -	0,255	0,164	0,146	0,146
11) -	0,219	0,164	0,127	0,127
12) -	0,182	0,073	0,036	—
13) -	0,146	0,054	0,027	0,0182
14) - (Ektasie)	0,109	0,146	0,146	—

Tabelle IV.

Mageninhalt von breiiger, schleimiger Beschaffenheit.

Exprimirt.	eingeäschert.	unfiltrirt.	Glaswolle.	Papierfilter.
1) Probefrühstück	0,401	0,365	0,346	0,328
2) -	0,365	0,337	0,337	0,328
3) -	0,346	0,336	0,336	0,319
4) -	0,383	0,328	0,310	0,273
5) -	0,328	0,310	0,310	0,292
6) -	0,328	0,255	0,255	0,237
7) -	0,310	0,292	0,282	0,273
8) -	0,273	0,209	0,200	0,200
9) -	0,273	0,255	0,219	—
10) Erbrochenes	0,255	0,255	0,228	0,219
11) Probefrühstück	0,10	0,073	0,036	0,036
12) -	0,241	0,255	0,255	0,237

Wenn wir aus den angeführten Gründen nur unfiltrirten Magensaft zu den nachstehenden Untersuchungen verwendeten, so kam damit das Moment in Wegfall, was vordem den meisten Aufwand an Zeit und Mühe erfordert hatte, das Filtriren des gesammten Spülwassers und Auswaschen des Filters. Es wurde vielmehr das gesammte Spülwasser in einer grossen Flasche gut gemischt, gemessen und der fünfzigste Theil davon ohne Weiteres der Braun'schen Einäscherungsmethode unterworfen. Auf diese Weise ist in längstens einer Stunde die ganze Procedur ausgeführt, die procentuale und absolute Acidität zumal bestimmt, falls man 2 Platinschalen besitzt und das Abdampfen der Flüssigkeit durch einen Bunsenbrenner bewirkt, dessen Flamme man von oben her in die Schale schlagen lässt.

Verfügt man über eine grössere Anzahl von Platinschalen, so können mehrere Bestimmungen neben einander in kaum längerer Zeit durchgeführt werden. So scheint also doch ein immerhin erträglicher Aufwand von Zeit und Mühe nur mit solchen Untersuchungen verknüpft zu sein, die, wie wir bestimmt glauben, wesentlich besser geeignet sind, uns über die Fähigkeit des Magens Salzsäure abzuscheiden zu orientiren als jede auch noch so genaue nur procentuale Bestimmung der Acidität. Es ist ungemein wohlfeil seine Resultate bis auf 3, 4 oder mehr Decimalstellen auszurechnen und dadurch den Schein grosser Exactheit zu erwecken. Wir haben es vorgezogen, in nachstehender Tabelle die Werthe von procentualer und absoluter Salzsäuremenge bis auf 2 Decimalstellen gekürzt und das daraus berechnete Volumen des Mageninhaltes, falls es sich nicht als sehr klein herausstellte, nur bis auf die Zehner genau anzugeben. Eine Kritik der möglichen Fehlerquelle zeigt, dass die hier angestrebte Genauigkeit auch wirklich von der Methode geleistet werden kann, und praktisch mehr zu verlangen hat recht wenig Sinn, denn ob Jemand 0,25 oder 0,253 pCt. oder 0,40 oder 0,41 g freie Salzsäure im Magen hat, kann ihm und auch dem behandelnden Arzte ziemlich gleichgültig sein.

Wir lassen jetzt in tabellarischer Uebersicht die Resultate unserer Untersuchungen folgen, weniger in der Hoffnung, dass sich Jemand die Mühe nehmen wird, sie genau durchzumustern, als vielmehr weil wir auf Einzelheiten darin noch recurriren müssen in den Schlussbetrachtungen, die wir an dieselben zu knüpfen uns noch erlauben werden. Die Minderzahl der untersuchten Patienten betrifft Insassen des Julius-Spitals, der grössere Theil stammt aus der Privatpraxis des Hrn. Prof. Dr. v. Leube, welch letzterem wir für die gütige Ueberlassung des Materials zu aufrichtigem Dank verpflichtet sind.

In Columne B der nachfolgenden Tabelle V bedeutet E das Quantum reinen unverdünnten, durch die Sonde exprimirten Magensaftes, danach wurde der Magen ausgespült, bis das Spülwasser klar kam. Das verbrauchte Quantum Wasser ist mit Sp bezeichnet. Columne C giebt die procentuale Acidität, in Columne D sind die Werthe von Salzsäure in Grammen enthalten, die sich im exprimirten Magensaft und im Spülwasser fanden. Die Summe, fett gedruckt, giebt also die Gesammtsalzsäure absolut in Grammen.

Wenn wir die in vorstehenden Tabellen enthaltenen Zahlen prüfen, um zu sehen, wie die Ausscheidung freier Salzsäure bei den untersuchten 62 an „nervöser Dyspepsie“ leidenden Kranken sich verhält, so ergeben sich folgende Resultate:

Relat. Superacidität u. absol. normale HCl-Menge in	30	Analysen
Relative Superacidität und absolute Subacidität in	19	-
Relative Superacidität und absolute Superacidität in	10	-
Relativ normal und absolute Subacidität in . . .	10	-
Relativ normal und absolut normal in	8	-
Relative Subacidität und absolute Subacidität in .	5	-
Relativ normal und absolute Superacidität . . .	1	-

Daran schliessen sich noch 4 Analysen, bei denen nichts exprimirt worden war, und demgemäss nur der absolute Salzsäuregehalt des Magens bestimmt werden konnte. In allen diesen 4 Fällen fand sich absolute Subacidität.

Berücksichtigt man den procentualen Salzsäuregehalt allein, so ergiebt sich

Relative Superacidität in .	59	Analysen
Relativ normaler Gehalt in	19	-
Relative Subacidität in . .	5	-
Sa.:	83	Analysen.

Im Mittel 0,28 pCt.

Tabelle V.

A. Nummer des Patienten und des Versuchs.	B. Exprimirt und Spülwasser in ccm.	C. Salzsäure in pCt.	D. Salzsäure in g.	E. Berechnetes Volumen des Mageninhalts in ccm.	F. Relative und absolute Acidität.	G. Bemerkungen.
I. 1.	E. 198 Sp. 3340	0,28	0,56 0,00 **0,56**	200	Rel. Superacid. Absol. normal.	Amylaceen machen Druck. Früher Ulcus. — Cur ohne Erfolg. Antisäurediät ohne Erfolg. Vor 2 Monaten 0,29 pCt. HCl.
II. 2.	—	0,33	**0,45**	130	Rel. Superacid. Absol. normal.	Amylaceen machen Druck. Antisäurediät hat Erfolg.
III. 3.	E. 32 Sp. 1730	0,29	0,096 0,21 **0,31**	100	Rel. Superacid. Absol. normal.	
IV. 4.	E. 157 Sp. 1000	0,29	0,458 0,073 **0,53**	180	Rel. Superacid. Absol. normal.	Druck im Magen besonders nach hartem Fleisch und Eiern.
5.	E. 145 Sp. 1550	0,25	0,36 0,39 **0,75**	300	Rel. normal. Absol. Superacid.	Natron bicarb. ohne Erfolg gegeben.
V. 6.	E. 69 Sp. 1430	0,31	0,21 0,13 **0,34**	110	Rel. Superacid. Absol. normal.	Physiologische Albuminurie.
VI. 7.	—	0,26	**0,22**	80	Rel. Superacid. Absol. Subacid.	Chlorosis. Früher Ulcus. — Cur ohne Erfolg.
VII. 8.	E. 0 Sp. ?	—	0,0 0,28 **0,28**	?	Absol. Subacid.	

A. Nummer des Patienten und des Versuchs.	B. Exprimirt und Spülwasser in ccm.	C. Salzsäure in pCt.	D. Salzsäure in g.	E. Berechnetes Volumen des Mageninhalts in ccm.	F. Relative und absolute Acidität.	G. Bemerkungen.
VIII. 9.	E. 1 Sp. 430	0,21	0,02 0,026 **0,03**	13	Rel. normal. Absol. Subacid.	Verträgt Fette und Amylaceen schlecht.
10.	E. 26 Sp. 3800	0,33	0,085 0,02 **0,11**	33	Rel. Superacid. Absol. Subacid.	Ord.: Antisäurediät und Natr. bicarb.
11.	E. 30 Sp. 3100	0,37	0,11 0,00 **0,11**	30	Rel. Superacid. Absol. Subacid.	
12.	E. 86 Sp. 2510	0,37	0,313 0,127 **0,44**	120	Rel. Superacid. Absol. normal.	
IX. 13.	E. 7 Sp. 2210	0,38	0,027 0,146 **0,17**	45	Rel. Superacid. Absol. Subacid.	Subjective Symptome wie bei Magenkatarrh. **Magendruck nach fetten, süssen und scharfen Speisen, nach Bier und Wein, wenn über ½ L. getrunken.**
14.	E. 42 Sp. 2470	0,38	0,160 0,073 **0,23**	60	Rel. Superacid. Absol. Subacid.	
X. 15.	E. 30 Sp. 1450	0,33	0,098 0,347 **0,44**	130	Rel. Superacid. Absol. normal.	Amylaceen machen „Säure". Fleisch, Eier gut vertragen.
16.	E. 23 Sp. 1500	0,29	0,067 0,37 **0,44**	150	Rel. Superacid. Absol. normal.	
XI. 17.	E. 63 Sp. 1600	0,37	0,229 0,127	100	Rel. Superacid. Absol. normal.	Hysterie. Früher Magenkatarrh.

	Sp. 2100		0,20 **0,27**		Absol. Subacid.	Mehlspeisen. Natr. bicarb. ohne Erfolg.
XIII. 19.	E. 11 Sp. 1500	0,47	0,052 0,402 **0,45**	60	Rel. Superacid. Absol. normal.	„Säure“ nach Mehlspeisen.
XIV. 20.	E. 16,5 Sp. 820	0,33	0,054 0,128 **0,18**	40	Rel. Superacid. Absol. Subacid.	Mehlspeisen, Zucker, Bier schlecht vertragen.
XV. 21. 1. März 1892.	E. 303 Sp. 1230	0,30	0,939 0,146 **1,09**	550	Rel. Superacid. Absol. Superacid.	Verträgt keine Amylaceen. Ord.: Antisäurediät, Natr. bicarb.
22. 13. April 1892.	E. 140 Sp. 1300	0,33	0,459 0,091 **0,55**	170	Rel. Superacid. Absol. normal.	
XVI. 23.	E. 45 Sp. 2600	0,30	0,135 0,200 **0,34**	110	Rel. Superacid. Absol. normal.	Verträgt keine Amylaceen.
XVII. 24.	E. 6 Sp. 850	0,37	0,022 0,146 **0,17**	50	Rel. Superacid. Absol. Subacid.	Klagen über Appetitlosigkeit, öfteres Erbrechen und Magendruck nach jeder Mahlzeit.
25.	E. 19 Sp. 650	0,35	0,065 0,328 **0,39**	110	Rel. Superacid. Absol. normal.	
XVIII. 26.	E. 176 Sd. 550	0,20	0,352 0,200 **0,55**	230	Rel. normal. Absol. normal.	
27.	E. 88 Sp. 350	0,26	0,225 0,310 **0,54**	210	Rel. Superacid. Absol. normal.	
XIX. 28.	E. 59 Sp. 1000	0,33	0,193 0,328 **0,52**	160	Rel. Superacid. Absol. normal.	Saure, süsse und fette Speisen, Wein machen Uebelkeit, manchmal „Säure“.

A. Nummer des Patienten und des Versuchs.	B. Exprimirt und Spülwasser in ccm.	C. Salzsäure in pCt.	D. Salzsäure in g.	E. Berechnetes Volumen des Mageninhalts in ccm.	F. Relative und absolute Acidität.	G. Bemerkungen.
29.	E. 81 Sp. 800	0,35	0,281 0,256 **0,54**	160	Rel. Superacid. Absol. normal.	Bier, Brod, Kartoffeln werden gut vertragen.
XX. 30.	E. 39 Sp. 1100	0,28	0,109 0,219 **0,33**	120	Rel. Superacid. Absol. normal.	Früher Ulcus. Verträgt keine Amylaceen. Sodbrennen.
31.	E. 85 Sp. 360	0,11	0,094 0,053 **0,15**	140	Rel. Subacid. Absol. Subacid.	
XXI. 32.	E. 44 Sp. 2250	0,37	0,160 0,164 **0,32**	90	Rel. Superacid. Absol. normal.	Sodbrennen und saures Aufstossen nach allen Speisen.
XXII. 33.	E. 95 Sp. 680	0,37	0,347 0,164 **0,51**	140	Rel. Superacid. Absol. normal.	Amylaceen, Zucker, fette und saure Speisen nicht vertragen.
34.	E. 104 Sp. 1080	0,48	0,494 0,529 **1,02**	210	Rel. Superacid. Absol. Superacid.	
XXIII. 35.	E. 0 Sp. 800	?	**0,20**	?	Absol. Subacid.	Klagt nur über „Magendruck".
36.	E. 0 Sp. 400	?	**0,164**	?	Absol. Subacid.	
XXIV. 37.	E. 5	0,29	0,015	180	Rel. Superacid.	

		Sp. 750		0,146 **0,27**		Absol. Subacid.	
	39.	E. 42 Sp. 730	0,26	0,107 0,328 **0,44**	170	Rel. Superacid. Absol. normal.	
XXVI.	40.	E. 0 Sp. 720	?	**0,20**	?	Absol. Subacid.	
	41.	E. 7 Sp. 250	0,21	0,014 0,273 **0,29**	140	Rel. normal. Absol. Subacid.	
XXVII.	42.	E. 15 Sp. 1300	0,27	0,041 0,182 **0,22**	80	Rel. Superacid. Absol. Subacid.	Saures Aufstossen nach allen Speisen.
	43.	E. 20 Sp. 1570	0,27	0,054 0,237 **0,29**	110	Rel. Superacid. Absol. Subacid.	
XXVIII.	44.	E. 150 Sp. 600	0,20	0,30 0,20 **0,50**	250	Rel. normal. Absol. normal.	
	45.	E. 200 Sp. 500	0,18	0,36 0,09 **0,45**	250	Rel. normal. Absol. normal.	
XXIX.	46.	E. 77 Sp. 460	0,22	0,17 0,20 **0,37**	170	Rel. normal. Absol. normal.	„Käse, Rothwein machen Säure.“
XXX.	47.	E. 42 Sp. 600	0,33	0,17 0,44 **0,61**	150	Rel. Superacid. Absol. Superacid.	Verträgt Alles gut, Druck nur nach reichlichem Essen.
XXXI.	48.	E. 42 Sp. 540	0,37	0,153 0,273 **0,43**	120	Rel. Superacid. Absol. normal.	Verträgt kein Fett. Zucker, Mehlspeisen machen Sodbrennen.

A. Nummer des Patienten und des Versuchs.	B. Exprimirt und Spülwasser in ccm.	C. Salzsäure in pCt.	D. Salzsäure in g.	E. Berechnetes Volumen des Mageninhalts in ccm.	F. Relative und absolute Acidität.	G. Bemerkungen.
XXXII. 49.	E. 22 Sp. 610	0,38	0,084 0,492 **0,58**	150	Rel. Superacid. Absol. normal.	Bekommt auf Bier „Säure“.
XXXIII. 50.	E. 39 Sp. 550	0,20	0,078 0,182 **0,26**	130	Rel. normal. Absol. Subacid.	Magendruck nach fetten und süssen Speisen, Käse, Gurkensalat, Weisswein, Bier und Blumenkohl. Dagegen werden Spinat, Spargel, Schwarzwurzel gut vertragen.
XXXIV. 51.	E. 23 Sp. 570	0,34	0,077 0,200 **0,28**	80	Rel. Superacid. Absol. Subacid.	Amylaceen und Obst stets gut vertragen, häufig Magenschmerzen unabhängig vom Essen (Nachts). Kein Säuregefühl.
XXXV. 52.	E. 160 Sp. 465	0,26	0,408 0,200 **0,61**	230	Rel. Superacid. Absol. Superacid.	Die verschiedensten Speisen, auch Fleisch machen „Säure“.
53.	E. 10 Sp. 700	0,18	0,018 0,291 **0,31**	170	Rel. normal. Absol. normal.	
54.	E. 46 Sp. 750	0,27	0,131 0,164 **0,30**	110	Rel. Superacid. Absol. normal.	
XXXVI. 55.	E. 60 Sp. 210	0,26	0,153 0,045 **0,20**	80	Rel. Superacid. Absol. Subacid.	Tuberculose. Druck und Aufstossen nach Allem.
56.	E. 80	0,40	0,320	130	Rel. Superacid.	

		Sp. 510		0,182 **0,71**		Absol. Superacid.	
	58.	E. 135 Sp. 570	0,33	0,442 0,200 **0,64**	200	Rel. Superacid. Absol. Superacid.	
XXXVIII.	59.	E. 45 Sp. 480	0,38	0,172 0,109 **0,28**	60	Rel. Superacid. Absol. Subacid.	Amylaceen machen „Säure“.
XXXIX.	60.	E. 98 Sp. 650	0,38	0,375 0,310 **0,69**	180	Rel. Superacid. Absol. Superacid.	Verlangt nach sauren Speisen und verträgt sie. Magenschmerzen 3 Stunden nach dem Essen werden durch Essen und Trinken besser.
	61.	E. 170 Sp. 650	0,31	0,527 0,146 **0,67**	210	Rel. Superacid. Absol. Superacid.	
XL.	62.	E. 38 Sp. 780	0,27	0,103 0,273 **0,38**	140	Rel. Superacid. Abs. normal.	Tuberculose. Parästhesie „als ob der Magen herunter fallen wollte“, verträgt alle Speisen gleich gut.
XLI.	63.	E. 68 Sp. 400	0,29	0,198 0,091 **0,29**	100	Rel. Superacid. Absol. Subacid.	„Starke Säure“ nach jeder Mahlzeit, hauptsächlich nach Amylaceen und Süssigkeiten.
XLII.	64.	E. 38 Sp. 850	0,27	0,102 0,164 **0,27**	100	Rel. Superacid. Absol. Subacid.	Druck und Aufstossen von Luft nach allen Speisen.
XLIII.	65.	E. 150 Sp. 530	0,37	0,547 0,164 **0,71**	190	Rel. Superacid. Absol. Superacid.	Neurasthenie. Verträgt nicht Bier, Wein, Amylaceen. „Säure.“
XLIV.	66.	E. 190 Sp. 365	0,09	0,173 0,054 **0,23**	250	Rel. Subacid. Absol. Subacid.	Druck 1—2 Stunden nach dem Essen, verträgt aber sonst Alles.
	67.	E. 87 Sp. 600	0,11	0,094 0,073 **0,17**	150	Rel. Subacid. Absol. Subacid.	

A. Nummer des Patienten und des Versuchs.	B. Exprimirt und Spülwasser in ccm.	C. Salzsäure. in pCt.	D. Salzsäure in g.	E. Berechnetes Volumen des Mageninhalts in ccm.	F. Relative und absolute Acidität.	G. Bemerkungen.
XLV. 68.	E. 62 Sp. 1500	0,24	0,146 0,091 **0,24**	100	Rel. normal. Absol. Subacid.	Mehlspeisen, Fette, Süsses schlecht vertragen.
69.	E. 50 Sp. 330	0,24	0,119 0,054 **0,17**	70	Rel. normal. Absol. Subacid.	
XLVI. 70.	E. 102 Sp. 720	0,24	0,242 0,036 **0,28**	120	Rel. normal. Absol. Subacid.	Aufstossen von Luft. Druck im Magen.
XLVII. 71.	E. 40 Sp. 1100	0,31	0,124 0,292 **0,42**	130	Rel. Superacid. Absol. normal.	Amylaceen machen „Säure".
XLVIII. 72.	E. 58 Sp. 1100	0,27	0,157 0,146 **0,30**	110	Rel. Superacid. Absol. normal.	Mehlspeisen und Fleischspeisen gleich schlecht vertragen.
XLIX. 73.	E. 35 Sp. 550	0,37	0,127 0,146 **0,27**	70	Rel. Superacid. Absol. Subacid.	„Druck" 2—3 Stunden nach dem Essen gleichviel welcher Speisen.
L. 74.	E. 250 Sp. 630	0,11	0,272 0,02 **0,29**	260	Rel. Subacid. Absol. Subacid.	Tabes dorsalis, hat viel Uebelkeit und Wasserbrechen, verträgt aber alle Speisen gut.
LI. 75.	E. 27 Sp. 1030	0,31	0,083 0,292 **0,38**	110	Rel. Superacid. Absol. normal.	Verträgt Alles, nur Bier und Kephir machen „Säure".
LII. 76.	E. 48	0,24	0,113	220	Rel. normal.	Verträgt manchmal Alles, zeitweise das

		Sp. 550		0,037 **0,05**		Absol. Subacid.	würze schlecht vertragen.
LIV.	78.	E. 56 Sp. 700	0,24	0,132 0,146 **0,28**	120	Rel. normal. Absol. Subacid.	
LV.	79.	E. 26 Sp. 930	0,17	0,043 0,146 **0,19**	110	Rel. normal. Absol. Subacid.	Viel Aufstossen von Luft.
LVI.	80.	E. 62 Sp. 700	0,33	0,203 0,037 **0,24**	70	Rel. Superacid. Absol. Subacid.	Whisky, Milch, Käse, Erdbeeren, Orangen, Brod, Fische, Cakes, Kartoffeln machen Druck; oft ganz freie Zeiten.
LVII.	81.	E. 75 Sp. 600	0,32	0,239 0,109 **0,35**	110	Rel. Superacid. Absol. normal.	Obst, Amylaceen, süsse und saure Speisen, Bier, Wein, Fett machen Säure, Kirschen weniger.
LVIII.	82.	E. 10 Sp. 350	0,27	0,0273 0,0365 **0,064**	10	Rel. Superacid. Absol. Subacid.	Nach Butter, Fett, frischem Brod Magendrücken. Eier machen übel. Gemüse und Obst schlecht vertragen, Fleisch ziemlich gut, nach allem Essen aber starkes Sodbrennen und Aufstossen.
LIX.	83.	E. 5 Sp. 800	0,27	0,013 0,292 **0,31**	120	Rel. Superacid. Absol. normal.	Amylaceen, Obst, Fette machen Säure.
LX.	84.	E. 53 Sp. 750	0,15	0,077 0,200 **0,28**	190	Rel. normal. Absol. Subacid.	P. lebt hauptsächlich von Fleisch, Gemüsen, Compots. Mehlspeisen werden am wenigsten vertragen, keine „Säure".
LXI.	85.	E. 11 Sp. 1200	0,16	0,018 0,127 **0,15**	90	Rel. normal. Absol. Subacid.	Säure nach Süssigkeiten, jungem Wein und schlechtem Bier. Druck im Magen nach Kuchen, rohem Obst, häufig aber auch nach Fleisch.
LXII.	86.	E. 23 Sp. 1350	0,23	0,053 0,26 **0,31**	80	Rel. normal. Absol. normal.	Süsse und saure Speisen, eingemachte Früchte machen „Säure".
	87.	E. 17 Sp. 950	0,24	0,040 0,273 **0,31**	80	Rel. normal. Absol. normal.	

Nimmt man Rücksicht auf die absolute ausgeschiedene Salzsäuremenge, so ergiebt sich

Absolut normale Menge in	38	Analysen
Absolute Subacidität in .	38	-
Absolute Superacidität in .	11	-
Sa.:	87	Analysen.

Im Mittel 0,37 g HCl freier vorhandener Salzsäure, ein Werth, der der unteren Grenze des von uns als normal angesehenen sehr nahe kommt.

Im Durchschnitt ist also der Magensaft procentual übersauer, während die absolute vorhandene Salzsäuremenge eher als klein angesehen werden darf. Der Magensaft ist mithin entschieden zu concentrirt, während von einer übermässigen Salzsäureproduction nicht die Rede sein kann.

Gegen die vorstehenden Berechnungen liesse sich der Einwand erheben, dass dabei auch die Analysen mit berücksichtigt sind, die angestellt wurden als die Patienten sich schon in ärztlicher Behandlung unter dem Einfluss einer bestimmten Diät und speciell durch die eruirte Säuresecretion indicirter Medicamente befanden. Aus diesem Grunde folgen hier noch die erhaltenen Mittelwerthe, die nur aus der ersten Analyse bei jedem einzelnen Patienten gewonnen sind. Es findet sich ein mittlerer Procentgehalt von 0,27 und eine mittlere Salzsäuremenge von 0,35 g. Dass diese Werthe sich kaum von den oben angeführten unterscheiden, spricht nebenbei bemerkt nicht sonderlich für die Wirksamkeit der eingeschlagenen Therapie, insoweit durch dieselbe die Acidität des Magensaftes beeinflusst werden sollte. Auf diesen Punkt werden wir später noch zurückkommen.

Wir möchten uns nun vor Allem dagegen verwahren, als ob wir die subjectiven Beschwerden an „nervöser Dyspepsie“ leidender Kranker lediglich oder auch in den meisten Fällen hauptsächlich auf den anormalen Salzsäuregehalt des Magensaftes zurückzuführen geneigt wären. Schon oben wurde darauf hingewiesen, dass eine perverse Reaction des sensiblen Nervensystems dabei eine entscheidende Rolle spielen kann. Was sich aus unseren Versuchen ergiebt, ist keineswegs dazu angethan, diese letztere Meinung zu erschüttern. Fürs erste ist die Salzsäureausscheidung bei einem und dem nämlichen Individuum keineswegs constant, weder was den procentualen noch was den absoluten Salzsäuregehalt betrifft, wie eine Anzahl von Analysen lehrt, die wiederholt bei demselben Kranken angestellt wurden. Ferner steht mit den erhaltenen Werthen in einem schneidenden Gegensatz die klinische Beobachtung, deren Resultat in nuce der letzten Columne einverleibt wurde. Vielmehr erhält man nach Allem weit eher den Eindruck, als ob die subjectiven Beschwerden der Kranken nicht von dem Salzsäuregehalt ihres Magensaftes, dessen ätzender Wirkung einerseits, dessen verdauende Kraft andererseits, abhängig wären, als vielmehr von einer von Fall zu Fall variablen Idiosynkrasie. So stehen wir nicht an, die nervöse Dyspepsie anzusehen, als in den meisten Fällen bedingt durch eine perverse Reaction der sensiblen Magennerven, wie sie als Theilerscheinung allgemeiner Nervosität, einer Allgemeininfection oder Intoxication des Körpers ihren Grund haben kann. Ausgeschlossen ist es dabei keineswegs und einzelne unserer Beobachtungen sprechen sogar entschieden dafür, dass eventuell auch einmal veränderte Salzsäureabscheidung eine wichtige primäre Rolle spielt; und während in anderen Fällen ein allgemein hygienisches Regime der Indicatio causalis am besten Genüge leistet, ist es sehr wohl möglich, in dieser kleineren Anzahl von Fällen der Indicatio morbi mit gutem Erfolg Rechnung zu tragen, indem man diätetisch und medicinell den Säuregehalt des Magensaftes zu beeinflussen sucht.

In wie weit speciell unsere gegen „Superacidität“ gebräuchlichen Ordinationen ihren Zweck erfüllen können, hat der eine von uns besonders geprüft. (Diese Untersuchungen sind in extenso von Hrn. Cand. med. Schwartzkopff in dessen Doctordissertation veröffentlicht worden, der selbst als Versuchsperson diente.)

Tabelle VI giebt eine Uebersicht über die erhaltenen Resultate. Von Medicamenten wurde das Natron bicarbon. als Hauptrepräsentant der Antacida in Anwendung gezogen. Die Versuche 1—5 zeigen, dass der Magen der Versuchsperson eine Salzsäuremenge auszuscheiden pflegt, der durch 1 g Natron bicarbonicum reichlich neutralisirt wird, denn 1 g Natr. bicarb. vermag etwa

0,44 g HCl zu binden. Die Versuche 4, 5 und 6 lehren, dass durch diese Dosis die Salzsäuresecretion im Ganzen etwa auf's Dreifache gesteigert wird, verfügbar bleibt etwa das doppelte Quantum freier Salzsäure für die Verdauung und auch die procentuale Acidität des Magensaftes wird nicht wesentlich geändert, dagegen scheinen kleinere Dosen (0,5 g) von Natr. bicarb. besser säuretilgend zu wirken, aber auch nicht sicher. Bismuthum subnitricum vermag als basisches Salz bei der starken Verdünnung, in der die Salzsäure im Magen vorkommt, letztere sicher nicht chemisch zu binden, im Gegentheil wird beim Zusatz von so viel Wasser Wismuthchlorid wie allbekannt stets unter Abscheidung von Wismuthhydrat zersetzt, wie wir uns zum Ueberfluss durch ad hoc mit den entsprechenden Concentrationen angestellte Versuche überzeugt haben. Weil aber die Anwendung des Magisterium Bismuthii bei Magenkrankheiten bei vielen Aerzten immer noch beliebt ist, haben wir auch dieses Medicament bei unseren Versuchen verwendet in wechselnder Dosis bald allein, bald in Verbindung mit Natron bicarbonicum. Allein gegeben ist es ohne allen Einfluss auf die Säuresecretion, mit Natron bicarbonicum gegeben, wirkt letzteres (Versuch No. 19) gerade so als wenn letzteres allein gegeben worden wäre.

Anhangsweise wurde noch die Wirkungsweise von Sal. thermar. Carol. fact. und die des Karlsbader Mühlbrunnen untersucht, von einer Säuretilgung durch diese Mittel kann offenbar keine Rede sein, viel besser schien in dieser Hinsicht (conf. Vers. 23, 24) einfaches Brunnenwasser zu wirken, wodurch wenigstens der procentische Gehalt an Salzsäure deutlich herabgesetzt wurde. Wenn schon der heilsame Einfluss der Karlsbader Quellen bei den verschiedensten Magenkrankheiten, wie auch wir glauben, über allem Zweifel steht, so scheint dieser heilsame Einfluss nach diesen Versuchen jedenfalls nicht in einer säuretilgenden Wirkung des Karlsbader Wassers oder Salzes gesucht werden zu müssen. Uebrigens müssen noch weitere Versuche ad hoc, die wir uns vorbehalten, entscheiden wie bei anderen Magenkrankheiten so beim Ulcus bei Gastritis die Wirkung des Karlsbader Wassers sich verhält.

Tabelle VI.

No. des Versuchs.	Datum.	Mit dem Frühstück genommenes Medicament.	Zeit der Spülung nach d. Frühstück.	HCl. pCt.	Vorhandene HCl. g	Durch d. Medicament gebundene HCl. g	Secernirte HCl. g	Volumen d. Mageninhalts. ccm
	1892							
1.	23. März	—	1 Stde.	0,49	0,26	—	0,26	50
2.	28. -	—	1 -	0,42	0,32	—	0,32	80
3.	30. -	—	1 -	0,26	0,40	—	0,40	150
7.	8. April	—	1 -	0,26	0,35	—	0,35	130
11.	21. -	—	2 -	?	0,02	—	0,02	?
15.	12. Mai	—	1¼ -	0,46	0,36	—	0,36	80
4.	1. April	1,0 g $NaHCO_3$	1¾ Stdn.	0,29	0,50	0,43	0,93	180
5.	4. -	1,0 g -	1 -	0,49	0,66	0,43	1,09	140
6.	6. -	1,0 g -	1 -	0,15	0,62	0,43	1,05	420
8.	11. -	0,5 g -	1 -	0,07	0,19	0,22	0,41	260
9.	13. -	0,5 g -	1 -	0,13	0,40	0,22	0,62	310
10.	19. -	0,5 g -	1 -	0,29	0,35	0,22	0,57	120
18.	18. Mai	0,5 g -	1 -	0,27	0,14	0,22	0,36	50
12.	5. Mai	0,5 g Bism. subnitr.	1 Stde.	0,27	0,33	—	0,33	120
14.	9. -	1,0 g Bism. subnitr.	1 -	0,37	0,27	—	0,27	60
16.	13. -	2,0 g Bism. subnitr.	1 Stde. 20 Min.	0,29	0,24	—	0,24	80
17.	16. -	2,0 g Bism. subnitr.	1 Stde. 10 Min.	0,26	0,21	—	0,21	80
13.	7. Mai	0,5 g $NaHCO_3$ 0,5 g Bism. subnitr.	1 Stde.	0,36	0,27	0,22	0,49	150
19.	19. -	1,0 g $NaHCO_3$ 2,0 g Bism. subnitr.	1 -	0,47	0,58	0,43	1,01	120
20.	21. Mai	2,0 g Sal thermar. Carol. fact.	1 Stde.	0,31	0,31	0,31	0,62	100
21.	23. Mai	½ Liter Mühlbrunnen lauwarm.	1 Stde.	0,35	0,48	0,15	0,63	140
22.	26. -	½ Liter Mühlbrunnen lauwarm.	1 -	0,38	0,34	0,15	0,49	90
23.	18. Juni	½ Liter Brunnenwasser lauwarm.	1 Stde.	0,22	0,37	0	0,37	170
24.	21. -	ebenso.	1 -	0,27	0,32	0	0,32	110

Das Resultat vorstehender Untersuchungen muss im Allgemeinen als ein vorwiegend negatives bezeichnet werden. Ein charakteristisches Verhalten der Salzsäuresecretion bei nervöser Dyspepsie giebt es nicht, sie wechselt nicht nur von Fall zu Fall, sondern oft genug auch bei einem und dem nämlichen Kranken in hohem Maasse. Ausgeschlossen ist es dabei aber nicht, dass die Bestimmung der Acidität des Magensaftes in einer Minderzahl von Fällen — auch für die Therapie — werthvolle Fingerzeige giebt. Was die Wirksamkeit der letzteren aber anbetrifft, so müssen wir auch hier gestehen, dass die Antacida wenigstens in ihrer Wirkungsweise als sehr unsicher, oft sogar als schädlich angesehen werden müssen. Damit ist aber, das möchten wir ausdrücklich betonen, über den Werth von Säurebestimmung bei anderen Magenkrankheiten (Ulcus, Gastritis, Ectasie, Carcinom) gar nichts präjudicirt, vielleicht dass hier doch der Säuregehalt des Magens eine ungleich wichtigere Rolle spielt. Berichtet soll hierüber werden, sobald unsere einschlägigen Versuchsreihen hinreichend gross geworden sind.

Die geringe Bedeutung, welche nach unseren Untersuchungen der Acidität des Magensaftes beim Erzeugen der subjectiven Beschwerden an „nervöser Dyspepsie" Leidender zukommt, vor Allem auch die Thatsache, dass die functionelle Leistung der Magensecretion, die sich in den absoluten Werthen abgeschiedener freier Salzsäure äussert, so gar nicht in charakteristischer und einigermaassen constanter Weise von der Norm abweicht, berechtigt uns um so mehr, an unserer oben erwähnten Auffassung der nervösen Dyspepsie fest zuhalten. Danach sind es in weitaus den meisten Fällen die sensiblen Magennerven, die pervers reagiren. Was in der letzten Columne G der Tabelle V angeführt ist von subjectiven Klagen, die mitunter barok genug ja fast lächerlich erscheinen mögen, ist recht geeignet als Illustration hierzu zu dienen.

II.

Beitrag zur Lehre von den Veränderungen und der Altersbestimmung von Blutungen im Centralnervensystem.

Aus dem pathologischen Institut zu München.

Von Dr. Hermann Dürck.

(Hierzu Taf. I — II.)

Die Kenntniss der Schicksale, welche die aus irgend einem Grund in das Gewebe der nervösen Centralorgane erfolgten Blutaustritte haben, bietet in doppelter Hinsicht Interesse:

Einmal in theoretischer Beziehung für den Identitätsnachweis und die Altersbestimmung der sogenannten Spätapoplexien (z. B. bei Erschütterungen des Centralnervensystems), andererseits aber auch in forenser Beziehung für den eventuell nothwendigen Nachweis des causalen Zusammenhanges zwischen einem stattgehabten Trauma und den bei der Autopsie vorgefundenen Apoplexien.

Der Weg, auf dem eine wissenschaftlich unanfechtbare, wenn auch immer nur approximative Bestimmung des Alters von Blutungen überhaupt geschehen kann, ist schon seit langer Zeit angebahnt. Geschehen ja doch die im Wesentlichen den Erscheinungen der sogenannten regressiven Metamorphose zugehörigen Vorgänge und Veränderungen, welche jeder Extravasation von Blut in's normale, lebende Körpergewebe auf dem Fusse folgen, nicht in regelloser und atypischer Weise, sondern in einer in ihren Hauptzügen für alle Fälle gültigen, stets wiederkehrendem und nur durch die Grösse des ausgetretenen Blutquantums sowie die Qualitäten des durch sie betroffenen Gewebes modificirten Reihenfolge.

Sie stellen in ihrer Gesammtheit das dar, was wir kurzhin „Heilung“ zu nennen gewohnt sind, wenn freilich dieselbe auch gerade bei Blutungen des Centralnervensystems nur allzuhäufig von dem inzwischen eintretenden Tode des Gesammtorganismus unterbrochen wird.

Da die in einem Extravasat statthabenden Veränderungen wesentlich bedingt sind durch die Antheilnahme der betroffenen Gewebspartie an den Resorptionsvorgängen und durch die Lebhaftigkeit des in ihr vor sich gehenden Stoffwechsels, so ist es klar, dass der Cubikinhalt des Blutheerdes in erster Linie ausschlaggebend ist für die Zeitenfolge der einzelnen Veränderungen in verschiedenen Stellen desselben und dass sie in concentrischem Vorschreiten von aussen nach innen Platz greifen müssen, wobei freilich theils rein physikalische, theils fermentative Vorgänge mit eine Rolle spielen.

Wenn wir daher die in Blutaustritten von verschiedenem Alter stattfindenden Veränderungen einer exacten Untersuchung unterziehen wollen, so muss das Untersuchungsmaterial stets genau correspondirenden Regionen entnommen sein, d. h. wir dürfen nicht etwa das einemal die im Centrum des Heerdes liegenden Coagula, das anderemal die Wandungen der Blutung in Betracht ziehen. Um nun bestimmte Anhaltspunkte hierfür zu gewinnen, habe ich ein für allemal, wo nicht ausdrücklich anders bemerkt, sowohl bei den von mir untersuchten Apoplexien als auch bei den künstlich an Thieren erzeugten Blutungen immer die Wand derselben, d. h. die Uebergangsstelle von normalen und mit Blut bezw. Blutresiduen durchsetzten Gewebspartien in Untersuchung gezogen.

Was nun die künstliche Erzeugung von Blutungen im Centralnervensystem von Thieren betrifft, so wurde dieselbe in der Weise bewerkstelligt, dass bei Kaninchen und Meerschweinchen unter Chloroformnarkose nach Trepanation eines Seitenwandbeines mittelst einer ganz feinen nur wenige Millimeter im Durchmesser haltenden Trepankrone mit einem kleinen Messerchen die freigelegte Dura durchschnitten und hierauf mit einem mässig scharfen Instrument in die Hirnsubstanz eingegangen und so eine Verletzung und Blutung in derselben erzeugt wurde. Die Thiere ertrugen dieses Verfahren ziemlich gut, nur ein einziges sah ich in Folge desselben zu Grunde gehen, viele begannen sofort nach der Operation wieder ihre Nahrungsaufnahme. Selbstverständlich wurden alle diese Eingriffe unter antiseptischen Cautelen ausgeführt und nur einmal sah ich dabei im Gehirn, und zwar in Folge des Eindringens eines Haares Eiterung auftreten. Bei den am Rückenmark vorgenommenen Versuchen dagegen war dieselbe wiederholt wohl durch secundäre Wundinfection zu Stande gekommen. Fast alle Thiere mit verletztem Rückenmark gingen aber an einer jauchigen Cystitis meist mit nachfolgender Peritonitis zu Grunde und nur in zwei Fällen gelang es mir, dieselben einige Zeit, einmal 9 und einmal 72 Tage lang am Leben zu erhalten.

Ich war mir wohl der Bedenklichkeit bewusst, welche die Parallelstellung einer auf diese Weise erzeugten Hirnblutung mit einer durch Apoplexie, bezw. durch Erweichung der Hirnsubstanz, also jedenfalls durch intracranielle Ursachen hervorgebrachten Gefässzerreissungen an sich hat. Ich war daher bestrebt, auf anderem Wege eine Rhexis von Hirngefässen herbeizuführen. Ich injicirte einem Kaninchen nach doppelter Unterbindung der Jugularvene der betreffenden Seite durch eine in die A. carotis eingelegte und durch Ligatur befestigte Canüle unter ziemlich starkem Druck 30ccm sterilisirte phys. Kochsalzlösung. Allein der Erfolg war ein gänzlich negativer. Nach 9 Tagen wurde das Thier getödtet und die mikroskopische Untersuchung des Gehirns zeigte keine Spur von Blutaustritt in demselben. Freilich ist dies kein sicherer Beweis dafür, dass ein solcher überhaupt nicht stattgefunden hat, denn bei einer ganzen Reihe von Versuchen, bei denen die Blutung durch einfachen Einstich in's Gehirn hervorgerufen wurde, fand sich zur Zeit der Untersuchung nach 8, 9, 13, 46 Tagen auch nicht die Spur von Residuen derselben. Und doch war ein Blutaustritt zweifellos erfolgt, aber er war ein verhältnissmässig so geringfügiger, dass die zur Zeit der Untersuchung noch vorhandenen Ueberreste nicht mehr augenfällig waren.

Ferner bin ich mir auch bewusst, was die Beurtheilung einer Blutung in's Körpergewebe bezw. deren morphologischer Veränderungen am Dauerpräparat, welches durch so und so viele Conservirungs- und Einbettungsflüssigkeiten in die verschiedensten Reagentien, Farben u. s. w. gebracht wurde, gegen sich hat. Allein ich war auch bestrebt, in allen Fällen, in denen die frische Untersuchung mir zu Gebote stand, durch dieselbe eine Controle für die Schnittpräparate zu gewinnen. Andererseits glaubte ich aber auch gerade die Berücksichtigung des conservirten und eingebetteten Objectes für unerlässlich ansehen zu müssen, da man an diesen allein im Stande ist, die topographischen Lageverhältnisse der untersuchten Partien in ihren Beziehungen zum gesammten Blutheerd beurtheilen zu können. Und gerade diese sind, wie wir im Folgenden sehen werden, von grösster Wichtigkeit für die Beurtheilung der in Betracht kommenden Veränderungen.

Ferner ist es geradezu unmöglich, das chemische Verhalten des in irgend einer Form abgelagerten Blutfarbstoffes lediglich am Zupfpräparat zu prüfen, da man z. B. von einer „diffusen Imbibition des Gewebes“ mit eisenhaltigem Pigment doch nur dann sprechen kann, wenn man das Gewebe mit den Blutresten in seinem ursprünglichen Lageverhältniss erhält.

Schon seit langer Zeit ist das Verhalten des in das lebende Körpergewebe ausgetretenen Blutes Gegenstand eingehender Untersuchungen und oft heftiger wissenschaftlicher Controverse gewesen.

Schon Valentin[1]) sah im Gehirn nach Apoplexien und Erweichungen das Auftreten einer Menge zerstreuter, körniger Kugeln mit feiner auf Druck leicht zerreisslicher Membran und röthlich braunem, körnigen Inhalt.

Gluge[2]) beobachtete ebenfalls im Gehirn nach Blutergüssen eine diffuse Imbibition des umliegenden Gewebes, indem die färbenden Theile des Blutes sich allmählich im Serum auflösen und die umgebende Gehirnsubstanz infiltriren. Gluge war es, der zuerst von zusammengesetzten Entzündungskugeln sprach. Es entstehen dieselben nach seiner Anschauung aus zusammenklebenden Haufen von 30—40 Blutkügelchen, nachdem sie ihre Farbe theilweise eingebüsst haben.

Diese Entzündungskugeln beschreibt er bei elf Fällen von Apoplexien und Erweichungen des Gehirns, sowie bei einer Reihe von Stichversuchen, welche er am Kaninchengehirn ausführte. Es sind dies offenbar die späteren

[1]) Valentin, De functionibus nervorum cerebralium. 1839. Ref. v. Henle, Berichte über die Arbeiten der Pathologie seit Anfang des Jahres 1839. Zeitschr. f. rat. Medicin. II. 1844.

[2]) Gluge, Abhandlungen zur Physiologie und Pathologie. Jena 1841.

contractilen Zellen v. Recklinghausen's mit den verschiedensten Einschlüssen als blutkörperchenhaltige Zellen, Fett und Pigmentkörnchenzellen.

Bennett[1]) fand bei der Untersuchung einer grösseren Reihe apoplektischer Gehirnextravasate zwischen den Elementen der normalen Hirnsubstanz zahlreiche granulirte Körperchen, verschieden nach Gestalt und Grösse.

Einige waren vollkommen rund, andere oval, andere eckig und unregelmässig gekerbt. Einige besassen eine Hülle, die die Körner umschloss, andere nicht, erstere waren regelmässig und scharf umschrieben, die letzteren unregelmässig geformt und uneben, die meisten von bräunlicher Farbe, andere beinahe schwarz und undurchsichtig. Ein Kern war nicht überall zu entdecken. Daneben fanden sich viele freie Körnchen, den in Hüllen eingeschlossenen ähnlich, vollkommen rund, durchscheinend, mit dunklen, scharfen Rändern und einem hellen Centralfleck. Alle diese Formen kamen neben einander vor, sie waren die einzigen fremden Elementartheile, die in den kranken Hirnpartien gefunden wurden; in den einzelnen Fällen walteten bald die einen, bald die anderen vor. Bennett unterscheidet nach seinen Beobachtungen 2 Formen und nennt die einfachen hüllenlosen Körnerhaufen „exsudation masses“, die mit deutlichen Hüllen versehenen „exsudation corpuscules“, die freien Körner „exsudation granules“. Die Körner sassen zwischen Kern und Hülle. In manchen Zellen war der Kern nicht zu sehen, sie waren vollständig mit Körnern erfüllt. Obwohl nun Bennett über eine stattliche Untersuchungsreihe von Apoplexien des verschiedensten Alters bis zu 5 Jahren verfügt, so erwähnt er doch immer wieder nur der Körner, Körnerhaufen und Körnerzellen; nur in der allerersten Zeit nach dem Erguss vermisste er auch diese.

„Nur in der Farbe der Körner herrscht ein Unterschied, mit zunehmendem Alter nehmen die Körner eine bräunliche Farbe an, werden mehr oder weniger opak, manche fast schwarz. Wenn die Zellen mit Körnern vollständig erfüllt sind, so bersten sie und entleeren den Inhalt.“

Irgend welche Scheidung der in den Zellen eingeschlossenen Körner in Fett und Pigment findet sich bei Bennett noch nicht.

Vogel[2]) machte zuerst auf die Unterscheidung von Fett und Pigmentkörnchenzellen aufmerksam.

Rokitansky[3]) sagt von dem in's Gehirn ergossenen Blute: „Die Veränderungen betreffen ebenso das extravasirte Blut, wie die dasselbe umgebende Hirnsubstanz, die Wand des Heerdes.

[1]) Bennett, On inflammation of nervous centres. Edinb. med. and surg. Journ. 1842. Vol. LVIII. p. 364. Vol. LIX. p. 321.

[2]) Vogel, Handwörterbuch der Physiologie. Art. Entzündung. 1843.

[3]) Rokitansky, Specielle pathologische Anatomie. I. 1844. S. 788.

Das Extravasat erleidet seiner Färbung nach vielfache stufenweise Veränderungen; es wird schwarzroth, sofort braun, zwetschkenbrühfarben, rostbraun, hefengelb, endlich verschwindet auch diese Farbe völlig oder beinahe völlig und es ist zu einer farblosen, klaren oder bisweilen zu einer weisslich trüben Flüssigkeit geworden".

„In der umgebenden Schicht finden sich nach einiger Zeit theils zerstreute, theils zu den sogenannten Exsudatkörpern conglomerirte Elementarkörnchen und eine gewisse Menge von gelbem, rothgelbem, amorphem Pigment. Der Heerd selbst enthält je nach Umständen neben einer verschiedenen Menge von discreten oder conglomerirten Elementarkörnchen eine grössere oder kleinere Menge von braunem, gelbbraunem, gelbem Pigment, amorphe Massen oder in Form sehr kleiner, prismatischer Krystalle. Die Frist, binnen welcher diese verschiedenen Veränderungen und die endliche vollständige Heilung des apoplektischen Heerdes zu Stande kommen, lässt sich nicht genau bestimmen. Wenn man auch im Allgemeinen sagen kann, dass die Herstellung der apoplektischen Cyste gewöhnlich binnen 2—3 Monaten geschehen ist, so lässt sich dagegen in Bezug der weiters in ihr eintretenden Veränderungen bis zu ihrer Schliessung durchaus nichts angeben."

Henle[1]) erkannte zuerst, dass es zur Bildung der sogen. Entzündungskugeln durchaus nicht immer einer Entzündung bedürfe:

„Die Entzündungskugeln können sich eben so gut in jedem anderen als entzündlichen Exsudat und namentlich in ausgetrocknetem oder stockendem Blute bilden, so dass ihre Gegenwart keineswegs auf eine voraufgegangene Entzündung deutet."

Henle theilt den Befund bei dem Hirn eines Apoplektikers mit, bei welchem 3 Schlaganfälle, der erste von einem Jahr, der zweite 4 Monate, der dritte wenige Stunden vor dem Tode erfolgt war. „Während nun die jüngste und direct tödtliche Apoplexie nur geronnenes Blut mit unveränderten Blutkörperchen enthielt, fanden sich in den beiden anderen zahlreiche Körnchenkugeln."

„Neben kleineren Körnchen kamen einzelne gelbliche und rothe Körperchen vor. Die grössten derselben waren auffallend glänzend, wie Granatstückchen, meist rundlich, doch auch eckig, keilförmig, an einigen erkannte man eine mittlere Depression. Ich kann kaum bezweifeln, dass die zusammengesetzten rothen Kugeln durch Agglomeration der einzelnen sich gebildet

[1]) Henle, Ueber die Umwandlung des stockenden Blutes und Ueber Gehirnapoplexien. Bericht über die Arbeiten der rat. Pathologie seit Anfang des Jahres 1839. Zeitschr. f. rat. Med. von Henle und Pfeufer. II. 1844. S. 127 und S. 237.

und dass die letzteren directe Metamorphosen der rothen Blutkügelchen waren." Henle sprach also zuerst einen Theil der in den Körnchenkugeln enthaltenen Pigmentstücke als directe Abkömmlinge der Blutkörperchen an.

Bald darauf fand sie auch Müller[1]) neben freien Pigmentkörnern in zurückgehaltenem Menstrualblut bei Atresia vaginae. Bruch[2]) beschrieb einen ganz ähnlichen Fall wie Henle:

In einem Gehirn mit 3 Apoplexien von verschiedenem Alter, welches sich durch die Krankengeschichte bestimmen liess, enthielten die jüngeren Extravasate keine oder einfache Körnerhaufen, die älteren dagegen fast lauter Körnerzellen mit deutlichen Membranen und Kernen.

Verf. fasst diese Körnerzellen als Pigmentzellen auf, weil er annimmt, dass ein grosser Theil des körnigen Pigmentes den sogenannten Entzündungskugeln und Elementarkörnern in Verbindung mit dem Farbstoff des Blutes seine Entstehung verdankt.

Hasse und Kölliker[3]) fanden in einer 48 Stunden alten rothen Erweichung zum erstenmal die nachmals durch Charcot zu solcher Bedeutung gekommenen Miliaraneurysmen von Capillaren. In der Absicht, dieselben künstlich an Thieren zu erzeugen, brachten sie Tauben und Kaninchen Verwundungen des Grosshirns durch Einstechen mit spitzigen Instrumenten bei. Da die Verf. von der Annahme ausgingen, es handle sich um eine entzündliche Veränderung der Hirnsubstanz, so suchten sie die Wirkung der Verwundung durch Einbringen von einem Tröpfchen Terpenthinöl zu erhöhen.

In einem Falle 72 Stunden nach der Operation sahen sie eine grosse Zahl freier einzelner oder in lockere Häufchen gruppirter, runder, dunkler Körner, ganz ähnlich Fettkörnern, und ausserdem eine Menge ganz blasser oder gelber Kugeln, die ihrer Natur nach zwischen Körnchenzellen und Entzündungskugeln in der Mitte standen.

Diese letzteren boten ein feingranulirtes Aussehen, enthielten eine grössere oder geringere Menge von Fettkörnchen von unmessbarer Kleinheit und ausserdem auch unveränderte Blutkörperchen, 1—8 an Zahl.

[1]) Müller, Ueber die Blutkörperchen in zurückgehaltenem Menstrualblut. Zeitschr. für rat. Medicin. V. 1846. S. 140.

[2]) Bruch, Untersuchungen zur Kenntniss der körnigen Pigmente der Wirbelthiere. Zürich 1844. S. 42.

[3]) Hasse und Kölliker, Einige Beobachtungen über die Capillargefässe in entzündeten Theilen. Zeitschr. für rat. Medicin. V. 1846. S. 1.

Verfasser sind damit wohl die Ersten, welche die blutkörperchenhaltigen Zellen experimentell erzeugten, als solche erkannten, beschrieben und abbildeten. Auch in einem Falle von Apoplexia cerebri fanden sie dieselben wieder, nur dass sie hier auf einem vorgerückten Schrumpfungsstadium standen.

Rokitansky[1]) sagt über die Heilung von Hämorrhagien im Allgemeinen:

„Eine besondere Veränderung geht das Blutroth ein; es wird theils innerhalb der Blutkügelchen, theils ausserhalb derselben zu einem braunen, rostfarbigen, gelben, oder aber zu einem schwarzbraunen, schwarzen Pigmente, welches theils in Gestalt rundlicher, den Blutkügelchen ähnlicher, oft in Klumpen zusammenklebender Körperchen, theils in Form von discreten oder in rundlichen Aggregaten zusammengehäuften Elementarkörnchen (körniges Pigment) frei oder bisweilen auch in Zellen eingeschlossen, endlich auch anhängend kleinen prismatischen Krystallen von phosphorsaurer Ammoniak-Magnesia vorkommt."

Ueber Pigmentbildung ferner heisst es S. 301:

„1) Es nehmen präexistente kernhaltige Zellen von verschiedener Form Blutroth auf und dieses wird als Zelleninhalt zu molecularem Pigment.

2) Ein oder mehrere an einander klebende Blutkörperchen constituiren gleichsam ein Kerngebilde, um welches sich eine Zellenwand umbildet. Häufig tritt das Pigment in Auflösung an den Zelleninhalt und coagulirt in diesem zu molecularem Pigment, während die entfärbte Kernmasse, Blutkörperchen, wahrscheinlich in ihrem Gehalt an Protein eine Umstaltung zu Fettkügelchen erleidet.

3) Es bildet sich um ein Conglomerat von Molecularkörnchen eine Zellenwand an. Auf die eine oder auf die andere Weise kommt eine Art Pigmentkörnchenzellen zu Stande."

Ecker[2]) sah in einem Falle von multiplen Capillarapoplexien in einem kindlichen Gehirn neben zahlreichen Körnchenzellen ächte blutkörperchenhaltige Zellen.

Obwohl er nun die Entstehung der ersteren durch Aufnahme von Körnern in präexistente Zellen erklärt, macht er diesen Schritt noch nicht für die blutkörperchenhaltigen Zellen, die nach seiner und Rokitansky's (a. a. O.) Ansicht durch secundäre Umbildung um die Blutkörperchen zu Stande kommen. Auch die später von Virchow (a. a. O.) und Rokitansky (a. a. O.)

[1]) Rokitansky, Handbuch der allgem. pathol. Anatomie. I. 1846.

[2]) Ecker, Zur Genesis der Entzündungskugeln. Zeitschr. für rat. Medicin. VI. 1847. S. 87.

beschriebenen Blutkörperchen mit randständigen Körnchen erwähnt Ecker, doch hält er dieselben für Pigmentbestandtheile.

Im Jahre 1847, im ersten Bande des „Archivs" erschien Virchow's klassische und für alle Zeiten grundlegende Arbeit über „die pathologischen Pigmente"[1]).

Als erstes Stadium der Veränderung einer Blutung überhaupt bezeichnet er das Auftreten sehr scharf begrenzter, ganz kleiner, dunkel contourirter, im Centrum heller und farbloser Körner, am Rande, seltener in der Mitte der rothen Blutkörperchen, die bald isolirt stehen, bald eine Reihe bilden und nicht selten zu halbmondförmigen Figuren verbunden sind. Die Identität dieser Körperchen mit Farbstoffpartikelchen, wie Ecker sie angenommen hatte, wird von Virchow auf das Entschiedenste in Abrede gestellt.

Als zweite Stufe der Veränderung sieht er die diffuse Imbibition des umliegenden Gewebes, bezw. des ausgeschiedenen Fibrins mit Hämatin an.

„An welche Substanzen nun auch das Hämatin getreten sein mag, ob an Zellen- oder Kerninhalt oder an formlose, nicht in organische Form gefügte Massen, so ist es also zuerst diffus, gleichmässig vertheilt."

Der diffuse Farbstoff geht in den körnigen über, die hämatinhaltigen Zellen verwandeln sich in Pigmentzellen; die Pigmentkörner bilden sich durch Verdichtung von Hämatin. Die Zelle hat auf die Art dieser Metamorphosen keinen Einfluss. Die Farbe der Pigmentschollen schwankt in den verschiedenen Organen.

Als 4. Grundform der Blutmetamorphosen endlich stellt Virchow die Krystallbildung auf. Die Krystalle bestehen aus schiefen rhombischen Säulen.

„Die pathologischen Pigmente, die aus dem Hämatin stammen, können also diffus, körnig und krystallinisch sein. Sie können diese 3 Erscheinungsweisen innerhalb und ausserhalb der Blutgefässe, innerhalb und ausserhalb von Zellen darstellen.

Das Hämatin kann vorher aus den Blutkörperchen ausgetreten sein und sich in andere Theile diffundirt haben, um durch eine spätere Differenzirung sich wieder in Körner und Krystalle zu sammeln. Es können auch die Blutkörperchen direct zusammentreten, verschmelzen und ihr Hämatin vereinigen,

[1]) Dieses Archiv Bd. 1. 1846. S. 379.

auf dass es sich durch denselben Act der Differenzirung in Körner oder Krystalle umwandle."

Die Krystalle sollen nach Virchow nicht aus flüssigem Pigment, sondern aus schon festen Körnern hervorgehen. „Was die sogenannten apoplektischen Heerde im Gehirn betrifft, so ist die gewöhnlichste Metamorphose die, dass sich ein sehr lockeres, mit Gefässen versehenes Bindegewebe mit den verschiedensten Pigmentformen daraus entwickelt. Das Pigment pflegt körnig oder krystallinisch zu sein. Häufig sieht man es in Zellen enthalten, welche gleichzeitig die Fettmetamorphose eingehen und sich sonst ganz ähnlich denen verhalten, welche bei den meisten Formen der gelben Hirnerweichung durch Rückbildung der Gehirnzellen entstehen."

Inzwischen war ein heftiger Streit über die Entstehung und Bedeutung der blutkörperchenhaltigen Zellen entbrannt. Virchow hatte sich in seiner ersten Arbeit über „die pathologischen Pigmente" noch nicht von ihrer Existenz überzeugen können.

Gerlach[1]) und Schaffner[2]) hatten dieselben in der Milz verschiedener Thiere neben pigmenthaltigen Zellen beobachtet und glaubten in ihnen die Mutterzellen der rothen Blutkörperchen zu sehen, ja der letztere hielt die includirten Pigmentkörnchen direct für „junge Blutkörperchen".

Ihnen traten nun Ecker[3]) und namentlich Kölliker[4]) gegenüber, welche auf das Ueberzeugendste darthaten, dass in den blutkörperchenhaltigen Zellen vielmehr die Untergangsstätten der Blutkörperchen zu erblicken seien. Kölliker stellt folgende Gründe hiefür auf.

1. Die in Milz, Leber, Lunge u. s. w. zu findenden, mit Pigment und Trümmern rother Blutkörperchen beladenen Zellen sind sicher nicht die Vorläufer derselben, sondern spätere Stadien der blutkörperchenhaltenden Zellen, da man alle diese Formen auch in pathologischen Blutergüssen findet.

2. Das Vorkommen der blutkörperchenhaltenden Zellen in den erwähnten Organen bei Embryonen ist ein durchaus inconstantes.

[1]) Gerlach, Ueber die blutkörperhaltenden Zellen der Milz. Zeitschr. für ration. Medicin. VII. 1849.

[2]) Schaffner, Zur Kenntniss der Malpighi'schen Körperchen der Milz und ihres Inhaltes. Zeitschr. für ration. Medicin. VII. 1849.

[3]) Ecker, Ueber die Veränderungen, welche die Blutkörperchen in der Milz erleiden. Zeitschr. für ration. Medicin. VI. 1847. — Ueber blutkörperchenhaltige Zellen. Zeitschr. für wissenschaftl. Zoologie. II. 1850.

[4]) Kölliker, Noch ein Wort über die blutkörperchenhaltenden Zellen. Zeitschr. für wissenschaftl. Zoologie. II. 1850.

3. Pathologische Blutungen bei Embryonen und blutkörperchenhaltige Zellen sind vom Verfasser selbst constatirt worden.

„Allem Gesagten zufolge kann ich, wo immer blutkörperchenhaltige Zellen bisher beobachtet worden sind, dieselben nirgendwo auf eine Bildung von Blutkörperchen beziehen.“

Auch hier hat Virchow[1]) wieder das entscheidende Wort gesprochen. Er lehrte, dass die blutkörperchenhaltigen Zellen durch das Eindringen präexistirender Blutkörperchen in präexistirende Zellen entstünden, und zugleich die Uebergangsformen zu Pigmentkörnchenzellen in vielen Fällen darstellten, eine Lehre, die noch mehr gefestigt wurde, nachdem v. Recklinghausen[2]) die Contractilität von Eiter und Schleimkörperchen, sowie von Wanderzellen des Bindegewebes und ihre Aufnahmefähigkeit für corpusculäre Elemente experimentell nachgewiesen hatte.

In der 3. Auflage seines Lehrbuches der allgemeinen pathologischen Anatomie (1855) schloss auch Rokitansky sich im Allgemeinen den Virchow'schen Lehren über Pigmentbildung an; nur die Hämatoidinkrystalle hält er auch jetzt noch nicht für reinen Blutfarbstoff.

„In Bezug auf die Form kommt das Pigment als diffuses (irgend eine Grundlage durchdringendes), in kleineren Körnchen bis zu unmessbarer Kleinheit, in grösseren eckig-runden, gelappten klumpigen Körpern, in schollenartigen glatten oder höckerigen körnigen Massen, endlich in Krystallen, d. i. höchst wahrscheinlich anhängend einem krystallisirten Eiweisskörper vor.“

Das diffuse Blutroth verwandelt sich als solches zum Pigment, dieses diffuse, vom Gelblichen bis Schwarz nüancirten, geht in körniges über, indem es sich zu Körnchen und Körnern von runder, rundlich-eckiger, zackiger Gestalt verdichtet. Wo Zellen vorhanden sind, wird das diffuse Blutroth oder Pigment in dieselben aufgenommen und geht sodann als Zelleninhalt die Umgestaltung zu körnigem Pigment ein. Die mit diesem erfüllte herangewachsene Zelle — Pigmentzelle — wird nach Resorption des Kernes und der Zellwand zu einem Conglomerate von Pigmentkörnern, welches früher oder später zerfällt.

Die Blutkugel wird in der Blutkörperchen enthaltenden Zelle meist mit Verdunklung der Farbe und Verdichtung zu einem rundlichen braunen Pig-

[1]) Virchow, Ueber blutkörperchenhaltige Zellen. Dieses Archiv Bd. 4. 1852. S. 514.

[2]) v. Recklinghausen, Ueber Eiter- und Bindegowebskörperchen. Dieses Archiv Bd. 28. 1863.

mentkörper. Sehr gewöhnlich treten mehrere bis zu 15, 20, 30 und darüber zusammen, und verschmelzen zu einem gelappten brombeerartigen Agglomerate, einem platten rundlichen Pigmentklumpen. Diese Agglomerate sind frei oder von einer Schicht eines Eiweisskörpers umhüllt, welcher sich als ein farbloser heller Saum rings um die Pigmentmasse darstellt, und oft die gelappte Form derselben wiederholt.

In blutkörperchenhaltigen Ergüssen findet man nach einiger Zeit, dass ein Theil der Blutkörperchen zu zarten hellen, farblosen runden Bläschen geworden ist, an deren Wand 2, 3, 4, 5 schwarz contourirte Körnchen im Kranze herum bald nahe, bald weiter aus einander sitzen.

Die Zeit, binnen welcher das Hämatin zu Pigment wird, binnen welcher die Umstaltung des einen zum anderen bis zum schwarzen zu Stande gekommen ist, ist sehr verschieden. Es hängt dies ohne Zweifel von sehr einflussreichen zumal an die Localität gebundenen Bedingungen ab."

Rindfleisch[1]) beobachtete auf Schnitten durch einen älteren apoplektischen Heerd des Grosshirns eine Menge kernhaltiger mit Carmin lebhaft tingirbarer Gebilde, die er für weisse Blutkörperchen ansprach, welche aus rothen hervorgegangen waren.

Um diese Sache weiter zu verfolgen, brachte er Fröschen coagulirte Blutstückchen in die paradorsalen Lymphsäcke, oder er durchstach subcutan ein grösseres Gefäss, um einen solchen vollbluten zu lassen. Die Resultate dieser Arbeit sind in Form einer Monographie[2]) niedergelegt.

Er fand am 5. Tage blutkörperchenhaltige Zellen. Die eingeschlossenen Blutkörperchen waren kuglig geworden. Am Ende des 2. Tages beginnt die Entfärbung des in eine Fibrinkapsel eingeschlossenen Blutes. Um diese Zeit fand Verfasser auch grosse Haufen farbloser kugliger Zellen, welche er als direct von den farbigen Blutkörperchen abstammend betrachtet. Die blutkörperchenhaltigen Zellen definirt er als „Conglomerat von Blutkörperchen in verschiedenen Stadien der Umwandlung. Die Conglomeration geschieht im Wesentlichen dadurch, dass an der Oberfläche eines membranlosen Blutkörperchens andere mit Membranen versehene kleben bleiben".

Die entfärbten kugligen Zellen sieht er als direct zu Eiterkörperchen gewordene Blutkörperchen an. „In Extravasaten erfahren die rothen Blutkörperchen eine Umwandlung in farblose, und zwar zum Theil in Körnchenzellen, zum Theil in einkernige Elemente mit dünnem Protoplasmamantel, welche sich von den amöboiden Lymphkörperchen einerseits und den Bildungszellen andererseits nicht unterscheiden."

[1]) Rindfleisch, Apoplexia cerebri. Eine Studie über Blutmetamorphosen. Archiv der Heilkunde von Prof. E. Wagner. 1863.

[2]) Rindfleisch, Experimentalstudien über die Histologie des Blutes. 1863.

Ich möchte hier gleich anführen, dass 12 Jahre nach dem Erscheinen der Arbeit von Rindfleisch Knies[1]) bei der Resorption von Blutergüssen in der vorderen Augenkammer den umgekehrten Prozess wahrzunehmen glaubte, indem er eine Umbildung von weissen Blutkörperchen in rothe beschrieb.

Preyer[2]) erzeugte an Fröschen zuerst Eiterung durch Einbringen eines Stückchens Holz, Wolle u. s. w. in einen paradorsalen Lymphsack. Hierauf durchstach er ein Hautgefäss mit einer Nadel, so dass Blut und Eiter sich mischte. Nach 5—10 Tagen fand er neben unveränderten farbigen und farblosen Blutkörperchen Körnchenzellen, entfärbte Blutkörperchen, Pigmentstücke, Zersetzungsprodukte des Blutfarbstoffs, sowie contractile Zellen vermöge ihrer amöboiden Bewegung Pigmentstückchen in sich aufnehmen. Verfasser konnte die Aufnahme der rothen Blutkörperchen in contractile Zellen direct wahrnehmen.

Auch Bode[3]) erzeugte in den Lymphsäcken von Fröschen grössere Blutungen und untersuchte deren Veränderungen in den ersten 20 Tagen. Er fand:

Nach 24 Stunden keine Veränderungen der rothen Blutkörperchen, als dass einzelne rund und dunkler geworden waren, der unsichtbar gewordene Zellkern trat auf Essigsäurezusatz sofort wieder hervor. Am 2. Tage neben normalen Blutkörperchen solche entfärbt und kleinere und grössere dunkelgefärbte Tropfen. Am 3. Tage fast gar nicht veränderte rothe Blutkörperchen neben Eiterkörperchen, einem Eiterheerd entstammend; am 4. Tage die rothen Blutkörperchen meist in Tropfenform umgesetzt (?); am 5. Tage bedeutende Entfärbung der Ränder; am 6. Tage blutkörperchenhaltige Zellen; am 7. Tage Kerne von rothen Blutkörperchen in moleculärem Zerfall begriffen; vom 7.—15. Tage blutkörperchenhaltige Zellen.

„In kleineren Gerinnseln tritt die Entfärbung früher ein und geht rascher vor sich als in grossen. Die rothen Blutkörperchen der Extravasate verwandeln sich nicht in farblose, sondern gehen sammt ihrem Kern durch körnigen Zerfall unter. Blutkörperchenhaltige Zellen wurden nie vor dem 5. Tage gefunden. Für die regressiven Metamorphosen der rothen Blutkörperchen ist

[1]) Knies, Die Resorption des Blutes in der vorderen Augenkammer. Dieses Archiv Bd. 62. 1875.

[2]) Preyer, Ueber amöboide Blutkörperchen. Dieses Archiv Bd. 30. 1864.

[3]) Oscar Bode, Ueber die Metamorphosen der rothen Blutkörperchen in den Blutextravasaten der Froschlymphsäcke. Inaug.-Diss. d. Univers. Dorpat. 1866.

es gleichgültig, ob das Gerinnsel gross oder klein, ob es in eine Körperhöhle von aussen eingebracht, oder durch künstliche Hämorrhagien erzeugt wurde. Stets unterliegen sie denselben Veränderungen. In dem Extravasat gehen sämmtliche rothe Blutkörperchen durch wenig Zwischenstufen rasch dem Untergang entgegen, und der Prozess schliesst unter körnigem Zerfall ihrer Kerne."

Von grosser Bedeutung für die Lehre von der Umwandlung von Blutergüssen war die Arbeit von Langhans, „Beobachtungen über Resorption der Extravasate und Pigmentbildung in denselben" [1]).

Er brachte Kaninchen, Meerschweinchen und Tauben Blut in geronnenem Zustande unter die Haut, und beobachtete die Veränderungen nach verschieden langer Zeit.

Als erstes Stadium der Veränderung betrachtet er das Auftreten von kugligen, contractilen und spindelförmigen nicht contractilen Zellen um den Blutkuchen herum, sodann Auflösung und Resorption des im eingebrachten Blutkuchen enthaltenen Fibrins. Auftreten bezw. Vermehrung von kugligen rothen Blutkörperchen gegenüber den scheibenförmigen. Am 3.—4. Tage traten blutkörperchenhaltige Zellen auf, entweder dem Blutkuchen oder der Umgebung entstammend. Bei Tauben wurde direct die Aufnahme der rothen Blutkörperchen durch contractile Zellen beobachtet (2.—6. Tag). Durch Zerfall der eingeschlossenen Scheiben und Kugeln entsteht körniges Pigment (2—3 Tage nach Einschluss in die Zellen). Manchmal kommen blutkörperchenhaltige und körniges Pigment enthaltende Zellen neben einander vor. Gegen Ende der 3. Woche oder noch später findet man in der Umgebung auch Spindelzellen mit Pigment. Verfasser spricht die Ansicht aus, dass dem Entstehen von Pigmentzellen stets der Einschluss von Blutkörperchen vorausgehen müsse.

Als weitere Veränderungen bezeichnet er ein Stadium des Schwundes des Pigmentes, charakterisirt durch Zunehmen des feinkörnigen Pigmentes durch Zerfall des grobkörnigen und allmähliches Uebergehen desselben in diffuses.

„Die Infiltration von Zellen mit gelbem diffusen Pigment ist also das letzte Stadium in der Geschichte des Pigmentes, und nicht das erste, wie man früher annahm" (contra Virchow). Es fällt dieses in die 2.—3. Woche nach vorausgegangener Bildung des grob- und feinkörnigen Pigments.

„Alles körnige Pigment entsteht aus in Zellen eingeschlossenen rothen Blutkörperchen."

[1]) Dieses Archiv Bd. 49. S. 66. 1870.

Die in contractile Zellen eingeschlossenen Blutkörperchen bilden sich zu Pigment um, das zuerst scheiben- und kugelförmig ist, dann in grobe und feine Körnchen zerfällt, und schliesslich zu einer diffusen Infiltration der umgebenden Zellen mit hellem Farbstoff führt, dieses Stadium ist das letzte vor völligem Schwund des Pigmentes.

Durch fettige Metamorphose gehen manche Zellen zu Grunde, und das in ihnen entstandene Pigment wird frei, andere pigmenthaltige contractile Zellen gehen in Spindelzellen über.

Bei Tauben sah Langhans das Auftreten der Hämatoidinkrystalle schon vom 2. Tage an. Vielfach wurden Fetttropfen mit eingeschlossenen solchen Krystallen beobachtet.

Nach 5—6 Wochen ist auch bei der Taube von eingebrachtem Blut Alles resorbirt, nur einige der Resorption vorläufig entgangene Hämatoidinkrystalle bezeichnen noch die Stelle, wo es lag. Zuletzt verwandeln sich die contractilen Zellen in spindelförmige Zellen.

Verfasser hat ferner durch wiederholtes Gefrieren- und Wiederaufthauenlassen die rothen Blutkörperchen als zellige Gebilde zerstört, und das so erhaltene fibrinfreie Blut Thieren unter die Haut gespritzt, und dabei fand er schon nach 2 Tagen vollständige Resorption ohne Bildung von körnigem Pigment.

Zum Schlusse thut Verf. der schon von Ecker (a. a. O.), Virchow (a. a. O.) und Rokitansky (a. a. O.) erwähnten und als Blutkörperchen mit randständig gestellten Körnchen angesprochenen Gebilde Erwähnung. Er bestreitet ihren directen Zusammenhang mit Blutkörperchen auf das entschiedenste, und bezeichnet sie als Ausscheidungen oder Ueberreste der contractilen Zellen.

Langhans weicht in seinen Anschauungen von allen anderen Autoren also hauptsächlich darin ab, dass er annimmt:

1. Alle rothen Blutkörperchen müssten vor ihrem Zerfall in contractile Zellen eingeschlossen werden.

2. Das diffuse Pigment sei die letzte Stufe des Farbstoffes vor seiner Resorption.

Arnold[1]) unterband an der Zunge des Frosches eine der abführenden Venen und studirte am lebenden Object sowohl den Modus des Durchtretens von Blut als auch die weiteren Schicksale der durchgetretenen Blutkörperchen.

[1]) Arnold, Ueber Diapedesis, eine experimentelle Studie. Dieses Archiv Bd. 58. S. 213. 1873.

Er beobachtete zunächst Formveränderungen der Blutkörperchen, welche er auf Deformation beim Durchtritt durch die Gefässwand schiebt, sodann ein allmähliches Verschwinden des Farbstoffes unter Zurücklassung einer lichten etwas gekörnten Scheibe. In grösseren oder kleineren Gruppen vereinigte Blutkörperchen umgeben sich am 3.—4. Tag mit einem hellen Saum. Derselbe entsteht nach Aneinanderrücken und gegenseitiger Abplattung der rothen Blutkörperchen. Sie zeigen sich in den verschiedensten Stadien der Metamorphose bald als rothe Kugeln, bald als kleinere Körper von gelber Färbung. Verf. glaubt selbst an die Identität dieser Gebilde mit den blutkörperchenhaltigen Zellen. Er bestreitet den Zusammenhang derselben mit weissen Blutkörperchen, er erklärt sich vielmehr ihre Bildung in der Weise, dass entweder die Umsäumung und das Sichtbarwerden der erwähnten lichten Substanz das Resultat der vorschreitenden Entfärbung der gruppenweise angeordneten rothen Blutkörperchen ist, deren Stromata zusammenfliessen, oder dass die gruppenweise gelegenen Blutkörperchen von einem Saum lichten Protoplasmas umhüllt werden. Verf. greift damit also wieder zurück auf die alten Anschauungen von Kölliker und Ecker, denen Virchow in seinem Aufsatz über die pathologischen Pigmente entgegengetreten war.

Auch Pigmentbildung konnte Verfasser in der Froschzunge wahrnehmen, und zwar in zweifacher Form, als diffuses und als körniges Pigment, sowohl in den einzelnen wie in den zu Gruppen gelegenen und mit einem lichten Saume umgebenen Zellen (blutkörperchenhaltige Zellen). Endlich erwähnt er auch noch das Auftreten von Krystallen, bald frei im Gewebe liegend, bald in rundlichen lichten Kugeln und Platten, welche ausserdem noch kleine gefärbte Kugeln oder pigmentirte Körper enthalten. Als Zeiträume für die von ihm angeführten Veränderungen giebt Verfasser an: Entfärbung oft in wenigen Stunden, vollständige Auflösung erst nach mehreren Tagen, Pigmentirung 2.—3. Woche; blutkörperchenhaltige Zellen 3.—4. Tag.

Lange[1]), welcher ebenfalls an Fröschen experimentirte, will den von Arnold (a. a. O.) für die blutkörperchenhaltigen Zellen postulirten Entstehungsmodus nur auf eine gewisse Art derselben beschränkt wissen, während eine zweite Art derselben durch Zusammenfluss mehrerer weisser Blutkörperchen nach Aufnahme von rothen in dieselbe entstehen soll.

Cordua[2]) hat Hunden durch directe Transfusion aus der Carotis eines anderen Blut in die Bauchhöhle geleitet, und dies so erzeugte Extravasat durch Aufsaugung mittelst einer Glas-

[1]) Lange, Ueber die Entstehung der blutkörperchenhaltigen Zellen und die Metamorphosen des Blutes im Lymphsack des Frosches. Dieses Archiv Bd. 65. 1875. S. 27.

[2]) Cordua, Ueber den Mechanismus der Resorption von Blutergüssen. Preisschrift der Universität Rostock. 1876.

capillarröhre nach verschiedenen Zeitabschnitten zur Untersuchung gebracht. Es wurden auf diese Weise 15 Versuche gemacht und untersucht.

Cordua fand nach einem Tage schon die entfärbten Blutkörperchen mit den randständigen, scharf contourirten Körnchen (Ecker, Rokitansky, Virchow).

Am 2. Tag bedeutende Vermehrung der weissen Blutzellen, daneben „farblose Zellen, welche die weissen Blutkörperchen um das Doppelte und Dreifache an Grösse übertreffen, und bei gleichmässig stärkerer Granulirung des Protoplasmas theilweise mit kleinen glänzenden, grünlich schimmernden Körnchen gefüllt sind. Vereinzelte Schatten und Fragmente von rothen Blutkörperchen frei oder in den Leib von weissen Blutkörperchen geborgen."

Am 3. Tag „Anhäufung von grossen, meist runden, zum geringen Theil ovalen, blassen Zellen mit einem mehr denn die Hälfte ausfüllenden Zellkern. Mit ihnen zusammen (Zellen? Kernen?) liegen einzeln oder zu grösseren Brocken zusammengereiht eckige bräunliche Körper von stärkerem Glanz, welche im Beginn der Pigmentmetamorphose stehende rothe Blutkörperchen darstellen".

Am 4. und 5. Tage ziemlich viel unveränderte rothe Blutkörperchen, sehr viel weisse Blutkörperchen und Schatten; ziemliche Mengen farbloser Zellen mit Einschluss von Fettkörnchen und rothen Blutkörperchen.

Am 6. Tage nur mehr Schatten, unveränderte und fettig degenerirte farblose Zellen und blutkörperchenhaltige Zellen.

Vom 9.—18. Tag grosse Pigmentkörnchenzellen, Hämatoidinkrystalle verschiedener Grösse.

Die Entstehung der Stromata, welche Langhans als Leichenerscheinung oder Kunstprodukt erklärte, werden von Cordua als intra vitam entstanden angesehen.

Weit schneller sah Cordua die Veränderungen zu Stande kommen, wenn er seinen Versuchsthieren defibrinirtes oder gar fremdartiges Blut in die Bauchhöhle spritzte.

Cohnheim[1]) fasst die Pigmentbildung folgendermaassen zusammen: Der freigewordene Blutfarbstoff wird zum grössten Theil resorbirt, zum Theil verwandelt er sich in krystallinisches Hämatoidin, wozu es freilich beim Menschen längere Zeit zu bedürfen scheint. Hämatoidin bildet sich ohne alle Mitwirkung zelliger Elemente. Die rothen Blutkörperchen werden von den Lymphkörperchen, welche sehr bald in der unmittelbaren Umgebung eines Blutergusses sich anhäufen, und von da auch in

[1]) Cohnheim, Vorlesungen über allgemeine Pathologie. Bd. I. 1877. S. 327.

das Innere derselben hineinkriechen, aufgenommen, und was so entsteht, sind die viel discutirten blutkörperchenhaltigen Zellen.

Die eingeschlossenen Blutkörperchen sind fast niemals scheibenförmig, sondern höchst überwiegend sind sie schon vorher kuglig geworden, auch sind es keineswegs immer ganze Blutkörperchen, die aufgenommen wurden, sondern auch kleine rundliche Partikel, in welche viele von jenen schon frühe zerfallen, ganz nach Art der Zerspaltung in Hämoglobintropfen, die durch extreme Temperaturen u. s. w. an rothen Blutkörperchen künstlich erzeugt wird. Durch Zusammenfliessen von mehreren Leukocyten zu einem Zellgebilde sollen auch ächte mehrkernige Riesenzellen zu Stande kommen, die nun erst rothe Blutkörperchen zu consumiren beginnen.

Die blutkörperchenhaltigen Riesenzellen treten erst in den späteren Stadien eines Extravasates, ungefähr am Ende der ersten Woche nach Eintritt der Blutung auf. Sie vermitteln die Umbildung der rothen Blutkörperchen in Pigment.

Coën[1]) hat Kaninchen und Meerschweinchen glühende Nadeln in's Gehirn gestossen. Es ist daher klar, dass die Befunde durch die Glühhitze der verletzenden Instrumente alterirt wurden.

Schon nach 24 Stunden sind die rothen Blutkörperchen geschrumpft, Anhäufungen von meist mehrkernigen Leukocyten, besonders um die kleineren Gefässe herum; die spärlichen einkernigen Leukocyten zum Theil von Fetttröpfchen durchsetzt, welche manchmal die Kerne ganz bedecken, nach 12—15 Tagen Körnchenzellen; nach 32 Tagen grosse freie Fetttropfen, die Körnchenzellen fast vollständig verschwunden.

Skrzeczka[2]) brachte einer Anzahl von Thieren nach der von Langhans schon geübten Methode der Jugularvene entnommenes Blut unter die Haut, während bei einer zweiten Gruppe Extravasate durch subcutanes Ausschneiden einer Vene oder mittelst stumpfen Traumas erzeugt wurden. Die Ergebnisse seiner Untersuchungen waren:

1. Es findet eine Farbstoffdiffusion aus den rothen Blutkörperchen statt, welche als die charakteristischen, von Virchow beschriebenen Stromata zurückbleiben (contra Langhans). Die Krystallbildung glaubt Verfasser nur direct aus flüssigem gelöstem Pigment annehmen zu dürfen (contra Virchow).

2. Die blutkörperchenhaltigen Zellen sind kein in dem Sinne von Langhans constanter und wichtiger Befund, da ihre

[1]) Coën, Ueber Heilung von Stichwunden d. Gehirns. Beitr. zur path. Anat. u. Physiol. v. Ziegler und Nauwerck. II. 1887.

[2]) Skrzeczka, Ueber Pigmentbildung in Extravasaten. Beiträge zur pathol. Anat. u. Physiol. v. Ziegler und Nauwerck. II. 1888.

Zahl verhältnissmässig gering, jedenfalls nicht gross genug ist, um die von Langhans aufgestellte Behauptung, dass alle rothen Blutkörperchen von contractilen Zellen aufgenommen würden, gerechtfertigt erscheinen zu lassen, wie auch der Umstand, dass man in pathologischen Extravasaten meist vergeblich nach blutkörperchenhaltigen Zellen sucht, ihre hervorragende Bedeutung in Frage stellt.

Die blutkörperchenhaltigen Zellen sind zum Theil keine Leukocyten, sondern Abkömmlinge von Gewebszellen, sogenannte epithelioide Zellen.

3. Feinkörniges bezw. diffuses Pigment tritt schon in frühen Stadien der Pigmententwickelung auf, und kann demnach seine Entstehung ausschliesslich aus blutkörperchenhaltigen Zellen wenig Wahrscheinlichkeit haben. Das Pigment fand sich vielmehr oft in beträchtlicher Entfernung von dem eigentlichen Coagulum in den Zellen des umliegenden Bindegewebes, was sich ohne Annahme einer Diffusion nicht erklären lässt. Körniges Pigment bildet sich also nicht blos aus blutkörperchenhaltigen Zellen, sondern zum grösseren Theil aus diffundirtem Farbstoff.

Auch v. Recklinghausen[1]) räumt den blutkörperchenhaltigen Zellen nur eine Parallelstellung neben einem andern Modus der Pigmentbildung ein, und wendet sich gegen die Langhans'sche Theorie von dem Einschluss aller Blutkörperchen in Zellen mit folgenden Gründen:

1. Man findet auch ausserhalb der Zellen reichliches freies Pigment vor.

2. Die freie Umbildung der rothen Blutkörperchen, Kugelform, Schrumpfung u. s. w. wurde direct verfolgt (Virchow, Cordua, Rindfleisch, Preyer u. A.).

3. Es finden sich Pigmentkörner und krystallinisches Hämatoidin unzweifelhaft hämatogener Herkunft in den metamorphosirten hämorrhagischen Infarkten, also in nekrotisirten Massen, und zwar derartig im Gewebe zerstreut, dass den etwa eingewanderten Zellen die Rolle der Umbildung des Hämoglobins zu Pigment nicht zugesprochen werden kann.

Es sind endlich auch die chemischen Eigenschaften des Blutfarbstoffes Gegenstand vielfacher Untersuchung gewesen.

Schon Virchow hatte in seiner ersten Arbeit über „die pathologischen Pigmente" (a. a. O.) nachgewiesen, dass die Pigmentkörner vielfach deutliche Eisenreaction ergeben.

Später hat Perls[2]) den exacten Nachweis des eisenhaltigen Blutpigmentes durch Ferrocyankalium und Salzsäure ge-

[1]) v. Recklinghausen, Allgem. Pathologie. 1888. S. 430.

[2]) Perls, Nachweis von Eisenoxyd in gewissen Pigmenten. Dieses Archiv Bd. 39. 1867. S. 42.

lehrt. Er giebt an, dass der an die Blutkörperchen gebundene Farbstoff ebenso wie der krystallinische keine Reaction zeigt; er sah sie auftreten bei Blutergüssen in den verschiedensten Körperorganen.

Erst Quincke[1]) hat sich wieder eingehend mit dem chemischen Verhalten des in lebendes Körpergewebe ergossenen Blutes beschäftigt. Er spritzte Hunden theils ganzes, theils defibrinirtes Blut unter die Haut, und fand bilirubin-gefärbte Stellen (abweichend von der gewöhnlichen Nomenclatur bezeichnet er das Hämatoidin direct als Gallenfarbstoff oder Bilirubin) in der zweiten Woche vom 8. Tage an bis zum 8. Monat am reichlichsten in der 4. Woche. Die Bildung von Pigment geschieht nach Quincke in doppelter Weise:

1. Durch Aufnahme von rothen Blutkörperchen in Zellen und Umwandlung in Pigmentkörner innerhalb derselben.

2. Durch Nekrose von Blutkörperchen und Diffusion des Farbstoffes und weitere Differenzirung dieses in's umgebende Gewebe diffundirten Pigmentes.

„Wie histologisch, so geht auch chemisch die Umwandlung und Zersetzung des extravasirten Blutes nach 2 verschiedenen Richtungen hin vor sich: Da wo die rothen Blutkörperchen selbst von (Wander- oder Bindegewebs-) Zellen aufgenommen werden, wird Gallenfarbstoff nicht gebildet, sondern ein braunes, körniges Pigment, dessen Eisenrest intracellulär weiter verarbeitet wird; an den Stellen aber, wo das extravasirte Blut zunächst der Nekrose verfällt, und das Hämoglobin aus den rothen Blutkörperchen austritt, wird im Bindegewebe Gallenfarbstoff gebildet, während der Eisenrest des Hämoglobins gelöst in die circulirenden Säfte gelangt, und zwar in einer Verbindung, die das Eisen grösstentheils durch die Nieren zur Ausscheidung gelangen lässt."

Skrzeczka[2]) giebt an, unter der Einwirkung lebenden Gewebes bilde sich eisenhaltiges Pigment, Hämatoidin dagegen, wenn der Blutfarbstoff dieser Einwirkung entzogen sei.

Auch für v. Recklinghausen[3]) ist die Herabsetzung der Vitalität eine Bedingung für das Entstehen des (eisenfreien) Hämatoidins. Er hat im Froschblut, welches in der feuchten

[1]) Quincke, Beiträge zur Lehre vom Icterus. Dieses Archiv Bd. 95. 1884. S. 125.

[2]) a. a. O.

[3]) a. a. O.

Kammer fäulnissfrei aufbewahrt wurde, nach 3—10 Tagen Krystalle „durchaus gleich den Hämatoidinnadeln“ auftreten sehen.

Neumann[1]) unterschied zuerst zwischen Hämatoidin, welches krystallinisch oder amorph auftreten kann und Hämosiderin oder eisenhaltigem Farbstoff, diffus oder körnig. Beide sollen gleichzeitig entstehen durch gleichzeitige Zersetzung des Hämoglobins in 2 divergirenden Richtungen.

Es soll nun in den Extravasaten nur aus denjenigen Blutkörperchen, bezw. ihrem Farbstoff, welche mit dem lebenden Gewebe in innigen Contact kommen, Hämosiderin entstehen, während der übrige Theil der Blutkörperchen, welcher ausserhalb des Gewebes in einem Blutcoagulum eingeschlossen bleibe, eine Umwandlung zu Hämatoidin erleide.

„Zur Entstehung des Hämosiderins gehört die Einwirkung des lebenden Gewebes bezw. seiner Zellen auf den Blutfarbstoff, mag derselbe sich nun in gelöstem Zustande befinden oder an die Substanz der rothen Blutkörperchen gebunden bleiben; die Hämatoidinbildung dagegen stellt einen von vitaler Gewebsthätigkeit unabhängigen chemischen Zersetzungsprozess dar.“

M. Schmidt[2]) kam auf Grund von an Thierexperimenten gewonnenen Erfahrungen (Einlegung eines blutgetränkten Hollundermarkstückes in Froschlymphsäcke und Einspritzung von defibrinirtem Blut in Kaninchenlungen) zu der Anschauung, dass das Hämosiderin als eine Vorstufe des Hämatoidins zu betrachten sei. „Das Stadium der Eisenreaction ist nicht von Bestand, es repräsentirt nur eine Stufe in der fortwährend weiterschreitenden Entwickelung des scheinbar unveränderlichen körnigen Pigmentes, und verschwindet mit dem zunehmenden Alter. Es giebt ein hämatogenes körniges Pigment, welches von gleicher Beschaffenheit und unter gleichen Bedingungen wie das Hämosiderin entstanden, kein mikrochemisch nachweisbares Eisen mehr enthält.“

Auffallender Weise wird vom Verfasser an keiner Stelle dieses die Eisenreaction nicht mehr ergebende Pigment als Hä-

[1]) Neumann, Beiträge zur Kenntniss der patholog. Pigmente. Dieses Archiv Bd. 111. 1888. S. 25.

[2]) M. Schmidt, Ueber die Verwandtschaft der hämatogenen und autochthonen Pigmente und deren Stellung zum sogenannten Hämosiderin. Dieses Archiv Bd. 115. 1889. S. 397.

matoidin bezeichnet, oder dessen Identität mit dem Gallenfarbstoff erwähnt.

Moissey Mühlmann[1]) endlich hat bei 76 von ihm untersuchten Gehirnen 67 Mal Pigment in körniger Form in den Capillaren bezw. Gefässscheiden der Arachnoidea gefunden. In einer Reihe von Fällen zeigte dasselbe Eisenreaction. Merkwürdiger Weise trat diese nur vorübergehend auf, in manchen Fällen unmittelbar nach der Section, in anderen bei späterer Untersuchung. Er nimmt an, dass durch unbekannte Vorgänge das Eisen in den eisenhaltigen Körnern gelockert wird, in das umgebende Medium übergeht, und dass die eisenhaltigen Pigmentkörner zu eisenlosen „Gallenfarbstoffpigmentkörnern“ werden. Unklar bleibt dabei jedoch, wie sich Verfasser das spätere Wiederauftreten der Eisenreaction erklärt. Niemals fand Mühlmann das Pigment an Zellen gebunden.

I. Befunde an menschlichen Gehirnen.

Fall I.

N. N., Telegraphenarbeiter, 31 Jahre alt.

Patient stürzte am 30. Juni 1890 Nachmittags 5 Uhr 7 Meter tief von einem Baume, angeblich auf Gesicht und Hände, und wurde sofort in's Spital gebracht.

Status praesens: Patient macht einen sehr somnolenten Eindruck, die unteren Extremitäten sind vollständig gelähmt, in den oberen pelziges Gefühl und gesteigerte Sensibilität. Athmung abdominal. In- und Exspirium schmerzhaft. Schlingbeschwerden. Von der 5. Rippe nach abwärts Sensibilität vollständig verschwunden. In der Gegend des 4. und 5. Halswirbels Dislocation, Pupillen gleichweit, Stuhl unwillkürlich, Katheterismus.

Sectionsbericht[2]) (Auszug). Anatomische Diagnose: Fractur der Halswirbelsäule, Zerquetschung des Rückenmarks, spinale und meningeale Apoplexie.

Nach Blosslegung der Wirbelsäule zeigt sich der 5.—7. Dornfortsatz der Halswirbel leicht beweglich und mit Theilen der hinteren Wirbelbögen abgebrochen. Vom 4. Halswirbel sind kleine Knochensplitter abgelöst, die Dura dort blutig imbibirt. Nach abwärts vom 7. Halswirbel bis zum unteren Theil der Brustwirbelsäule Auflagerung von Cruormassen auf der Dura. Im Duralsack keine Blutung oder sonstige Flüssigkeit. Innenfläche der Dura und der weichen Häute glatt, feucht glänzend. An den Wurzeln nichts Ab-

[1]) Moissey Mühlmann, Zur Pigmentmetamorphose der rothen Blutkörperchen. Dieses Archiv Bd. 126. 1891.

[2]) Sect.-Journ. des pathol. Instit. 1890. No. 425.

normes. Beim Durchschneiden des Rückenmarks in der Höhe des 7. Halswirbels zeigt die graue Substanz eine weiche, blutig infiltrirte Stelle. 1 cm tiefer circumscripte Blutung in der grauen Substanz des linken Hinterhorns und im Hinterstrang. Beide Hörnerfiguren scharf begrenzt. 2 cm unter dem 7. Halswirbel keine Veränderung des Querschnittes mehr.

Blutung im Rückenmark 38 Stunden alt.

Mikroskopische Untersuchung: In der Höhe des 7. Cervicalnerven zeigt sich das Rückenmark im Gebiet der beiden Goll'schen und Keilstränge, der linken Pyramiden- und Kleinhirnbahn sowie der beiden hinteren Wurzeln vollständig zerstört. Die linke hintere Wurzel ist eingenommen von einem grossen, dieselbe fast vollständig durchsetzenden Blutheerd. Weiter nach abwärts greift die Blutung auch auf die graue Substanz der anderen Seite über, um ungefähr 2 cm weiter unterhalb als spindelförmiger Heerd im linken Hinterhorn stumpf zu endigen. Die rothen Blutkörperchen sind an den Randpartien und an Stellen, wo nur wenige zusammenliegen, entschieden weit farbstoffärmer als in der Mitte[1]). In der Umgebung finden sich diffuse Anhäufungen von Leukocyten. Die Gefässe der Umgebung sind stark injicirt, bei vielen ist die Adventitia von ganz blassen rothen Blutkörperchen erfüllt, welche scharf gegen die normal gefärbten intravasculären abstechen. Viele der benachbarten Axencylinder sind stark gequollen.

Es hat in diesem Falle also erst eine Auslaugung der rothen Blutkörperchen durch den Austritt des Serums stattgefunden, wobei natürlich die peripherischen Partien, durch welche die meiste Flüssigkeit hindurchtrat, am intensivsten ausgewaschen wurden. Der Prozess manifestirt sich ferner durch die Quellungserscheinungen in der Nachbarschaft.

Fall II[2]).

Krankengeschichte: N. N., Mädchen, 13 Jahre alt, aus gesunder Familie. Am 24. Januar 1891, 7 Uhr Morgens nach vorausgehendem vollständigem Wohlbefinden sank Patientin plötzlich unter dem Ruf: „Mein Kopf", „Wasser" zusammen, wobei sie gleichzeitig um ihre Längsaxe gedreht wurde. Von dem Augenblick an war das Bewusstsein vollständig geschwunden, und es stellten sich sofort Convulsionen ein. Tod 1½ Stunden nach dem Eintritt der Erscheinungen.

[1]) An manchen Punkten, wo sie sehr vereinzelt liegen, stellen sie sogar wirkliche Schatten dar. Durch Eosin färben sie sich ganz blassgelbroth, während sie in den nach Norris-Sheakspeare behandelten Präparaten ganz leicht grünlich-gelb erscheinen.

[2]) Dieser Fall wurde von Herrn Ob.-Med.-Rath Prof. Bollinger bereits in der Festschrift für Virchow: Internationale Beiträge zur wissenschaftl. Medic. Bd. II. 1891. („Ueber traumatische Spätapoplexie") veröffentlicht.

Sectionsbericht[1]) (26 Stunden p. m.): Kräftig gebauter, wohlgenährter Körper; die äusseren Decken ebenso wie das Schädeldach ohne Spur einer Verletzung oder einer Blutung. Letzteres von mässiger Dicke. Dura mater stark gespannt, durchscheinend, blutreich. Weiche Häute durchweg normal, blutreich, Hirnwindungen stark abgeplattet, Furchen vollständig verstrichen. Das Gehirn gross, 1240 g schwer, schneidet sich weich und ist fast blutleer. Im rechten Grosshirn an der Grenze zwischen Schläfen- und Hinterhauptlappen eine weich anzufühlende deutlich fluctuirende Stelle vom Umfange eines Handtellers. Beim Einschneiden findet sich hier, kaum 1 cm von der Oberfläche entfernt, ein halbhühnereigrosser apoplektischer Heerd, gefüllt mit zertrümmerten Hirnbestandtheilen und lockeren, schwärzlichen Cruormassen. Der Heerd selbst communicirt offenbar durch Durchbruch mit dem Unterhorn der rechten Seitenkammer, welches ebenso wie alle übrigen Hirnventrikel von theils locker geronnenen, theils flüssigen Blutmassen (etwa 150 g) ausgefüllt und ausgedehnt ist.

Anatomische Diagnose: Foudroyante Blutung des rechten Grosshirns. Haematocephalus acutissimus internus.

Nachträglich wurde in Erfahrung gebracht, dass die Verstorbene vor einigen Wochen beim Schlittschuhlaufen auf dem Eise gestürzt und bei dieser Gelegenheit wahrscheinlich auf die linke Kopfseite gefallen sei.

Mikroskopische Untersuchung: Schnitte aus der Wand des apoplektischen Heerdes zeigen eine grosse Menge dicht zusammenliegender runder capillarer Apoplexien, die am gefärbten Präparat makroskopisch eben noch als Punkte wahrnehmbar sind. Die rothen Blutkörperchen sind sowohl im Centrum wie an der Peripherie derselben vollständig unverändert, überall von gleich starker Färbbarkeit und mit normalem Gehalt an weissen Blutkörperchen. Die Umgebung der capillären Apoplexien erscheint in keiner Weise alterirt. Nirgends sind Spuren von Quellung oder Schrumpfung von Elementen der Blutung wie des umliegenden Gewebes. Keinerlei Ansammlungen von Leukocyten, Körnchenzellen u. s. w.

Fall III. (Taf. I. Fig. 1.)

N. N., Köchin, unbekannten Alters.

Krankengeschichte: Moribunda recepta. Starkes Trachealrasseln, vollständiges Coma, Untersuchung unmöglich. Puls kaum fühlbar, Campherinjectionen. Exitus lethalis nach 1 Stunde.

Sectionsbericht[2]). Anatomische Diagnose: Apoplexie im rechten Streifenhügel. Hypertrophie und Dilatation des Herzens. Endocarditis fibrosa und calculosa valvulae mitralis.

Schädeldach sklerosirt, theilweise mit der Dura verwachsen. Weiche Häute stellenweise getrübt; an der Basis sind die Gefässe zartwandig, die Lumina nicht klaffend, Arteriae pro fossa Sylvii ohne pathologischen Befund,

[1]) Sect.-Journ. d. path. Instit. 1891. No. 52.

[2]) Sect.-Journ. d. pathol. Instit. 1891. No. 176.

Rindensubstanz schmal, Blutpunkte in mässiger Zahl vorhanden. Schnittfläche saftig glänzend. Im linken Seitenventrikel Blutgerinnsel und seröse Flüssigkeit. Linker Plexus choroideus enthält kleine Cystchen. Das Lumen des rechten Seitenventrikels ist verringert durch das stark vorspringende rechte Corpus striatum. Dasselbe ist an dieser Stelle zerstört und mit Blutgerinnseln bedeckt, lateral starke Gefässinjection. Beim Einschneiden findet sich der Streifenkern vollständig durch Bluterguss zerstört, nach aussen bis zum Linsenkern reichende Partien von schmutzig gelber Farbe, nach allen Richtungen hin capilläre Blutungen aufweisend. Auch am Anfang des Thalamus opticus Blutungen. Im 4. Ventrikel derbes Blutgerinnsel. Kleinhirn schneidet sich weich, blutarm, saftig glänzend.

Alter der Blutung unbekannt.

Mikroskopische Untersuchung: Die Schnittpräparate aus den Wandungen der Apoplexie zeigen das ganze Gewebe diffus von Blut durchsetzt, nirgends liegt es zu circumscripten Heerden vereinigt. Die rothen Blutkörperchen stehen sämmtlich gleichmässig in einem vorgerückten Stadium von Auswachsung und Quellung, zum Theil in Schrumpfung. Ihre Färbbarkeit haben sie fast vollständig eingebüsst, sie sind meist farblose, scharf contourirte Gebilde und stellen keine biconcaven Scheiben mehr dar, sondern sind von gleichförmig kugliger Gestalt. Ein beträchtlicher Theil der rothen Blutkörperchen trägt an seiner Peripherie, seltener in der Mitte eine Reihe dunkel contourirter Körperchen mit hellem Centrum von fast unmessbarer Feinheit. Es sind diese Gebilde wohl identisch mit den schon von Ecker, Virchow und Rokitansky beschriebenen. Ersterer hielt sie für Farbstoffpartikel, während Virchow ausdrücklich ihre Farblosigkeit hervorhebt. Langhans bestreitet dagegen überhaupt ihre Identität mit rothen Blutkörperchen, und bezeichnet sie als Ueberreste von contractilen Zellen. Ich werde später auf diese Gebilde noch zurückkommen.

Ausser diesen Formen sind auch solche vertreten, die eine oder mehrere tiefere und seichtere Einziehungen zeigen, wodurch sie ihre kugelförmige Gestalt verloren haben und zu eckigen unregelmässigen Gebilden deformirt wurden.

Die weissen Blutkörperchen, unter denen man viele mit mehreren Kernen sieht, sind auch an Zahl stark vermehrt. Vereinzelt aber doch deutlich wahrnehmbar sind grosse Zellen mit blassem Zellleib und einem bisweilen zwei dunkel gefärbten Kernen, welche rothe Blutkörperchen in ihrem Innern einschliessen. Die Zahl der letzteren schwankt zwischen 1 und 5. Ihre Form und Farbe gleicht im Allgemeinen den ausgelaugten freien Blutkörperchen.

Wenn wir also die in diesem Falle zu Tage tretenden Veränderungen des Blutheerdes resumiren, so haben wir hier an den rothen Blutkörperchen

1) ausgedehnte Auslaugung,

2) Verlust der Scheibenform und Aufquellen zu kugligen Körpern,

3) beginnende Schrumpferscheinungen,

4) theilweise Aufnahme derselben durch contractile Zellen zu constatiren.

Fall IV. (Taf. I. Fig. 2.)

Krankengeschichte: Die 69jährige Patientin N. N. wurde im besten Wohlsein plötzlich von einem Schlaganfalle betroffen. Tiefe Bewusstlosigkeit, Aphasie, Hemiplegie rechterseits. Nach einigen Tagen stellte sich das Bewusstsein wieder ein. Pat. vermochte sich wieder verständlich zu machen, nahm Nahrung zu sich, die Hemiplegie bestand fort. Dann Auftreten einer Dämpfung über der Lunge rechts hinten unten. Benommenheit des Sensoriums, Coma. Exitus lethalis 8 Tage nach dem Eintritt der Apoplexie.

Sectionsbericht. Anatomische Diagnose: Hühnereigrosse Apoplexie in der linken Hemisphäre. Perforation in den 3. Ventrikel und Zerstörung des vorderen Theiles der Wand des linken Ventrikels, des Streifen- und Sehhügels und der Insel. Hochgradige Atheromatose der Arterien an der Basis cranii. Schluckpneumonie.

Muthmaassliches Alter der Blutung 8 Tage.

Mikroskopische Untersuchung: Die Schnittpräparate aus den Wandungen des Blutheerdes zeigen ein weithin die Gehirnsubstanz durchsetzendes und sich ganz allmählich in derselben verlierendes Extravasat.

Die rothen Blutkörperchen der Randpartien stellen sich zum Theil dar als vollkommen hyaline, farblose Kugeln, welche fast sämmtlich an der Peripherie eine Reihe stark lichtbrechender, im Centrum heller, sehr kleiner Körperchen tragen. Ihre Zahl ist bei verschiedenen Blutkörperchen schwankend von ganz vereinzelten bis zu einer dasselbe perlschnurartig umgreifenden hellen Kette, so dass sie nicht mehr scharf abgrenzbar von einander erscheinen. Ihre Form ist im vorliegenden Falle stets eine ovale oder linsenförmige. Niemals konnte ich hier im Centrum der schattenartigen Blutkörperchen dergleichen Gebilde wahrnehmen.

Ein anderer Theil der rothen Blutkörperchen steht bereits auf einem weiteren Stadium regressiver Metamorphose, indem viele zu unregelmässigen oder polygonalen eckigen Körperchen eingeschrumpft, bezw. durch gegenseitige Anlagerung an einander abgeplattet sind. Auch an ihnen findet man hie und da, jedoch weit weniger häufig als an den kugligen, die wandständigen glänzenden Körperchen. Endlich ist noch eine dritte Art von rothen Blutkörperchen wahrzunehmen, nehmlich solche, die in sich selbst auf einer Seite eingestülpt erscheinen, so dass sie Schüssel- und Napfformen zeigen. Man sieht solche, welche auf den verschiedensten Stadien dieser Art von einseitiger Schrumpfung stehen, von einer ganz leichten Impression bis zur ausgesprochensten Schüsselform.

Die Wanderzellen bezw. contractilen Zellen sind stark vermehrt, theilweise liegen sie in grösseren Anhäufungen zusammen. Ihre Zellleiber sind manchmal sehr gross, viele von ihnen schliessen rothe Blutkörperchen ein, die meist etwas kleiner als die freien sind. Bei manchen ist der Zellkern nicht mehr sichtbar.

Obgleich die blutkörperhaltigen Zellen hier gegenüber dem vorigen Falle bedeutend vermehrt sind, so erhellt doch auf den ersten Blick, dass von einer Aufnahme aller rothen Blutkörperchen, wie Langhans (a. a. O.) sie postulirte, nicht die Rede sein kann, da auch die überwiegend grosse Mehrzahl der freien Blutkörperchen, die nicht unter dem Einfluss von „Phagocyten" stehen, selbständig ihre regressiven Veränderungen eingehen.

Behandelt man nun die Schnitte (aus denen beiläufig gesagt das Celloidin nicht ausgezogen zu werden braucht) längere Zeit (12—24 Stunden) mit Ferrocyankalium und Salzsäure, so zeigt sich eine ganz leichte diffuse Bläuung einiger Stellen des Randes, der Blutung entsprechend.

Es hat also hier schon in dem aus den rothen Blutkörperchen ausgetretenen und in gelöster Form die Umgebung imbibirenden Hämoglobin eine Umwandlung in der Weise stattgefunden, dass sein Eisengehalt gelockert wurde, wodurch derselbe jetzt reactionsfähig wird, und sich als Berlinerblau sichtbar machen lässt.

Wir haben also hier schon den Beginn der Bildung derjenigen Modification von Blutfarbstoff, welche von Neumann treffend als „Hämosiderin" bezeichnet wurde.

Fall V. (Taf. I. Fig. 3.)

K. S., Stenograph, 76 Jahre alt.

Krankengeschichte: Patient wurde am 4. März in's Krankenhaus aufgenommen. Seit 1 Jahr ist er leidend, zeigt grosse Gedächtnissschwäche, maniakalische Zustände, tiefe Gemüthsdepression. In der Anstalt sitzt Pat. stupide da, ist sehr vergesslich und sehr unreinlich, wird am 16. März als für die Krankenbehandlung ungeeignet zur Ueberführung in die Irrenanstalt begutachtet. Am 18. März erfolgt ein apoplektischer Insult, seitdem Bewusstlosigkeit, Incontinentia alvi et urinae. Exitus lethalis am 23. März.

Sectionsbericht[1]). Anatomische Diagnose: Apoplexie der linken Grosshirnhemisphäre. Lobäre croup. Pneumonie im rechten Mittel- und Unterlappen. Hypertrophie des linken Herzventrikels. Arteriosklerose.

[1]) Sect.-Journ. d. patholog. Instit. 1891. No. 179.

In der linken Hemisphäre ein über hühnereigrosser Bluterguss, der gegen die Mitte zu auch den Thalamus opticus und das Corpus striatum zum grossen Theil zerstört. Die Wandung desselben sehr weich, breiig, von ziemlich zahlreichen capillären Blutungen durchsetzt. Nach vorn reicht er bis in den Stirnlappen, seitlich bis etwa ein Querfinger breit von der Fossa Sylvii. Muthmaassliches Alter der Blutung 5 Tage, eventuell neben kleineren älteren Blutungen.

Mikroskopische Untersuchung: Die rothen Blutkörperchen sind hier fast alle auf einem vorgerückten Stadium von Schrumpfung, nur wenige noch stellen die gequollenen Kugeln dar. Am häufigsten sind Formen mit multiplen Ausläufern und Fortsätzen, zwischen denen tiefe Einkerbungen und Buchten einschneiden, so dass vielfach gelappte Gebilde entstehen. Daneben finden sich aber auch solche mit mehr oder minder tiefen Impressionen, wodurch Halbmond- und Schüsselformen zu Stande kommen.

Ferner sind auch hier wieder die Blutkörperchen mit den wandständigen Körnern sehr zahlreich vertreten. Man kann nun an den meisten derselben direct sehen (Zeiss, Oel-Immersion, num. Apert. 1:30, Compens. Oc. 8), dass sie aus einer sehr kleinen Impression des gequollenen Blutkörperchens bestehen. Man nimmt deutlich wahr, dass die eine Contour des „Körperchens" eine schwächere ist; sie entspricht natürlich der tiefer gelegenen, bezw. bei tieferer Einstellung der höheren Contour. Rücken nun diese kleinsten Impressionen, wahrscheinlich die Vorläufer ausgedehnterer Schrumpfungsprozesse weiter vom Aequator des Blutkügelchens gegen die obere oder untere Hemisphäre, so macht es den Anschein, als ob auch in der Mitte des Blutkörperchens sich solche Gebilde befänden. Virchow, welcher, wie oben erwähnt, dieselben bald nach Ecker beschrieb, hebt ausdrücklich ihre Farblosigkeit hervor. Handelt es sich, wie ich glaube, wirklich um nichts Anderes als um kleinste Impressionen, so erklärt sich daraus auch sehr natürlich die grosse Resistenzfähigkeit, welche Virchow bei diesen Gebilden gegenüber Reagentien fand.

Ausser den so veränderten rothen Blutkörperchen finden sich in dem Extravasat des vorliegenden Falles contractile Zellen mit Einschlüssen von rothen Blutkörperchen. Auch diese intracellulär gelegenen sind zum Theil erheblich geschrumpft.

Behandlung der Schnitte mit Ferrocyankalium und Salzsäure hat keinerlei Blaufärbung zur Folge.

Die hervorstechendsten Charaktere der Bilder dieses Falles liegen also in dem Uebergang der Quellung der rothen Blutkörperchen in Schrumpfung. Daneben dauert die Aufnahme derselben von Seite der contractilen Zellen fort.

Fall VI. (Taf. I. Fig. 4.)

Frau B., 69 Jahre alt.

Krankengeschichte: Patientin, vorher vollkommen gesund, wurde am 1. April plötzlich von einem Schlaganfall betroffen. Aufangs tiefe Bewusstlosigkeit; bei der Rückkehr des Bewusstseins zeigt sich Hemiplegie rechterseits und vollständige Aphasie. Nach vorübergehender Besserung tritt abermals Benommenheit des Sensoriums, dann wieder tiefe Bewusstlosigkeit, schliesslich Coma und Exitus lethalis ein am 11. April, 10 Tage nach dem apoplektischen Insult.

Sectionsbericht. Anatomische Diagnose: Apoplexia cerebri, Atheromatose, senile Atrophie aller Organe.

In der linken Grosshirnhemisphäre ein ungefähr hühnereigrosser Blutheerd mit zertrümmertem Gewebe und dickem Cruorgerinnsel. Corpus striatum und Thalamus opticus bis zur Capsula interna durch obige Blutung zertrümmert. In der Umgebung zahlreiche Capillarapoplexien. Rechte Hemisphäre ist frei.

Voraussichtliches Alter der Blutung 10 Tage.

Mikroskopische Untersuchung: Das mikroskopische Bild zeigt reichliche Blutmengen im Gewebe; die rothen Blutkörperchen sind sämmtlich farblos und hinsichtlich ihrer Gestalt ähnlich wie im vorigen Falle verändert. Ein sehr grosser Theil zeigt die sogenannten „wandständigen Körperchen“, oder, wie ich sie von jetzt ab nennen will, Impressionen. Contractile Zellen finden sich in sehr verschiedenen Gestalten; am häufigsten sind ziemlich grosse rundliche, jedoch kommen auch polygonale, längliche und geschwänzte Formen vor. Ein Theil derselben ist offenbar auf Fettkörnchenzellen zurückzuführen, welche durch die Behandlung mit Alkohol, Aether u. s. w. bei der Einbettung entfettet wurden, was noch vielfach an den hinterlassenen Vacuolen zu sehen ist. Manche dieser contractilen Zellen bergen eine Reihe von Blutkörperchen, und zwar 1 bis ungefähr 8.

Zu erwähnen wären noch die überall im Gewebe verstreuten, stark lichtbrechenden und durch Hämatoxylin ganz lichtblau gefärbten, kugligen oder ovalen, bisweilen gelappten Körper, welche Virchow[1]) als eine cadaveröse Ausscheidung von Nervenfett und Myelin bezeichnet, und die auch Miura[2]) und Holtschewnikov[3]) bei Spirituspräparaten des Centralnervensystems fanden.

Bei Behandlung der Schnitte mit Ferrocyankalium und Salzsäure zeigt sich allerdings erst bei längerer Einwirkung der Reagentien am Rande der Blutung eine ganz geringe diffuse Blaufärbung. Sonst ist nirgends intra- oder extracellulär Pigment in irgend welcher Form nachweisbar; es ist also von dem in die Umgebung diffundirten Hämoglobin erst ein Theil in die Modification übergeführt, in der es reactionsfähig wird.

Fassen wir das Wesentliche zusammen, was uns im mikroskopischen Bild bei diesem Falle entgegentritt, so haben wir als solches zu bezeichnen:

[1]) Virchow, Die krankhaften Geschwülste. S. 112 Anmerk.
[2]) Miura, Beiträge zur path. Anatomie der Kakke. Dieses Archiv Bd. 111.
[3]) Dieses Archiv Bd. 119.

1) Beginnende Schrumpfungserscheinungen der gänzlich entfärbten rothen Blutkörperchen.

2) Beginnende Lockerung des Eisens im diffundirten Hämoglobin.

3) Fortdauer der Aufnahme rother Blutkörperchen durch contractile Zellen.

Fall VII. (Taf. I. Fig. 5.)

M. B., Haushälterin, unbekannten Alters.

Krankengeschichte: Patientin wurde am 21. April bewusstlos hereingebracht mit der Angabe, sie sei über eine Stiege herabgefallen.

Status praesens: Gesicht geröthet. Blutung aus der Nase und aus dem linken Ohr; auf dem rechten Os parietale befindet sich eine etwa 4 cm lange, die Weichtheile bis auf den Knochen durchsetzende Wunde, deren Ränder stark gequetscht sind. Verletzung des Knochens nicht zu constatiren. Dem Blut aus dem Ohre scheint Cerebrospinalflüssigkeit beigemischt zu sein. Geringe linksseitige Facialisparese. — Abends: Bewusstlosigkeit hält an. Blutung aus dem Ohr steht nicht.

22. Juni. Pat. sehr blass. Puls kaum fühlbar, sehr beschleunigt, Trachealrasseln, Exitus leth. 12¼ Uhr Mittags.

Sectionsbericht[1]). Anatomische Diagnose: Fractur der Basis cranii, des Felsenbeins und Keilbeinkörpers, grosse subdurale Blutung. Theilweise Zertrümmerung des rechten Schläfenlappens. Kleinere Heerde im linken Schläfenlappen.

In der rechten Schädelgrube ausgedehnte Blutung und grössere Massen Cruor. Dura gespannt, namentlich rechts kuglig vorgewölbt. Durch sie durchscheinend namentlich rechts grössere Blutmassen. Oberfläche der Dura zeigt vielfache Belege mit Cruor. Auf beiden Seiten, namentlich rechts die Gehirnoberfläche stark abgeplattet. Gefässe stark gefüllt. Im rechten Schläfenlappen sind die Windungen theilweise zerstört und zu einer grauröthlichen Masse umgewandelt. Auch an dem unteren linken Schläfenlappen ist der grössere Theil zerstört. In der Umgebung noch vielfach dunkle Verfärbung.

Alter der Blutung 30 Stunden.

Mikroskopische Untersuchung: Die rothen Blutkörperchen aus den Wandschnitten der Extravasate sind an Grösse und Gestalt ziemlich normal; dagegen zeigen sie ein eigenthümliches Verhalten in Bezug auf ihren Farbstoff. Sie beherbergen nehmlich sämmtlich ganz kleine, mehr oder weniger eckige oder rundliche, intensiv gelblich bis rostbraun gefärbte Körperchen, offenbar die Reste ihres retrahirten und auf diese Körner concentrirten Farbstoffes. Manchmal ist eine ganze Blutzelle erfüllt mit solchen kleinsten Farbstoffpartikelchen, manchmal liegen sie in Form eines grösseren Kügelchens und mehrerer ganz feiner Nebenpartikel in der im Uebrigen völlig

[1]) Sect.-Journ. des pathol. Instit. 1891. No. 250.

farblos gewordenen, aber wie gesagt in ihrer Form mit Ausnahme geringgradiger Quellung gut erhaltenen Blutzelle. An einigen bilden die Körnchen allerdings auch einen randständigen Kranz, ganz ähnlich dem oben beschriebenen; doch unterscheiden sie sich von den als „Impressionen" angesprochenen Formen hinlänglich:

1) durch die verschiedene Grösse der Gebilde innerhalb ein und derselben Blutscheibe, sowie ihre unregelmässige Lage;

2) durch ihr weit geringeres Lichtbrechungsvermögen;

3) durch ihre lebhaft gelbe bis rostbraune Färbung gegenüber den absolut farblosen Impressionen.

Ausser diesen Blutkörperchen finden sich grössere, mit Eosin stark färbbare, meist runde oder ovale Zellen mit einem, oft auch mit zwei grossen bläschenförmigen Kernen. Es sind dies offenbar die den späteren contractilen Zellen entsprechenden Zellformen. Sie enthalten jedoch hier keinerlei Pigment- oder Blutkörpercheneinschlüsse. Freies Pigment ist nicht vorhanden. Die Ausführung der Eisenreaction hat keine Spur von Blaufärbung zur Folge.

Es hat also in diesem Falle eine Aufsammlung des Blutpigmentes in discrete Körnchen innerhalb der Erythrocyten selbst stattgefunden, ohne dass es noch zur Bildung diffuser Pigmentirung, bezw. Aufnahme des Farbstoffes von Seiten der contractilen Zellen gekommen wäre.

Fall VIII. (Taf. I. Fig. 6.)

O., Pferdehändler, zuletzt Privatier, 57 Jahre alt.

Krankengeschichte: Aufnahme 17. Juni, Sensorium bedeutend afficirt, Sprache lallend, unverständlich, Tachycardie. 21. Juni: Patient äusserst unrein, kann sich an eben kurz vorher Erfolgtes nicht mehr erinnern, phantasirt ab und zu. 23. Juni: Pat. sehr benommen. 27. Juni: Starre des ganzen Körpers, leichte Verzerrung der rechten Gesichtshälfte. 29. Juni: Der rechte Mundwinkel hängt bedeutend tiefer herab als links. 30. Juni: Bewusstlos. Cheyne-Stokes'sches Phänomen. 1. Juli: Bewusstsein wiedergekehrt, linke obere Extremität beweglich. 2. Juli: Bewusstlos. Pupillen reactionslos. Puls 120. 3. August: Coma. Exitus lethalis Nachmittags 4½ Uhr. Klinische Diagnose: Cystitis, Psychose.

Sectionsbericht[1]). Anatomische Diagnose: Multiple ältere Apoplexien beider Grosshirnhemisphären. Atrophie des Gehirns. Sklerose der Hirnarterien. Hypertrophie des linken Herzens. Gehirn schlaff, Windungen schmal. An der Basis die grösseren Hirnarterien erweitert, fleckig getrübt. Weisse Substanz zeigt einen grauen Ton. Beide Seitenkammern dilatirt. Unterhalb des rechten Streifenhügels eine kirschgrosse Serumcyste mit glatter Wand. Zwischen Streifen- und Sehhügel rostfarbener pflaumengrosser Heerd. Beim Einschneiden des linken Sehhügels zeigt sich eine mandelgrosse rostfarbene Narbe. Kleinhirn atrophisch, welk und schlaff.

Alter der Blutung unbekannt.

[1]) Sect.-Journ. des pathol. Instit. 1891. No. 419.

Mikroskopische Untersuchung: Die Schnittpräparate aus der Wand des apoplektischen Heerdes im rechten Streifenhügel zeigen bei schwacher Vergrösserung ein leicht gelbbraunes körniges Aussehen. Bei Betrachtung mit stärkerer Vergrösserung nimmt man wahr, dass hier eine Ablagerung von ziemlich grobkörnigem, zum Theil sogar scholligem Pigment stattgefunden hat. Dasselbe liegt ausschliesslich intracellulär in den grossen blassen contractilen Zellen, oft so massenhaft, dass dadurch der Kern beinahe oder ganz verdeckt wird. Die Körner selbst sind meist von eckiger, seltener von rundlicher Gestalt, und liegen meist mit einzelnen grösseren hellen Schollen vereinigt im Innern der sie beherbergenden Zellen.

Behandelt man die Schnitte mit Ferrocyankalium und Salzsäure, so erkennt man bei genügend langer Einwirkung dieser Reagentien:

1) dass das Pigment eisenhaltig ist, bezw. die von Neumann als Hämosiderin bezeichnete Form darstellt, in welcher das Eisen reactionsfähig ist;

2) dass neben diesem eisenhaltigen Farbstoff ein eisenfreier, dem Gallenfarbstoff homologer (Hämatoidin) nicht vorhanden ist;

3) dass neben dem körnigen Farbstoff ein diffuser Farbstoff nicht vorhanden ist.

Aber auch die rothen Blutkörperchen sind hier noch nicht ganz verschwunden. Sie liegen als völlig farblose, theils kuglige, theils unregelmässig geschrumpfte Stromata vereinzelt oder in kleinen Gruppen zwischen den Pigmentkörnchenzellen. Einige wenige zeigen noch die randständigen Impressionen.

Wir haben hier also im ganzen Pigment eine **derartige Lockerung seines Eisengehaltes, dass er der Reaction zugänglich ist und als Berliner-Blau zur Ansicht kommen kann.** Wenn wir also bei einer älteren Blutung, als die des vorliegenden Falles ist, ein körniges Pigment finden, welches die angegebene Reaction nicht zeigt, so muss eine **nachmalige Abspaltung und Eliminirung des Eisens** auf dem Wege der Resorption stattgefunden haben.

Fall IX. (Taf. I. Fig. 7.)

G. M., Taglöhnerin, 48 Jahre.

Krankengeschichte. Patientin war am Morgen des 20. Juli von einem Gerüst etwa 2 Meter hoch herabgefallen und auf den Rücken zu liegen gekommen. Kurze Zeit war sie bewusstlos, wieder zu sich gekommen, war sie nicht im Stande, die Beine zu gebrauchen. Als Stelle, wo sie direct auffiel, bezeichnet sie die Brustwirbelsäule und die angrenzenden Partien.

Anästhesie an den Beinen und am Rumpf bis zur Höhe des 2. oder 3. Brustwirbels.

22. Juli. Lähmung und Anästhesie bestehen fort, auch die oberen Extremitäten zeigen beginnende Lähmung. Dorsalflexion der Hände nicht mehr möglich. Lähmung des Zwerchfelles, des Thorax und der Bauchmusculatur.

23. Juli 7 Uhr Morgens unter dyspnoischen Erscheinungen Exitus lethalis.

Sectionsbericht[1]). Anatomische Diagnose: Fractur und Zertrümmerung der beiden untersten Hals- und der 2 obersten Brustwirbel. Hämorrhagische Zertrümmerung des entsprechenden unteren Hals- und Brustmarkes in einer Ausdehnung von 3—4 cm. Querfractur des Sternums. Hochgradiges Hirnödem.

Nach Eröffnung des Wirbelkanals erscheinen die unteren Halswirbel sehr beweglich, theils zersplittert. Dura zeigt hier blutigen Belag, das Halsmark collabirt, halbweich. Nach Eröffnung des Duralsackes das Rückenmark in einer Länge von 3—4 cm platt, zu einer breiigen Masse umgewandelt. Die unteren Halswirbel vollständig zertrümmert, ein grösseres Wirbelfragment in den Wirbelkanal vorragend und das Mark quetschend. Die der Fractur angrenzenden Theile des Hals- und Brustmarkes im Zustande hochgradiger Erweichung.

Alter der Blutung 3 Tage.

Mikroskopische Untersuchung: In der Höhe der Halsabschwellung und des oberen Brustmarkes zeigt das Rückenmark eine Querschnittsläsion mit ziemlich vollständiger Zertrümmerung. Etwas höher oben findet sich in der Seitenstranggegend bis in die graue Substanz hineinragend eine etwa 2 mm im Durchmesser haltende von fetzigen Rändern begrenzte Höhle. Die aus zerstörter Nervensubstanz bestehenden Wandungen sind von diffusen Blutungen durchsetzt. Die rothen Blutkörperchen zeigen sich fast total ausgelaugt und zu Kugeln aufgequollen. Die meisten tragen die oben als randständige Impressionen beschriebenen hellen Gebilde an ihrer Peripherie. Einmal sah ich ein ganzes Stück einer abgerissenen Capillare mit derartig veränderten rothen Blutkörperchen vollgestopft (Taf. I. Fig. 7 b). Stärkere Deformationen sind sonst noch nicht wahrzunehmen. Vereinzelt trifft man kuglige oder ovale Zellen mit blassem leicht mit Eosin tingirbarem Zellleib und gleichmässig dunklem Kern, wahrscheinlich nur entfettete Körnchenzellen, obwohl keine Vacuolen in ihnen zu sehen sind. Sie beherbergen keinerlei Einschlüsse, insbesondere keine Blutkörperchen. Auffallend ist, dass hier schon 3 Tage nach der Einwirkung des die Blutung veranlassenden Traumas sich Blutkörperchen im Anfange der Schrumpfung befinden, denn als solche müssen wir doch das Auftreten der randständigen Impressionen auffassen. Es ist wohl möglich, dass im Rückenmark die Aufeinanderfolge der Veränderungen in der regressiven Metamorphose der Blutung eine raschere ist als im Gehirn.

Behandlung der Schnitte mit Ferrocyankalium und Salzsäure hat selbstverständlich hier keinerlei Veränderungen des Bildes zur Folge.

Fall X. (Taf. I. Fig. 8.)

N. G., Stationsdiener, 57 Jahre.

Krankengeschichte: Patient fiel am 15. August eine Treppe von

[1]) Sect.-Journal d. pathol. Instit. 1891. No. 466.

6—7 Stufen hinunter. Er verletzte sich an der rechten Seite des Kopfes über dem Auge, am Oberarm und am Fuss.

Ueber der Supraorbitalregion eine querverlaufende oberflächliche Quetschwunde. Grosse Schwäche im linken Arm; starker Tremor, besonders Intentionstremor, Apathie.

20. August. Patient gänzlich desorientirt. Urin unwillkürlich. 21. Aug. Die linke Nasolabialfalte etwas verstrichen. 28. Aug. Decubitus über den beiden Glutaei. 6. Sept. Auffällige Apathie. Patient vollkommen desorientirt über seinen körperlichen und psychischen Zustand, ist sehr zurückgegangen, Nahrungsaufnahme gering. 12.—13. Sept. Temperatur 38,2 bis 40,2, 13. Sept. Exitus lethalis.

Sectionsbericht[1]). Anatomische Diagnose: Apoplexie mit Zerstörung des rechten Schweif- und Linsenkerns. Durchbruch in den rechten Ventrikel.

Beim Einschneiden der rechten Hemisphäre in derselben, entsprechend der zerstörten Substanz des Corpus striatum und des Nucleus lentiformis bis zum Thalamus opticus eine gut taubeneigrosse Höhle mit schmierigen chokoladefarbenen Massen erfüllt. Wand der Höhle fetzig, sehr weich, am Kopfe des Nucleus caudatus ist die Höhle des rechten Seitenventrikels durchgebrochen; auch im linken Ventrikel flüssiges Blut.

Voraussichtliches Alter der Blutung 29 Tage.

Mikroskopische Untersuchung: Das Schnittpräparat aus den Wandungen des apoplektischen Heerdes zeigt zwischen Gehirnsubstanz und Blutmassen liegend eine breite Zone, welche ausschliesslich aus den grossen schon mehrfach erwähnten contractilen, bezw. Körnchenzellen besteht. Von den nach aussen davon liegenden Blutmassen ragen an einzelnen Stellen einige Ausläufer von weniger dicht stehenden Blutkörperchen in die sonst gleichmässige Lage von Körnchenzellen hinein, oder vielmehr letztere sind an diesen Stellen im Vordringen gegen die zu bewältigende Blutquantität. Die vereinzelten Blutkörperchen stehen überall im Schrumpfungsstadium, vollkommen ausgelaugt, einzelne noch mit den wandständigen Impressionen, andere mit vielfachen tieferen Einziehungen in stärkerer Deformation.

Die contractilen Zellen zeigen wenigstens an der der Blutung zugekehrten Seite fast sämmtlich Einschlüsse. Einige enthalten in ziemlicher Anzahl Körper, welche unschwer als geschrumpfte rothe Blutkörperchen mit entsprechend verdichtetem Pigment zu erkennen sind. Andere dagegen schliessen blos Pigmentmassen und zwar ziemlich regelmässig grobkörniges Pigment ein. Ausserhalb von Zellen finden sich nur ganz geringe Mengen von Farbstoffpartikeln.

Bei Anwendung der Eisenreaction werden alle Pigmentgranula blau gefärbt, und man erkennt dabei auch deutlich, dass die meisten Zellen nur wenig grössere Körner in sich einschliessen. Diffuser Farbstoff ist daneben

[1]) Sect.-Journ. d. path. Instit. 1892. No. 563.

nicht vorhanden, eben so wenig solcher, der von den Reagentien nicht angegriffen wurde.

Das Pigment ist also im Allgemeinen grobkörnig, zum überwiegenden Theile intracellulär neben einer kleinen Menge extracellulären und ausnahmslos eisenhaltig.

Fall XI. (Taf. I. Fig. 9.)

Sch. W. M., Buchhalter, 68 Jahre.

Krankengeschichte: Individuum von mässig kräftiger Constitution. Aufgenommen 17. September. Linker Arm und linkes Bein sind bewegungslos, schlaff, und fallen, wenn sie erhoben werden, nieder. Bewusstsein ist erhalten, auf Anrufen reagirt Patient sofort. Aphasie besteht nicht, doch bedeutende Sprachstörung. 18. Sept.: Cheyne-Stokes'sches Athmungsphänomen, Expectoration nicht möglich. Incontinentia alvi et urinae.

19. Sept. Exitus lethalis. 12¾ Uhr p. m.

Sectionsbericht[1]). Anatomische Diagnose: Hypertrophie beider Ventrikel, starke Atheromatose der Aorta und ihrer Aeste, namentlich der Hinterarterien, älterer apoplektischer Heerd im Thalamus opticus. Granularatrophie der Nieren und der Leber durch Stauung.

Sämmtliche Gefässe an der Hirnbasis zeigen beim Aufschneiden gelbliche Verdickungen der Intima. Im hinteren Theil des Thalamus opticus zeigt sich in der Nähe der äusseren Ränder desselben ein etwa linsengrosser bräunlich gefärbter Heerd, der sich etwas derb anfühlt. In demselben einige dunkelrothe Punkte. Der ganze Heerd ist eingesunken und liegt auf der Schnittfläche in Form eines horizontalen Streifens.

Alter der Blutung unbekannt.

Mikroskopische Untersuchung: Das frische Präparat aus der Wand der kleinen Narbe im Thalamus opticus zeigt eine grosse Menge runder, ovaler, biscuitförmiger und gelappter Zellen von sehr verschiedener Grösse, welche sämmtlich mit massenhaften Pigmentansammlungen beladen sind. Dasselbe ist amorph (nur einmal sah ich einen kleinen Hämatoidinkrystall im Innern einer solchen Zelle liegen), bald diffus im Zellleib zerstreut, so dass derselbe ein feingranulirtes Aussehen erhält, bald mit feinen Fetttröpfchen vergesellschaftet, bald auch zu kugligen Klumpen und Ballen vereinigt, doch herrscht im Allgemeinen die feinkörnige Form vor.

Ausserdem findet sich in ziemlicher Menge freies körniges Pigment, und wohlausgebildete sehr reichliche Krystalle von Hämatoidin von verschiedener Grösse.

Auf Zusatz von concentrirter Schwefelsäure werden zuerst die Kanten der Krystalle angegriffen, ihre scharfen Contouren verschwinden, dann nehmen sie eine bläuliche und hierauf grüne Farbe an, die allmählich in's Rothe

[1]) Sect.-Journ. d. path. Instit. 1891. No. 574.

übergeht. Dann macht auch das amorphe Pigment eine ähnliche Farbenscala durch, zuletzt wird Alles zu einer gelblich-grauen, krümligen Masse.

Setzt man Ferrocyankalium und Salzsäure zu, so tritt die Eisenreaction mit lebhaft blauer Farbe auf, und zwar färbt sich dabei ein Theil des intracellulären Pigmentes, während ein anderer, und zwar der grössere Theil sowie alles extracelluläre Pigment seine frühere gelbrothe bis rostbraune Farbe behält.

Die Dauerpräparate ergeben im Allgemeinen dasselbe Resultat wie die frische Untersuchung: Massenhaft contractile Zellen mit Einschluss von meist ziemlich feinkörnigem Pigment, grössere Körner oder gar Schollen sind dagegen sehr selten. Ein verhältnissmässig geringer Theil des Pigmentes liegt extracellulär, ebenfalls meist in Form kleinerer Granula, theils krystallinisch. Bei Behandlung der Schnitte mit Ferrocyankalium und Salzsäure lässt sich sehr schön die topographische Vertheilung des chemisch verschieden constituirten Farbstoffes zur Anschauung bringen. Zu innerst also auf der Grenze des gesunden Gewebes liegt so gut wie kein eisenhaltiges Pigment mehr, es behält hier fast ausschliesslich seine ursprüngliche Farbe, während sich dasselbe in der Richtung gegen das kleine Lumen des apoplektischen Cystchens mehr und mehr verliert, und der eisenhaltige durch seine Blaufärbung gekennzeichnete Farbstoff Platz greift. Das extracelluläre Pigment gehört fast ausschliesslich dem Hämatoidin an, und liegt daher grösstentheils in der inneren Zone.

Zu erwähnen sind noch die ziemlich zahlreichen, vielfach in Gruppen stehenden geschrumpften Schatten der rothen Blutkörperchen, die nach ihrem vollständigen Verlust an Farbstoff eine ziemliche Resistenz zu besitzen scheinen.

Wir haben also in diesem Falle den Blutfarbstoff in jeder Beziehung in doppelter Gestalt, einmal körnig und zwar meist feinkörnig und daneben krystallinisch, ferner intracellulär und extracellulär, und endlich als Hämosiderin und als Hämatoidin.

Fall XII.

H. G., Braugehülfe, 30 Jahre.

Krankengeschichte: Patient wird bewusstlos am 30. Sept. Nachts 12½ Uhr in's Spital gebracht. Sturz aus der Höhe auf den Kopf. Blutung aus Nase und beiden Ohren, Trachealrasseln, Exitus lethalis 6 Uhr früh.

Sectionsbericht[1]). Anatomische Diagnose: Fractur des Schädeldaches und der Basis cranii. Zertrümmerung und rothe Erweichung des linken Frontallappens.

Alter der Blutung 6 Stunden.

Weder bei der frischen mikroskopischen Untersuchung, noch am Schnittpräparate zeigen die rothen Blutkörperchen oder das umgebende Gewebe

[1]) Sect.-Journ. des pathol. Instit. 1891. No. 584.

irgend welche Veränderung. Erstere sind von normaler Grösse, Form und Färbbarkeit; Eisenreaction negativ.

Fall XIII. (Taf. I. Fig. 10.)

Die Ueberlassung dieses und des folgenden Falles, sowie der zugehörigen mikroskopischen Präparate verdanke ich der Güte des Herrn Privatdocenten Dr. Schmaus, von welchem dieselben bereits in anderer Hinsicht beschrieben wurden[1]).

J. J., Maurer, 31 Jahre.

Krankengeschichte: Patient stürzte am 14. October 2 Stockwerke herunter und wurde bewusstlos in's Spital gebracht.

Tiefe Bewusstseinsstörung, vollständige Paraplegie der unteren Extremitäten. Anästhesie der unteren Extremitäten und des Rumpfes bis zum Nabel. 17. Oct.: Lähmung der Rückenmuskeln, Urin- und Stuhlretention. Decubitus. 24. Oct.: Sensorium getrübt. 25. Oct.: Lautes Bronchialathmen. Profuse Diarrhöen; Anästhesie unverändert. 26. Oct.: Exitus lethalis.

Sectionsbericht[2]). Anatomische Diagnose: Traumatische Querschnittserweichung im unteren Brustmark, Erweichungsheerd im rechten Hinterhorn, Blutungen in beiden Heerden. Pachymeningitis interna haemorrhagica. Cystitis. Schluckpneumonie.

Wirbelsäule vollkommen unverletzt. Dura spinal. glatt, blass. Das Rückenmark ist an einer 5 cm langen Stelle des unteren Brustmarks bis auf Federkieldicke verdünnt, wie ausgezogen, von äusserst weicher Consistenz. Vom oberen Brustmark bis zu dem erwähnten Heerd zeigt sich das rechte Hinterhorn in seiner ganzen Ausdehnung braunroth verfärbt, offenbar von kleinen Blutungen durchsetzt.

Alter der Blutung höchstens 12 Tage.

Mikroskopische Untersuchung: Im zerfallenen und erweichten Gewebe zerstreut liegen ziemlich zahlreiche rothe Blutkörperchen. Es lassen sich unter ihnen 3 Kategorien unterscheiden: 1) Solche von vollständig normaler Gestalt, sie färben sich mit Eosin wie gewöhnlich dunkelrosaroth, nach der Norris und Shakespeare'schen Methode grün. 2) Solche die mehr oder minder vollständig ausgelaugt sind und oft eine randständige, vielfach gezackt in's Innere vorspringende Zone aufweisen. Schmaus sagt, sie bestünde aus „feinen, sich mit Eosin stark färbenden Körnchen". Ich habe nun eine directe stärkere Färbbarkeit dieser Gebilde nicht beobachten können, und halte auch für sie die Ansicht aufrecht, dass sie aus kleinsten Impressionen an der Circumferenz des zu einer Kugel aufgequollenen Blutkörperchens bestünden. Die stärkere Färbung erklärt sich einfach daraus, dass man durch sie hindurchschauend durch eine grössere Anzahl von Schichten (die doppelte, wie bei den intacten Kugeln) hindurchzusehen hat,

[1]) Schmaus, Zur Casuistik und patholog. Anatomie der Rückenmarkserschütterungen. v. Langenbeck's Archiv Bd. XLII. Heft I.

[2]) Sect.-Journ. des pathol. Instit. 1890. No. 640.

was dann natürlich einen dunkleren Eindruck zur Folge haben muss. Ich halte diese Formen für die Vorläufer der 3. hier zu beobachtenden Kategorie, nehmlich die der geschrumpften und daher stärker deformirten Stromata. Sie stellen vielfach ausgezackte, bogenförmig nach einwärts ausgeschweifte und wie angenagt aussehende Formen dar.

Leider standen mir keine Präparate zu Gebote, an welchen ich mich über das chemische Verhalten des Blutfarbstoffes hätte orientiren können. Jedoch schon die Befunde an den rothen Blutkörperchen, welche unter ganz den gleichen Verhältnissen ziemlich vereinzelt in das Rückenmarksgewebe eingelagert sind, ergeben, dass die Blutung in diesem Falle offenbar nicht zu einer und derselben Zeit stattgefunden hat. Es handelt sich vielmehr um eine länger andauernde, continuirliche, wie auch Schmaus hervorhebt, wahrscheinlich um eine Diapedesisblutung.

Fall XIV. (Taf. I. Fig. 11.)

Krankengeschichte: N. N., Arbeiter, früher stets gesund, hatte sich beim Ausräumen eines Baches heftig erkältet. Heftiger Schmerz in der Gegend von Hals- und Brustwirbelsäule. Bei der Spitalaufnahme Lähmung der oberen und der unteren Extremitäten, Cyanose im Gesicht, Dyspnoe. Schmerzen in den oberen Extremitäten. Bewusstlosigkeit. Tod nach 5 Tagen.

Sectionsbericht: Zahlreiche capilläre Blutungen im Rückenmark mit ausgedehnter Zerstörung der Substanz.

Alter der Blutung höchstens 5 Tage.

Der mikroskopische Befund schliesst sich dem des vorigen Falles eng an.

Hier wie dort haben wir in den erweichten Partien des Rückenmarkes spärliche Mengen von rothen Blutkörperchen im zerstörten Gewebe verstreut, die schon durch ihr vereinzeltes, aber über die ganze erkrankte Partie diffuses Auftreten gegen eine Entleerung per rhexin, vielmehr für ein Freiwerden per diapedesin sprechen. Hier wie dort zeigen sie Zustände, welche verschiedenen Altersstufen ihres extravasculären Daseins entsprechen. Neben ganz normalen rothen Blutkörperchen von gehöriger Tinctionsfähigkeit finden sich solche, die zu kugligen Körpern aufgequollen ziemlich bedeutend vergrössert sind, und gleichzeitig eine mehr oder weniger bedeutende Abnahme ihres Farbstoffgehaltes aufweisen. Dann farblose Stromata, welche in den Anfangsstadien des Einschrumpfens stehen, von ganz leichten Impressionen bis zur beginnenden Deformation zu unregelmässig geformten Gebilden.

Einige blutkörperchenhaltige contractile Zellen, sowie von Vacuolen durchsetzte ehemalige Fettkörnchenzellen vervollständigen das Bild.

Das Alter der Blutung ist also auch hier kein einheitliches, sie war vielmehr offenbar eine sehr langsam erfolgende (Diapedesis), aber continuirliche.

Fall XV. (Taf. I. Fig. 12.)

E. S., Taglöhner, unbekannten Alters.

Krankengeschichte: Patient am 7. August moribund in's Spital aufgenommen. Enorme Cyanose am ganzen Körper; fast vollkommene Benommenheit, starkes Lungenödem. Sputum sehr reichlich, schleimig-serös. Starkes Oedem an den unteren Extremitäten. Puls kaum fühlbar, sehr beschleunigt. Campherinjectionen, Exitus lethalis 7. August 9¾ Uhr a. m.

Sectionsbericht[1]). Anatomische Diagnose: Schrumpfnieren, Hypertrophie und Dilatation des Herzens, Fettherz. Pachymeningitis interna haemorrhagica, chron. Leptomeningitis Multiple gallertige Rindenatrophien im rechten Stirn- und Schläfenlappen.

Der rechte Schläfenlappen zeigt in den mittleren Windungen einen über haselnussgrossen Defect. Nach Abziehen der Pia erweist sich die betreffende Hirnpartie rostfarben. Kleinere linsengrosse ähnliche Impressionen an der Basis des rechten Stirnlappens und über dem rechten Schläfenlappen.

Alter der Blutung unbekannt.

Mikroskopische Untersuchung: In der zerstörten Gehirnsubstanz finden sich an einzelnen Stellen noch gänzlich farblose Stromata rother Blutkörperchen zum Theil mit sehr deutlichen wandständigen Impressionen, zum Theil in einem vorgerückteren Stadium von Deformation. Dazwischen liegt manchmal in gröberen Körnern und Schollen, aber auch in feinen Partikelchen das Pigment. Dieselben sind in ihrer Mehrzahl in contractilen Zellen eingeschlossen, ein etwas kleinerer Theil ist frei. Krystallinischer Farbstoff ist nicht vorhanden.

Behandelt man die Schnitte mit Ferrocyankalium und Salzsäure, so erhält man eine lebhafte Blaufärbung der meisten Pigmentbestandtheile. Am intensivsten färben sich die grösseren Körner und Schollen, auch in deren unmittelbarer Umgebung sieht man meist noch einen ganz lichtblauen, sehr schmalen Saum; am wenigsten die feinen Partikelchen und gar nicht mehr die freiliegenden Pigmenttheile. Dazwischen sind die verschiedensten Uebergangsstufen der Färbung wahrnehmbar, nehmlich grüne und verwaschen bläuliche Körner.

Es handelt sich in diesem Falle also in jeder Hinsicht um ein Uebergangsstadium des Blutfarbstoffes. Die groben Schollen sind im Zerfall zu einem feinkörnigen Detritus; der Eisengehalt ist in Resorption, theilweise ist er bereits verschwunden und die contractilen Zellen endlich, in denen das Pigment eingelagert ist, gehen (wahrscheinlich durch Verfettung) zu Grunde, wodurch dasselbe frei wird.

Fall XVI.

F. J., Köchin, 24 Jahre.

Krankengeschichte: Patientin, ein sehr kräftig gebautes Individuum, litt seit 12. September an unerträglichen Kopfschmerzen. Bei der Aufnahme am 15. Sept. tiefe Bewusstlosigkeit, starke Somnolenz, Kopf nach hinten

[1]) Sect.-Journ. des pathol. Instit. 1891. No. 497.

flectirt, Nackensteifigkeit, rechte Pupille fast doppelt so weit wie die linke, Respiration frequent und unregelmässig; Patellar- und Bauchhautreflexe aufgehoben.

17. Sept. Starkes Coma, Athmung sehr unregelmässig, Trachealrasseln, Pupillen reactionslos, geringe Cyanose. Exitus lethalis 11¾ Uhr a. m. Klinische Diagnose: Meningitis (cerebrospinalis, tuberculosa?).

Sectionsbericht[1]). Anatomische Diagnose: Apoplexia cerebri (Erweichungsheerd, secundäre Blutung?) mit ausgedehnter Zerstörung der Stammtheile.

Im rechten Stammtheil eine Blutung zwischen Inselrinde und Nucleus lentiformis, den letzteren von aussen halbmondförmig umgreifend; nach hinten reicht sie bis zum Cornu Ammonis, zerstört den Nucleus lentiformis und den unteren Theil des Thalamus opticus und zeigt eine Perforation in das Hinterhorn.

Alter der Blutung unbestimmt, höchstens 5 Tage.

Mikroskopische Untersuchung: Auf dem frischen Zupfpräparat erweisen sich die rothen Blutkörperchen durchgehends gut erhalten und von anscheinend normalem Farbstoffgehalt. Dagegen findet sich eine aussergewöhnlich grosse Anzahl von weissen Blutzellen, welche auf Essigsäurezusatz sich grösstentheils als mehrkernig darstellen. Typische Körnchenzellen sind nicht vorhanden, sondern nur einzelne Wanderzellen mit wenigen eingelagerten feinen Fettkörnchen. Nicht selten sind blutkörperchenhaltige Zellen, doch konnten keine solchen beobachtet werden, welche mehr als 2 enthielten, in den meisten war nur eins zu sehen.

Ausserdem finden sich spärlich myelintropfenhaltige Zellen, sehr viel freies, meist grosstropfiges Myelin und viele varicöse Axencylinder.

Auch auf dem Dauerpräparat imponirt die colossale Ansammlung von weissen Blutkörperchen, die meisten mit mehreren Kernen. Dazwischen liegen rothe Blutkörperchen, die an einzelnen Partien beginnende Auslaugung und Deformation zeigen. Die Eisenreaction ergiebt ein negatives Resultat.

Fall XVII.

S. A., Sergeantenswittwe, 65 Jahre.

Krankengeschichte: Schlaganfall am 28. October, rechte Seite vollkommen gelähmt. Aphasie. Exitus lethalis 29. October 12¼ Uhr p. m.

Sectionsbericht[2]). Anatomische Diagnose: Embolie der rechten Arteria fossae Sylvii. Erweichungsheerd im rechten Stirn- und Scheitellappen und den grossen Ganglien.

An der Theilungsstelle der rechten Arteria pro fossa Sylvii ein frischer Embolus. Beide Seitenventrikel erweitert. Balken stark erweicht. Am Boden des 4. Ventrikels und im Aquaeductus Sylvii reichliche Blutungen, ebenso in den vorderen Partien des rechten Scheitellappens.

[1]) Sect.-Journ. d. pathol. Instit. 1891. No. 626.
[2]) Sect.-Journ. d. pathol. Instit. 1891. No. 651.

Vermuthliches Alter der Blutung 1 Tag.

Mikroskopische Untersuchung: In den Capillarapoplexien des 4. Ventrikels zeigen sich die rothen Blutkörperchen unverändert im Farbstoffgehalt, von normaler biconcaver Gestalt, und nicht vergrössert. Die Zahl der weissen Blutkörperchen scheint nicht vermehrt. Im umgebenden Gewebe nur Zertrümmerungserscheinungen. Auch in dem Erweichungsheerd sind die rothen Blutkörperchen von normaler Gestalt, Grösse und Farbe, die weissen Blutkörperchen, etwas vermehrt, enthalten spärliche Fetttröpfchen.

Die Eisenreaction fällt gänzlich negativ aus.

Wenn wir die Untersuchungsergebnisse der im Vorstehenden beschriebenen Fälle von Blutungen im Centralnervensystem überblicken, so haben wir an denselben eine grössere Reihe von Metamorphosen, welche die einzelnen Blutbestandtheile im Verlaufe kürzerer oder längerer Zeitabschnitte erleiden. Es lassen sich an denselben zunächst zwei grössere Gruppen unterscheiden, nehmlich 1) solche, welche die (rothen und weissen) Blutkörperchen betreffen, und 2) solche, die sich an dem Blutfarbstoff vollziehen. Der letztere vor allem ist es, welcher den verschiedenen Altersstadien von Blutungen überhaupt das für sie charakteristische Gepräge giebt, da er vor seiner schliesslichen Resorption an Ort und Stelle tiefgreifende morphologische und chemische Veränderungen durchzumachen hat.

Was zunächst die rothen Blutkörperchen betrifft, so machen sich an ihnen gleichzeitig 2 Prozesse bemerklich, nehmlich Auslaugung ihres Farbstoffgehaltes und Quellung. Ersteres manifestirt sich durch ihr allmähliches Abblassen bis zur vollständigen Durchsichtigkeit und am Dauerpräparat durch ihr stets zunehmendes Unvermögen sich mit Anilinfarben, Eosin, Congo, Orange u. s. w. zu tingiren. Das nach dem gänzlichen Hämoglobinverlust zurückbleibende Stroma ist nicht mehr im Stande, diese gerade das Blut sonst so lebhaft und leuchtend färbenden Stoffe aufzunehmen, sondern bleibt auch nach längerer Einwirkung derselben vollständig hyalin.

Gleichzeitig mit dem Farbenstoffverlust geht eine Gestaltsveränderung mit den rothen Blutkörperchen vor sich, die beiden seitlichen concaven Eindrücke gleichen sich aus, werden allmählich convex, und schliesslich sind aus den Scheiben Kugeln geworden. Von nun ab jedoch macht sich ein im gegentheiligen Sinne wirkender Prozess geltend; die zu kugligen Gebilden gequollenen Blutkörperchen beginnen zu schrumpfen. Zuerst macht sich dies durch ganz leichte, meist multiple Einziehungen ihrer Oberfläche bemerklich, und so entstehen die „randständigen Körperchen“ Ecker's und Virchow's in Wirklichkeit wohl nur feinste Impressionen an der Peripherie der Blutkügelchen. In diesem Zustande der Farblosigkeit und leichter Schrumpfung können sie offenbar sehr lange Zeit verharren, denn noch bei ganz alten Blutungen fand ich sie neben verschiedenartigem Pigment. Theilweise aber sind diese Impressionen offenbar die Uebergänge zu weiter fortschreitenden Schrumpfungsprozessen; die Einziehungen werden tiefer, oft an mehreren Stellen des Blutkörperchens gleichzeitig einschneidend, wodurch unregelmässig gelappte und sternförmige Figuren entstehen, oft nur einseitig die eine Wand einstülpend, gleichwie man einen Gummiball eindrückt, so dass Schlüssel- und Napfformen entstehen. Alle diese Schrumpfungsstadien scheinen eine grosse Resistenz zu besitzen, vielfach trifft man sie gleichzeitig in einem Gesichtsfeld.

Aber nicht alle rothen Blutkörperchen machen derartige Veränderungen durch. Eine, wenn auch verhältnissmässig geringe Anzahl wird in contractile Zellen eingeschlossen, um intracellulär ihrer schliesslichen Auflösung und Resorption entgegengeführt zu werden. Diese contractilen Zellen, zum grössten Theile wohl von Leukocyten, zum Theil aber auch von fixen Gewebszellen abstammend, nehmen aber nicht nur unveränderte Blutkörperchen auf, sondern auch gequollene, entfärbte, geschrumpfte, und daneben oftmals Fett, Myelintropfen, und anderen Gewebsdetritus. In ihnen wird nun die Blutzelle mitsammt ihrem Farbstoff weiter verändert (wenn sie vor dessen Verlust eingeschlossen wurde, was die Regel ist).

Zunächst wird sie im ganzen kleiner, sie schrumpft, und zwar in concentrischer Weise, dadurch wird ihr Hämoglobingehalt verdichtet, und sie erscheint dunkler; allmählich, besonders wenn viele Blutkörperchen in einer Zelle zusammenliegen, verlieren sie ihre regelmässige Gestalt und werden zu eckigen, stark glänzenden Körnern, die von wahren Pigmentkörnern zuletzt nicht mehr zu unterscheiden sind. Auf das Schicksal ihres von Anfang an intracellulären Hämoglobins werde ich gleich unten zurückkommen.

Complicirter sind die Vorgänge, welche sich an dem Blutfarbstoff, dem Hämoglobin, nach seinem Austritt aus seinen Trägern abspielen. Zunächst durchdringt er gleichmässig das umgebende Gewebe und ist in demselben nur durch den bräunlichen Ton nachweisbar, den er ihm verleiht. Nach einiger Zeit aber geht er eine Veränderung seiner chemischen Zusammensetzung ein. Der Eisengehalt in demselben wird durch uns unbekannte Vorgänge aus seinem ursprünglichen festen Verband gelockert, und es entsteht eine eigenthümliche Modification des Hämoglobins, von Neumann zuerst als „Hämosiderin" bezeichnet, charakterisirt durch seine Reactionsfähigkeit auf Ferrocyankalium und Salzsäure. Anfangs durchsetzt dieses Hämosiderin diffus das ganze Gewebe, nachweisbar durch ausgebreitete Blaufärbung bei Ausführung der Reaction, allmählich aber beschränkt es sich immer mehr auf die inzwischen in grosser Anzahl aufgetretenen contractilen Zellen, und wird zuletzt nur mehr in diesen gefunden. Ob es sich dabei um eine Resorption des extracellulär liegenden Theiles oder um eine Concentration des diffusen Farbstoffes auf diese Zellen handelt, ist schwer zu sagen, ich möchte mich eher für das letztere entscheiden, da das in den contractilen Zellen enthaltene diffuse Pigment dunkler erscheint als das freie zu irgend einer Zeit.

Von jetzt ab geht eine sehr auffallende morphologische Erscheinung an dem eingeschlossenen Farbstoff vor sich: Das in der plasmatischen Flüssigkeit des Zelleninhaltes gelöste Hämosiderin zeigt den Vorgang des Körnigwerdens; im chemischen Sinne nun bedeutet dies nichts Anderes, als ein Ausfallen. Dieser Prozess des Ausfallens beruht also jedenfalls auf einer specifischen Einwirkung der lebenden Zelle auf den Farbstoff, sei es nun, dass derselbe in ihr in einer so intensiven Weise concentrirt wird, dass sein ferneres Fortbestehen in gelöster Form dadurch zur Unmöglichkeit wird oder aber, dass durch die Thätigkeit der Zellen seine chemische Constitution in einer Weise alterirt wird, dass er nicht weiter gelöst bleiben kann und dadurch ausfällt. Das so entstandene körnige Pigment ist zunächst grobkörnig, oftmals ist nur eine grössere Scholle in je einer Zelle vorhanden. Wir haben jetzt zweierlei Formen von Pigmentkörner enthaltenden Zellen, einmal die aus der Verdichtung des diffusen Blutfarbstoffes hervorgegangenen und dann diejenigen, welche sich aus den blutkörperchenhaltigen Zellen durch Schrumpfung der aufgenommenen Blutkörperchen entwickelt haben. Auch an dem letzteren ist intracellulär eine Umwandlung ihres Farbstoffes in der Weise vor sich gegangen, dass sie sich mit Ferrocyankalium und Salzsäure blau färben, also Hämosiderinkörnchen darstellen.

Es folgt nun eine allmähliche Zerklüftung der grösseren Pigmentgranula zu immer feineren Partikeln. Aber auch an den einschliessenden Zellen selbst machen sich Zerfallserscheinungen bemerklich, langsam gehen dieselben wahrscheinlich durch Verfettung zu Grunde und das in ihnen enthaltene Pigment wird wieder frei.

Theilweise noch während er in den contractilen Zellen eingeschlossen ist, ändert sich abermals seine chemische Zusammensetzung, sein Eisengehalt geht allmählich ganz verloren, und der Farbstoff wird zu dem eisenfreien mit dem Gallenfarbstoff identischen Hämatoidin. Mikrochemisch lässt sich das allmähliche Verschwinden des Eisens deutlich durch die Reaction nachweisen, indem keine reine Blaufärbung mehr zu Stande kommt, sondern dieselbe einen schmutzig gelbbraunen Ton zeigt, wodurch die verschiedensten Mischfarben entstehen. Endlich ist die Resorption des Eisens vollendet, und dann ist selbstverständlich gar keine Reaction an den Körnern mehr zu erzielen. Die Mehrzahl derselben ist inzwischen frei geworden und wir haben nunmehr ausschliesslich eisenloses, ziemlich feinkörniges Pigment frei im Gewebe liegend. Nachträglich scheint dann oftmals wieder eine Agglutination der feinen Körnchen zu grösseren Klumpen und Schollen vor sich zu gehen.

Gleichzeitig können unter gewissen uns gänzlich unbekannten Bedingungen Farbstoffkrystalle entstehen. Wie dieselben zu Stande kommen, entzieht sich vorläufig noch jeder Beobachtung. Schon Virchow hat seiner Zeit (a. a. O.) den Satz aufgestellt, dass die Hämatoidinkrystalle dem allgemeinen Gesetze für Krystallbildung widersprechen, und nicht aus einem flüssigen, sondern aus einem amorphen Medium hervorgehen, und ich glaube, man muss hieran auch festhalten, so lange ihre Entstehung nicht direct beobachtet wurde.

Die Bildung körnigen Pigments kommt demnach ausschliesslich durch die Vermittelung von contractilen Zellen zu Stande. Der Modus seiner Entstehung ist ein doppelter: Einmal gehen aus den eingeschlossenen rothen Blutkörperchen direct unter der Einwirkung der contractilen Zellen Pigmentgranula hervor, welche zu einer gewissen Zeit die Eisenreaction zeigen, andererseits findet in denselben eine Aufsammlung des durch Exosmose aus den frei bleibenden Blutkörperchen ausgetretenen und diffusen Farbstoffes und hierauf in ihnen eine Consolidirung zu Klumpen und Körnern statt.

Es handelt sich nun darum, den hier in grossen Zügen geschilderten Vorgängen einen bestimmten Platz in der Zeitenfolge ihres Auftretens anzuweisen und zu versuchen, ob sich aus der exacten Benutzung der morphologischen und chemischen Metamorphosen des Extravasates sichere Anhaltspunkte für dessen Altersbestimmung gewinnen lassen, dadurch dass für die bei seiner Resorption auftretenden Veränderungen seines histologischen und chemischen Verhaltens untere und obere Grenzpunkte aufgestellt werden.

Da es nun ausserordentlich schwer und langwierig ist, eine annähernd lückenlose Reihe menschlicher Apoplexien von klinisch genau bestimmbarem Alter zu sammeln, so musste hier zum Thierexperiment gegriffen werden.

II. Versuche an Thieren.

Nach 24 Stunden.

Versuch 1. Trepanation des linken Scheitelbeins, Durchschneidung der Dura mater, mehrmaliges Eingehen in die Gehirnsubstanz mit einem Daviel'schen Löffel.

Ausgedehnte Blutung im linken Stirnlappen. Die mikroskopische Untersuchung der Randpartien derselben ergiebt keine bemerkenswerthen Veränderungen der Elemente des Blutheerdes. Die rothen Blutkörperchen erscheinen von normaler Farbe und Gestalt, insbesondere ist ihre biconcave Form gut erhalten. In der Umgebung findet sich keine stärkere Anhäufung von Leukocyten, Körnchenzellen sind nicht vorhanden.

Nach 2 Tagen.

Versuch 2. Methode der Operation bei diesem und allen folgenden Versuchen wie bei Versuch 1.

Sehr grosse Blutung im linken Stirnlappen. Die rothen Blutkörperchen sind im Allgemeinen von vollständig normaler Gestalt und Farbe, nur einzelne sind darunter, und diese Formen werden um so häufiger, je mehr man sich den Randpartien nähert, welche normale Blutkörperchen fast um das Doppelte an Grösse übertreffen, die biconcave Gestalt ist an ihnen verloren gegangen, sie stellen vielmehr ziemlich gleichmässige Kugeln dar. Die Farbe derselben ist entsprechend der grösseren Oberflächenvertheilung des Farbstoffes eine bedeutend hellere als die der normalen rothen Blutkörperchen. Ausserdem aber finden sich in den Randpartien auch Blutkörperchen, welche ohne erhebliche Läsion ihrer Gestalt in ihrem Hämoglobingehalt wesentlich reducirt erscheinen. Quellung und Auslaugung der den Rändern angehörigen Elemente der Blutung charakterisiren also das Stadium, auf welchem wir dieses 2 Tage alte Hirnextravasat antreffen.

Versuch 3. Befund wie im vorigen Versuch. Ziemlich zahlreiche gequollene Exemplare von rothen Blutkörperchen mit Uebergängen zur Kugelform. Keine Körnchenzellen.

Nach 3 Tagen. (Taf. II. Fig. 1.)

Versuch 4. Die meisten rothen Blutkörperchen erscheinen gegenüber den normalen an Grösse etwas vermehrt, ungefähr um $\frac{1}{4}$—$\frac{1}{3}$, einzelne bis um das Doppelte. Ferner ist die biconcave Form ausgeglichen, sie sind zu gleichmässig kugligen, bisweilen leicht eiförmigen Körpern aufgequollen. Der Farbstoffgehalt ist in den allermeisten bedeutend herabgesetzt, in einigen vollständig aufgehoben. Eine gewisse Verminderung des Hämoglobingehaltes ist freilich auf Rechnung seiner grösseren Raumvertheilung in den grösser gewordenen Blutkörperchen zu setzen, allein eine vollständige oder auch fast vollständige Farblosigkeit, wie sie hier in vielen Fällen vorliegt, kann doch nur auf einen Auswaschungs- und Durchspülungsprozess zurückzuführen sein.

Der Gehalt des Extravasates an Leukocyten scheint ziemlich der des normalen Blutes zu sein, dagegen sind schon ziemlich häufig contractile Zellen und zwar Fettkörnchenzellen und blutkörperchenhaltige Zellen, sowie Mischformen zwischen beiden.

Was die blutkörperchenhaltigen Zellen betrifft, so sind sie nicht gerade häufig, enthalten jedoch meist eine grössere Anzahl von Blutkörperchen, ich zählte 6—15. Pigment ist weder frei, noch in Zellen, noch diffus wahrnehmbar.

Zusatz von Ferrocyankali und Salzsäure zum Präparat ruft keinerlei Blaufärbung hervor; der ausgewaschene Farbstoff kann also nicht identisch sein mit der von Neumann als Hämosiderin bezeichneten Form diffusen Blutpigments.

Wir können die Befunde dieses Stadiums also folgendermaassen zusammenfassen:

1) ausgedehnte Quellung und Auslaugung von rothen Blutkörperchen,

2) beginnende Aufnahme derselben durch contractile Zellen.

Nach 4 Tagen.

Versuch 5. Die mikroskopische Untersuchung ergiebt ein dem vorigen Versuch sehr ähnliches Bild. Die Quellung und Auslaugung der rothen Blutkörperchen ist eine noch ausgedehntere und allgemeinere geworden. Gleichzeitig scheinen sie noch schlaffer und widerstandsloser zu sein; häufig sind durch gegenseitige Abplattung und Eindrücke von aussen deformirte Gestalten. Man kann dieses Verhalten besonders beobachten, wenn man im frischen Präparat durch Ausübung eines einseitigen Druckes einen Strom erzeugt. Man sieht dann, wie die farblos und kugelförmig gewordenen Gebilde beim geringsten Hinderniss ihre Form verlieren, bald durch Hängenbleiben an irgend einem Partikel durch den nachfolgenden Flüssigkeitsstrom die Gestalt von an einem Ende scharf zugespitzten Tropfen annehmen, bald sich winklig um irgend ein Stromhinderniss herumlegen, ähnlich, wie man dies schon normaler Weise an dem Blutstrom der Amphibien wahrnimmt.

Die blutkörperchenhaltigen Zellen sind gegen den vorigen Versuch noch etwas vermehrt, jedoch erscheinen die eingeschlossenen Blutkörperchen gegenüber den freien verhältnissmässig gut erhalten. Auch die Fettkörnchenzellen haben an Zahl zugenommen. Reactionsfähiger eisenhaltiger Farbstoff ist nicht vorhanden.

Nach 5 Tagen. (Taf. II. Fig. 2.)

Versuch 6. Blutung im linken Stirnlappen nach vorn fast bis zum Bulbus olfactorius reichend.

Die den Wandpartien entnommenen Stücke zeigen nunmehr alle rothen Blutkörperchen auf irgend einem Stadium der Veränderung, ganz normale sind überhaupt nicht mehr sichtbar; es lässt sich dies besonders auch daran erkennen, dass an Stellen des frischen Präparates, die der Vertrocknung ausgesetzt werden, die für normale Blutkörperchen so charakteristischen Stechapfelformen sich nicht mehr bilden.

Die Mehrzahl der rothen Blutkörperchen steht noch im Quellungsstadium, daneben kommen jedoch schon solche mit einer bis multiplen Einziehungen vor. Die letzteren sind theils ganz seicht, so dass die oben als randständige Impressionen beschriebenen Formen sich hier schon vorfinden, theils tief in den Zellleib einschneidend, wodurch ihre Gestalt eine gelappte, mit unregelmässigen Ausläufern bis zu wirklichen Sternfiguren wird. Alle diese Formen, besonders die zuletzt erwähnte, finden sich jedoch noch verhältnissmässig selten.

Ausserdem finden sich im Präparat blutkörperchenhaltige Zellen, die an Zahl gegen den vorigen Versuch nicht wesentlich vermehrt erscheinen. Bisweilen zeigen sie geradezu riesige Dimensionen. Die eingeschlossenen Blutkörperchen sind in ihrem Farbstoffgehalt entschieden besser erhalten als die freien; dagegen zeigen sie schon jetzt fast überall das Bild gleichmässiger concentrirter Schrumpfung. Die Anwesenheit eines dem Hämosiderin entsprechenden eisenhaltigen Farbstoffes kann auch hier durch Anwendung der Ferrocyankali-Salzsäurereaction ausgeschlossen werden.

Wir hätten also hier ausgedehnte Quellung und Auslaugung der rothen Blutkörperchen neben beginnender Schrumpfung derselben, fortdauernde Aufnahme von rothen Blutkörperchen in contractile Zellen mit beginnender Verdichtung ihres Pigmentes.

Nach 6 Tagen.

Versuch 7. Die rothen Blutkörperchen sind an den Randpartien nunmehr völlig farblos, am Dauerpräparat mit Eosin kaum noch tingirbar, ein Theil noch in Kugelform, ein beträchtlicher Theil jedoch durch Schrumpfung weiter verändert. Es finden sich nehmlich die oben als randständige Impressionen geschilderten Erscheinungen, dann aber auch noch solche mit tieferen Dellen und Einziehungen. Die contractilen Zellen sind an Zahl noch weiter vermehrt.

Bei Behandlung von Schnitten mit Ferrocyankali und Salzsäure macht sich an der Grenze der Blutung, grösstentheils auf die umgebende Gehirnsubstanz beschränkt, eine, wenn auch äusserst geringfügige, ganz diffuse Blaufärbung wahrnehmbar.

Wir haben also hier nach 6 Tagen fortschreitende Schrumpfung der gequollenen und entfärbten Blutkörperchen und daneben beginnende Umwandlung des in die Umgebung diffundirten Farbstoffes in der Weise, dass in ihm eine Lockerung seines Eisengehaltes zu Stande kommt, wodurch er in die von Neumann als „Hämosiderin“ bezeichnete Modification übergeführt wird.

Nach 7 Tagen. (Taf. II. Fig. 3.)

Versuch 8. Grosse, die linke Hemisphäre vollständig in Form eines mit der Spitze gegen die Schädelbasis gerichteten Keils durchsetzende Blutung.

Die frische Untersuchung zeigt die rothen Blutkörperchen in einem bereits weit vorgeschrittenen Stadium von Entfärbung. An sehr vielen nimmt man deutlich die randständigen Impressionen wahr und zwar so, dass diese häufig von einem förmlichen Kranz derselben besetzt erscheinen. Sehr zahlreich sind Fettkörnchenzellen. Viele von ihnen enthalten neben dem Fett eine Anzahl rother Blutkörperchen. Pigment ist weder frei noch in Zellen eingeschlossen aufzufinden. Daneben zeigen sich massenhafte varicöse Axencylinder und Myelintropfen von verschiedener Grösse.

Auch am gefärbten Schnitt erkennt man die vorgeschrittene Entfärbung der den Randpartien entsprechenden Blutkörperchen, sowie die mit den multiplen wandständigen Impressionen besetzten Formen. Viele derselben zeigen aber auch tiefere Dellen und Einziehungen. In der Umgebung des Blutheerdes, theilweise in denselben hineinragend, liegen massenhafte Wanderzellen. An den Randzonen finden sich viele solche mit grossem blassem Zellleib, einige enthalten rothe Blutkörperchen, andere Fettvacuolen; Pigmentzellen sind nicht vorhanden. Der Zusatz von Ferrocyankali und Salzsäure bewirkt eine leichte, stellenweise diffuse Blaufärbung in der Umgebung der verblassten Blutkörperchen.

Versuch 9. Auch hier erweisen sich die rothen Blutkörperchen auf der Uebergangsstufe des Quellungsstadiums in das Schrumpfungsstadium. Man sieht nehmlich einerseits die blassen farblosen Kugeln, welche die normalen Blutkörperchen an Grösse manchmal fast um das Doppelte übertreffen, andererseits Stromata, welche die oben schon mehrfach erwähnten Schüssel- und Napfformen darstellen; als Zwischenformen finden sich solche mit tieferen und seichteren Impressionen, in Stern- und Kreuzform und ähnliche. Die Entfärbung ist nicht immer eine vollständige. Ein Theil der rothen Blutkörperchen ist in Zellen eingeschlossen, oft nur 1—2, manchmal mit grösseren oder kleineren Fetttropfen vergesellschaftet; manchmal erscheint aber auch eine solche Zelle von rothen Blutkörperchen strotzend gefüllt, so dass ihr Kern nur mehr schwer oder gar nicht mehr erkennbar ist. Die eingeschlossenen Blutkörperchen zeigen grösstentheils ein den freien durchaus analoges Verhalten in Bezug auf Farbstoffgehalt, Grösse und Form, zum Theil sind sie im Zustande concentrischer gleichmässiger Schrumpfung mit sogar etwas verdichtetem Farbstoffgehalt.

Pigment in körniger Gestalt ist weder frei noch in Zellen nachzuweisen; wenn man jedoch dem Präparat Ferrocyankali und Salzsäure zusetzt, so erhält man eine diffuse Blaufärbung sowohl der Wander- bezw. contractilen Zellen wie auch der umgebenden Hirnsubstanz.

Wir hätten also bei beiden Versuchen in übereinstimmender Weise zu verzeichnen:

1) Die rothen Blutkörperchen in Entfärbung, zum grossen Theil entfärbt und im Uebergange der Quellung zur Schrumpfung.

2) Ein Theil des gelösten und in die Umgebung diffundirten Farbstoffes die Eisenreaction deutlich ergebend.

Nach 8 Tagen.

Versuch 10. Etwa 2 mm lange und 0,5 mm breite, der Stichverletzung entsprechende Blutung in der weissen Substanz der linken Hemisphäre.

Die rothen Blutkörperchen der Randpartien sind blass, ihre Färbbarkeit mit Eosin stark herabgesetzt, vielfach aufgehoben. Neben einer kleineren Anzahl von solchen, die noch im Quellungsstadium stehen, sieht man sehr häufig Blutkörperchen auf den verschiedensten Stufen der Schrumpfung von den feinen randständigen Impressionen bis zu den tiefsten Einziehungen und Deformationen.

Ausserdem finden sich in der Uebergangszone vom normalen in infarcirtes Gewebe grosse, meist kuglige, seltner etwas ovale Zellen mit centralem dunklem Kern, welche in ihrem Innern eine Anzahl rother Blutkörperchen (auf dem Dauerpräparat meist untermischt mit Fettvacuolen) beherbergen. Die Einwirkung von Ferrocyankali und Salzsäure hat eine ziemlich intensive, wenn auch diffuse Bläuung der umgebenden Gewebsbezirke, sowie der contractilen Zellen zur Folge.

Nach 10 Tagen. (Taf. II. Fig. 4.)

Versuch 11. Blutheerd keilförmig den linken Stirnlappen durchsetzend. Das mikroskopische Bild zeigt sich vor Allem beherrscht durch eine ausserordentlich grosse Anzahl von contractilen Zellen. Dieselben enthalten grösstentheils Blutkörperchen und zwar von einem bis zu einer nicht mehr deutlich erkennbaren Zahl, so dass sie sich gegenseitig abplatten. In anderen dieser Zellen liegen nur wenige Blutkörperchen neben feinen Fetttröpfchen, wieder andere enthalten ausschliesslich Fett. Die freien Blutkörperchen stehen zumeist im Stadium der Schrumpfung. Zahlreich sind solche mit den kleinen randständigen Impressionen; doch sind vielfach auch weit vorgeschrittene Schrumpfungsgrade wahrnehmbar, nehmlich die schon wiederholt erwähnten Schüsselformen, sowie dreieckige, viereckige und polygonale Gebilde.

Behandelt man nun das Präparat mit Ferrocyankali und Salzsäure, so zeigt sich schon nach kurzer Zeit ein auffallendes Verhalten des Farbstoffes. Schon bei schwacher Vergrösserung imponiren nehmlich in dem diffus blassblau gefärbten Gewebe ganz discrete bedeutend dunkler tingirte Punkte, welche sich bei Anwendung stärkerer Vergrösserungen als den Körnchenzellen entsprechend erweisen. Es hat also hier offenbar eine Aufspeicherung und Concentration des diffusen Farbstoffes in die contractilen Zellen stattgefunden, und nur an verhältnissmässig wenigen Stellen lässt sich noch eine geringe Durchtränkung des umliegenden Gewebes mit gelöstem eisenhaltigen Farbstoff nachweisen. Merkwürdig ist, dass derselbe überall ausnahmslos diffus ist, und auch mit den stärksten optischen Hülfsmitteln (Zeiss, Oel-Immersion apochrom. 2,0, num. apert. 1 : 30, Compensat. Ocular 8) sich nicht in Granula auflösen lässt.

Der Farbstoff ist also:

1) Hämosiderin,

2) diffus,

3) hauptsächlich in den contractilen Zellen gelegen. Für das Zustandekommen der letzteren Thatsache bestehen nur zwei Möglichkeiten: Entweder es hat eine Aufsammlung des Farbstoffes stattgefunden, oder der extracellulär gelegene Theil ist resorbirt worden, während der intracelluläre der Resorption Widerstand geleistet hat.

Nach 11 Tagen.

Versuch 12. Grosse spindelförmige Blutung in der linken Hemisphäre. Die rothen Blutkörperchen zeigen an den Randpartien des Heerdes vorgeschrittene Schrumpfung und stellen die schon mehrfach beschriebenen eckigen und zackigen Formen dar. Die zahlreichen contractilen Zellen schliessen zum Theil Fett (bezw. auf Dauerpräparaten Fettvacuolen), andere eine Anzahl rother Blutkörperchen ein. Diese eingeschlossenen Blutkörperchen sind meist klein, vielfach geschrumpft, unregelmässig geformt.

Viele der contractilen Zellen liegen in einer fast völlig homogenen mit Eosin ziemlich lebhaft roth färbbaren Substanz, die nur bei Anwendung stärkster Vergrösserung eine ganz feine Granulirung zeigt. Dieselbe dürfte wohl identisch sein mit der von Schmaus[1]) bei Commotio medullae spinalis im Rückenmark gefundenen homogenen Masse.

Ausserdem enthalten einige der contractilen Zellen braunrothes, den Zellleib diffus durchsetzendes Pigment.

Auf Zusatz von Ferrocyankalium und Salzsäure erweist sich dasselbe Alles als eisenhaltig. Ausserdem lässt die Reaction auch noch eine sehr geringe Quantität freies diffuses Pigment durch Auftreten von ganz lichtblauen Bezirken an der Grenze der Blutung erkennen.

Nach 12 Tagen. (Taf. II. Fig. 5.)

Versuch 13. Die Untersuchung des Gehirns ergiebt eine ziemlich ausgedehnte makroskopisch auffallend helle Blutung im linken Stirnlappen.

Die rothen Blutkörperchen verhalten sich im Allgemeinen den im vorigen Versuche beschriebenen ähnlich, nur dass Entfärbung und Schrumpfung noch weiter vorgeschritten ist.

Ein von den früheren Bildern abweichendes Verhalten zeigen dagegen die Körnchen- bezw. contractilen Zellen. Man findet nehmlich neben den gewöhnlichen Blutkörperchen haltenden Zellen sehr zahlreich solche, welche kleinere, eckige zackige und ziemlich lebhaft tingirte Körper in sich einschliessen. Es sind dies offenbar rothe Blutkörperchen, welche intracellulär diese Metamorphosen durchgemacht haben, ohne dass dabei ihr Farbstoffgehalt vermindert wurde. Ausser diesen kommen noch Zellen vor, welche bedeutend grössere, meist rundliche, ebenfalls gelbbraune aber schwächer lichtbrechende Körper einschliessen, welche wohl durch Aufsammlung und Reaction des diffusen Pigmentes entstanden sind. In den meisten derartigen Formen findet sich nur eine solche Pigmentscholle, während die übrige Zelle farblos erscheint. Noch deutlicher wird dies auf Zusatz von Ferrocyankali und Salzsäure, indem dadurch diese Körper intensiv blau werden, während die Umgebung höchstens noch ganz minimale diffuse Blaufärbung aufweist. Aber auch die Zellen mit den geschrumpften Blutkörperchen zeigen diesen entsprechend eine discrete Blaufärbung. Das Hämoglobin der hier eingeschlossenen Blutkörperchen ist aber bereits in diejenige Modification übergegangen, in der es die Eisenreaction zeigt.

Das Ergebniss des Befundes ist also:

1) Fortdauer und Zunahme der Schrumpfung der rothen Blutkörperchen.

[1]) Schmaus, Zur Casuistik und path. Anat. der Rückenmarkserschütterung. v. Langenbeck's Archiv Bd. XLII. Hft. 1. 1890.

2) Auftreten von grobkörnigem, jedoch so gut wie ausschliesslich intercellulärem eisenhaltigem Pigment.

Versuch 14. Die rothen Blutkörperchen sind fast sämmtlich deutlich geschrumpft, theils unregelmässig mit multiplen Einziehungen, theils zu den Schüssel- und Napfformen. Contractile Zellen sind ausserordentlich zahlreich, fast alle enthalten Einschlüsse von Pigment in irgend einer Form. Eine Anzahl nehmlich beherbergt eine ganze Reihe dunkelbraungelber Pigmentgranula, die offenbar aus frühzeitig aufgenommenen und auf diese Weise weiter veränderten rothen Blutkörperchen hervorgegangen sind. Ein grösserer Theil dagegen schliesst weit grössere, blassere und regelmässig gestaltete, zumeist runde Farbstoffpartikel ein. Gewöhnlich ist auch hier nur ein solcher Körper in einer contractilen Zelle, nur hie und da 2—3, die vielleicht durch Zerklüftung des einen entstanden sind. In seltenen Fällen sieht man beide Pigmentformen in einer Zelle combinirt, nehmlich neben mehreren dunklen, kleineren und eckigen ein grösseres rundliches und blasses Pigmentkorn. Daneben finden sich auch Blutkörperchen enthaltende Zellen, welche offenbar erst nach der Auslaugung des Farbstoffes entstanden sind. Sie verhalten sich den freien entfärbten und geschrumpften durchaus ähnlich.

Auf Zusatz von Ferrocyankali und Salzsäure macht sich eine deutliche discrete Blaufärbung bemerklich, und zwar beschränkt sich dieselbe so gut wie ausschliesslich auf die contractilen Zellen. In diesen selbst lassen sich zwei Arten der Bläuung, einmal eine ganz dunkle, den grösseren und kleineren Körnern entsprechend, und eine diffuse wahrnehmen; ausserhalb dieser Zellen aber lässt sich nur an wenigen Stellen ein ganz geringer, eben bemerkbarer bläulicher Hauch hervorrufen.

Es hat sich also auch in diesem Falle das Pigment fast ausschliesslich auf die contractilen Zellen zurückgezogen, wo es in zwei Formen diffus und körnig (gröber und feiner körnig) vorkommt. Eisenfreier körniger Farbstoff ist nicht vorhanden.

Nach 15 Tagen. (Taf. II. Fig. 6.)

Versuch 15. Mikroskopisch zeigt sich eine reichliche Menge von contractilen Zellen mit Pigment. Die einzelnen Stücke desselben sind ziemlich gross, die Mehrzahl der Zellen enthält nur eine solche Farbstoffscholle von meist regelmässiger, kugelförmiger Gestalt; andere jedoch enthalten mehrere, offenbar aus aufgenommenen und geschrumpften Blutkörperchen hervorgegangene Pigmentstücke.

Die Farbendifferenz der beiden Formen von eingeschlossenen Farbstoffpartikeln ist in diesem Falle keine so auffallende mehr wie beim vorigen Versuch, da wahrscheinlich die Concentration des Pigments noch weiter vorgeschritten ist. Freie Granula sind nirgends wahrnehmbar.

Auf Zusatz von Ferrocyankali und Salzsäure wird alles Pigment nach kurzer Zeit blau.

Das Stadium ist demnach charakterisirt durch ausnahmslos intracelluläres, auf Eisen reagirendes und im Allgemeinen grobkörniges Pigment.

Nach 18 Tagen. (Taf. II. Fig. 7.)

Versuch 16. Das mikroskopische Bild zeigt eine sehr grosse Menge von Körnchenzellen. Unter den Pigmentkörnern lassen sich wieder 2 Hauptformen unterscheiden, nehmlich die grossen, regelmässig gestalteten, rundlichen, mehr tropfenförmigen, an vielen Stellen allerdings in feinkörnigem Zerfall begriffen, und die kleineren eckigen, meist noch etwas dunkleren, welche aus eingeschlossenen Blutkörperchen hervorgegangen sind. Neu ist das Auftreten von freien Farbstoffgranula, die offenbar durch fettigen Zerfall von Körnchenzellen entstanden sind; vielfach sieht man auch jetzt noch neben den Pigmentbestandtheilen Fetttröpfchen verschiedener Grösse in den contractilen Zellen liegen.

Auf Ferrocyankali und Salzsäure färbt sich alles Pigment blau, nirgends bleibt die ursprüngliche Farbe.

Es handelt sich also hier um körniges, und zwar ziemlich grobkörniges, eisenhaltiges Pigment, welches zum weitaus grössten Theil intracellulär liegt, nur ein kleiner Theil ist durch Verfettung von contractilen Zellen frei geworden.

Versuch 17. Die mikroskopische Untersuchung ergiebt einen Bluterguss von bedeutender Grösse in der erweiterten Höhle des 3. Ventrikels und in den beiden Seitenventrikeln. Die überall ziemlich dicht gedrängten rothen Blutkörperchen sind von normaler Grösse, Farbe und Gestalt; die weissen Blutkörperchen erscheinen an Zahl nicht vermehrt. Nirgends ist eine Spur von Pigmentausscheidung zu bemerken, höchstens die zu äusserst gelegenen rothen Blutkörperchen stehen in den allerersten Stadien der Quellung.

Auf Behandlung mit Ferrocyankali und Salzsäure erhält man nirgends discrete Blaufärbung, höchstens makroskopisch macht sich eine ganz leichte diffuse Bläuung der von Blut durchsetzten Stellen bemerkbar. Die Ventrikelwände sind überall vollkommen intact, in keinem der zahlreichen untersuchten Schnitte konnte ich eine Durchbruchsstelle in einen der Ventrikel constatiren. Der Versuch als solcher ist also aus der Untersuchungsreihe zu streichen; allein er bietet dennoch Interesse.

Es giebt nehmlich 2 Möglichkeiten: Entweder ist bei dem vor 18 Tagen erfolgten Trauma ein Ventrikel direct eröffnet, und der Erguss in denselben schon damals bewerkstelligt worden, oder in Folge der consecutiven traumatischen Erweichung ist secundär ein Durchbruch erfolgt, die Blutung kann in diesem Falle aber auch eine ganz junge sein. In beiden Fällen jedoch ist es höchst merkwürdig, dass die Durchbruchs- bezw. Verletzungsstelle nicht aufgefunden werden konnte; besonders auffällig wäre dieses im letzterwähnten Falle, wenn der Erweichungsheerd noch so bedeutend gewesen wäre, dass er den Durchbruch in einen Ventrikel hätte veranlassen können. Ich glaube daher, dass der Erguss in die Hirnkammer älteren Datums ist, mag er nun direct durch das Trauma oder kurze Zeit darauf durch Durchbruch entstanden sein, und dass es nicht unberechtigt ist, hieraus den Schluss zu ziehen, dass das in den sonst intacten Ventrikel ergossene Blut durch längere Zeit hindurch unverändert bleibt, als das in das Gewebe des Centralnervensystems ausgetretene mit gleichzeitiger Zerstörung desselben. Wenn dem aber so ist, so dürfen wir das raschere oder langsamere Auftreten der Resorptionserscheinungen wohl auf die directe Mitbetheiligung des umgebenden Gewebes, der intacten Ventrikelwand im einen, der zerstörten Hirnsubstanz im anderen Falle beziehen. Im letzteren werden zugleich mit der Zertrümmerung des Gewebes alle Resorptionsschleusen aufgezogen, und der Resorptionsmechanismus kann unmittelbar nach dem erfolgten Druckausgleich zwischen der betroffenen Partie und dem umliegenden Körpergewebe seinen Anfang nehmen.

Nach 25 Tagen. (Taf. II. Fig. 8.)

Versuch 18. Die rothen Blutkörperchen sind hier wieder auf dem vorgerückten Schrumpfungsstadium und völlig entfärbt, vielfach unregelmässig polygonale Formen darstellend. Sehr zahlreich sind die contractilen Zellen, welche sämmtlich Pigment einschliessen. Dasselbe ist durchaus körnig und zwar theils grobkörnig, theils ganz feinkörnig; in manchen hat man sogar den Eindruck des diffusen intracellulären Pigments. Ein kleinerer Theil Pigment liegt frei. Die Ausführung der Eisenreaction ergiebt nun, dass auch der scheinbar diffuse Farbstoff sich aus feinen und feinsten Partikelchen zusammensetzt. Die meisten Körner färben sich intensiv blau; an einigen jedoch bemerkt man die Beimischung eines gelben oder gelbbraunen Tons, und wieder andere (aber dies sind doch nur sehr wenige) reagiren gar nicht mehr, sondern behalten ihre ursprüngliche Farbe.

Wir haben es also hier im Wesentlichen zu thun mit intracellulärem (sehr wenig extracellulärem) fein- und grobkörnigem Pigment. Es macht sich hier zum ersten Male eine beginnende Abspaltung des Eisens bemerklich.

Nach 35 Tagen. (Taf. II. Fig. 9.)

Versuch 19. Etwa 1 mm grosse Narbe in der linken Grosshirnhemisphäre, entsprechend der Stichstelle, Trepanationsöffnung verwachsen.

Die mikroskopische Untersuchung ergiebt eine den ganzen Hirnmantel bis auf die Stammtheile durchsetzende Verletzung im Beginne der Vernarbung; an einigen Stellen hat sich dem Stichkanale folgend eine locale traumatische Erweichung angeschlossen.

Was nun die Blutung, bezw. deren Residuen betrifft, so treten dieselben erst bei genauerer Betrachtung hervor. An einzelnen Stellen finden sich noch Blutkörperchen meist in kleinen Gruppen vereinigt als völlig farblose, durch Schrumpfung mehr oder weniger deformirte Stromata.

In der Wandung und am Grund des sackförmigen Heerdes zeigen sich contractile Zellen in verschiedenen Formen und Grössen; die meisten von ihnen beherbergen eine Anzahl eckiger, zackiger, gelbrother Pigmentkörner der verschiedensten Grösse von unmessbar feinen Partikelchen bis zu grösseren Schollen und Schuppen. Ungefähr die gleiche Anzahl von eben solchen Pigmentkörnern liegt frei.

Prüft man nun das chemische Verhalten, und damit das eigentliche Wesen des Farbstoffes, so ergiebt sich, dass weitaus der grösste Theil desselben eine Eisenreaction nicht mehr zeigt, also bereits aus Hämatoidin besteht.

Makroskopisch erkennt man an den Schnitten auf heller Unterlage eine ganz leicht blaue Färbung. Mikroskopisch lässt sich nun constatiren, dass dieselbe den oben beschriebenen feinen und gröberen Körnchen angehört, die theils frei liegen, theils in contractilen Zellen eingeschlossen sind. Doch auch hier liegt keine eigentliche Blaufärbung vor, man sieht nur, dass dem gelbbraunen Pigment noch ein blauer Ton beigemischt ist, wodurch ein schmutziges Blaugrün zu Stande kommt. Aber nur an den wenigsten Stellen tritt die Reaction überhaupt auf, der überwiegende Theil wird durch die Reagentien nicht verändert. Wir haben aber die interessante Thatsache zu registriren, dass auch das intracelluläre Pigment sein Eisen abgeben und sich in Hämatoidin verwandeln kann.

Der Blutfarbstoff ist also hier im Anfange des 2. Monats:

1) körnig, und zwar grob- und feinkörnig,

2) intracellulär und extracellulär,

3) zumeist schon Hämatoidin neben kleinen, noch übrigen Resten von Hämosiderin.

Nach 45 Tagen. (Taf. II. Fig. 10.)

Versuch 20. Der vernarbten Trepanationsöffnung entsprechend zeigt sich in der linken Hemisphäre über dem Thalamus opticus als einziges Residuum der grossen Stichverletzung eine ganz leicht gelbliche Stelle. Mikroskopisch ergiebt diese Stelle am frischen Zupfpräparat eine ziemliche Menge von Fettkörnchenzellen, aber nur verhältnissmässig wenig Pigment, und zwar überwiegend in Form freier Pigmentkörnchen von mittlerer Grösse und wenigen Pigmentzellen. Auf Zusatz von Ferrocyankali und Salzsäure bläuen sich nur einige dieser Körner, alle übrigen bleiben unverändert. Der Farbstoff besteht also zum überwiegenden Theil schon aus Hämatoidin.

Auf den Dauerpräparaten sieht man dem Stichkanale entsprechend einen lockeren Narbenstrang aus faserigem Bindegewebe mit Spindel- und spärlichen Rundzellen, sowie zahlreiche neugebildete Gefässe. Zu beiden Seiten der Narbe liegen vereinzelt kleine glänzende Pigmentkörner, fast alle ausserhalb von contractilen Zellen, die hier überhaupt relativ selten sind.

Behandlung der Schnitte mit Ferrocyankali und Salzsäure hat so gut wie keinen Effect an den Farbstoffkörnern, nur ganz wenige zeigen noch einen leichten grünlich-blauen Hauch, während die überaus grössere Mehrzahl vollkommen unberührt bleibt.

Der Blutfarbstoff charakterisirt sich also:

1) durch das Kleinerwerden der einzelnen Granula,

2) durch Zugrundegehen der umschliessenden Zellen und Freiwerden der Pigmentkörner,

3) durch fast vollständigen Verlust seines Eisengehaltes

und Uebergang in das mit dem Gallenfarbstoff identische Hämatoidin.

Nach 58 Tagen. (Taf. II. Fig. 11.)

Versuch 21. Nach Eröffnung der Schädelhöhle zeigt sich das Gehirn an der Trepanationsstelle mit dem Schädeldach und der Dura mater innig verwachsen, so dass es bei deren Wegnahme etwas einreisst, wobei sich eine sehr kleine, rothgelb gefärbte Cyste der Einstichstelle entsprechend zeigt.

Die frische Untersuchung des Cysteninhaltes, bezw. deren Wandung ergiebt eine Menge Farbstoff als kuglige und drusige, bisweilen fast schwarze Massen, daneben wenig feine Körnchen und vereinzelte Hämatoidinkrystalle, theilweise nicht vollständig ausgebildet.

Die Untersuchung auf Schnittpräparaten bestätigt die Befunde der frischen. Die Hauptmasse des Blutpigmentes besteht aus ziemlich grobkörnigen und unregelmässig geformten Partikeln, welche frei im Gewebe liegen, nirgends ist eine umschliessende Zelle wahrnehmbar, Krystalle konnte ich auf den Schnitten nicht finden. Neben der grobkörnigen und scholligen Form finden sich vereinzelt Gruppen kleinerer Farbstoffgranula.

Was das chemische Verhalten des Pigmentes betrifft, so findet bei Behandlung der Schnitte mit Ferrocyankalium und Salzsäure bei dem weitaus grösseren Theil desselben eine Bläuung nicht mehr statt, nur wenige zeigen noch einen leichten bläulichen Ton, doch ist auch dieser nicht rein, sondern in's Bräunliche spielend.

Auch in diesem Falle finden sich noch Stromata von rothen Blutkörperchen. Sie liegen meist in kleinen Häufchen beisammen und sind selbstverständlich vollkommen entfärbt. Viele sind zu unregelmässigen, zackigen, eckigen, manchmal fast quadratischen, dann wieder zu polygonalen Gebilden verschrumpft, die meisten aber zeigen die wandständigen Impressionen. Dass es sich wirklich um solche und nicht um Farbstoffpartikel handelt, dafür spricht ausser den oben angeführten Gründen, dass sie sich gleich den anderen geschrumpften Stromata so ausserordentlich lange auf dem gleichen Zustand erhalten. Denn es wäre doch höchst auffällig, wenn diese „Körnchen“ sich bei allen den weiteren Veränderungen des Farbstoffes gar nicht mitbetheiligen würden, sondern ruhig in den allmählich zu Grunde gehenden Leibern der rothen Blutkörperchen liegen blieben.

Der Blutfarbstoff stellt sich also in diesem Falle dar:

1) Im Allgemeinen ziemlich grobkörnig und schollig neben Häufchen von feineren Körnern und vereinzelten Krystallen.

2) Ausnahmslos extracellulär.

3) So gut wie eisenfrei.

Nach 62 Tagen. (Taf. II. Fig. 11.)

Versuch 22. Die mikroskopische Untersuchung ergiebt an der Grenze von weisser und grauer Substanz der linken Hemisphäre eine ziemlich circumscripte Einlagerung der restirenden Blutbestandtheile. Dieselben stellen sich dar als grössere und kleinere Schüppchen und Schollen von leuchtend hellgelber bis dunkelbraunrother Farbe und rundlicher oder vieleckiger, bisweilen auch von drusiger Gestalt. Die meisten erscheinen im Centrum bedeutend dunkler als an der Peripherie, wodurch das Bild concentrischer Schichtung hervorgerufen wird, was den Gebilden eine gewisse Aehnlichkeit mit Amylumkörnern verleiht. Einzelne sehr grosse Pigmentkörper tragen an ihrer Oberfläche einen Kranz von kleinen Farbstoffkörnchen, so dass das Ganze das Aussehen einer riesigen durch Agglutination entstandenen Körnchenkugel trägt. Diese grossen Pigmentschollen beherbergen in ihrem Innern meist mehrere sehr dunkle, zackige Körner, welche wohl die ältesten Partien des ganzen durch Zusammensinterung von Blutfarbstoff hervorgegangenen Körpers darstellen. Sämmtliche Pigmentstücke liegen extracellulär. Nirgends zeigt sich eine Spur von Krystallbildung.

Bei Behandlung mit Ferrocyankalium und Salzsäure zeigt das Pigment nicht die geringste Veränderung seiner Farbe. Auch in der ganzen Umgebung nirgends eine Andeutung von Blaufärbung. Wir haben in diesem 2 Monate alten Versuch also eine extracelluläre Abscheidung von Blutpigment in scholliger Form. Dasselbe zeigt keine Eisenreaction mehr, besteht also aus Hämatoidin. Befremdlich ist das Fehlen jedweden Krystalls und das Auftreten des Blutfarbstoffes in exclusive amorpher Form. Allein es entspricht dies ganz der relativen Seltenheit des Befundes von Hämatoidinkrystallen in menschlichen Apoplexien gegenüber dem oft massenhaften körnigen und scholligen Blutpigment und es beweist diese Thatsache zugleich, dass das Auftreten der Krystalle als solcher keinen sicheren Anhaltspunkt für die Beurtheilung des Alters einer Hirnblutung gewährt, sowie dass die Constatirung ihrer Anwesenheit nur bei dem Fehlen der Ferrocyankalium-Salzsäure-Reaction durch den damit erbrachten Beweis von dem Dasein eines eisenfreien Blutfarbstoffs von Werth sein kann.

Nach 72 Tagen.

Versuch 23. Als einziges Residuum der Verletzung findet sich eine ganz kleine Einziehung der Hirnoberfläche, der getroffenen Stelle entsprechend, Auf dem Schnitt stellt sich letztere mikroskopisch als aus einer fast homogenen mit Eosin lebhaft tingirbaren Masse bestehend dar, an deren Rändern sich nicht sehr zahlreiche Spindelzellen und ebenfalls spärliche Rundzellen zeigen. Im Innern derselben liegen viele (neugebildete) Capillargefässe. Blutkörperchen sind nirgends mehr wahrnehmbar; an den Uebergangsstellen der Narbe zum normalen Hirngewebe finden sich an mehreren Punkten dunkelbraune, fast schwarze, grosse Körner und Schollen, aus Pigment bestehend frei im Gewebe, nirgends von einer Zelle umschlossen. Von Krystallen ist nichts wahrzunehmen. Zusatz von Ferrocyankalium und Salzsäure bringt an den Körnern keinerlei Farbenveränderungen hervor, sie enthalten also kein Eisen.

Spärliches, freies, grobkörniges und scholliges Pigment aus Hämatoidin bestehend stellt also hier den einzigen Ueberrest der Blutextravasation dar.

Anhangsweise möchte ich hier noch zwei Befunde von experimentell erzeugten Blutungen im Rückenmark von Kaninchen erwähnen, die beiden einzigen Fälle, in denen es mir gelang, die Thiere längere Zeit am Leben zu erhalten.

9 Tage alt.

Versuch 24. Das mikroskopische Bild zeigt eine exquisite Läsion des ganzen Querschnittes. In seiner histologischen Structur ist derselbe kaum noch als solcher zu erkennen. An einer Stelle finden sich nun die Residuen der Blutung. Es erscheint hier allerdings der Einwand gerechtfertigt, dass bei der secundär erfolgten Querschnitterweichung auch eine secundäre Blutung erfolgt sein könnte; allein dem steht entgegen einmal die Localisation der Blutung an einer Stelle, und zweitens der Vergleich des Zustandes, in dem die rothen Blutkörperchen sich befinden, mit den übrigen Versuchen, welcher sehr wohl für das für ihn postulirte Alter von 9 Tagen spricht. Die rothen Blutkörperchen, welche nicht in Haufen, sondern verstreut im zertrümmerten Gewebe liegen, erscheinen sämmtlich ziemlich vollständig entfärbt. Die meisten befinden sich im Stadium der Schrumpfung, sie tragen vielfache Eindrücke und Dellen, so dass manche dreieckige, polygonale oder zackige Formen angenommen haben. Von einer gegenseitigen Abplattung kann bei der verstreuten Lage der Blutkörperchen nicht die Rede sein. Die feinen randständigen Impressionen habe ich in diesem Falle nicht beobachtet. Ueber den Verbleib und das chemische Verhalten des Farbstoffes konnte ich bei der grossen Zerreisslichkeit der Schnitte keinen Aufschluss erhalten. An den rothen Blutkörperchen constatiren wir also Entfärbung und vorgeschrittene Schrumpfung.

72 Tage alt. (Taf. II. Fig. 12.)

Versuch 25. Nach Härtung in Müller'scher Flüssigkeit zeigt das Rückenmark auf dem Querschnitt in einer Höhe von wenigen Millimetern im Bereich des linken Hinterhorns von dessen Basis bis zum Eintritt der linken hinteren Wurzel eine weissliche Stelle.

Mikroskopisch stellt dieselbe einen typischen Erweichungsheerd von ovaler nach vorn stumpf, nach hinten gegen die Dura ziemlich spitz endigender Gestalt dar, wie solche erst vor Kurzem von Schmaus (Beiträge zur pathol. Anatomie der Rückenmarkserschütterung, dieses Archiv 1890. Bd. 122) nach Rückenmarkserschütterung beobachtet, und auch experimentell an Kaninchen hervorgerufen wurden.

In diesem Falle erweist sich der Heerd aus grossen, runden, bisweilen ovalen und cubischen epithelioiden Zellen bestehend, welche sich in reihenweisem Verband an einander legend und längliche röhrenförmige Lücken zwischen sich lassend, in ihrem Zusammenhang ein auf den ersten Anblick sofort an den histologischen Bau der Leber erinnerndes Bild darbieten. Bei genauerer Untersuchung erkennt man, dass an der betreffenden Stelle die specifischen Elemente des Rückenmarks vollständig untergegangen sind und sich durch eine colossale Ansammlung von Körnchenzellen, denn nur solche stellen die epithelioiden Zellen dar, ersetzt zeigen. Die einzelnen Zellen sind von sehr verschiedener Grösse, die Kerne meist wandständig, manchmal sind zwei solche vorhanden. Der Zellleib, der sich mit Eosin zart rosaroth tingirt, ist überall fast vollständig erfüllt von grösseren oder kleineren Vacuolen, die offenbar dem früheren Fettgehalt der Zellen entsprechen, welcher durch die Behandlung verloren ging. An der Basis des linken Hinterhorns, an der demselben zugewendeten Seite ist zwischen normaler Rückenmarkssubstanz und der gleichmässigen Körnchenzellenanhäufung eine Gewebslücke, in welcher sich nur wenige der vacuolenhaltigen Zellen, sowie spärliche Rundzellen befinden. An der entgegengesetzten der Dura zugewendeten Seite geht der Heerd mit einer scharfen Spitze in ein von einigen Rundzellen durchsetztes Gebiet über, wo sich eine auch von Schmaus (a. a. O.) beschriebene und abgebildete homogene, mit Eosin lebhaft rosaroth färbbare, kernlose Masse befindet. Hier ist es auch, wo auf einigen Präparaten ein Paar ganz vereinzelte kleine braunrothe, extracelluläre Pigmentschollen, die einzigen Ueberreste der doch unfehlbar stattgehabten Blutung finden. In der nächsten Umgebung des Heerdes sind zahlreiche Axencylinder sehr stark gequollen, einige stellen sogenannte hyaline Körper dar, an anderen nimmt man körnigen Zerfall wahr.

Der Centralkanal ist stark erweitert, an der dem Erweichungsheerd zugekehrten Stelle ist ein Epithelbelag von einer Anhäufung von Rundzellen durchbrochen. Im Innern findet sich etwas geronnenes Serum und ein Paar völlig farblose und geschrumpfte Stromata rother Blutkörperchen.

Wenn die vorstehenden Befunde von an Thieren experimentell erzeugten Hirnextravasaten für die Beurtheilung von Apoplexien im nervösen Centralorgan der Menschen überhaupt in Betracht kommen sollen, so muss zunächst eine Frage positiv beantwortet werden können, nehmlich: Kehren die Veränderungen der Einzelelemente, welche wir im Menschengehirn nach Blutungen constatirt haben, in der künstlich am Thiergehirn hervorgebrachten Extravasation wieder?

In zweiter Linie stehen dann die Forderungen: Decken sich die Befunde der dem Alter nach sicher bekannten menschlichen Apoplexien mit den gleichalterigen am Versuchsthier? und endlich: Sind die Befunde an den experimentellen Blutungen innerhalb praktisch verwerthbarer Zeitgrenzen constant?

Was zunächst die erste Bedingung anlangt, ohne deren Erfüllung die Verwendung des Thierversuches überhaupt widersinnig wäre, so haben wir gesehen, dass all die Vorgänge, welche wir an den die Blutung constituirenden Elementen im menschlichen Centralnervensystem vor sich gehen sahen, im Thiergehirn bis in die kleinsten Details wiedergefunden werden. Hier wie dort haben wir die Quellung und Schrumpfung der rothen Blutkörperchen, die theilweise Aufnahme derselben in contractile Zellen, die mannichfachen Metamorphosen ihres Farbstoffes bis zur endlichen Ausscheidung der eisenlosen Hämatoidinkörner, bezw. Krystalle.

Auch die zweite Frage betreffs der Gleichheit des Befundes bei menschlichen und thierischen Apoplexien von gleichem Alter lässt sich im Allgemeinen in bejahendem Sinne beantworten, wie z. B. aus dem Vergleich von Fall IV mit Versuch 9 und Fall X mit Versuch 15 ersichtlich ist.

Im Grossen und Ganzen wird man sagen dürfen, dass die durchgreifenden Veränderungen namentlich der späteren Stadien an unsern Thierversuchen denen des Menschengehirns ceteris paribus stets etwas vorauseilen, da es ja in der Natur der Sache liegt, dass die künstlich erzeugten Störungen immer unendlich viel kleiner sein werden, als selbst die den äusseren Wandpartien entnommenen Proben auch der kleineren apoplektischen Heerde im menschlichen Centralnervensystem.

Zur endgültigen Entscheidung der 3. Frage endlich ist natürlich die kleine Zahl meiner Thierversuche eine viel zu beschränkte. Dass aber auch sie sich wird bejahen lassen, kann ich nur aus dem Nichteintreten derselben Veränderungen bei zeitlich sich nahe stehenden Experimenten schliessen; der exacte Nachweis hierfür wird sich allein aus einer vielfachen Wiederholung meiner oder ähnlicher Versuche beibringen lassen.

Erst nach diesen Voraussetzungen und Einschränkungen möchte ich es wagen, die Ergebnisse meiner Untersuchungen über die Altersbestimmung von Blutungen im Centralnervensystem hier anzuführen. Zunächst scheint es geboten, in der Beurtheilung des Alters einer solchen das Augenmerk nicht sowohl auf die Constatirung eines einzelnen Momentes morphologischer oder chemischer Natur zu richten als vielmehr das Hauptgewicht auf die Coincidenz einer gewissen Reihe von Thatsachen zu legen, und erst aus dem Vorhandensein einer lückenlosen Kette von Erscheinungen einen Schluss zu ziehen.

Vorläufig dürfte es sich wohl empfehlen, folgende Fragen und Gesichtspunkte bei der Beurtheilung jedes einzelnen derartigen Falles in ihrer Gesammtheit zur Anwendung zu bringen:

1) Wie sind die rothen Blutkörperchen?

Sind sie normal, in Entfärbung, farblos, gequollen, in Schrumpfung, geschrumpft, frei oder in contractilen Zellen?

Als „in Schrumpfung" würde ich die Blutkörperchen mit den randständigen Impressionen bezeichnen.

2) Wo ist das Blutpigment?

In den rothen Blutkörperchen, frei, in contractilen Zellen?

3) Wie ist das Blutpigment?

Diffus, feinkörnig, grobkörnig, schollig, krystallinisch?

4) Was (im chemischen Sinne) ist das Blutpigment?

Hämoglobin, Hämosiderin, Hämatoidin?

Aus dem Zusammenhalt aller dieser Gesichtspunkte habe ich in Folgendem eine praktische Nutzanwendung aus meinen Experimenten zu ziehen gesucht; um unnöthige Wiederholungen zu vermeiden, habe ich dieselben in Form einer Tabelle (S. 90) aufgestellt.

Vom 2. Tage an beginnt demnach die Quellung und damit zugleich die Entfärbung der rothen Blutkörperchen. Am 3. Tag treten zuerst die blutkörperchenhaltigen Zellen auf. Die ersten Schrumpferscheinungen machen sich vom 5. Tage an bemerklich. Am 6. Tage setzt die Lockerung des Eisens im Hämoglobin, und damit das Auftreten von Hämosiderin ein. Am 7. bis 8. Tage schreiten die Schrumpfungserscheinungen an den rothen Blutkörperchen weiter fort. Vom 10. Tage ab ist das immer noch diffuse Hämosiderin fast nur mehr in den contractilen Zellen, wo es vom 12. Tage ab körnig wird. Am 18. Tage findet sich zuerst freies Pigment. Um den 25. Tag beginnt ein feinkörniger Zerfall der Farbstoffkörner und gleichzeitig die Abspaltung des Eisens aus demselben, welche bis zum 35. Tage wesentliche Fortschritte gemacht hat. Vom 45. Tage an fand ich nur mehr Hämatoidin fast ausschliesslich frei im Gewebe und um den 60. Tag blos mehr freies Pigment, zum Theil in grösseren Schollen, und einmal in Form von Krystallen.

Alter des Versuches.	Eigenschaften der rothen Blutkörperchen.	Localisation des Blutpigments.	Morphologische Beschaffenheit des Blutpigments.	Chemische Beschaffenheit des Blutpigments.
1 Tag	Von normaler Beschaffenheit u. frei.	In den rothen Blutkörperchen.	Diffus.	Hämoglobin.
2 Tage	Theilweise gequollen und frei.	Zum Theil in der Umgebung.	-	-
3 -	Gequollen, z. Th. in contractilen Zellen eingeschlossen.	In der Umgebung.	-	-
4 -	Gequollen, z. Th. in contractilen Zellen.	- - -	-	-
5 -	Gequollen, im Uebergange zur Schrumpfung [1]).	- - -	-	-
6 -	In Schrumpfung.	- - -	-	Zum Theil Hämosiderin.
7 -	- -	- - -	-	Zum Theil Hämosiderin.
8 -	Geschrumpft.	- - -	-	Hämosiderin.
10 -	-	Hauptsächlich innerhalb der contractilen Zellen.	-	-
11 -	-	Hauptsächlich innerhalb der contractilen Zellen.	-	-
12 -	-	In den contractilen Zellen.	Zumeist in grobkörniger Form, ein kleiner Theil noch diffus.	-
15 -	-	In den contractilen Zellen.	Grobkörnig.	-
18 -	-	In den contractilen Zellen, ein kleiner Theil frei.	In feinkörnigem Zerfall.	Hämosiderin, z. Th. in Uebergang zu Hämatoidin.
25 -	-	In den contractilen Zellen, z. Th. frei.	In feinkörnigem Zerfall.	Hämosiderin, z. Th. in Uebergang zu Hämatoidin.
35 -	-	Zu gleichen Theilen frei und in den contractilen Zellen.	Ziemlich feinkörnig.	Grösstentheils Hämatoidin.
45 -	-	Fast gänzlich frei.	Meist feinkörnig.	Hämatoidin.
53-62 -	-	Frei.	Meist feinkörnig, z. Th. zu grösseren Schollen agglutinirt, z. Th. krystallinisch.	-
72 -	Nicht mehr wahrzunehmen.	-	In ziemlich groben Körnern.	-

[1]) Die in contractilen Zellen eingeschlossenen rothen Blutkörperchen sind von hier ab nicht mehr eigens erwähnt, finden sich aber selbstverständlich immer wieder.

Aus der exacten Benutzung einer gewissen Summe von theils morphologischen, theils chemischen Thatsachen werden sich also immer Anhaltspunkte für eine wenigstens für die meisten Zwecke ausreichend genaue Altersbestimmung von Hirnblutungen ergeben. Hierfür glaube ich im Vorstehenden den Nachweis geliefert zu haben; freilich werden neue Beobachtungen und Untersuchungen die meinigen berichtigen und erweitern müssen, um die für die pathologisch-anatomische Wissenschaft, wie für die gerichtliche Medicin gleich interessante und wichtige Frage zur Entscheidung zu bringen.

Zum Schlusse sei es mir noch vergönnt, meinem hochverehrten Lehrer, Herrn Obermedicinalrath Professor Dr. Bollinger für die gütige Ueberlassung des gesammten Materials, Herrn Privatdocenten Dr. Schmaus für seine freundliche Anregung zum vorliegenden Thema, sowie Herrn Geheimrath, Professor Dr. v. Ziemssen, den Herren Professoren Dr. Angerer, Dr. Bauer und Dr. Posselt für die gütige Mittheilung der Krankengeschichten meinen wärmsten Dank auszusprechen.

Erklärung der Abbildungen.

Tafel I.

Fig. 1 zu Fall III. a gequollene und entfärbte rothe Blutkörperchen. b Blutkörperchen mit randständigen Körperchen (Impressionen). c Blutkörperchen mit tieferen Impressionen. d contractile Zellen.

Fig. 2 zu Fall IV. Blutkörperchen in verschiedenen Graden von Schrumpfung.

Fig. 3 zu Fall V. a Blutkörperchen mit verschieden tiefen Impressionen. b contractile Zellen.

Fig. 4 zu Fall VI. a Blutkörperchen mit randständigen Impressionen. b contractile, theils blutkörperchenhaltige Zellen. c hyaline Körper.

Fig. 5 zu Fall VII. a Blutkörperchen mit discreten Farbstoffpartikeln. b contractile Zellen.

Fig. 6 zu Fall VIII. a Blutkörperchen mit randständigen Impressionen. b pigmenthaltige contractile Zellen. c dieselben nach Einwirkung von Ferrocyankali und Salzsäure.

Fig. 7 zu Fall IX. a Blutkörperchen mit randständigen Impressionen. b Capillarstück mit solchen. c contractile Zellen.

Fig. 8 zu Fall X. a Blutkörperchen in verschiedenen Schrumpfungsstadien. b contractile Zellen mit gröberen Pigmentkörnern. c contractile Zelle mit Blutkörperchen im Uebergang zu Pigmentkörnern. d dieselben nach Einwirkung von Ferrocyankali und Salzsäure.

Fig. 9 zu Fall XI. a geschrumpfte Blutkörperchen. b pigmenthaltige Zellen. c freies körniges Pigment. d Hämatoidinkrystalle. e hämosiderinhaltige Zelle. f hämatoidinhaltige Zelle[1]).

Fig. 10 zu Fall XIII. Blutkörperchen in Schrumpfung.

Fig. 11 zu Fall XIV. Blutkörperchen in verschiedenen Schrumpfungsstadien.

Fig. 12 zu Fall XV. a geschrumpfte Blutkörperchen. b pigmenthaltige Zellen. c freies Pigment. b^1 und c^1 pigmenthaltige Zellen und freies Pigment nach Ausführung der Eisenreaction.

Tafel II.

Fig. 1 zu Versuch 4. 3 Tage alt. a gequollene Blutkörperchen. b Fettkörnchenzelle. c blutkörperchenhaltige Zelle.

Fig. 2 zu Versuch 6. 5 Tage alt. a gequollene, grösstentheils entfärbte, im Uebergang zur Schrumpfung stehende Blutkörperchen. b blutkörperchenhaltige Zelle.

Fig. 3 zu Versuch 8 und 9. 7 Tage alt. a Blutkörperchen mit randständigen Impressionen. b in vorgerückteren Schrumpfungsstadien stehende rothe Blutkörperchen. c blutkörperchenhaltige Zelle. Das Ganze nach Einwirkung von Ferrocyankali und Salzsäure.

Fig. 4 zu Versuch 11. 10 Tage alt. a Blutkörperchen mit randständigen Impressionen. b geschrumpfte Blutkörperchen. c contractile blutkörperchenhaltige Zellen. d dieselben nach Einwirkung von Ferrocyankali und Salzsäure.

Fig. 5 zu Versuch 13 und 14. 12 Tage alt. a geschrumpfte Blutkörperchen. b contractile pigmenthaltige Zellen mit grösseren, helleren Pigmentschollen. c contractile pigmenthaltige Zellen mit kleineren, dunkleren Pigmentschollen. d dieselben nach Einwirkung von Ferrocyankali und Salzsäure.

Fig. 6 zu Versuch 15. 15 Tage alt. a contractile Zellen mit grösseren, helleren Pigmentstücken. b contractile Zellen mit kleineren, dunkleren Pigmentstücken. c dieselben nach Einwirkung von Ferrocyankali und Salzsäure.

Fig. 7 zu Versuch 16. 18 Tage alt. a pigmenthaltige Zellen. b freie Pigmentstücke. c dieselben (Zellen und freies Pigment) nach Einwirkung von Ferrocyankali und Salzsäure.

Fig. 8 zu Versuch 18. 25 Tage alt. a stark geschrumpfte rothe Blutkörperchen. b pigmenthaltige Zellen. c freies Pigment. d dieselben nach Einwirkung von Ferrocyankali und Salzsäure.

Fig. 9 zu Versuch 19. 35 Tage alt. a pigmenthaltige Zellen. b freies Pigment. c desgleichen nach Einwirkung von Ferrocyankali und Salzsäure.

Fig. 10 zu Versuch 20. 45 Tage alt. a pigmenthaltige Zellen. b freies, feinkörniges Pigment. c dasselbe nach Einwirkung der Eisenreaction (erfolglos).

[1]) Der Grund der Zelle f ist auf der Tafel irrthümlich blau gezeichnet.

Fig. 11 zu Versuch 21—23. 58—72 Tage alt. a feinkörniges Pigment. b zu gröberen Schollen agglutinirtes Pigment. c Hämatoidinkrystalle.
Fig. 12 zu Versuch 25. Zellen aus dem Erweichungsheerd im Rückenmark nach 72 Tagen.

Sämmtliche Figuren mit Ausnahme von Fig. 12 auf Taf. II sind gezeichnet mit Zeiss apochromat. Oel-Immersion 1 : 40 numerische Apertur, 2,0 mm Aequivalent-Brennweite und Compensations-Ocular 8. Fig. 12 Taf. II mit demselben Objectiv und Ocular 1.

III.

Ueber den Aufbau der menschlichen Thromben und das Vorkommen von Plättchen in den blutbildenden Organen.

(Aus dem pathologischen Institut der Universität Strassburg i. E.)

Von Dr. Ludwig Aschoff,
zweitem Assistenten am pathologischen Institut zu Strassburg i. E.

(Hierzu Taf. III.)

I. Die Milzplättchen.

Nachdem durch die neueren, meist experimentellen Arbeiten über Thrombose dem dritten Formbestandtheil des Blutes, den sogen. Plättchen, ein besonderer Antheil an der Bildung von Blutpfröpfen zugeschrieben worden ist, musste bei den Untersuchungen der Leichenthromben auf jene Gebilde gleichfalls Rücksicht genommen werden, wenn auch das Material in der Form, wie es zur Beobachtung vorlag, über Ursprung und Wesen der Plättchen keine weiteren Aufschlüsse geben konnte.

Eine kurze Beschäftigung mit der einschlägigen Literatur zeigt, dass die zunächst von Donné[1] als Globulins, von F. Arnold[2] als Elementarkörnchen beschriebenen und den Chyluskörnchen gleichgestellten Gebilde bald in bestimmte Beziehungen zur Entwickelungsgeschichte der bekannten Zellelemente des Blutes und zur Fibrinbildung gebracht werden sollten. Zimmermann[3] war der erste, welcher sie für Vorstufen rother Blutkörperchen erklärte und sie auch bei Amphibien und Vögeln nachgewiesen haben will. Gegen Zimmermann erhob sich Hensen[4], welcher in den Plättchen nur Zerfallsprodukte weisser und rother Blutkörperchen sah, die künstlich durch die Behandlung des Blutes entstanden seien. Während M. Schultze[5] das Vorkommen dieser „Sarkodekörnchen" im lebenden Blute anerkennt und ihre Abstammung aus zerfallenden weissen Blutzellen für möglich hält, tritt Hayem mit einer Anschauung hervor, welche ganz mit der Zimmermann'schen Auffassung übereinstimmt; ihr gemäss legte er den Elementarkörperchen den Namen Hämatoblasten bei.

Einen besonderen Einfluss gewann später die Dorpater Schule unter Alex. Schmidt, indem die Dissertationen von Semmer[7], Slevogt[8], Feiertag[9] den Ursprung der Plättchen aus bestimmten geformten Elementen, den sogenannten rothen Körnerkugeln herleiteten.

Riess[10] veröffentlichte dann seine Untersuchungen über Blutbefunde bei Anämie und stellt sich gleichfalls auf den Standpunkt, dass die Elementarkörperchen nur Zerfallsprodukte weisser Blutkörperchen seien.

Einen grossen Fortschritt in dieser Frage bezeichneten die Arbeiten von Bizzozero[11], dem es gelang, im fliessenden Blute die Plättchen nachzuweisen. Seinen Ausführungen, welche durch die Versuche Lakers[12] am Fledermausflügel eine besondere Stütze erhalten hatten, trat Löwit[13] entgegen, indem er in den geringfügigsten Manipulationen, welche bei der Beobachtung der Gefässe oder bei der Entnahme des Blutes nothwendig sind, die Ursache für die Entstehung jener Plättchen sieht. Nach eigenen Untersuchungen kann er dieselben nur für Globulinausscheidungen aus den farblosen Zellen oder für Globulinniederschläge aus dem Plasma halten.

Das Austreten kleiner glänzender Kugeln aus Zellkörpern hatte bereits v. Recklinghausen[14] genauer beschrieben, und es muss zugegeben werden, dass solche Gebilde von wirklichen Blutplättchen zuweilen nicht unterschieden werden können, da selbst histo-chemische Untersuchungen nicht immer die gewünschte Klarheit schaffen. Im Allgemeinen wird von den neueren Forschern Hlava[15], Halla[16], Lavdowski[17], Eberth und Schimmelbusch[18] das regelmässige Vorkommen dieser Plättchen im lebenden Blute anerkannt. Hlava hält sie für Zerfallsprodukte der im Blut untergehenden Zellkerne. Klebs[19] und Weltli[20] nehmen als Ursprungsstätten der Plättchen die rothen Blutkörperchen an. Sie stützen sich dabei hauptsächlich auf Erhitzungsversuche, die sie an rothen Blutkörperchen anstellten. Gegen Weltli wendet sich Salvioli[21], welcher das normale Vorkommen von Plättchen im Blute als eine feststehende Thatsache betrachtet und ihre Gleichstellung mit den künstlichen Abschnürungsformen rother Blutkörperchen (Ponfick) für unannehmbar erklärt.

Auffällig war es, dass diese wie anderweitige[22] Untersuchungen über Blutplättchen sich fast nur auf die flüssigen Medien, Blut und Lymphe, und nicht auch auf die blut- oder lymphbereitenden Organe erstreckten. Erst in neuerer Zeit ist von Foà und Carbone[23] ein solcher Versuch gemacht worden. Sie beschreiben in frischen, in einer Mischung von 1 Theil 1 procentiger Osmiumsäure und 2 Theilen 0,75 procentiger ClNa-Lösung untersuchten Präparaten von Meerschweinchen- und Kaninchenmilzen „Zellen mit länglichem ovalen Kern und einem besonderen, äusserst zarten Protoplasma, das aus einer fein granulirten und fast durchsichtigen Substanz besteht, in welcher schwach lichtbrechende, abgeplattete ovale Körperchen eingebettet sind, die, wenn isolirt, den Blutplättchen gleichen. Diese sehr gebrechlichen und zarten Elemente lassen sich nicht conserviren und müssen untersucht werden, so lange das Präparat noch in Bewegung sich befindet, da die der Beobachtung günstige Zeit nur kurz ist“ (Tafel VII Fig. 1). Sie erwähnen weiterhin, dass diese Elemente sich bei dem geringsten Druck zu unförmlichen Haufen zusammenballen und erklären daraus die geringe Beachtung, welche dieselben in der früheren Zeit gefunden haben. In dem Knochenmark und in den Lymphdrüsen konnten sie bei frischer Untersuchung diese Gebilde nicht finden. In gehärteten Milzpräparaten war es ebenfalls unmöglich, diese Zellen wiederzuerkennen.

Aus der Literatur über die Milz kann man keinen besonderen Aufschluss über diese Elemente erlangen.

In der Gewebelehre von Kölliker[24] werden neben den gewöhnlichen Milzzellen auch blutkörperchenhaltige, sogenannte Pigmentzellen und ferner grosse Zellelemente mit mehr oder weniger gefärbten fettartigen Körnchen beschrieben, welche den Namen blasse Körnchenzellen erhalten. Ob letztere mit den ersterwähnten Pigmentzellen zusammenhängen, geht aus der Schilderung nicht hervor. Keine der beiden Zellarten kann wohl den von Foà und Carbone beschriebenen Gebilden gleichgestellt werden, zumal die genannten Forscher neben ihren plättchenhaltigen Zellen auch die beiden anderen Formen noch beschreiben.

Untersucht man nun ganz frische Milzen eines eben getödteten Thieres — Hund, Kaninchen, Meerschweinchen, Rind, Kalb, Pferd oder Hammel — mit den gewöhnlichen Methoden der Zerzupfung in physiologischer Kochsalzlösung, so findet man in einzelnen Präparaten zwischen den verschiedenen Milzzellen und rothen Blutkörperchen eine grosse, zuweilen die übrigen Elemente völlig zurückdrängende Menge von blassen, ganz feinkörnigen Massen, in denen kleine, bläulichweiss glänzende Körperchen von der Grösse der Blutplättchen des betreffenden Thieres eingebettet sind. Zugleich erscheinen in diesen Haufen eingeschlossen oder mit ihnen zusammenhängend Milzzellen, rothe Blutkörperchen, Bindegewebszellen u. s. f. Die Zahl der in dieser Art verbundenen glänzenden Körperchen schwankt in den weitesten Grenzen hin und her. Bald nur zu drei oder vier, bald zu zehn bis zwanzig, selbst zu dreissig und vierzig liegen sie maulbeerförmig gruppirt mit zelligen Elementen zusammen. Daneben findet man gleichgeartete Körperchen einzeln und frei von irgend einer Einschlusssubstanz in der Flüssigkeit einherschwimmen. Es sind schwach glänzende Scheiben, in deren Inneren zuweilen bei starker Vergrösserung (Zeiss Oelimmers. $\frac{1}{12}$, Oc. II) eine feine Granulation wahrgenommen werden kann. Sie erscheinen von platter Form, denn der Durchmesser wechselt sehr, wenn Deckglasströmungen eine grössere Bewegung herbeiführen. Sie besitzen anfangs eine ganz runde Begrenzung, um jedoch bald Veränderungen zu erleiden. Dieselben werden für einige Zeit durch das Zerzupfen der Präparate in 1procentiger Osmiumsäure oder in dem oben erwähnten Foà'schen Gemisch aufgehalten. Hierbei gelang es nur in ganz wenigen Fällen Zellgebilde wahrzunehmen, welche ähnlich den Beschreibungen von Foà und Carbone einen länglichen glänzenden homogenen Kern besassen und in dem verhältnissmässig scharf umschriebenen Protoplasmaleibe eine grössere Zahl von Plättchen enthielten. Ob wirkliche Zellen vorlagen oder ob Lagerung und Begrenzung Zufälligkeiten waren, blieb unentschieden. Dagegen konnte sehr häufig eine ganz ähnliche Anordnung der genannten Elemente in den umherschwimmenden Häufchen beobachtet werden. Gewöhnlich waren 5—10 Plättchen um einen etwas stärker glänzenden Körper gelagert, der in seiner Grösse die übrigen Milzpulpazellen, d. h. die kleinen runden Formen nicht ganz aber nahezu erreichte, so dass es den Anschein gewann, als ob nur der Kern vorhanden sei, dem an Stelle des schmalen Protoplasmasaumes die Plättchen direct angelagert sind. Die letzteren sind nun nicht alle von ganz gleicher Grösse, sondern gerade in solchen um einzelne Kerne gelagerten Haufen bemerkt man meist ein oder zwei Körperchen, welche dem Aussehen nach den Uebrigen gleichgeartet, dem Umfange nach aber doppelt so gross sind als die Mehrzahl der Anderen. Diese grossen Scheiben, welche ungefähr die halbe Grösse eines rothen Blutkörperchens erreichen, sind auch isolirt in der Flüssigkeit zu finden.

Wie oben erwähnt, wurden die Präparate einfach durch Zerzupfen frischen Materials in einem Tropfen Kochsalzlösung oder 1 procentiger Osmiumsäure auf dem Objectträger hergestellt, der Tropfen mit einem Deckgläschen bedeckt und sofort untersucht. Oder es wurde nach der Foà'schen Vorschrift verfahren, die Osmium-Kochsalzmischung angewandt, ein frisches Stück Milz nur leicht zerzupft und der Druck des Deckgläschens durch Zurücklassen grösserer Gewebsreste unschädlich gemacht. Endlich wurden kleine leicht zerzupfte Stückchen im hängenden Tropfen beobachtet. Da es trotzdem nicht gelang, Plättchenzellen als solche mit Sicherheit in grösserer Zahl zu sehen, so wurden ausschliesslich die Plättchenhaufen genauer untersucht. Dazu bedurfte es nur des leichten Auftupfens mit frischen Milzstückchen auf einen mit conservirenden Flüssigkeitstropfen versehenen Objectträger und schneller Bedeckung mit Deckgläschen. Die Körperchen erscheinen auch so gleich deutlich wie im hängenden Tropfen. Schon früher war erwähnt, dass nicht in allen Präparaten solche grosse Zahl von Plättchen gefunden werden konnte. Bei wiederholten Versuchen zeigte sich, dass die Benutzung der aus grösseren Milzen — Pferd, Rind — mit der Scheere isolirten Malpighi'schen Körperchen recht unzureichende Ergebnisse bezüglich der Plättchenhaufen lieferte, dass dagegen die Milzpulpa ausserordentlich reich an ihnen war. Kleinere Milzen führten daher, weil der Scheerenschnitt stets beide Gewebsformationen traf, von Anfang an zu gleichbleibenden Resultaten.

Nach diesen Beobachtungen schien die Identität der Scheibchen mit den von Toà und Carbone beschriebenen Zellbestandtheilen gesichert. Freilich war die Veränderlichkeit der Scheibchen in physiologischer Kochsalzlösung nicht so stark, wie es nach den Beschreibungen der italienischen Forscher vorausgesetzt werden musste. Denn in denselben liessen sich die genannten Körperchen sowohl einzeln, wie in den Haufen, wenn auch in etwas veränderter Form, selbst nach 24 Stunden noch deutlich erkennen. Noch besser gelang dies in den Osmiumsäuregemischen, wo die Umwandlungen viel später Platz greifen. In beiden Flüssigkeiten erscheinen nehmlich die Plättchen geschrumpft, eckig verzogen und zugleich stärker glänzend. Aufbewahrung in unzersetzter menschlicher Pericardialflüssigkeit liess gleichfalls die Plättchen in den ersten Stunden unverändert. Am folgenden Tage waren im hängenden Tropfen die ersten Gerinnungsspuren nachzuweisen. Die Plättchen waren nicht mehr als regelmässige runde Gebilde zu erkennen, sondern in körnige Massen verwandelt. Die erhaltenen Plättchen waren zackig geworden, glänzend homogen, und zuweilen in lange Fortsätze ausgezogen. Daneben fanden sich feine Fädchen und Körnchenbildungen in der Umgebung der Haufen, wie auch besonders der Milzzellen selbst, deren Protoplasma fädig ausgezogen und mit Körnchen dicht besetzt erscheint. Es kommen so ganz ähnliche Figuren zu Stande, wie sie Löwit[13] in sehr anschaulicher Weise in seiner Arbeit über die Beziehung der weissen Blutkörperchen zur Gerinnung beim Krebsblut beschrieben und abgebildet hat.

Ist das Präparat in physiologischer Kochsalzlösung recht schnell hergestellt worden, so erscheinen die Plättchen nur als ganz schwach glänzende, theils homogene, theils fein granulirte Gebilde, welche schon nach kurzer Zeit einen etwas helleren Glanz und eine schärfere Contour, die aber noch regelmässig ist, annehmen. Bei Zusatz von gewöhnlichem Wasser oder verdünnter Essigsäure beginnen diese Körperchen augenblicklich an zu schwellen und dabei durchsichtiger zu werden. Die bis dahin nur schwach angedeutete Körnung wird dagegen immer deutlicher. Endlich sind aus den ursprünglichen Plättchen ungefähr doppelt so grosse, ganz blasse, nicht mehr glänzende, sondern durchsichtige Scheiben geworden, an denen nur die Begrenzung und eine im Inneren regellos zerstreute oder an der Wand angehäufte grössere Zahl von intensiv glänzenden feinsten Körnchen deutlich hervortritt. Je länger die genannten Reagentien einwirken, um so mehr verflüchtigt sich die durchscheinende Hülle, nur die Körnchen bleiben schwach sichtbar, bis auch sie gänzlich verschwinden. Erwähnt sei jedoch, dass eine geringe Anzahl im Uebrigen nicht unterscheidbarer Scheibchen diese Veränderungen nicht mitmachen, was auch schon Hayem für die wirklichen Blutplättchen angiebt, sondern einfach stärker glänzend werden, ihre ursprüngliche Form und Grösse aber beibehalten.

Betrachtet man genauer nun den gewöhnlichen um einen Kern gelagerten Plättchenhaufen, so findet man, dass die kleineren sowohl, wie auch die oben erwähnten, zu einem oder zwei Exemplaren vorhandenen grösseren Scheibchen die beschriebenen Veränderungen in gleicher Weise durchmachen, wodurch die Verwandtschaft der in ihrer Grösse so verschiedenen Elemente noch wahrscheinlicher wird. Zugleich tritt das Gerüst des beigelagerten Kernes deutlich hervor. Derselbe ist, wie die Beobachtung lehrt, ebenso häufig mit geringem Protoplasma noch umsäumt, wie er in anderen Fällen völlig frei von solchen Resten erscheint. Die Zwischensubstanz, in der die Plättchen anscheinend eingebettet sind, ist zugleich durchsichtiger geworden, lässt aber in allen Fällen, wo noch besonderes Protoplasma den Kern umgiebt, eine Abgrenzung gegen dasselbe erkennen. Mithin muss die Frage, ob die Grundsubstanz für die Plättchen dem zu dem neben liegenden Kerne gehörigen Zellenleibe zuzurechnen ist oder nicht, unentschieden bleiben. Für die Mehrzahl der Häufchen ist, wie es scheint, eine solche Zugehörigkeit auszuschliessen.

Kurz erwähnt seien hierbei die Prozesse, welche sich an

den übrigen Formelementen des Präparates beobachten lassen, und welche Verwechselungen mit den specifischen Plättchen veranlassen könnten. Wie bereits gesagt, beobachtet man neben den charakteristischen Plättchenhaufen oder den solche Plättchen enthaltenden Zellen, noch die grosskernigen protoplasmareichen Milzzellen, die kleinkernigen nur mit schmalen Saum bekleideten Follikelzellen, Bindegewebszellen, rothe Blutkörperchen und Endothelien. Dann tauchen hier und da Zellen mit vielen glänzenden Körnchen auf, die einerseits kleiner als die Plättchen, andererseits stärker glänzend sind und, was sie sicher von letzteren unterscheidet, durch Essigsäure in ihrem Glanze keineswegs beinträchtigt werden, sondern im Gegentheil stärker hervortreten. Es sind dies die von Kölliker bereits beschriebenen blassen Körnchenzellen. Daneben sind stets Pigmentzellen, bei einzelnen Thiergattungen besonders reichlich, im Präparat zu finden. Meist enthalten letztere neben deutlichen Pigmentkörnern noch zerfallene Blutkörperchen von verschiedenster Grösse, welche als schwach grünlich gefärbte Scheiben im Protoplasma vertheilt sind. Eine Verwechselung der Plättchenhaufen mit ihnen ist deswegen nicht so leicht möglich, weil die Blutscheiben ganz schwach gefärbt erscheinen und in der Grösse sehr differiren. Doch muss man zugeben, dass zuweilen die geringe Färbung und eine ziemliche Regelmässigkeit der neben diesem Pigment in einer Zelle enthaltenen Blutkörperscheibchen die Unterscheidung gegen die Plättchen sehr erschwert. Da bei der Frage über die Abstammung der wahren Blutplättchen Slevogt und Feiertag die Ansicht vertreten, dass dieselben durch Zerfall der rothen Semmer'schen Körnerkugeln im Blute entstehen, so lag der Gedanke nahe, dass auch die Plättchenhaufen der Milz aus solchen blutkörperhaltigen Zellen entstehen könnten. Freilich ist es sehr schwer, die Milzzellen unter Bedingungen zu bringen, wie sie dem lebenden Zustande entsprechen. Ich kann nur mittheilen, dass ein Zerfall dieser Zellen in Kochsalzlösungen oder Pericardialflüssigkeit, wenn auch nicht direct beobachtet, so doch sehr wahrscheinlich wurde, da im frischen Präparat kaum eine zerbrochene Zelle, nach 12stündigem Stehen aber eine grosse Zahl regellos zerstreuter Haufen von Pigment und zerfallenen Blutkörperchen aufgefunden werden konnte. Aber stets zeigten letztere noch die besondere Färbung und die Verschiedenheit in der Grösse, so dass ein Uebergang der blutkörhaltigen Zellen in richtige Plättchenhaufen nicht wahrscheinlich gemacht ist. Dagegen spricht noch der Umstand, dass niemals in wirklichen Plättchenhaufen Pigmentkörner gesehen wurden und ein gänzliches Verschwinden derselben in allen Haufen zur selben Zeit unwahrscheinlich ist. Foà und Carbone sprachen sich gleichfalls ganz entschieden gegen eine Gleichstellung ihrer Elemente mit den Körnchen der sogenannten Mastzellen oder der blutkörperhaltigen Zellen aus. Jedoch lassen sich die Vorgänge im lebenden Körper mit diesen Absterbeprozessen keineswegs vergleichen, so dass in der lebenden Milz ein Uebergang wirklich vorkommen könnte. Andererseits ist es doch nicht erlaubt, die Plättchenhaufen als ein reines Produkt des Absterbens zu bezeichnen, wenn man auch zugeben muss, dass mit der blossen Feststellung der Thatsache ihres Vorkommens in ganz frisch untersuchten Milzpräparaten ihre physiologische Existenz nicht bewiesen ist. Denn sie könnten ebenso gut, wie es Löwit[13] für die Blutplättchen annimmt, als Globulinausscheidungen durch die geringfügigsten Alterationen der Milzzellen entstanden sein. Die Absterbevorgänge der Milzzellen dagegen bringen entschieden andere Gebilde hervor, welche mit den Milzplättchen, wie sie kurz genannt sein mögen, nicht verwechselt werden können. Das Austreten glänzender rosenkranz- oder wurstförmig gestalteter Fortsätze aus dem Zellleibe führt zur Bildung des von v. Recklinghausen[14] als Protoplasmaprodukt bezeichneten Hyalin, Vorgänge, wie sie bei der Behandlung mit Kochsalzlösungen, Brunnenwasser, verdünnter Essigsäure deutlich an den Milzzellen hervortreten. Daneben kommt es stets und zwar in einem ausgedehnterem Maasse zur Bildung ganz durchsichtiger, mit scharfen runden Contouren versehenen Scheiben, welche meist in mehrfacher Zahl aus dem aufquellenden Protoplasma austreten, ihrer Grösse nach einem halben rothen Blutkörperchen gleichkommen oder es sogar übertreffen können. Die kleinen Formen können nun sehr leicht zur Verwechselung mit den aufgequollenen Milzplättchen führen, wenn nicht die Körnung im Innern die Herkunft der Scheiben aus Plättchen deutlich verräth. Getrübt wird das ursprünglich klare Bild des frischen Präparates an und für sich sehr bald durch das Auftreten feinster Fetttröpfchen und kleinster Eiweisspartikelchen, welche durch den theils mechanisch, theils physiologisch bedingten Zerfall der Milzzellen oder durch Niederschlag aus dem Plasma zu entstehen scheinen.

Ob die in ihrer äusseren Form und Beschaffenheit, so wie in ihrer chemischen Reaction den Blutplättchen so nahe stehenden Milzplättchen wirklich mit ihnen identificirt werden dürfen, ist mit diesen Untersuchungen nicht entschieden. Dagegen spricht vielleicht der Umstand, dass die grosse Neigung der Blutplättchen, zu unförmlichen Haufen sich zusammenzuballen, an den Milzplättchen nicht beobachtet werden kann, da diese vielmehr in älteren Präparaten, nachdem die einschliessende Substanz zerfallen, in grösserer Zahl frei umherschwimmen, die Plättchenhaufen selbst dagegen deutlich in Abnahme begriffen sind. Letzteres kann freilich durch eine totale Auflösung der Plättchenhaufen, ersteres durch eventuelle Globulinniederschläge erklärt werden.

Diese grössere Resistenz erhöhte auch die Aussicht, durch Färbeversuche die Milzplättchen im Trockenpräparat zur Darstellung zu bringen, wenn auch die Mittheilungen Foà's und Carbone's für einen solchen Versuch keinen besonderen Erfolg versprechen. Dennoch gelang die Färbung nach mehrfachen Versuchen leidlich gut.

Dabei trat eine weitere Aehnlichkeit mit den Blutplättchen hervor, insofern die Milzplättchen dieselben Neigungen zu gewissen Farbstoffen, z. B. dem Methylviolett, zeigten wie die Blutplättchen. Während bei Behandlung mit Alauncarmin die Plättchenhaufen nur sehr schwer sichtbar wurden, mit Eosin- und Hämatoxylinlösungen etwas deutlichere Färbungen annahmen, traten sie bei Anwendung von Anilinwasser-Gentianaviolett oder Methylviolett und einfacher Abspülung mit Wasser sehr klar hervor, am schönsten beim Hunde, dessen Milzplättchen eine besonders intensive Färbung annahmen.

Auch in den gefärbten Präparaten konnte die Verschiedenheit in der Grösse der Plättchen, wenn auch nicht immer deutlich, beobachtet werden. Das Verhältniss zu den Zellkernen war jedoch mit der Färbemethode nicht zu enträthseln, da die

Zellen so tiefe Färbungen annahmen, dass Kerne und Protoplasma mit Sicherheit nicht unterschieden werden konnten. Die Grundsubstanz, in welche die Plättchen bei frischer Untersuchung eingebettet erscheinen, färbt sich dagegen sehr schwer, so dass es fraglich bleibt, ob dieselbe als Protoplasmasubstanz aufzufassen ist oder nicht.

Nachdem es gelungen war, dieselben Plättchen in der Milz der verschiedensten Thiere, frisch wie gefärbt, nachzuweisen, musste auch die Frage entschieden werden, ob diese Gebilde, wie von den Blutplättchen behauptet wird, reine Kunstprodukte sind oder im natürlichen Zustande in der Milz vorkommen. Mittelst der Carmintinction liessen sich in den Celloidin- oder Paraffinschnitten nirgends Plättchenhaufen zur Anschauung bringen, welche den frischen Befunden hätten gleichgestellt werden können. Auch Hämatoxylin- und Eosinlösungen führten, mit unten zu erwähnenden Ausnahmen, zu keinem besseren Resultat. Als jedoch die Schnitte auf ganz kurze Zeit (½—1 Min.) in concentrirte alkoholische Methylviolettlösung gelegt, dann in Alkohol ganz kurz abgespült worden waren, bis die einzelnen Zellen sich wieder unterscheiden liessen, erschienen in grosser Zahl Plättchen, die eine besondere Lagerung zeigten. Während sie nehmlich in den Follikeln nicht oder nur ganz vereinzelt nachgewiesen worden konnten, lagen sie dicht gedrängt, um Zellen gelagert oder wandständig in dem feinen Maschenwerk, welches den Uebergang der Follikelcapillaren zu den wandungslosen Venen der Milzpulpa bezeichnet. Leider war es auch durch diese Färbung nicht möglich, ein bestimmtes Verhältniss der Plättchenhaufen zu den anliegenden Zellelementen zu finden. Die Färbungen der in Osmiumsäure gehärteten und mit Hämatoxylin behandelten Schnitte, wie auch die Biondi-Heidenhain'sche Tinction machte jedoch die Annahme wahrscheinlich, dass die Plättchen der Zelle nur angelagert sind. Die Plättchen sind mit der Methylviolettlösung schwach blau, die Kerne dunkelblau, mit Osmium-Hämatoxylin die Plättchen stahlgrau, mit Biondi-Heidenhain röthlich, die Kerne blau, die rothen Blutkörperchen orange gefärbt. Die Plättchen nähern sich in der Färbung überall den Bindegewebsfasern. Es ist daher schwierig, in den Milzpräparaten gerade die Querschnitte des feinen Pulpanetzes, der die Venen umspinnenden Spiralfasern und endlich noch der die Venenwand auskleidenden oder sie bildenden Endothelien von den richtigen Plättchen zu trennen. In den Osmiumsäurehämatoxylin-Präparaten sind nun die Bindegewebsfasern, d. h. die Spiralfasern intensiv schwarz gefärbt, so dass ihr Querschnitt mit den stahlgrauen Plättchen nicht verwechselt werden kann. Andererseits bilden die Querschnitte der spindelförmigen Endothelien einen ganz regelmässigen kranzartigen Besatz an den quergetroffenen das Venenlumen umgebenden Spiralfasern, während die Plättchen grössere, frei im Lumen oder an einer Wandstelle liegende Haufen bilden. Endlich können sie mit Sicherheit in den Lumina derjenigen grösseren Venen, welche in der Umgebung der Follikel gelagert sind, nachgewiesen werden; die durch Fixationsmittel bewirkten Eiweissniederschläge des Plasma zeigen ein ganz feinkörniges, krümliches mit den Plättchen nicht zu verwechselndes Aussehen. Man müsste dann die Plättchen selbst für Plasmaniederschläge halten, wobei es nur wunderbar bleibe, dass in anderen Organen durch die gleichen Fixationsmittel nicht ähnliche Gebilde erzeugt werden. Zum Schluss sei eine Mittheilung aus der letzten Arbeit Foà's[25] „Neue Untersuchungen über die Bildung der Elemente des Blutes" deswegen erwähnt, weil seine Beschreibung besonderer Körnchen in der Milz auf unsere Milzplättchen zuzutreffen scheint. Es heisst S. 507: „Unter den genannten Elementen (nehmlich den Zellen der venösen Lückenräume) findet man, stets vorzugsweise in den subcorticalen Schichten, homogene, lichtbrechende und lebhaft roth gefärbte Körperchen (Färbung mit Saffranin!) von der Grösse eines Körnchens bis zu der eines Kernes; erstere sind weniger intensiv gefärbt. Manchmal scheinen diese Körper in Reihen angeordnet und frei unter den anderen Elementen zu sein, sehr oft aber findet man sie haufenweise um einen Kern herum, von dem man nur die durch Hämatoxylin gefärbte Contour unterscheidet, da er keinerlei färbbaren Inhalt besitzt." „Selten nur kann man das Protoplasma der Zelle bemerken, um deren Kern herum sich die erwähnten Körperchen gruppiren."

Dieser letzte Satz passt völlig zu den Beobachtungen, die auch an frischen mit verdünnter Essigsäure behandelten Präparaten, wie oben erwähnt, gemacht werden konnten.

Wenn nun die Milz so reichliche Mengen von scharf charakterisirten Plättchen enthielt, musste eine Untersuchung der übrigen blutbildenden Organe, wie die des Knochenmarkes, der Leber, der Lymphdrüsen nothwendig erscheinen. Dieselbe konnte sich aus äusseren Gründen nur auf ausgewachsene oder wenigstens mehrere Wochen alte Thiere erstrecken. Foà und Carbone hatten bereits angegeben, dass ihre Nachforschungen im Knochenmark und in den Lymphdrüsen fruchtlos gewesen sind. Ebenso unfruchtbar blieben auch die hiesigen Untersuchungen der frischen Gewebe, da im Knochenmark nur ganz vereinzelte Plättchen, in den Lymphdrüsen eine etwas grössere Zahl vereinzelter, nicht immer sicher als Plättchen erkennbarer Elemente erschienen, und in der Leber gar keine nachgewiesen werden konnten. Auf jeden Fall muss also, wenn man das Milzblut und nicht die Milzzellen für die Quelle jener Plättchen halten will, ein besonderer Reichthum an solchen Gebilden im Milzvenenblut gegenüber anderen Organen angenommen werden. Auch ergab die Untersuchung gehärteter Leberschnitte nur ganz spärliche Plättchen in den Gefässen, niemals Haufenbildungen, wie in der Milz *).

Nachdem die Untersuchungen am frischen Thiermaterial das constante Vorkommen der Milzplättchen dargethan hatten, musste die Existenz derselben in normalen Menschenmilzen bewiesen werden. Durch die Freundlichkeit des Collegen Dr. H. Hoyer standen mir Präparate von Milzen, die von zwei Hingerichteten stammten und ganz kurze Zeit nach dem Tode fixirt worden waren, zur Verfügung. Auch hier gelang es leicht, das Vorkommen der Plättchen, ihre besondere Lagerung und Färbung nachzuweisen. Endlich ergab die Untersuchung pathologischer, freilich erst mehrere Stunden nach dem Tode herausgenommener Milzen denselben Befund als constant, da in allen Fällen zahlreiche Plättchen nachgewiesen wurden. Allerdings waren die äusseren Formen schon undeutlicher geworden und die besondere Lagerung zu den Zellen nicht mehr zu beweisen. Da eine Schätzung ihrer Menge oder gar eine Zählung nicht mehr

*) Rubom (Du developpement des vaisseaux et du sang dans le foie de l'embryon. Anat. Anzeiger. 1890. V.) hat Plättchen in der embryonalen Leber gesehen, die aus Riesenzellen in den Gefässen austreten.

angestellt wurden, so konnten die Beziehungen ihrer Zahl und ihres Aussehens zu specifischen Bluterkrankungen nicht festgestellt werden.

Die Untersuchungen bestätigten jedoch die Angaben Foà's und Carbone's, dass in der Milzpulpa zahlreiche plättchenartige Gebilde vorhanden sind, die auch in gewisse Beziehungen zu Zellen gesetzt werden können. Ob sie wirklich Bestandtheile eines Zellleibes sind, ob durch ihren Austritt aus Zellen die merkwürdige Lagerung um anscheinend frei oder nur mit einem geringen Protoplasmasaume bekleidete Kerne erfolgt, oder ob dieselben nur eine Ablagerung der im Blut cursirenden Elemente bei dem Uebertritt aus dem engen Capillarnetz in das weite Venensystem — wie es v. Recklinghausen[14] für die Leukocyten bei Kreislaufstörungen genauer geschildert hat — darstellen, muss unentschieden gelassen werden. Eben so wenig ist bewiesen, dass diese Milzplättchen mit den Blutplättchen identisch sind, wenn auch diese Annahme durch die gleichen chemischen Reactionen und Neigungen zu bestimmten Farbstoffen wahrscheinlich gemacht wird. Ihre besondere Lagerung, ihr constantes gleichmässiges Vorkommen in den verschiedensten Untersuchungsmedien, ihr Vorhandensein in den ohne weitere Zusatzflüssigkeit hergestellten Trockenpräparaten, sowie in den gehärteten Objecten sprechen für das physiologische Vorkommen der Plättchen in der Milz. Nimmt man Letzteres an, so kann darin eine Unterstützung für die Ansicht gesehen werden, dass auch im lebenden Blut normalerweise plättchenartige Gebilde sich befinden.

II. Ueber den Korallenstockbau des weissen Thrombus.

In neuerer Zeit ist den Blutplättchen die Hauptrolle bei der Thrombose zugetheilt und die Theilnahme anderer Elemente, rother und weisser Blutkörperchen, ganz geleugnet worden. Die Hauptvertreter dieser Anschauung Bizzozero, Eberth und Schimmelbusch, Baumgarten, Lubnitzky, Ziegler halten den primären Thrombus für eine Anhäufung der normaler Weise im Blut cursirenden Blutplättchen, deren Ablagerung durch Störungen der Strömung bedingt ist. Ihre Experimente schliessen sich im Wesentlichen an die Untersuchungen Zahn's[29] an, welche die Bildung des weissen Thrombus aus den farblosen Zellen constatirten. Seine Angaben wurden durch Pitres[30] völlig bestätigt.

Schon Virchow[31] hatte im Gegensatz zu der dyskrasischen Lehre die mechanischen Momente bei der Thrombusbildung betont. Den Hauptfortschritt verdanken wir jedoch v. Recklinghausen[14], welcher für die Theorie der Thrombose besonders die Nothwendigkeit in Anschlag brachte, dass überall da, wo die Blutbahn plötzlich weit wird, da, wo Theile des Blutstromes verzögert werden und sich in Wirbeln, nicht mehr in geraden Linien fortschreitend weiterbewegen, eine Sistirung der farblosen Zellen erfolgen muss. Seit Virchow's kritischen Untersuchungen über Gerinnung und Thrombose war die alte Theorie, dass Faserstoff auch im fliessenden Blute durch ein Gerinnungsferment ausgefüllt wird, dass also in dem Auftreten des letzteren der Grund der Thrombose zu suchen sei, immer mehr in den Hintergrund gedrängt worden. Dennoch bezeichneten in neuester Zeit Weigert[32], ausgehend von seinen Arbeiten über Coagulationsnekrose, in denen er sich der von Max Schmidt über die Entstehung des Faserstoffes aufgestellten Theorien bedient, und Hanau auf Grund von Untersuchungen menschlicher Thromben die ganze Bildung wieder als einen Gerinnungsvorgang, der sich in den Zellen des Blutes selbst abspielt und zugleich zur Fibrinbildung führt. Dagegen erklärten Eberth und Schimmelbusch sich berechtigt, solche Zellnekrose als Ursache der Thrombusbildung auszuschliessen; sie legten vielmehr den Hauptwerth auf die Anhäufung und die Conglutination der Blutplättchen, gaben jedoch zu, dass auch in ganz frischen Thromben schon Faserstoff vorhanden sein kann.

Während bisher nur auf die Häufigkeit des Vorkommens der einzelnen einen menschlichen Thrombus zusammensetzenden Elemente — nehmlich der weissen und rothen Blutkörperchen, der Blutplättchen und des Fibrins — Bedacht genommen war, ist die gegenseitige Lagerung dieser Elemente zu einander wenig berücksichtigt worden. Sehen wir von Virchow's bekannten Schilderungen der Schichtung, die durch ungleichmässige Ablagerung bald der weissen, bald der rothen Blutkörperchen erklärt wurde, ab, so finden wir erst bei Hanau[33] ein näheres Eingehen auf die Anordnung der Thrombuselemente, indem er schreibt: „Es ergaben sich dabei die folgenden Befunde: 1) Uebereinstimmend mit Lubnitzky, Eberth und Schimmelbusch, dass die künstlich durch Wandveränderung erzeugten Thromben in ihren weissen Theilen im Wesentlichen aus Plättchen bestanden und dass das fädige Fibrin sich in den rothen Stellen netzförmig ausgespannt vorfand, jedoch auch auf der Oberfläche der Plättchenbalken eine Rindenschicht bildete. Die auf dieselbe Ursache hin gebildeten menschlichen Thromben zeigten, wenn sie frisch genug waren, dieselbe Zusammensetzung."

In gleicher Weise machen Eberth und Schimmelbusch (Die Thrombose u. s. w. S. 96) darauf aufmerksam, dass bei ihren experimentellen Thromben „zwischen den Plättchenballen und besonders dort, wo recht starke Schorfe diesen zum Ursprung dienen, dünne Fäden von Faserstoff sich ausspannen. Ab und zu ist der, übrigens sehr spärliche fädige Faserstoff zu feinen Netzen angeordnet und an diesen Stellen liegen dann auch mehr farblose und rothe Blutkörperchen, die naturgemäss hier durch die Fäden festgehalten wurden."

Einige Seiten später: „Nie fehlt der fädige Faserstoff in den Thromben, die sich um Fremdkörper gebildet haben, welche in das Gefässlumen eingeführt wurden. Die Bilder dieser Thromben bekommen durch die Beimengungen des Faserstoffes etwas Eigenartiges, von den Eingangs geschilderten Pfröpfen Abweichendes. Blutplättchenhaufen bilden zwar auch ihre Hauptmasse, aber zwischen den einzelnen Ballen spannt sich hier oft ein enges Maschenwerk von Fibrinfäden aus, in dem dann naturgemäss auch weisse und rothe Blutkörper in grösserer Zahl hängen. Nur in den allerersten Stadien der Bildung dieser Thromben um Fremdkörper, in den ersten Minuten, scheint der Faserstoff zu fehlen und nur Blutplättchen sich wie sonst an den Rauhigkeiten anzusetzen." „Das Fibrin durchzieht den Thrombus fast nie gleichmässig, sondern findet sich abwechselnd in dichteren und loseren Lagen. Es wird dadurch in einzelnen Pfröpfen geradezu der Eindruck der Schichtung hervorgerufen; in anderen ist die Vertheilung aber eine sehr ungleiche. Man sieht dort sehr weitmaschige und feinfädige Netze mit dicken Knäueln und Bündeln abwechseln."

Die Verfasser geben also der Ansicht Raum, dass ein Theil des zwischen den Blutplättchenzellen liegenden Fibrins gebildet sein muss, während noch der Blutstrom an diesen Stellen in Bewegung war, so dass die cursirenden körperlichen Elemente in dem Fibrinnetz gefangen werden konnten. Von den farblosen Blutkörperchen erwähnen sie noch, dass dieselben meist peripher in den Buchten der Plättchenhaufen liegen, selten von ihnen eingeschlossen erscheinen. Der Aufbau der Plättchenballen selbst ist ein regelloser.

Die Untersuchungen menschlicher Thromben, welche in dem reichhaltigen Material des hiesigen pathologischen Instituts zu Gebote standen, erwiesen zunächst Bauverhältnisse, welche allen genannten Angaben als thatsächliche Unterlage dienen können, führten alsbald aber auch zu der Erkenntniss, dass in der Art ihres Aufbaues eine weit grössere Regelmässigkeit nachgewiesen werden konnte, als sie die experimentellen Untersuchungen kennen gelernt hatten.

Wollen wir nun die genauere Schilderung mit dem rein weissen Thrombus deswegen beginnen, weil er den klassischen Typus unverfälscht zum Ausdruck bringt, so sei zunächst bemerkt, dass zu den Untersuchungen die bei chronischen Infectionen so häufig im Herzohr oder zwischen den Herztrabekeln sitzenden weissen, oft schwer von postmortalen Gerinnseln zu unterscheidenden Blutpfröpfe das Material lieferten. Behandelt wurden dieselben bis zur endgültigen Untersuchung folgendermaassen. Um die Lagerung der rothen Blutkörperchen genau übersehen zu können und Täuschungen durch Zerfall derselben oder störende Niederschläge so weit wie möglich zu verhüten, wurde die Hälfte eines jeden Präparates in Müller'scher Flüssigkeit conservirt und nach einigen Tagen oder Wochen der üblichen Nachhärtung in Alkohol unterzogen. Da jedoch die Weigert-sche Fibrinfärbung bei dieser Conservirung sehr erheblich beeinträchtigt, ja sogar aufgehoben werden kann — wie neuerdings noch Middeldorpf und Goldmann[34] betont haben — so wurden die anderen Hälften in 90procentigem oder absolutem Alkohol gehärtet. Die nach erfolgter Härtung in Celloidin, selten in Paraffin eingebetteten Präparate wurden mit dem Mikrotom geschnitten, mit Alauncarmin bezw. Hämatoxylin und Eosin gefärbt. Die Alkoholpräparate wurden nach kurzer Einwirkung des Alauncarmins abgespült und nach Weigert weiter behandelt, um das Fibrin deutlich hervortreten zu lassen. Eine grössere Zahl von Thromben wurde zugleich im frischen Zustande an Gefriermikrotomschnitten mit den üblichen Reagentien untersucht, um die Ergebnisse am gehärteten Präparat damit vergleichen zu können und sich über die Zusammensetzung aus Plättchen, Leukocyten oder Fibrin oberflächlich zu orientiren.

Beginnen wir nun die Schilderung des weissen Thrombus mit dem Fall einer 81jährigen Frau, bei welcher die Section Emphysem, Lungenödem, acute Pleuritis und Pericarditis und alsdann im rechten Herzen zahlreiche rein weisse Thromben ergeben hatte. Die von letzteren angefertigten Schnitte zeigten bei einfacher Alauncarminfärbung (Härtung in Müller) und schwacher Vergrösserung ein sehr zierliches Bild (Taf. III. Fig. 1). Ein bald eng- bald weitmaschiges Netz von schwach bräunlich gefärbten, wolkig aussehenden Balken von wechselnder Dicke durchzieht das Gesichtsfeld. Eingefasst sind diese Balken beiderseits von einem aus lebhaft roth gefärbten Punkten zusammengesetzten Saume, der auch die zahlreichen kleineren und grösseren Vorsprünge der Netzbalken in annähernd gleicher Stärke überzieht. Die in diesem Netzwerk freibleibenden Lücken sind nun mit einer gelben Masse ausgefüllt, deren Zusammensetzung aus rothen Blutkörperchen schon bei schwacher Vergrösserung erkannt werden kann. Die genauere Untersuchung mit stärkeren Vergrösserungen (Zeiss Oelimmers. $\frac{1}{12}$, Ocul. II) zeigt, dass die erwähnten wolkigen Balken aus kleinen an sich kaum gefärbt erscheinenden Plättchen besteht, die, sich selbst fast alle gleich, nur $\frac{1}{6}$ der Grösse eines rothen Blutkörperchens besitzen und den von anderen Autoren genauer beschriebenen Blutplättchen völlig gleichen. Sie haben eine unregelmässige Gestalt, wie man an dünneren Stellen des Präparates gut erkennen kann, indem eine gegenseitige Abplattung der Elemente stattgefunden hat. Doch ist die Abgrenzung der einzelnen Plättchen von einander noch immer leicht durchzuführen. Dazwischen eingebettet erscheinen hier und da roth gefärbte Kerne der Leukocyten, welche ferner auch den oben beschriebenen Saum der Bälkchen zusammensetzen. Sie gehören alle der mehrkernigen Form an. Ihr Protoplasma ist an den mit Canadabalsam aufgehellten Präparaten von den sie umschliessenden Plättchen nicht scharf zu trennen. Die rothen Blutkörperchen, welche sich in den Maschen befinden, zeigen wohlerhaltene Formen mit gegenseitiger Abplattung. Zwischen ihnen wird eine Streifung sichtbar, welche aber nicht wirklichen Fäden entspricht, sondern nur der Ausdruck einer regelmässigen Schichtung der Blutkörperchen ist. Von Fibrinfäden innerhalb der Plättchenmassen der weissen Blutkörperchen ist nichts zu sehen. Um so auffallender ist es, dass sich durch die Weigert'sche Methode richtiges Fibrin nachweisen lässt. Hat man nehmlich ein Alauncarminpräparat (Alkoholhärtung) in Glycerin untersucht, dasselbe dann in Wasser abgespült und nach Weigert weiter behandelt, so treten, nicht etwa in den Haufen der rothen Blutkörperchen, sondern vor Allem an der Grenze der Blutplättchenbalken, zwischen ihnen und dem Saume der weissen Blutkörperchen, ein sehr zierliches feinfaseriges Netz von blau gefärbten Fäden auf, welche wellig gebogen und durch einander geflochten den Contouren der Balken folgen. Da eine grössere Zahl von Balken jedoch schräg getroffen worden ist, so sieht man hier, je nach der Art des Schnittes und der Einstellung entweder über oder unter einem Balken, ihm dicht angeschmiegt, in gleicher Richtung verlaufende blaugefärbte Fasern. Die Querschnitte dieser Längsbündel ergeben im Bilde die zuerst erwähnten netzartigen Begrenzungen der Balken. Von der Begrenzungszone aus sieht man ferner an den Querschnitten ein sehr viel feineres Fasersystem in die Balken, d. h. zwischen die Massen der Blutplättchen eindringen und sich allmählich darin verlieren. An anderen Stellen erscheinen die Balken noch völlig frei von den in sie hineinschiessenden Fibrinfäden. Wie innerhalb des Balkens, so laufen auch ausserhalb, in die das Lückensystem ausfüllenden Massen von rothen Blutkörperchen feine, zuweilen auch gröbere Fäden hinein, indem sich dieselben durch den Leukocytensaum hindurchwinden. Die Hauptmasse des rothen Blutes ist gänzlich frei von Fibrinniederschlägen.

Neben den schwach bräunlich gefärbten Blutplättchen treten die Leukocyten noch deutlicher als in den einfachen Carminpräparaten mit scharf begrenztem, feinkörnigem Protoplasma hervor. Alle Kerne sind intensiv gefärbt, die Mehrzahl auch in ihrer Form gut erhalten. Nur einige wenige zeigen merkwürdige Veränderungen, insofern die Chromatinsubstanz zu langen Fäden der verschiedensten Dicke ausgezogen ist, an deren einem oder beiden Enden dichtere Klumpen von Kernsubstanz angehäuft sind. Es entsprechen diese Formen den Kernveränderungen bei käsigem Zerfall tuberculöser Neubildungen. An frisch untersuchten postmortalen Gerinnungen kann man leicht ganz gleiche Verzerrungen des Chromatins durch Essigsäurezusatz hervorrufen. Ob diese Veränderungen bereits als ein Zeichen des Absterbens oder der chemischen Umsetzungen, die zur Fibrinausscheidung führen, aufzufassen, oder ob sie rein mechanischen Ursprungs und durch Zerrungen bedingt sind, ist aus jenem Bilde nicht zu entscheiden. Auffallend bleibt es, dass diese Formen sich ausschliesslich in den Bälkchen oder in den dicht an der Grenze liegenden Leukocyten vorfinden, dagegen nicht an den frei im rothen Blut eingestreuten Elementen.

Die Abgrenzung der Balken ist nicht eine absolut scharfe, sondern die Plättchenmassen und der Leukocytensaum schieben sich mannichfaltig in einander, und Fortsätze von Plättchenbalken dringen oft durch den Saum tief in die rothen Blutkörperchenmassen ein.

Trotzdem bleibt diese Lagerung eine höchst charakteristische und fordert zu einer Erklärung jener merkwürdigen Scheidung der geformten Elemente und der Plättchenmassen auf. Ob letztere in dem Blut der betreffenden Person als normale Bestandtheile gekreist, ob sie im Blut durch einen Zerfall weisser Blutkörperchen entstanden sind, lässt sich aus den mikroskopischen Bildern nicht entscheiden. Nur scheint die Annahme unwahrscheinlich, dass das vorliegende Plättchenmaterial an Ort und Stelle durch Auflösung zelliger Elemente gebildet sei, da man in dem Thrombus, der nach seinem mikroskopischen und makroskopischen Aussehen für einen ganz frischen gehalten werden musste, alle Leukocyten wohl erhalten, nur einzelne Kerne in besonderer Weise verändert sieht, von Kernzerfall und Kerntrümmern, wie sie in späteren Stadien deutlich zu sehen sind, keine Spur zu finden ist. Mithin muss man annehmen, dass auch beim Menschen die in den jüngsten Thromben erscheinenden Plättchenbalken inmitten des strömenden Blutes aus einem darin cursirenden Ptättchenmaterial gebildet werden. Lubnitzky[27] betont gleichfalls, dass in ganz frischen experimentellen Thromben die Leukocyten keine Veränderung zeigen.

Querschnitte des besprochenen Objectes zeigten nun ganz gleiche Bilder wie die Längsschnitte. Ein Netz von Plättchenbalken, umsäumt von Leukocyten, dessen Maschen von rothen und vereinzelten weissen Blutkörperchen ausgefüllt sind. Construirt man sich aus den Längs- und Querschnitten ein körperliches Bild des Thrombus, so erscheint derselbe als ein Stockwerk von anastomosirenden Balken, dessen Lücken mit rothem Blut ausgefüllt sind, ein Aufbau, den man vergleichen könnte mit dem dicht verzweigten Balkensystem eines Korallenstockes, wobei das ursprünglich flüssige rothe Blut dem durch den Korallenstock strömenden Meereswasser gleichgestellt werden kann. Hieraus ergiebt sich auch die Auffassung für das Entstehen des frischen weissen Thrombus. Den Grundstock bilden die irgendwo im Blut auftretenden Plättchenmassen, indem sie zusammenkleben und im allmählichen Wachsthum ein weitverzweigtes Gitterwehr im strömenden Blute herstellen. Wie an den Ufern des Stromes, so wird auch hier an den Barrieren alles leicht haftende Material, das sind in erster Linie die Plättchen und die Leukocyten, durch die Hemmung und Veränderung der Stromesrichtung abgelagert werden, sobald die zur Fortführung nöthige Gewalt zu fehlen beginnt. Da dieselbe schon physiologisch im Stromgebiet schwankt, werden ab und zu vereinzelte Leukocyten bereits mit den sich anhäufenden Plättchen eingeschlossen werden, während die Hauptmenge noch frei cursirt und erst in den letzten Stadien des Lebens ihre Ruhestätte an der Grenze der Balken findet. In den Lücken des Korallenstockes wird das Blut so lange in Bewegung sein und andauernd neues Material abscheiden, bis die Balken durch ihr Wachsthum die Lücken selbst schliessen und der Blutstrom zum Stehen kommen muss. Da dies an verschiedenen Stellen früher oder später eintreten kann, so resultirt daraus auch eine sehr verschiedene Vertheilung des rothen Blutes in dem Thrombus. Tritt der Tod ein, so wird das rothe Blut in den Lücken des Korallenstockes festgehalten und bei der Conservirung des weissen Thrombus als ein Bestandtheil desselben im Präparat erscheinen, ohne dass es im Leben bereits in einen festen geronnenen Zustand, wie es dem Thrombus eigen ist, übergegangen zu sein braucht. In dem angeführten Falle hat eine Gerinnung des Blutes während des Lebens im grösseren Maassstabe sicher nicht stattgefunden, da am gehärteten Objecte nur Spuren von Faserstoff nachgewiesen werden können. Etwas reichlicher findet sich derselbe nur an der Grenze der Balken, anscheinend in engster Beziehung zu denselben stehend. Wie weit diese Fibrinausscheidung postmortal ist, kann nicht entschieden werden. Aus seiner Anordnung darf nur das geschlossen werden, dass das Fibrin secundär gebildet wurde, als der Balkenaufbau des Thrombus bereits vollendet war; denn innerhalb der Balken können niemals Längs- oder Ringfasersysteme, wie sie die Begrenzung derselben bilden, nachgewiesen werden. Bilder dieser Art können freilich durch tiefere Buchten in den Balken vorgetäuscht werden.

Aus den mikroskopischen Bildern lässt sich also schliessen, dass bei der Bildung eines weissen Thrombus in seinen ersten Stadien die Abscheidung corpusculärer Elemente aus dem Blutstrom die Hauptsache darstellt, dass aber die Bildung von Fibrinniederschlägen, also die gewöhnliche Gerinnung als ein secundärer Vorgang auftritt.

Die weitere Untersuchung einer grösseren Zahl von marantischen Herzthromben, die ihrer Hauptmasse nach weisse Thromben genannt werden dürften, zeigte nun die regelmässige Wiederkehr des Aufbaues in Korallenstockform. Die Hauptfälle vertheilten sich auf Phthisis pulmonum (5), Bronchitis, Herzdilatation und Altersschwäche (2), Diphtherie (1), Magenkrebs (1). An ihnen liessen sich weitere Umwandlungen im Thrombus sowie einige Abweichungen im Aufbau genauer studiren.

Man findet nehmlich, wie in dem Falle des Magenkrebses, das Bild des regelmässigen Netzwerkes in sofern verändert, als einzelne Maschen nicht mehr rothe Blutkörperchen enthalten, sondern ausschliesslich von Leukocyten ausgefüllt sind, d. h. dass der Saum der Balken sich bis zur gegenseitigen Berührung ausgedehnt hat, ohne dass eine wesentliche Dickenzunahme der Plättchenbalken selbst erfolgt ist. An anderen Stellen ist nur noch die Mitte eines Maschenlumens in kreis- oder spaltförmiger Gestalt von rothen Blutkörperchen eingenommen. Zugleich tritt in Weigert'schen Präparaten ein sehr intensives Netz von fädigem Fibrin innerhalb der weissen Blutkörperchenmassen auf. Die oben erwähnten Einscheidungen der Balken mit Fibrin sind gleichfalls stärker ausgeprägt und die Balken selbst sind von einem dichteren Fibrinnetz durchzogen. Die Plättchen innerhalb der Balken sind noch deutlich von einander zu trennen, nur an einzelnen Stellen zeigt sich, besonders an der Balkengrenze, ein feinkörniger Zerfall. Da diese feinen Körnchen oft, selbst bei Variirung der Entfärbungszeit, blau gefärbt erscheinen, so ist es nicht sicher zu entscheinen, ob es zerfallene Plättchen oder körnig ausgeschiedene Fibrinmassen sind. Die Kerne der Leukocyten sind alle wohl erhalten, nirgends Zerfall, der Protoplasmaleib scharf abgegrenzt, fein granulirt im Gegensatz zu den groben Plättchen; nur wenige Zellen finden sich, wo überhaupt kein Protoplasma deutlich zu erkennen ist. Dort, wo rothe Blutkörperchen vorhanden sind, zeigt sich nur ein feineres System blauer Fädchen. Wie kann man sich das Zustandekommen dieser Formation erklären. Das ursprüngliche feinbalkige Gerüst des Thrombus ist dickbalkig geworden und schliesslich zu einer zusammenhängenden Masse zusammengeschmolzen. Auf welchem Wege? Wie schon erwähnt, ist gerade der Leukocytensaum der Bälkchen bei einer langsamer werdenden Strömung durch stärkere Abscheidung von farblosen Zellen wesentlich vergrössert worden, so dass schliesslich das Lumen, welches sie umrandeten, vollständig verschlossen wurde. In diesen Leukocytenhaufen schiesst nun das Fibrinnetz am dichtesten auf. Die bestimmte Lagerung der feinen Fädchen, die radiäre Ausstrahlung von den Balken oder einzelnen Gerinnungscentren innerhalb der Leukocytenmassen aus machen es wahrscheinlich, dass die Auskrystallisirung des Fibrins erst stattfand, nachdem die Lagerung der festen Elemente, wenn auch nicht absolut, fixirt war. Besteht die Theorie A. Schmidt's[35] noch zu Recht, dass den weissen Blutkörperchen ein wesentlicher Einfluss auf die Fibrinbildung zukommt, so könnte dieselbe auch für die reichliche Fibrinausscheidung gerade in den Leukocytenhaufen und am Rande der Balken mit herangezogen werden. Denn wenn auch der Blutstrom als solcher, mit den im Plasma suspendirten Elementen, in den verstopften Maschen aufgehoben ist, so wird die Plasmaströmung an sich ruhig weiter dauern und den ruhenden Leukocyten Material zur Fibrinbildung in reichlicher Menge zuführen können. Das Fibrin entsteht also secundär, kann aber schon während des Lebens in reichlicher Menge auftreten, wenn die festgehaltenen Leukocyten durch ihre eigene Umsetzung das Plasma zur Fibrinbildung verarbeiten. Abhängig ist der Reichthum an Fibrin wohl ferner noch von dem Gehalt an fibrinbildenden Substanzen im Plasma und den Zellen selbst, welcher bekanntlich für die einzelnen Menschen ein sehr verschiedener ist.

Das mikroskopische Bild des weissen Thrombus ist damit aber nicht erschöpft. Neben dem mehr oder weniger regelmässigen Netzwerk feiner und grober Balken, neben freien, d. h. rothe Blutkörperchen enthaltenden, und mit Leukocyten verstopften Maschen zeigen sich andererseits weite unregelmässige Höhlen im Balkennetz, die den verschiedensten Inhalt darbieten. Entweder sind dieselben an ihrem Rande von feinen Fibrinfäden und dichten Leukocytenhaufen eingefasst, deren Zahl nach dem Inneren zu mehr und mehr abnimmt, um durch ein grobfädiges weitmaschiges Fibrinnetz ersetzt zu werden, oder der Hohlraum ist von abwechselnden Schichten rother und weisser Blutkörperchen quer durchzogen; endlich besteht die Ausfüllungsmasse aus unregelmässig durch einander geworfenen weissen und rothen Blutkörperchen, Plättchen und Alles durchspinnenden Fibrinfäden.

Die erwähnte Schichtung der weissen und rothen Blutkörperchen verdient eine genauere Betrachtung. Vergl. Tafel III, Fig. 2 (Fall von Osteomalacie). In den Weigert'schen Präparaten erscheinen die Stränge der weissen Blutkörperchen zugleich durch das sie durchziehende dichte Fibrinnetz intensiv blau gefärbt. Diese blauen Streifen bilden nun ein sehr zierliches System von neben einander oder, je nach der Betrachtung, über einander gehängten Guirlanden, welche von einem Balken quer zum anderen ziehend nicht straff angespannt sind, sondern in leichten Bogen herabhängen. Die Lücken zwischen den einzelnen Guirlanden sind von rothen Blutkörperchen ausgefüllt, zwischen denen sich nur spärliches Fibrin befindet. Wichtig ist, dass innerhalb der Guirlanden Anhäufungen von Plättchen, oft Querschnitte kleinster Bälkchen erscheinen, dass manche Guirlanden überhaupt nur aus Plättchen und Fibrin, selten aus reinem Fibrin bestehen.

In dem wirren Durcheinander der oben zuletzt geschilderten Hohlräume scheint nur die Beziehung des Fibrins zu den Leukocytenhaufen, wo dieselben etwas geschlossener auftreten, constanter zu sein, da es hier reichlicher ist, als an den übrigen Stellen.

Wie diese verschiedenen Hohlräume zu Stande kommen, ist aus dem einzelnen Bilde schwer zu sagen. Bei dem Vergleich mit anderen Präparaten scheint es jedoch, als wenn die erstgenannten Hohlräume, in denen sich ausschliesslich Leukocyten und reichlich fädiges Fibrin befinden, nur Lücken darstellen, welche in dem fertigen Grundstock durch Zerrung oder Druck entstanden sind, indem hier kein rothes Blut, sondern nur Plasma hingelangt ist und zur reichlichen Fibrinausscheidung führte. Dass etwa rothes Blut dort gewesen und unter Zerfall und Auflösung seiner Körperchen dieses Fibrin entstanden ist, dagegen spricht der Umstand, dass Reste von Blutkörperchen nicht zu finden sind, während dieselben im ganzen übrigen Präparat von normaler Gestalt erscheinen. Allerdings kann rothes Blut in diesen Lücken gewesen sein; alsdann trieb aber der Plasmastrom, welcher sich den Weg dorthin bahnte, die rothen Blutkörperchen mit der Hauptstromesrichtung noch offen stehenden Abzugswegen fort, während die Leukocyten liegen blieben und der freiwerdende Raum durch Plasma ausgefüllt wurde.

Die mehrfach erwähnte Guirlandenbildung kehrt nun in späteren Präparaten um so häufiger wieder, je weniger compact die Masse des weissen Thrombus erscheint, je weiter noch die verhältnissmässig dünnen Balken des Grundstockes aus einander stehen und es doch schon, sei es durch den Tod oder durch Verschluss vorwärts bezw. abwärts liegender Gefässabschnitte, zum Stillstand der Blutströmung und somit zur Unterbrechung des Aufbaues gekommen ist. Es scheinen diese Guirlanden, auf die später noch zurückgekommen werden soll, zum grössten Theil den Richtungen zu entsprechen, wo neue Querverbindungen zwischen den Balken angelegt werden sollen. Diese nur lose zusammenhängenden Leukocyten- und Plättchenhaufen werden in der Ruhe gemäss den vorher stattgehabten Dehnungen durch die hin- und herwogende Blutwelle einen schlaff herabhängenden Verbindungsstreifen bilden.

Dem Wachsthum des Thrombus geht eine Steigerung des Blutdruckes auf der Zuflussseite parallel, welcher bei besonderen Anstrengungen noch vermehrt werden muss. Dadurch können an schwächeren Stellen des Thrombus leicht Zertrümmerungen der Substanz und Vermischung derselben mit allen Blutelementen derart stattfinden, dass daraus ein Chaos resultirt, wie es der Inhalt der zuletzt erwähnten Hohlräume im Thrombus bildet.

So wechselnd sich auch das Bild durch die Ausfüllung der Hohlräume des Thrombus in allen untersuchten Fällen darstellte, so kehrte doch der den Grundstock des ganzen Thrombus bildende korallenstockartige Aufbau mit solcher Regelmässigkeit wieder, dass er als Typus für den weissen Thrombus angesehen werden muss. Das Material zu diesem Stock lieferten die Plättchen und nicht die an Ort und Stelle zerfallenden Leukocyten; vielmehr wurden diese nur mit eingeschlossen und spielten bei der Ausfüllung der Lücken und der dadurch bedingten Consolidirung des Thrombus die wichtigste Rolle. Das secundär sich bildende Fibrinnetz steht, abgesehen von den Fibrinscheiden der Plättchenbalken in besonderer Beziehung zu diesen Leukocytenmassen, da es innerhalb derselben am frühzeitigsten und in dichtester Anordnung aufzutreten pflegt.

III. Die gemischten Thromben.

Da die zur Verfügung stehenden Herzthromben meist frischen Datums waren, so konnten die weiteren Veränderungen, welche sich im Thrombus abspielen, nur theilweise an ihnen studirt werden. Ein hierfür günstiges Material ergaben die aus den Körpervenen und -Arterien stammenden rothen oder gemischten Thromben. In 60 Fällen gelang es freilich nicht einen rein rothen Thrombus zu finden. Die genauere Untersuchung liess immer weisse Stellen innerhalb der rothen Massen auffinden. Streng genommen sind also alle Thromben, welche hier besprochen werden sollen, gemischte zu nennen.

Die Mehrzahl derselben zeigt auf ihrer freien Oberfläche deutliche quer oder längsgestellte Rippen von weisslicher Farbe, die mit einander durch kleine Querrippen verbunden sind. Zahn[29] beschreibt diese Rippenbildung, ihr Vorkommen und die Art der Bedingungen, unter denen sie zu Stande kommen, in sehr klarer und ausführlicher Weise. Er fasst sie als Ausdruck der Wellenbewegung auf und sagt darüber:

„Die an der freien Oberfläche rother Thromben höchst selten vorkommenden Rippen sind meistens sehr klein, aber annähernd gleich weit von einander entfernt. Zusammengesetzt sind dieselben der Hauptsache nach aus feinfädigem Fibrin, das mitunter aber auch an der Oberfläche hyalin verdichtet ist, und aus in seinen Maschen vorhandenem feinkörnigem Material (sogenannten Blutplättchen), ziemlich viel weissen und verschiedenen zahlreichen rothen Blutkörperchen. Letztere finden sich namentlich in grösserer Menge zunächst der inneren Grenzlinie der den rothen Thrombus bedeckenden und die Rippen sowie den Grund der Furchen bildenden weisslichen Substanz. Mitunter ragt hier die rothe Masse leistenförmig, auf dem Querschnitt natürlich keilförmig, in die Basis grösserer Rippen hinein.

Ausserst interessant und für die uns beschäftigende Frage besonders lehrreich ist der feinere Bau der rein weissen, wandständigen Thromben mit Rippenbildung. Derselbe ist ein verhältnissmässig sehr regelmässiger. Senkrecht zu ihrer Oberfläche geführte Schnitte haben ganz das Aussehen von guirlandenartigen Stoffdraperien, oder auch von reihenweise gestellten Wellenbergen und -Thälern. Entsprechend den an ihrer Oberfläche vorhandenen Rippen finden sich auf der Schnittfläche, von denselben ausgehende und in die Tiefe, häufig bis zur Gefässwand sich fortsetzende, in senkrechter oder schiefer Richtung, durchaus oder doch annähernd einander parallel verlaufende gebrochene Linien von balkenartigem Aussehen, welche gewissermaassen die Axen der hier vorhandenen Wellenberge darstellen. Dieselben sind mit einander verbunden durch bogenförmig verlaufende, nach der Oberfläche zu concave Fibrinstränge, die mitunter in einander übergehen und die immer durch ein feinfaseriges Fibrinnetz mit einander verbunden sind. In den zwischen ihnen vorhandenen Maschenräumen finden sich zahlreiche weisse Blutkörperchen, ein äusserst feinkörniges Material, die sogenannten Blutplättchen und spärliche rothe Blutkörperchen. Anscheinend verlaufen die genannten bogenförmigen Fibrinstränge nicht nur von der Axe eines Wellenberges zu derjenigen eines nebenan gelegenen, sondern sogar über diese hinaus zu einer dritten u. s. w., nur erscheinen sie entsprechend jeder Axe wie geknickt oder zerrissen, aber zugleich auch wie verdickt und von hyaliner Beschaffenheit, wie in ihrem weiteren Verlauf und namentlich wie das feinfaserige Fibrinnetz. Zwischen den Hauptwellenbergen finden sich nicht selten zunächst der freien Oberfläche mehrere kleinere senkrecht zu dieser stehende secundäre Wellenaxen, denen entsprechend an der Oberfläche nicht immer secundäre Rippen vorhanden sind. Der Durchschnitt eines solchen Thrombus hat nicht nur an seiner Oberfläche, sondern auch auf seiner Schnittfläche einen ausgesprochenen welligen Bau; derselbe hat ganz das Aussehen von erstarrten Wellen.“

Und etwas später heisst es: „Dann kommt es auch vor, dass von den Hauptaxen in verschiedener Höhe meistens in horizontaler oder auch zuweilen in etwas gewundener Richtung mehr oder weniger lange Nebenaxen, oder richtiger gesagt Lamellen, denn die von mir sogenannten Axen sind in Wirklichkeit Lamellen, ab- und überbrücken somit die tiefer gelegenen kleineren, senkrecht stehenden ... Zwischen diesen oft in der verschiedensten Richtung verlaufenden Wellenaxen finden sich hier und da auch bogenförmig verlaufende Fibrinstränge und feinfaseriges Fibrin, dann aber nicht selten haufenweise beisammen liegende weisse Blutkörperchen und die genannten feinkörnigen Massen, mit mehr oder weniger zahlreichen eingeschlossenen weissen Blutkörperchen oder deren Kernen und dann aber auch noch häufig zahlreiche beisammen liegende rothe Blutkörperchen. Letztere finden sich namentlich in grösserer Menge in den engen Wellenthälern und unterhalb der horizontal verlaufenden Axen, d. h. Lamellen angehäuft.“

Die angestellten Beobachtungen konnten diese Angaben Zahn's nur bestätigen, namentlich die grosse Bedeutung der Rippenbildung für die Genese des Thrombus klar legen.

Als Beispiel sei ein Thrombus gewählt, welcher die Wand eines falschen Aneurysmas der Art. hepatica auskleidete. Der Querschnitt der frischen thrombotischen Auflagerungen zeigte nun völlig das Bild erstarrter Wellen. Die Wellenaxen wurden durch helle Balken gebildet, zwischen denen Fibrinnetze guirlandenartig ausgespannt waren. Im ganzen Aufbau trat eine grosse Aehnlichkeit mit der Anordnung zu Tage, welche der geschichteten Inhaltsmasse der grösseren Hohlräume in den weissen Herzthromben, wie oben beschrieben, zukam. In der That sind Zahn's Wellenbergaxen, die nach ihm hauptsächlich aus Fibrin bestehen, gewiss nichts Anderes als die früher geschilderten Balken, welche den Korallenstock des weissen Herzthrombus zusammensetzten. Auch in dem Aneurysmathrombus sind die einzelnen Elemente ungemein scharf zu sondern. Die hellen Wellenbergaxen bestehen fast ausschliesslich aus Plättchen und führen neben einer dichten Scheide von feinfädigem Fibrin einen sehr breiten Saum von weissen Blutkörperchen. Diese Balken sind sehr schmal und stehen in weiten, aber fast regelmässigen Abständen von einander. Ihr Lauf ist kein gestreckter, sie sind vielmehr korkzieherartig gewunden und ihre Axen stehen senkrecht zu der Wandung des Aneurysmas. Schnitte, welche senkrecht zur Längsaxe des Aneurysmasackes geführt wurden, ergaben dasselbe Bild, wie die Längsschnitte, nehmlich einzeln stehende Balken. Mithin konnte es sich noch nicht um Lamellensysteme handeln, die quer getroffen worden waren, sondern sowohl in der Quer- wie in der Längsrichtung des Sackes sind senkrecht zur Wandung in gewissen Abständen Säulen aufgebaut, welche dann durch Guirlanden aus dichtgefügten Fibrinfasern in Verbindung gesetzt sind. Die Lücken zwischen den letzteren sind fast ausschliesslich mit rothen Blutkörperchen und ganz zarten weitmaschigen Fibrinnetzen ausgefüllt. Dagegen sind innerhalb der dichten Fibrinmassen der Guirlanden selbst zahlreiche Leukocyten und Plättchen eingeschlossen, die sogar vereinzelt als besondere Kernmasse innerhalb des Fibrinmantels hervortreten. Diese querverlaufenden Leukocyten- und Fibringuirlanden sind daher nur die Anfänge der beginnenden Querverbindungen zwischen den Hauptbalken, und es gelingt leicht, halb und ganz fertiggestellte Querbalken in ähnlicher Richtung und Anordnung nachzuweisen.

Die Untersuchungen zeigten weiter, dass aus den ursprünglich isolirt stehenden Balken durch Verschmelzung derselben Lamellen entstehen oder dass auch schon von vornherein statt

Balken Lamellen angelegt werden können. Um von ihnen ein klares Bild zu bekommen, ist es freilich nöthig, dass man die weissen Partien der gemischten Thromben untersucht. Hier treten dann die Balken oder Lamellen deutlich zu Tage und man erkennt leicht die senkrechte oder etwas schräge Stellung, welche sie zur Gefässwand einzunehmen pflegen. Die der Gefässaxe gleichgerichteten Lamellen werden daher auf Querschnitten radienartig der Mitte des Gefässlumens zuzustreben scheinen. Die quer zur Gefässaxe aufgebauten Lamellen werden dagegen an Längsschnitten nur einfach neben einander aufgereihte parallel gerichtete Säulen zeigen, die von einer oder beiden Seiten her je nach dem Umfang des Thrombus nach der Axe des Gefässes zu wachsen. Durch zahlreiche Querbalken zwischen den quer- und längsgestellten Hauptlamellen kommt schliesslich das reine Balkennetz zu Stande, wie es die Herzthrombenschnitte alle gezeigt hatten.

Zu diesen weissen Partien gehört in der Regel die Spitze des Thrombus, wenn sie noch unversehrt ist, oder derjenige Theil, wo die Verlegung des Gefässes vollständig geworden ist. Diesen mehr oder weniger weiss gefärbten Thrombusmassen schliessen sich dann gewöhnlich nach rückwärts, mit der Blutströmung gerechnet, die rein roth gefärbten Besthandtheile des Blutpfropfes an. Häufig werden diese, zumal bei Ausfüllung ganzer Venenstämme, noch hier und da, besonders an den Stellen, wo Klappen inseriren oder Seitenzweige einmünden, durch wandständige weissliche Massen unterbrochen. Die Begrenzung zwischen den weissen und rothen Bestandtheilen ist keine scharfe. Man sieht vielmehr, besonders gut an Quer- und Längsschnitten eine deutliche lamellöse Schichtung der rothen Blutmassen in der Umgebung der weissen Thrombustheile. Sie kommt dadurch zu Stande, dass von der letzteren aus zahlreiche feine weisse Streifen, den Lamellendurchschnitten entsprechen, in die rothen Blutmassen eindringen und sich allmählich verjüngend in denselben verlieren. Diese zarten Lamellen sind gleich Wasserpflanzen in der Richtung des Stromes gebogen und schalenförmig über einander gelegt. Sie sind es, welche die schon seit langer Zeit bekannte Schichtung der rothen oder gemischten Thromben bedingen. Untersucht man diese weissen Ausläufer mikroskopisch, so zeigt sich, dass sie aus Plättchen, weissen Blutkörperchen und zahlreichen Fibrinfäden bestehen. Dieses Material erscheint zuweilen an der Basis der Lamellen, dort, wo sie von dem weissen Thrombus entspringen, noch in gleicher Anordnung wie die bekannten Balken des letzteren, je mehr die ersteren aber in die rothe Substanz vordringen, um so regelloser wird die Zusammensetzung, bis sie schliesslich in feine Fibrinfäden mit spärlich eingeschlossenen Leukocyten auslaufen. Es sind also die Schichtungslamellen des rothen oder gemischten Thrombus nichts Anderes, als durch Zug oder durch unregelmässige Anlagerung stark verlängerte Balken des weissen wandständigen Thrombus, welcher stets als die primäre Bildung zu betrachten ist. Wird also ein Gefäss durch einen oder mehrere gleichzeitig an verschiedenen Stellen entstehende weisse Thromben für den Blutdurchfluss gesperrt, so wird das im Gefäss zwischen den weissen Thromben oder rückwärts von ihnen gelegene rothe Blut zur Ruhe gelangen und auch post mortem, soweit es nicht dem Gesetz der Schwere folgend, abfliessen kann, in dieser Lage gerinnen. Damit soll nicht gesagt sein, dass alle rothen Bestandtheile des gemischten Thrombus postmortale Gerinnungen sind; die Mehrzahl der älteren Thromben zeigt uns, dass bereits intra vitam in diesem zwischen den primären weissen Thromben eingeschlossenen und durch Gefässsperrung zur Stagnation gebrachten rothen Blut Fibrinausfällung stattfinden und so eine Wiederentfernung des Materials unmöglich gemacht werden kann. Fasst man das Resultat der Untersuchungen über den gemischten oder rothen Thrombus zusammen, so findet man, dass auch bei ihnen die aufbauende Substanz in der Hauptsache aus Plättchenbalken und Leukocyten besteht, dass die rothen Blutkörperchen nur secundäre Bestandtheile bilden, welche in jener, sei es post mortem, sei es schon intra vitam zurückgehalten wurden, und dass dieselben im letzteren Falle gemeinsam mit dem primären Thrombus weitere Veränderungen durchmachen können.

IV. Die secundären Veränderungen des Thrombus bis zum Beginn der Organisation.

Die älteren Thromben zeigen uns recht bedeutende Abweichungen von den ursprünglichen Bauverhältnissen und es sei daher kurz auf dieselben eingegangen. Schon bei den leidlich frischen Blutpfröpfen, wo das Balkensystem noch klar hervortritt, die Fibrinausscheidung noch mässig und auf die Lücken begrenzt ist, hat sich eine Umwandlung in den Balken selbst vollzogen, indem dieselben in eine feinkörnige Masse übergegangen sind, wie man sie in jedem älteren Thrombus beobachten kann. Die Leukocyten, welche reichlich oder spärlich die Balken mitbilden helfen oder die Lücken ausfüllen, zeigen einen starken Zerfall ihrer Kerne, indem dieselben verblassen oder in eine Menge kleiner dunkel gefärbter Körner zerfallen. An anderen fehlen die Kerne ganz, der Zellleib ist feinkörnig geworden und von den feinkörnigen Plättchenmassen nicht mehr zu trennen. Diese Umwandlung geht bald schneller, bald langsamer vor sich und ist wohl abhängig von den Schädlichkeiten, welche im Blut auf die Zellen eingewirkt haben. Es kann nehmlich der Zerfall schon eintreten, während die Plättchen sich noch deutlich isoliren lassen, was freilich sehr selten ist, und es bilden die zerfallenden Leukocyten dann einen wesentlichen Bestandtheil des Thrombus mit. Je undeutlicher das Zellmaterial wird, je feinkörniger die ganzen Massen geworden sind, um so stärker tritt das Fibrinnetz und zwar in grösster Unregelmässigkeit hervor. Als Beispiel diene der Thrombus einer Art. pulm. Während an dem freien Rand des wandständigen Thrombus, also in den frischen Partien nur ein geringer Zerfall der Zellen zu sehen ist und sich die Plättchenbalken noch deutlicher hervorheben, bildet die der Wandung des Gefässes näherliegende Partie bei Weigert'scher Färbung ein dichtes blaues Netzwerk, in welchem aber immer noch senkrecht zur Wand verlaufende wellig gebogene helle Pfeiler erkannt werden können. Die äusserste Zone, direct an der Wand, besteht aus einer gleichmässig blau gefärbten vielbalkigen Substanz, an der eine bestimmte Sonderung von Elementen nicht sichtbar ist. Die mittlere Zone nun zeigt bei stärkerer Vergrösserung die feinkörnig, ja fast homogen gewordenen Balken. Trümmer von chromatinhaltigen Zelltheilen sind eingeschlossen, liegen aber vor Allem zahlreich in dem dichten grobfädigen Fibrinnetz, welches die Lücken zwischen den Balken ausfüllt. Man erblickt ferner Zellen ohne Kerne, Körnchenhaufen und rothe Blutkörperchen, deren blasse Contouren deutlich zu sehen sind. Die kernlosen Zellen und Schollen bilden netzförmig zusammenhängende Massen, indem die Zellen zu Strängen sich an einander reihen und verschmelzen. Die Contouren dieser Zellnetze sind deutlich blau gefärbt. Ob dieselben als angelagerte Fibrinfäden — wenn die Weigert'sche Reaction als specifisch für Fibrin angenommen werden darf — oder als fibrinöse Umwandlung der Zellgrenzen zu betrachten sind, bleibe dahingestellt. Eine eigenartige Zerklüftung in der feinkörnigen Substanz der Plättchenbalken führt zu ganz gleichen Bildern. Auch hier ist eine Bekleidung der kleinen Bälkchen mit blauen Fäden zu constatiren. Zu dieser Zeit ist es sehr schwer zu sagen, was Zellmaterial, was Plättchen sind und nur die dichte fädige Umrandungszone aus Fibrin, welche noch deutlich die primären groben Balken umzieht, lässt den Ursprung der feinkörnigen Substanzen mit einiger Sicherheit bestimmen. Sehr deutlich sind die erwähnten Umwandlungen in den frischen Präparaten des erwähnten Thrombus aus der Art. pulm. zu sehen (Gefriermikrotomschnitte, Färbung mit Alauncarmin und Weigert an den frischen Schnitten). Gleich schöne Bilder gab ein Thrombus der Vena fem. (Fall von Septicämie). Die rothen Blutkörperchen (Härtung in Müller) sind zum Theil noch deutlich erhalten, zum Theil in farblose Ringe und körnige Substanzen verwandelt. An anderen Stellen finden sich helle Lücken, in denen von rothen Blutkörperchen nichts zu sehen ist. Dagegen findet sich hier ein feinmaschiges Fibrinnetz, welches getreu die Contouren der rothen Blutkörperchen wiedergiebt.

Die Umwandlungen, welche bisher besprochen und die in allen älteren Thromben wiederzufinden sind, lassen sich kurz dahin zusammenfassen: Die Plättchenbalken beginnen in feinkörnige Massen überzugehen und innerhalb derselben tritt eine netzartige Zerklüftung auf, welche zu einem secundären feineren Balkenwerk führt. Die allmählich absterbenden Leukocyten fliessen zu einem ähnlichen feinkörnigen Balkennetz zusammen. Die Grenzen derselben werden in beiden Fällen von feinfädigem Fibrin eingesäumt. An Stelle der sich auflösenden rothen Blutkörperchen tritt ein engmaschiges, dichtes Fibrinnetz, welches die früheren Lücken des Thrombus ausfüllt.

Von den letzten Umwandlungsprozessen eines Thrombus bis zu seiner Ersetzung durch Bindegewebe soll nur eine kurze Beschreibung an bestimmten Objecten gegeben werden, da es schwer ist, einen gemeinsamen Charakter in ihnen wiederzuerkennen.

Die einfache Carminfärbung zeigt in einem alten Herzthrombus (senile Atrophie) ein grosses Gewirr von hyalin glänzenden, röthlich gefärbten Bändern, von denen die breiteren und stärkeren schräg oder senkrecht zur Wand verlaufen und gegenseitig durch Anastomosen verbunden sind. Nach den jüngeren Partien des Thrombus zu lösen sich die glänzenden Bänder in feinkörnige Massen auf, deren Grenzen nur von hyalinen schmalen Fasern gebildet sind. In der älteren Zone sind die grösseren Lücken wieder von einem Netz feinerer und gröberer hyaliner Bälkchen durchzogen, in den jüngeren jedoch noch deutlich von rothen und weissen Blutkörperchen ausgefüllt. Das gesammte Hyalin löst sich bei Weigert'scher Färbung in ein dichtes Netz von Fibrin auf. Die körnigen Massen sind die bekannten Plättchenbalken, die hyalinen Umgrenzungen die Fibrinscheiden derselben. Balken und Scheiden gehen allmählich in die bei Carminfärbung rein hyalin erscheinenden Massen über, die jedoch bei Weigert'scher Behandlung eine zwischen roth und blau schwankende Färbung zeigen, da in der ganzen Dicke der Balken längsverlaufende blaue Fibrinfäden zu finden sind. Ob die röthliche Zwischensubstanz, in der anscheinend die Fäden ruhen, noch Reste der körnigen Balken, ob hier also eine einfache Umwandlung der Plättchen in Fibrin, oder ob ein Untergang derselben und ein Ersatz durch Fibrin stattgefunden hat, ist nicht zu entscheiden. Es ist dies um so schwerer, als in noch älteren Stadien ein Theil der Balken kein deutliches fädiges Fibrin mehr zeigt, sondern nur einen blauvioletten Ton durch Beimengung blaugefärbter krauser körniger Massen erhält. Andere nehmen überhaupt keinen blauen Farbenton mehr an, sondern erscheinen in der ursprünglichen Carminfarbe, nur leicht wellig gestreift. An passenden Stellen kann dann der Uebergang dieser zweifelhaften Fibrinbalken in wahres Hyalin deutlich verfolgt werden. Hier zeigen sich dem Auge die Bilder, wie sie Langhans[36] als kanalisirtes Fibrin beschrieben hat, wie sie Meyer[37] für die Wandungen der Aneurysmen des Näheren schildert. Das ursprünglich weite Maschensystem ist durch die reichliche Fibrinausscheidung in ein enges verwandelt. Indem nun auch die feinkörnigen Balken direct hyalin werden oder erst auf dem Umwege der fibrinösen Umwandlung zu diesem Endresultat gelangen, andererseits das spontan auskrystallisirte Fibrin sich zu dickeren Fäden zusammenschliesst und gleichfalls in hyaline Balken aufgeht, entstehen jene homogenen, vielfach von Kanälen und Vacuolen durchsetzten Massen, die den Namen Hyalin nach Recklinghausen'schem Begriffe mit Recht tragen können. Gleichgültig bleibt es für seine Entstehung, ob die Zellen oder körnigen Massen sofort die besondere Umwandlung in Hyalin durchmachen, was vorkommt, oder ob erst durch Umsetzung mit den Eiweisskörpern des Plasmas ihrerseits Fibrin gebildet wird, welches dann später der hyalinen Metamorphose verfällt.

Die Organisation des Thrombus beginnt, ehe jene Umwandlungen vollendet zu sein brauchen. Beneke[38] führt dieselbe auf mechanische Ursachen zurück und da dieselben überall sehr verschieden sein können, so wird auch die Wucherung des organisirenden Gewebes bald früh, bald später beginnen. Wenigstens zeigen uns eine Reihe von Bildern, dass spindelförmige Zellen tief in die Thrombusmassen an Stellen eindringen, wo nur Haufen rother Blutkörperchen ohne fibrinöse Ausscheidung liegen, deren beginnende Auflösung durch Pigmentschollen in den Spalten des wuchernden Gewebes angezeigt ist. Oder man findet Züge langgestreckter Zellen in deutlich erkennbare feinkörnige Plättchenhaufen eindringen. Die Regel bleibt freilich, dass die einwandernden Elemente an den fibrinösen Balken eine Stütze suchen und den Kanälen der hyalinen Massen folgend ihr Eroberungswerk beginnen. An der Grenze des Wucherungsgebietes findet man häufig einen grösseren Reichthum von grobkörnigem Pigment, welches meist in grosskernigen Zellen abgelagert ist. Dieser Umstand spricht dafür, dass die Aufnahme des Zerfallmaterials nicht durch die eingeschlossenen Leukocyten, sondern durch frisch einwandernde Zellen besorgt wird (Bubnof[39]). Die Mannichfaltigkeit der dadurch entstehenden Bilder ist eine überaus grosse und in älteren Thromben ist das Gewirr von dicken und dünnen Fibrinbalken, von noch erhaltenen körnigen Balken und Leukocytentrümmern, dazwischenwuchernden Bindegewebszellen, freien und eingeschlossenen Pigmenthaufen ein so complicirtes, dass über die Herkunft und Natur der einzelnen Bestandtheile im einzelnen Präparat nichts ausgesagt werden kann. Auf die weiteren Stadien der Thrombusorganisation ist die Untersuchung nicht ausgedehnt worden, zumal die Arbeiten von Baumgarten, Beneke u. A. diesen Gegenstand in erschöpfender Weise behandelt haben.

Ueber die letzten Umwandlungsprozesse des Thrombus kann also so viel mit einiger Sicherheit ausgesagt werden, dass an die Stelle des in frischen Thromben vorhandenen Zellen- und Plättchenmaterials, sowie der rothen Blutkörperchen ein reichliches fibrinöses Balkensystem tritt, welches schliesslich einer hyalinen Umwandlung verfällt.

V. Ueber die Ursachen der Korallenstockbildung im Thrombus.

Nachdem die wesentliche Zusammensetzung des Thrombus an allen untersuchten Fällen bestätigt und damit der Aufbau aus Plättchen- und Zellmaterial in Form eines Korallenstockes oder Schwammes als Grundlage eines jeden Blutpfropfens erkannt worden war, musste auch versucht werden, die Frage nach den Ursachen dieses Aufbaues zu lösen. Wie sich die Zusammensetzung des Thrombus vollzieht, schien hinlänglich aus den mikroskopischen Präparaten bewiesen, das Warum sollte gleichfalls durch die genauere Betrachtung des fertigen Gebildes der Lösung näher gebracht werden.

Von vornherein mussten hierbei die Fragen der Blutgerinnung, so weit sie sich auf physiologisch-chemische Fragen bezogen, unberührt bleiben, da eine primäre Fibringerinnung als Ursache für die spontane Thrombose im menschlichen Körper höchst unwahrscheinlich ist. Der alte Streit über den Antheil der weissen Blutkörperchen als Erreger der Gerinnung, über ihren Untergang im kreisenden Blut, über den explosionsartigen Zerfall derselben, über das freie Fibrinferment im lebenden Körper, über die Blutplättchen als Fibringeneratoren hatte bei Entscheidung dieser Fragen nicht mitzuspielen. Nur für die secundären Vorgänge im Thrombus müssen diese wichtigen Untersuchungen[40] in Betracht gezogen werden. Für die Ursache der thrombotischen

Abscheidung dagegen bleibt nur die mechanische und pkysikalische Theorie zur Erklärung übrig, wie sie Virchow zuerst angedeutet und v. Recklinghausen weiter ausgebaut hatte. Zahn hat, wie oben bemerkt, für die Schichtung des Thrombus die Wellentheorie in Anspruch genommen. Seine Wellenbergaxen entsprechen den Rippenbildungen an der freien Oberfläche der Thromben. Dieselben sind nach obigen Untersuchungen nichts Anderes, als die primären Balken, aus denen der Thrombus sich aufbaut. Diese Balken sind jedoch nicht blos an der Oberfläche, sondern gerade in der Wandschicht stets zu finden, selbst wenn eine Rippenbildung an der Oberfläche gar nicht sichtbar ist. Löst man grössere Thrombenmassen von der Gefässwand ab, so findet man hier die Rippen in ähnlicher Form, wie sie Zahn an der freien Oberfläche beschrieben hat, nehmlich als feine helle, bald quer, bald längs zur Gefässaxe verlaufende, den Thrombus durchziehende Streifen wieder. Die einzelnen Streifen sind von ungefähr gleicher Dicke und ebenso die zwischen liegende, mehr roth gefärbte Substanz. An anderen Stellen sieht man statt der Streifen nur einzelne helle, in regelmässigen Abständen von einander stehende Punkte. Geht man weiter, so sieht man die feinen Streifen durch zahlreiche Anastomosen sich verbinden, sie sind stärker ausgebildet, die zwischen liegende Substanz schwindet mehr und mehr, und endlich fliessen diese Streifen zusammen, um die rein weissen Thrombusflächen, die der Wand anliegen, zu bilden. Diese Punkte und Streifen sind nichts weiter als die Fusspunkte unserer Säulen und Lamellen und die Rippen an der freien Oberfläche sind die in den vorbeifliessenden Blutstrom eintauchenden höchsten Spitzen derselben. Natürlich ist die Zusammensetzung der einzelnen Thromben nicht eine so regelmässige, dass auf einem Querschnitt der ganze Aufbau klargelegt werden kann. Die Veränderung der Blutströmung, der Taschenapparat des Venensystems, die Abzweigung dünner, schalenartiger Lamellen vom Grundstock aus, das Zusammenwachsen mehrerer gleichzeitig gebildeter primärer Thromben lassen die Zugehörigkeit der einzelnen Theile erst durch Untersuchung mehrerer Schnitte erkennen.

Zahn nimmt nun an, dass diese Rippenbildung dadurch zu Stande kommt, dass die weichen abgeschiedenen Blutmassen in eine oscillirende Bewegung versetzt werden und dass je nach der Weite der Schwingungen durch Reibungswiderstände eine dichtere Anhäufung des Materials und zugleich eine Erhebung über das Niveau an bestimmten Stellen stattfindet, deren Entfernung auf die Grösse und Form der Wellenschwingungen einen Rückschluss erlaubt. Er stützt sich dabei auf die Arbeiten Casimir de Candolle's („Rides formées à la surface du sable déposé au fond de l'eau et d'autres phénomènes analogues. Arch. de Sciences phys. et natur. Mars 1883. 3. période. Tome IX.), welcher dieses Gesetz für die am Meeresufer sehr häufig zu beobachtenden Riffbildungen im leicht beweglichen Meeressand aufstellte und durch Experimente begründete. Da in der That der Aufbau der ersten Balken in so regelmässigen Abständen erfolgen kann, ist die Theorie sehr annehmbar, dass die Wellenbewegung, die Knotenbildung u. s. f. einen Einfluss auf die Balken- und Rippenbildung ausübt. Dagegen erscheint es fraglich, ob die Wirkungen der Schwingungen, wie Zahn es will, so aufzufassen sind, dass das aus dem Blut abgelagerte, ziemlich gleichmässig vertheilte weiche Material einfach den Ausdruck der Blutbewegung durch Verdichtung an bestimmten Stellen, d. h. durch Wellenbergbildung annimmt. Die ganz scharfe Trennung des Materials lässt vielmehr die Vermuthung aufkommen, dass die am leichtesten haftenden Plättchen dort Anhäufungen und schliesslich Balken bilden, wo sich bei Verlangsamung des Stromes oder nahezu oscillirender Bewegung Knoten- und Ruhepunkte bilden, während das übrige Blut immerhin noch ausgiebige Bewegungen zwischen den Balken durchmacht. Denn letztere ermöglichen es nur, dass andauernd neues Material zugeführt wird und ein Wachsthum der Grundbalken stattfinden kann, wenigstens so lange, als nicht an peripherischen oder central gelegenen Punkten eine völlige Unterbrechung des Blutstromes stattfindet oder der Tod dem Spiel der Wellen ein Ende macht. Da jedoch bestimmte Untersuchungen über die Wellenbewegung in grösseren Gefässen nicht vorliegen, so kann vorläufig der Einfluss derselben auf die Anfänge der Thrombenbildung nur wahrscheinlich gemacht aber nicht bewiesen werden. Unterstützt wird diese Anschauung noch durch die Beobachtung, dass in falschen Aneurysmen, in den Sinus durae matris, wo also eine durch

Muskelwirkung bedingte Faltung der Intima ausgeschlossen ist, trotzdem Balkenbildung beobachtet wird. Hier soll also nur der Blutstrom das bedingende Moment abgeben.

Doch darf andererseits der Einfluss der Wand nicht vernachlässigt werden. Schon Köster[41] wies darauf hin, dass an sonst normalen Gefässen Runzelungen der Wand, z. B. bei Berieselung der Leichen mit kaltem Wasser, beobachtet werden können. Und thatsächlich sind nun solche ganz schwachen Faltungen in zierlichster Anordnung in den Gefässen, selbst bei ganz jugendlichen Personen, wo Gefässerkrankung nicht nachgewiesen werden kann, bald mehr, bald weniger deutlich zu sehen. Gerade an denjenigen Stellen, wo grössere Venenäste zusammenstossen, sind diese Quer- oder Längsstreifen gut zu erkennen. Zuweilen gelingt es nun, makroskopisch eine Uebereinstimmung der Streifenrichtung in der Wand und am adhärirenden Thrombus nachzuweisen. Ob diese Faltung in der Wand auf eine Wirkung der Muskeln oder der elastischen Faserzüge zurückzuführen ist, bleibe dahingestellt. Die feinen endarteriitischen Streifen bei alten Personen zeigen eine ganz gleiche Anordnung wie die erwähnten Faltungen der unveränderten Intima. Man muss daher daran denken, dass diese noch so geringfügigen Niveaudifferenzen, welche im Leben vielleicht noch stärker ausgeprägt sind, auch für die Ablagerung des Plättchenmaterials von Bedeutung sein können. Je langsamer der Blutstrom wird, um so leichter wird sich in den Falten das Balkenmaterial ansammeln; sind erst die Grundpfeiler gelegt, so baut auf ihnen der Strom den weiteren Korallenstock auf. Die Richtung der Hauptlamellen wird daher der Faltenbildung in der Gefässwand entsprechen. Für die primären Balken in falschen Aneurysmen oder in den Sinus durae matris könnte man Unebenheiten oder die schon makroskopisch deutlichen, netzartigen Vorsprünge in den grossen Venen als ursächliche Momente ansehen.

Die bisherige Betrachtung lehrt also, dass der systematische Aufbau der ersten Balken eines Thrombus auf bestimmte, schon physiologisch vorhandene Formationen der Gefässwand oder auf Wellenbewegung, vielleicht auf beides zusammen zurückgeführt werden kann. Der Einfluss der Wellenbewegung darf jedoch nicht so aufgefasst werden, dass die bereits abgeschiedenen ruhenden Massen durch regelmässige Schwingungen sich sondern, dass vielmehr die erste Abscheidung nur bestimmte Blutelemente betrifft, deren Ablagerung an den Punkten erfolgt, welche in besonderer Weise durch daselbst vorhandene Knotenpunkte zur Aufhäufung leicht zusammenbackenden Materials disponirt sind.

Damit sind jedoch die Bedingungen für das Zustandekommen gewisser Thromben noch nicht erschöpft. Ueber die häufigste Form der Thrombose sagt v. Recklinghausen[14]: „Zwei Momente müssen zusammentreffen, um die marantische Thrombose eintreten zu lassen, eine Veränderung der Stromkraft einerseits, eine plötzliche Dilatation der Blutbahn andererseits, mag nun letztere, wie in den Klappentaschen und den Hirnsinus physiologisch, oder, wie bei Herzvergrösserungen, Aneurysmen, Varices, krankhaft sein". Eberth und Schimmelbusch kommen bei ihren experimentellen Untersuchungen zu dem Schluss, „dass die Gefässläsion nur dann Thrombose herbeiführt, wenn eine Circulationsstörung hinzutritt oder durch sie hervorgerufen wird".

Daneben glauben sie der Dyskrasie als solcher einen Einfluss auf die Thrombose zuerkennen zu müssen. Baumgarten[26] hat gezeigt, dass bei aseptischem Operationsverfahren völliger Stillstand des Blutes in lebenden Gefässen gesunder Thiere keine Gerinnung erzeugt. In den untersuchten Thromben aber finden stets secundäre, immer fortschreitende Fibrinausscheidungen statt. Dieselben scheinen Hand in Hand zu gehen mit dem Zerfall zelliger Elemente und dem Untergang der Plättchen. Während die Verlangsamung des Stromes, die Erweiterung der Strombahn an bestimmten Stellen die Localisation des Thrombus an solchen Orten erklärt, müssen wir für das leichte Zusammenhaften der Elemente und für ihren schnellen Untergang noch die bereits von anderen Autoren betonte Schädigung der Zellen und Plättchen selbst in Anschlag bringen. Das hiesige Material bestätigte die Thatsache, dass Thrombose dann mit Leichtigkeit eintritt, wenn die Ernährung des Körpers und damit auch diejenige der einzelnen Zellen bedeutend gesunken ist, wenn also neben der Herzschwäche noch eine Veränderung der Blutelemente annehmbar erscheint. Noch klarer tritt die Schädigung derselben zu Tage, wenn nachweisbare giftige Stoffe in den Blutstrom gelangt sind und so direct auf die Zellen einwirken können. Dazu gehören in erster Linie die Spaltpilze. Die von den Bakterien gebildeten Produkte werden mit Leichtigkeit durch das gesammte Gefässgebiet getragen und üben so, auch ohne directe Berührung mit jedem einzelnen weissen Blutkörperchen oder Plättchen, ihre deletäre Wirkung aus. Die letzteren, Zellen und Plättchen werden nun nicht an Ort und Stelle liegen bleiben, sondern bei der Durchwanderung des ganzen Kreislaufes dort abgelagert werden und den Thrombus bilden, wo die beiden anderen Factoren, Stromverlangsamung und Erweiterung der Strombahn die Abscheidung begünstigen.

In neuerer Zeit hat die französische Schule auf Grund experimenteller Untersuchungen und bakteriologischer Befunde die alte Cruveilhier'sche[42] Ansicht der Phlebitis und ihren Einfluss auf die Entstehung von Thromben wieder zur Grundlage der Lehre von der Thrombose erhoben. Seit Brücke's[43] Versuchen, die von Glénard[44] bestätigt wurden, ist den Gefässveränderungen eine besondere Aufmerksamkeit geschenkt worden. Nun muss zugegeben werden, dass, wenn grössere Läsionen der Gefässwand, Fremdkörper u. s. w. als Hindernisse im Blutstrom vorhanden sind, leicht auf rein mechanischem Wege Material dort abgelagert werden kann, dass auch bei wirklicher bakteriitischer Entzündung ein chemischer Einfluss auf das vorbeifliessende Blut möglich erscheint. Jedoch findet man so häufig schwere Veränderungen der Gefässwände ohne Thrombose, dass der Einfluss der entzündeten Wand meist ein illusorischer sein wird. Allerdings können solche sklerotischen Flecke, wenn die übrigen Factoren zusammentreffen, zur Ablagerung thrombotischer Massen disponiren. Die französische Schule (Vaquez[45]) aber will darauf hinaus, in allen Fällen von Thrombose eine Phlebitis, und zwar eine bakteriitische, als das Primäre, die Thrombose als das Secundäre hinzustellen, während schon Virchow den umgekehrten Weg für den richtigen erklärte. Dass Fälle vorkommen, wo die Entzündung aus der Nachbarschaft auf die Gefässwand sich fortsetzen und so zur Thrombose führen kann, ist bekannt. Für die grosse Mehrzahl der infectiösen Dyskrasien muss aber Virchow's Ansicht zu Recht bestehen bleiben, indem hier keine primären localen Prozesse bei der Thrombose vorliegen, sondern der im Blut cursirende Infectionsstoff schädigt die Blutelemente, dieselben gelangen an disponirten Orten unter gleichzeitig eintretender allgemeiner oder localer Stromverlangsamung zur Abscheidung und durch secundäres Wachsthum der Spaltpilze wird die Entzündung der Gefässwand herbeigeführt.

Für letztere Ansicht sprachen wenigstens die Bilder, welche eine Reihe von infectiösen Thromben lieferten. Von vornherein sei betont, dass die gefundenen Bakterien — so weit eine solche Sicherheit überhaupt gegeben werden kann — nicht als secundäre Einwanderungen betrachtet werden konnten, sicher nicht in den Fällen, wo die Gefässwand völlig gesund war und mitten im Thrombus sich Anhäufungen von Spaltpilzen fanden, deren postmortale locale Vermehrung bis zu ihrer Abtödtung in Spiritus freilich mit in Betracht gezogen werden muss.

Die beobachteten Fälle seien hier kurz erwähnt.

1. Klod, Cyril, 2 Jahre alt, gestorben am 19. April 1891.

Nach Ablauf einer Scharlachinfection trat Diphtherie der Luftwege ein und der Knabe starb unter heftigen Gehirnerscheinungen. Die Section ergab eine ausgedehnte Thrombose des Sin. long. und Embolien in den kleineren Lungenarterienästen beiderseits. Im rechten Unterlappen ein keilförmiger Infarct von heller Farbe und stark gerötheter Begrenzung. Die mikroskopische Untersuchung des letzteren zeigte bei einfacher Alauncarminfärbung dem Keil entsprechend eine sehr blasse Färbung des Gewebes. Die Kerne meist gar nicht oder nur schwach zu erkennen, die Alveolen mit körnigen und fädigen ungefärbten Massen und Stromata rother Blutkörperchen ausgefüllt. Die zuführende Arterie ist durch einen obturirenden Thrombus verschlossen. Die Zusammensetzung desselben ist schwer zu erkennen, da nur körnige Massen und entfärbte rothe Blutkörperchen zu sehen sind. Die Reactionszone zeigt Leukocyteninfiltration und starke Hyperämie.

Bei Weigert'scher Färbung traten vor Allem in dem grossen Thrombus, ferner in den kleineren Arterienästen des nekrotischen Bezirks in den sie verstopfenden Massen sehr reichliche Mengen Streptokokken, intensiv blau gefärbt, hervor. Sie liegen auch vereinzelt in den Vasa vasorum und in den Gefässwänden selbst, endlich im nekrotischen Lungengewebe. In dem anstossenden gesunden Gewebe waren sie nicht zu finden, nur ganz vereinzelt in den nicht verstopften Blutgefässen innerhalb des rothen Blutes. Dass hier die Infection erst mit dem Embolus erfolgt war und die primäre Thrombenbildung durch die Infection des Blutes mit Streptokokken erfolgte, zeigt der Befund im Sinus long. Hier fanden sich gleichfalls mitten im Thrombus ganz isolirt liegende Streptokokkenhaufen, welche bei der Bildung des Thrombus mit eingeschlossen worden sein mussten, da in den angrenzenden Gefässwänden nichts zu finden war. Ein secundäres continuirliches Wachsthum der Kokken durch den ganzen Thrombus hindurch konnte durch kokkenfreie Schnitte als unwahrscheinlich hingestellt werden.

2. Kunz, Therese, 40 Jahre, gestorben am 19. Januar 1892.

Puerperale Endometritis vor mehreren Wochen. Die Section ergab: Fest contrahirter Uterus, Metrophlebitis, im rechten Hüftgelenk etwas Eiter, sonst nichts von Heerden. Thrombose beider Venae iliacae und der rechten Vena femoralis ohne jede Erweichung.

Die mikroskopische Untersuchung des Thrombus aus der Vena femor. zeigt mitten im Thrombus, in den Lücken zwischen den Grundbalken mit körnigen und fibrinösen Massen gemischt dichte Haufen blaugefärbter feiner Kokken, die keine besondere Neigung zur Kettenbildung zeigen, sondern in grösseren Klumpen zusammenliegen. In den Wandungen sind keine Kokkenheerde zu finden, ebenso nicht in allen Theilen des Thrombus.

3. Rieber, Anastasia, 65 Jahre, gestorben am 23. Januar 1892.

Miliartuberculose. Käsige Pneumonie. Käsige Endometritis. Thrombose des Sinus longit. und des Sinus transvers. dext. bis zum For. jug. Embolie der Lungenarterien.

Makroskopisch deutliche gelblich-weisse käsige Stellen im Thrombus. Ausstrichpräparate ergeben Tuberkelbacillen. In den Wandungen oder in der Nachbarschaft keine tuberculösen Prozesse.

Mikroskopisch zeigt sich typischer Korallenstockaufbau in den jüngeren Thrombusmassen mit vereinzelten Tuberkelbacillen mitten im Thrombus.

4. Dahlmann, Julie, 45 Jahre, gestorben am 5. Januar 1892.

Krebs der rechten Niere und Nebenniere. Pyelonephritis. Eiterheerde in der Nierensubstanz. Thrombose der Nierenvene.

In mikroskopischen Schnitten zeigen sich isolirt liegende Kokkenhaufen (Staphylokokken?), in deren Umgebung der Thrombus nur aus Leukocyten besteht. Im Uebrigen zeigt derselbe nach der Gefässwand zu typische Balkenbildung mit sehr dichtem Fibrinnetz in den Lücken. Wie das Bild des Abscesses mitten im Thrombus zu Stande kommt, ist schwer zu sagen. Ob hier eine Einwanderung von Leukocyten stattgehabt hat und die Gegenwart der Kokken die Fibrinbildung hindert, kann aus diesen Bildern nicht beantwortet werden. Ganz ähnliche Eiterheerde fanden sich bei einem Fall von Thrombophlebitis des Unterschenkels mitten im Thrombus der Vena saphena. Jedoch waren in ihnen keine Kokken nachzuweisen. Weniger beweisend sind zwei Fälle von puerperaler Pyämie, wo eine postmortale Verunreinigung ausgeschlossen werden muss, aber nicht bewiesen werden kann, dass nicht secundär nach Bildung des Thrombus, aber noch intra vitam, eine Durchsetzung desselben mit Spaltpilzen erfolgte:

5. Heller, Josephine, gestorben am 8. April 1892.

Puerperale Pyämie. Thrombose der Vena spermatica, zum Theil in Erweichung begriffen. In allen mikroskopischen Schnitten reichliche Mengen von Streptokokken.

6. Weyrich, Marie, 32 Jahre, gestorben am 16. April 1892.

Puerpera. Endometritis gangraenosa. Thrombose der Vena spermatica int. Im Thrombus, nicht in der Wand, feine, mit Löffler färbbare, ganz kurze Stäbchen, oft zu zweien an einander gelagert. Keine Färbung nach Weigert.

VI. Experimentelle Untersuchungen.

In dieser Betrachtungsreihe ist der Unterbindungsthrombus noch nicht erwähnt worden, weil leider kein solches Präparat zur Untersuchung gelangte. Experimentell durch Unterbindung beim Hund erzeugte Thrombose der Art. femor. zeigte*), dass in dem Endtheil des Gefässes bis zum Abgang des nächst höheren Seitenastes sich ein Thrombus gebildet hatte, dessen jüngste Partien den beim Menschen beschriebenen Aufbau in deutlicher Weise zeigten, während die älteren Partien nur Fibrinnetze auf-

*) Die unterbundene Arterie wurde nach 8 Tagen freigelegt, ober- und unterhalb doppelt unterbunden und excidirt. Härtung in Alkohol.

wiesen. Das Zustandekommen des typischen Aufbaues ist leicht erklärlich, da das Blut in dem betreffenden Gefässabschnitt wie in einem Manometer alle Bewegungen des grossen Kreislaufes mitmacht. Wie weit bei der Thrombosirung auch das bei der Operation angewandte Carbol auf die Gefässwand gewirkt hat, oder wie weit dieselbe dem Einfluss der atmosphärischen Luft, den Quetschungen des Gefässes zuzuschreiben ist, muss unentschieden bleiben.

Am Thier wurden auch der Aufbau des experimentellen im fliessenden Blut erzeugten Thrombus studirt. Nach den von Eberth und Schimmelbusch angegebenen Methoden wurde beim Hunde die rechte Art. femor. mit einem Seidenfaden unterbunden, derselbe nach 15 Minuten gelöst und der betreffende Gefässabschnitt $\frac{3}{4}$ Stunden später herausgeschnitten. Härtung in absolutem Alkohol. Leider treten auch so Verschiebungen der Blutmasse ein, so dass man kein sicheres Bild über die ursprüngliche Lagerung erhält. Die mikroskopische Untersuchung zeigte zwischen den Buchten der zerfetzten Intima körnige ungestreifte Massen, die keine Fibrinfärbung annahmen. Ihre Natur als Plättchen war nicht sicher zu erkennen.

Besser gelang dies bei einem Kaninchen (Umschnürung der Art. fem. Lösung nach 5 Min. Excision nach 18 Stunden). An den Schnitten zeigte sich an den Fetzen der zerrissenen Intima hängend ein Gemisch von deutlichen Plättchen und Leukocyten ohne besondere Anordnung. Von Fibrin war in dem Präparat nichts zu sehen.

Grössere Thromben, d. h. für längere Zeit haftende Abscheidungen konnten nicht erzielt werden, wie auch Eberth und Schimmelbusch bereits die Unbeständigkeit der Versuchsergebnisse und die schnelle Lösung der experimentell erzeugten Thromben erwähnen. Es ist dies auch sehr natürlich, weil die wesentlichen Momente für die Thrombenbildung beim Menschen, Verlangsamung des Blutstromes, Erweiterung der Strombahn, Schädigung der Blutelemente kaum oder nur für ganz kurze Zeit in Wirkung treten. Mithin können diese Versuche weder für noch gegen die oben entwickelte Anschauung von dem Aufbau des Thrombus in's Feld geführt werden.

Der Versuch, durch Aetherinjection ausgedehntere Thrombose

zu erzielen, schlug gleichfalls fehl. Einem Kaninchen wurde ¼ Pravaz Aether pur. in die linke Vena jug. nach dem Herzen zu eingespritzt. Innerhalb weniger Secunden trat unter heftigen Zuckungen der Tod ein. Die Vena jug. war ausgefüllt mit einem dunkelrothen Gerinnsel, welches sich bis zum rechten Herzen fortsetzte und dasselbe ausfüllte. Mit der Wand war es leicht verklebt. Die frische Untersuchung ergab die Anwesenheit fädiger Massen innerhalb des rothen Blutes. Freilich konnte die Gerinnung während der Uebertragung auf den Objectträger und während der Untersuchung entstanden sein, wenn die Fäden überhaupt wirkliches Fibrin waren. Die Untersuchung des in Alkohol gehärteten Herzinhaltes weist bei mikroskopischer Betrachtung nur ganz vereinzelte nach Weigert sich blau färbende Fädchen am Endocard haftend nach. Dagegen zeigten sich viel ungefärbte Fäden und Streifen zwischen den rothen Blutkörperchen, auch körnige Elemente, endlich dicke und feine rosenkranzartige hämoglobinhaltige Fäden, die in Netzform angeordnet und an Stelle von rothen Blutkörperchen getreten waren. Das Zusammenfliessen letzterer zu solchen Fäden war deutlich zu erkennen. Eberth und Schimmelbusch erwähnen bereits den körnigen und fädigen Niederschlag aus dem Plasma bei Aetherinjection, der jedoch mit Fibrin nichts zu thun hat. Unter dem Deckglas lässt sich im frischen Plasma der Versuch sehr einfach wiederholen. Von einer wirklichen Gerinnung war also keine Rede, von einer thrombotischen Abscheidung gleichfalls nicht, sondern die directe Schädigung des Plasmas und der rothen Blutkörperchen führte hier zum Festwerden des Blutes. Mithin kann der Streit, ob durch Aetherinjection Ferment im Blute frei wird oder nicht, durch diese Experimente nicht gelöst werden. Naunyn[46] giebt bereits zu, dass eine directe Schädigung der Blutkörperchen mit im Spiele sei. Bei Aetherinjectionen wie auch bei anderen Injectionsversuchen sind weisse Thromben gar nicht oder sehr selten beobachtet und noch seltener mikroskopisch untersucht worden[27]. Die Mehrzahl der Stoffe erzeugen eben Bedingungen im Blut, wie sie spontan im menschlichen Körper sehr selten eintreten dürften.

Weltli's Untersuchungen über den Tod nach Hautverbrennungen sollten den Nachweis bringen, dass durch Zerfall rother

Blutkörperchen Plättchen entstehen, welche capilläre Embolien hervorrufen. Salvioli bezweifelt diese Genese der Plättchen. Zufällig gelangte im Laufe dieses Jahres ein 3jähriges Kind mit schweren Brandwunden zur Section; letztere ergab kleine weisse Blutpfröpfe in den Lungenarterien. Die Untersuchung derselben zeigte den bekannten typischen Aufbau, keine besonderen Veränderungen an den rothen Blutkörperchen, wie auch die frische Untersuchung ergeben hatte.

Auf Grund obiger Untersuchungen können einige Fragen, die bei der Lehre von der Thrombose in Betracht kommen, dahin beantwortet werden:

1) Die Grundsubstanz eines jeden Thrombus, soweit eine spontane Entstehung desselben vorliegt, ist aus weisser Substanz gebildet.

2) Diese weisse Substanz zeigt einen korallenstockförmigen oder badeschwammartigen Aufbau, indem sie sich aus einem System drehrunder oder platter Balken zusammensetzt. Diese Balken bestehen aus einem centralen Stock von Blutplättchen und einer peripherischen Leukocytenscheide.

3) Das zwischen den Balken frei bleibende Lückensystem der weissen Substanz ist von flüssigem oder bereits intra vitam durch Ruhestellung und secundäre Fibrinausscheidung festgewordenem rothen Blute ausgefüllt.

4) Der secundäre Vorgang der Fibrinausscheidung ist dadurch erwiesen, dass das erste zarte Netz von Fibrinfäden an der Grenze der Balken, ferner entsprechend der Anhäufung weisser Blutkörperchen beobachtet wird, dass es sich schliesslich von den Balken aus auf den Inhalt der Lücken, auf das rothe Blut ausdehnt.

5) Die Schwammsubstanz des Thrombus, d. h. die feinkörnig gewordenen Plättchenbalken und die körnig zerfallenen Leukocyten werden durch Fibrin, sei es durch Auflösung oder directe Umwandlung, ersetzt.

6) Der Aufbau der ersten Hauptbalken erfolgt in regelmässigen Abständen, entweder abhängig von Schwingungsgesetzen in der Wellenbewegung oder, was wahrscheinlicher, von physiologisch schon vorhandenen Faltenbildungen der Gefässwand.

7) Die rein rothen Massen des gemischten Thrombus bil-

den nur die Ausfüllung zwischen den meist in grösserer Zahl vorhandenen primären wandständigen weissen Thromben, welche als Stromwehre wirken und eine Weiterbewegung des rothen Blutes endlich verhindern. Das so stagnirende rothe Blut kann bereits intra vitam an der Gerinnung theilnehmen. Die an den rothen Massen häufig zu bemerkende Schichtung ist durch vielfache wirbelartig vom Grundstock des weissen Thrombus ausgehende lamellöse Ausläufer bedingt, welche wie Wasserpflanzen in der Richtung des Stromes gebeugt sind.

8) Die an weissen oder gemischten Thromben sichtbare Rippenbildung der Oberfläche und ebenso die netzartige Zeichnung feiner heller Linien an ihrer der Gefässwand zugekehrten Fläche stellen nur die Spitzen, beziehungsweise die Fusspunkte der Hauptlamelleu des Thrombus dar.

Der mikroskopische Nachweis typischer (ad 2 beschriebener) Balken bildet das sicherste Zeichen für die intra vitam erfolgte Abscheidung des Blutpfropfes.

9) Für die Thrombose im Allgemeinen kommt eine Schädigung oder Schwächung der Blutelemente selbst, für den Ort der Ablagerung die Verlangsamung des Blutstromes, Stromwirbelbildung, Verengerung und Erweiterung der Strombahn, Veränderungen der Gefässwand u. s. w. als ursächliches Moment in Betracht.

10) Ein plötzliches Freiwerden von Fibrinferment und eine dadurch bedingte Fibrinabscheidung im strömenden Blute als Ursache der Thrombose muss bei den spontan entstehenden menschlichen Thromben völlig ausgeschlossen werden.

Literatur.

1. Donné, Compt. rend. de l'acad. de science. XIV. 1842. p. 366.
2. F. Arnold, Handbuch der Anatomie des Menschen. Freiburg 1845. Bd. I. S. 139. 181.
3. G. Zimmermann, Ueber die Formgebilde des menschlichen Blutes in ihrem näheren Verhältniss zum Prozess der Entzündung und Eiterung. Rust's Magaziu für die ges. Heilkunde. LXVI. 1848. S. 171, 437. — Zur Blutkörperchenfrage. Dieses Archiv Bd. 18. 1860. S. 221 ff. — Die Elementarkörperchen des Blutes als Kunstproducte. Zeitschr. f. wissensch. Zoologie. XI. 1862. S. 344.

4. Hensen, Untersuchungen zur Physiologie der Blutkörperchen, sowie über die Zellnatur derselben. Zeitschr. f. wissensch. Zoologie. XI. 1862. S. 253.

5. M. Schultze, Ein heizbarer Objecttisch. Archiv f. mikrosk. Anatomie. I. 1865. S. 38.

6. Hayem, Recherches sur l'évolution des hématies dans le sang de l'homme et des vertébrés. Arch. de Physiologie. 1878. p. 692.

7. Semmer, Ueber die Faserstoffbildung in dem Amphibien- und Vogelblut und die Entstehung der rothen Blutkörperchen der Säugethiere. I.-D. Dorpat 1874.

8. Slevogt, Ueber die im Blut der Säugethiere vorkommenden Körnchenbildungen. I.-D. Dorpat 1883.

9. Feiertag, Beobachtungen über die sog. Blutplättchen. I.-D. Dorpat 1883.

10. Riess, Zur pathologischen Anatomie des Blutes. Archiv f. Anat. und Physiolog. 1872. S. 237. — Bemerkungen über die Zerfallskörperchen des Blutes und ihr Verhältniss zur Anämie. Berl. klin. Wochenschr. 1879. S. 696.

11. Bizzozero, Ueber einen neuen Formbestandtheil des Blutes und dessen Rolle bei der Thrombose und Blutgerinnung. Dieses Archiv Bd. 90. 1882. S. 261. — Centralblatt für die medic. Wissenschaften. 1882. S. 17, 161, 353, 563. id. 1883. S. 528. — Ueber die Blutplättchen. Virchow-Festschrift, Internat. Beiträge. I. 1891.

12. C. Laker, Studien über die Blutscheibchen und den angeblichen Zerfall der weissen Blutkörperchen bei der Blutgerinnung. Wiener Sitzungsberichte. LXXXVI. Abth. III. 1883. S. 173. — Die ersten Gerinnungserscheinungen des Säugethierblutes unter dem Mikroskop. Wiener Sitzungsberichte. XC. 1885. S. 147. — Beobachtungen an den geformten Bestandtheilen des Blutes. Wiener Sitzungsberichte. XCIII. 1886. S. 21. — Die Blutscheiben sind constante Formelemente des normal circulirenden Säugethierblutes. Dieses Archiv Bd. 116. 1889. S. 28.

13. M. Löwit, Beiträge zur Lehre von der Blutgerinnung. Wiener Sitzungsberichte. LXXXIX. 1884. S. 270. XC. 1885. S. 80. — Die Blutplättchen und die Blutgerinnung. Fortschritte der Medicin. III. 1885. S. 173, 276. — Die Beobachtung der Circulation beim Warmblüter. Archiv für experim. Pathologie u. Pharmakologie. XXIII. 1887. S. 1. — Ueber die Präexistenz der Blutplättchen und die Zahl der weissen Blutkörperchen im normalen Blute des Menschen. Dieses Archiv Bd. 117. 1889. S. 545. — Ueber die Präexistenz der Blutplättchen. Centralblatt für allgem. Pathologie und patholog. Anatomie. II. 1891. S. 1058. — Ueber die Beziehung der weissen Blutkörperchen zur Blutgerinnung. Ziegler's Beiträge. V. 1889. S. 469.

14. v. Recklinghausen, Tageblatt der 52. Versammlung deutscher Naturforscher und Aerzte in Baden-Baden 1879. Untersuchungen in

Beziehung auf colloide und hyaline Substanzen. S. 259. — Handbuch der allgemeinen Pathologie des Kreislaufes und der Ernährung. Stuttgart 1883. S. 409, 75, 124, 126, 131, 134.

15. Hlava, Die Beziehung der Blutplättchen Bizzozero's zur Blutgerinnung und Thrombose. Ein Beitrag zur Histogenese des Fibrins. Archiv für experim. Pathologie und Pharmakologie. XVII. 1883. S. 392.

16. Halla, Zeitschrift für Heilkunde. 1883. S. 215.

17. Lavdowsky, Zur Frage über den dritten Formbestandtheil des Blutes der Menschen und einiger Thiere. Wratsch 1883. No. 11—15. Referat im Jahresbericht Schwalbe-Hoffmann. 1883. S. 64.

18. Eberth und Schimmelbusch, Die Thrombose nach Versuchen und Leichenbefunden. Stuttgart 1888. (Mit Angabe ihrer früher erschienenen Arbeiten.)

19. Klebs, Multiple Leberzellen-Thrombose. Ziegler's Beiträge. III. 1888. S. 8.

20. Weltli, Ueber die Todesursache nach Hautverbrennungen. Ziegler's Beiträge. IV. 1889. S. 519.

21. J. Salvioli, Ueber die Ursachen des Todes durch Hautverbrennung. Referat im Centralblatt für allgemeine Pathologie u. pathologische Anatomie. II. 1891. S. 436.

22a. Nasse, Rud. Wagner's Handwörterbuch der Physiologie. I. 1842. S. 100.

b. Ranvier, Traité technique d'histologie. Paris 1875. p. 213.

c. Pouchet, Gaz. médic. de Paris. 1878. p. 135.

d. Leube, Ein Fall essentieller Anämie mit übermässiger Entwickelung der Körnchenbildungen im Blute. Berl. klin. Wochenschr. 1879. S. 653.

e. R. Norris, Berichte der Birmingham Philosophical Soc. 1879. Referat im Centralbl. f. d. medic. Wissenschaften. 1880. S. 402.

23. Foà u. Carbone, Beiträge zur Histologie und Physiopathologie der Milz der Säugethiere. Ziegler's Beiträge. V. 1889. S. 230.

24. Kölliker, Gewebelehre des Menschen. II. 1852. S. 266, 578.

25. Foà, Virchow-Festschrift. 1891. Internat. Beiträge. Bd. I.

26. Baumgarten, Zur Lehre vom rothen Thrombus. Centralblatt für die medic. Wissenschaften. 1877. S. 131. — Ueber den neueren Standpunkt in der Lehre von der Thrombose. Berl. klin. Wochenschr. 1886. S. 385. — Die sogenannte Organisation des Thrombus. Leipzig 1877.

27. Lubnitzky, Die Zusammensetzung des Thrombus in Arterienwunden in den ersten fünf Tagen. I.-D. Bern 1885.

28. Ziegler, Lehrbuch der allgem. pathol. Anatomie. 1892. S. 73.

29. Zahn, Centralblatt f. d. medic. Wissenschaften. 1872. S. 129. — Untersuchungen über die Thrombose. Bildung der Thromben. Dieses Archiv Bd. 62. 1875. S. 81. — Untersuchungen über die Vernar-

bung von Querrissen der Arterienintima und -Media nach vorheriger Umschnürung. Dieses Archiv Bd. 96. 1884. S. 1. — Revue médic. de la Suisse romande. 1881. p. 18. — Ueber die Rippenbildung an der freien Oberfläche wandständiger Thromben. Tageblatt der 58. Vers. deutscher Naturforscher und Aerzte in Strassburg. 1885. S. 227. — Ueber die Rippenbildung an der freien Oberfläche der Thromben. Virchow-Festschrift. Internat. Beiträge. II. S. 199, 205.

30. Pitres, Note sur la structure des caillots intravasculaires. Bulletin de la soc. anat. de Paris 1875. 3 Série. Tom. V. p. 42.

31. Virchow, Handbuch der spec. Pathologie u. Therapie. I. 1854. S. 160. — Gesammelte Abhandlungen. Frankfurt 1856. S. 256, 514.

32. Weigert, Die neuesten Arbeiten über Blutgerinnung. Fortschritte der Medicin. 1883. I. S. 373, 405. — Ueber Croup und Diphtheritis. Dieses Archiv Bd. 70. 1877. S. 461. Bd. 72. 1878. S. 218.

33. Hanau, Zur Entstehung und Zusammensetzung der Thromben. Fortschritte der Medicin. IV. 1886. S. 385.

34. v. Middeldorpf u. Goldmann, Experiment. und patholog.-anatom. Untersuchungen über Croup und Diphtherie. Jena 1891.

35. Alex. Schmidt, Die Lehre von den fermentativen Gerinnungserscheinungen in den eiweissartigen thierischen Körperflüssigkeiten. Dorpat 1876.

36. Langhans, Ueber den Bau der menschlichen Placenta. Archiv für Anat. u. Physiol. 1877.

37. P. Meyer, De la formation et du role de l'hyalin dans les anevrysmes et dans les veisseaux. Arch. de Physiolog. II Série. VII Tome. 1880. p. 598.

38. Beneke, Die Ursache der Thrombusorganisation. Ziegler's Beiträge. VII. 1890. S. 95.

39. Bubnof, Centralblatt für die medic. Wissenschaften. 1867. S. 753. — Die Organisation des Thrombus. Dieses Archiv Bd. 44. 1868. S. 462.

40a. Mathieu et Urban, Causes et mécanisme de la coagulation du sang et des principales matières albuminoides. Paris 1875.

b. Köhler, Ueber Thrombose und Transfusion. Dorpat 1877.

c. Nicolai Heyl, Zählungsresultate betreffend die farblosen und rothen Blutkörperchen. I.-D. Dorpat 1882.

d. Rauschenbach, Wechselwirkung zwischen Protoplasma und Blutplasma. Dorpat 1883.

e. v. Samson-Himmelstierna, Ueber leukämisches Blut nebst Beobachtungen betreffend die Entstehung des Fibrinferments. I.-D. Dorpat 1885.

f. E. Freund, Ein Beitrag zur Kenntniss der Blutgerinnung. Wiener medic. Jahrbücher. 1886. S. 46. — Ueber die Ursache der Blutgerinnung. Wiener medic. Jahrbücher. 1888. S. 259.

g. Latschenberger, Ueber Dr. Freund's Theorie der Blutgerinnung. Wiener medic. Jahrbücher. 1888. S. 479.
h. Strauch, Controlversuche zur Blutgerinnungstheorie von Dr. E. Freund. Dorpat 1889.
i. Wooldridge, Die Gerinnung des Blutes von Dr. M. v. Frey. Leipzig 1891.
41. Köster, Tageblatt der 58. Vers. deutscher Naturforscher und Aerzte in Strassburg 1885. Discussion zu Zahn. S. 227.
42. Cruveilhier, Dic. medic. et chir. prat. XII vol. 1834. „Phlébite" p. 637.
43. Brücke, Ueber die Ursache der Gerinnung des Blutes. Dieses Archiv Bd. 17. 1857. S. 81.
44. Glénard, Contribution à l'étude des causes de la coagulation spontanée du sang à son issue de l'organisme. Collection des Thèses. Paris 1875. X.
45. Henri Vaquez, De la thrombose cachectique. Paris, Steinheil. 1890. (Mit genauer Angabe der französischen Literatur.)
46. Naunyn, Beiträge zur Lehre vom Icterus. Archiv für Anat. u. Physiologie. 1868. S. 401. — Untersuchung über Blutgerinnung im lebenden Thiere und ihre Folgen. Archiv für experim. Pathologie und Pharmakologie. I. 1873. S. 1.
47a. Franken, Ein Beitrag zur Lehre von den Blutgerinnungen im lebenden Organismus. I.-D. Dorpat 1870.
b. Schiffer, Centralblatt f. d. medic. Wissenschaften. 1872. S. 145.
c. Högyes, Die Wirkungen des zersetzten Blutes auf den thierischen Organismus. Centralblatt f. d. medic. Wissenschaften. 1873. S. 469.
d. Birk, Das Fibrinferment im lebenden Organismus. I.-D. Dorpat 1880.
e. Sachsendahl, Ueber gelöstes Hämoglobin im circulirenden Blute. Dorpat 1880.
f. Edelberg, Ueber die Wirkung des Fibrinferments im Organismus. Archiv f. experim. Pathologie u. Pharmakologie. XII. 1880. S. 283.
g. Groth, Schicksale der farblosen Elemente im kreisenden Blute. Dorpat 1884.
h. v. Düring, Die Fermentintoxication und ihre Beziehung zur Thrombose. Deutsche Zeitschr. für Chirurgie. XXII. 1885.
i. Heineke, Die Fermentintoxication und deren Beziehung zur Sublimat- und Leuchtgasvergiftung. Deutsches Archiv f. klin. Medicin. XLII. 1888. S. 147.
k. Silbermann, Ueber das Auftreten multipler intravitaler Blutgerinnungen nach acuter Intoxication durch chlorsaure Salze, Arsen u. s. w. Dieses Archiv Bd. 117. 1889. S. 288.
l. Heinz, Natur und Entstehungsart der bei Arsenikvergiftung auftretenden Gefässverlegungen. Dieses Archiv Bd. 126. 1891. S. 495.

Erklärung der Abbildungen.

Tafel III.

Fig. 1. Schnitt durch einen frischen Herzthrombus. Härtung in Müller'scher Flüssigkeit und Alkohol. Färbung mit Alauncarmin. Korallenstocktypus. a Balken des Korallenstockes, aus Plättchen bestehend. b Randzone der Plättchenbalken, von weissen Blutkörperchen gebildet. c Lücken des Korallenstockes, mit rothen Blutkörperchen ausgefüllt. (Fibrinfäden sind nur äusserst spärlich an der Grenze der Balken im Spirituspräparat nachzuweisen.)

Fig. 2. Schnitt durch einen wandständigen Thrombus der Art. pulmonalis. Härtung in Alkohol. Weigert'sche Färbung. Verfärbung mit Alauncarmin. a Plättchenbalken mit eingeschlossenen Leukocyten. b Umrandungszone der Plättchenbalken aus Fibrin. c Querverlaufende Fibrin- und Leukocytenguirlanden. d Rothe Blutkörperchen, welche das Lückensystem des Thrombus ausfüllen. e Beginnende Querbalkenbildung.

IV.

Ueber die Beeinflussung der Blut- und Serumdichte durch Veränderungen der Haut und durch externe Medicationen.

(Aus der dermatologischen Klinik des Herrn Prof. Kaposi in Wien.)

Von Dr. Hermann Schlesinger.

(Hierzu Taf. IV.)

Der Einführung neuer klinischer Untersuchungsmethoden, die es ermöglichen, das specifische Gewicht einer ganz geringen Flüssigkeitsmenge zu ermitteln, verdanken wir in jüngster Zeit durch mehrere eingehende Arbeiten mannichfache neue Kenntnisse über das Verhalten der Blut- und Serumdichte des Menschen bei verschiedenen physiologischen und pathologischen Zuständen. Ueber die Beeinflussung der Blut- und Serumdichte durch krankhafte Veränderungen der Haut liegen bisher nur sehr spärliche Angaben vor; der erste Abschnitt dieser Arbeit ist diesen Beziehungen gewidmet. Im zweiten Theile werden die ebenfalls bisher nur wenig gekannten Beziehungen zwischen dem Inhalte von Blaseneruptionen der Haut zu dem specifischen Gewichte des Blutserums erörtert. Der dritte Abschnitt beschäftigt sich mit den Veränderungen der Blut- und Serumdichte unter dem Einflusse externer Medicationen[1]).

Zur Bestimmung des specifischen Gewichtes des Blutes bediente ich mich der Methode von Hammerschlag[2]), die bei einer für klinische Zwecke völlig hinreichenden Genauigkeit eine Messung in wenigen Minuten ermöglicht, während eine Bestimmung der Blutdichte nach Bamberger[3]) oder Schmaltz[4]) — bei allerdings grösserer Genauigkeit — bedeutend mehr Zeit in Anspruch nimmt.

Zur Ermittelung des specifischen Gewichtes des Blutserums wurde ebenfalls eine von Hammerschlag angegebene Methode herangezogen, die der Autor mir bereits vor mehr als Jahresfrist in zuvorkommendster Weise behufs Vornahme von Versuchen mittheilte. Die Untersuchung wird folgendermaassen vorgenommen: Man beschickt ein Capillarrohr mit einem Tropfen einer 4procentigen Lösung von oxalsaurem Natron, bläst den Tropfen aus, so dass nur eine Spur von Flüssigkeit an der Wandung haften bleibt, und so die Gerinnung des Blutes hindert oder wenigstens sehr stark verzögert. Nachdem man in die Fingerbeere eingestochen hat, wird in den hervorquellenden Blutstropfen das Rohr eingetaucht und mit Blut gefüllt. Die Blutsäule muss eine ununterbrochene (ohne Luftblasen) sein. Es wird sodann das Rohr mit Wachs verschlossen und stehen gelassen oder centrifugirt. In beiden Fällen senken sich die Blutkörperchen zu Boden, das klare Serum ist scharf von der Blutkörperschicht getrennt; an dieser Grenze bricht man durch einen Feilenstrich

[1]) Die Arbeit war im Wesentlichen Ende März 1892 fertiggestellt; ich habe jedoch nach Möglichkeit noch die Resultate später erschienener Mittheilungen berücksichtigt.

[2]) Hammerschlag, Sitzungsber. d. Ges. d. Aerzte. Wr. klin. Wochschr. 1891. — Ueber das Verhalten des spec. Gew. des Blutes in Krankheiten. Centralblatt f. klin. Medic. 1891. No. 44.

[3]) v. Bamberger, Ueber die Anwendbarkeit der Oertel'schen Heilmethode bei Klappenfehlern. Wr. klin. Wochschr. 1. Jahrg. No. 1.

[4]) Schmaltz, Zur Untersuchung des spec. Gew. des menschlichen Blutes. Deutsches Arch. f. klin. Medic. Bd. 41.

das Capillarrohr entzwei, und lässt einen Tropfen Blutserum in die Chloroform-Benzolmischung fallen. Die weitere Bestimmung geschieht wie bei der Blutprobe [1]).

Zur Ausführung einer Bestimmung sind nur einige Tropfen Blutes erforderlich; sehr zahlreiche Controlversuche haben mich von der völligen Verlässlichkeit dieser Methode überzeugt.

Die Ergebnisse der Arbeit basiren auf weit mehr als 1200 Einzeluntersuchungen, die an etwa 200 Individuen vorgenommen wurden.

Für all die werthvollen Rathschläge, dic mir mein hochverehrter Chef, Herr Prof. Kaposi, zu Theil werden liess, für die liebenswürdige Unterstützung, die Herr Assistent Dr. Lukasiewicz und die Collegen an der Klinik mir angedeihen liessen, spreche ich hier meinen wärmsten und tiefgefühltesten Dank aus.

I. Blut- und Serumdichte bei Hautkrankheiten.

In den Bereich dieser Untersuchungen wurden nicht sämmtliche Hautkrankheiten gezogen, sondern nur solche, die wegen der Schwere oder der Ausdehnung der Localaffectionen, oder wegen der Allgemeinerkrankung, als deren sichtbarer Ausdruck die Hautveränderungen aufzufassen sind, Veränderungen in der Beschaffenheit des Blutes erwarten liessen.

Es wurden stets gleichzeitig Blut- und Serumbestimmungen ausgeführt, um ermitteln zu können, welcher Factor im Blute bei etwa stattfindenden Aenderungen des Blutes hauptsächlich in Mitleidenschaft gezogen worden war. Bei Hauterkrankungen mehr chronischen Charakters wurden die Bestimmungen zuerst täglich stets zu derselben Stunde vorgenommen, späterhin alle drei bis vier Tage. War hingegen eine schnelle Aenderung im Verhalten des Blutes zu erwarten, so wurde nicht selten das Resultat dreier Messungen binnen 24 Stunden ermittelt.

Ich will zuerst mit den Hauterkrankungen beginnen, bei denen Veränderungen der Blutdichte unzweifelhaft mit der Hautaffection in Zusammenhang zu bringen waren.

[1]) Hammerschlag hat jüngst diese Methode mitgetheilt (s. Sitzgsber. der Ges. der Aerzte. Wr. klin. Wochenschr. vom 16. Juni 1892. Vortrag von Dr. Hammerschlag: Ueber Hydrämie.

1. Pemphigus.

Mir standen zu meinen Untersuchungen im Ganzen 11 Fälle von Pemphigus zur Verfügung, von denen je drei als P. foliaceus, bezw. als P. pruriginosus, fünf als P. vulgaris (disseminatus) zu bezeichnen waren; aus der letzten Gruppe betraf ein Fall ein 9 Wochen altes Kind, das unter einer reichlichen Blaseneruption erkrankt war, aus der ersten einen Mann von 80 Jahren.

Es galt zu prüfen, inwiefern die Eruption reichlicher Blasen von Einfluss sei auf die Beschaffenheit des Blutes und ob der Monate und Jahre lang bestehende Zustand (insbesondere bei den Formen, die man als P. foliaceus und pruriginosus bezeichnet) immer mit einer Anämie einhergehe.

Es ergab sich vor Allem die auffallende Thatsache, dass bei sämmtlichen, von mir untersuchten Pemphigusfällen das specifische Gewicht des Blutes entweder als absolut bedeutend zu bezeichnen war oder zum Mindesten mit Rücksicht auf die Dauer der Erkrankung und das Aussehen der Patienten als recht hoch betrachtet werden musste[1]). Nicht in einem einzigen Falle war das specifische Gewicht niedriger als die für den Gesunden geltenden Normalzahlen, wie die folgende Tabelle zeigt.

Mittelzahlen für Gesunde:

	Nach Hammerschlag.	Nach meinen Erfahrungen.
Für Männer	1,056 —1,061	1,056—1,061
Für Frauen	1,0535—1,061	1,054—1,060.

Alter.	Name.	Pemphigus[2]).	Spec. Gew. des Blutes.	Krankheits-dauer.
38 Jahre	Bettina B.	P. vulgaris	1,059—1,0625	4 Monate
40 -	Rosa E.	P. foliaceus	1,055—1,057	2 Jahre
24 -	Franz F.	P. pruriginos.	1,056	1½ -
45 -	Netty H.	P. pruriginos.	1,056—1,0605	5 -
32 -	Ignaz K.	P. vulgaris	1,056—1,061	6 Monate
80 -	Moritz L.	P. foliaceus	1,0635	4 Wochen

[1]) Einer nach Abschluss der Arbeit erschienenen Mittheilung von O. Siegl (Prag. medic. Wochschr., Mai 1892) entnehme ich, dass derselbe ebenfalls bei einem 2jährigen, an Pemphigus chron. erkrankten Kinde ein spec. Gew. des Blutes von 1,057 fand.

[2]) Die Krankheitsdauer ist stets vom Beginn der Erkrankung bis zur ersten Blutuntersuchung berechnet; wurde der Kranke zu wiederholten Malen untersucht, so sind die niedrigsten und höchsten erhaltenen Ziffernwerthe angegeben.

Alter.	Name.	Pemphigus.	Spec. Gew. des Blutes.	Krankheitsdauer.
23 Jahre	Johann P.	P. vulgaris	1,061	3 Monate
39 -	Emanuel R.	P. vegetans	1,058—1,0635	4 -
27 -	Johann Sch.	P. vulgaris	1,062	6 -
9 Woch.	Franziska St.	P. neonatorum	1,063	3 Tage
46 Jahre	Hans G.	P. foliaceus	1,059	10 Monate

Von den Kranken, die ich Monate lang beobachtete und deren Blut ich häufig untersuchte, zeigten einige ein allmähliches, langsames Sinken des spec. Gew., andere trotz Fortbestandes des Leidens ein allmähliches Steigen des spec. Gew. des Blutes.

Um den Einfluss kennen zu lernen, den eine Hautexsudation auf die Beschaffenheit des Blutes ausübt, war es nothwendig, das Blut während und nach der Eruption, sowie in der Zwischenzeit während mehrerer Eruptionen zu untersuchen und nur fieberfreie Eruptionen zu berücksichtigen, da der Einfluss des Fiebers allein das Resultat sehr wesentlich zu trüben vermag.

Das Ergebniss war nicht immer ein gleiches; mitunter war keine Aenderung im Verhalten des Blutes zu bemerken, oder es waren nur geringe Schwankungen des spec. Gew. des Blutes zu constatiren, die die physiologischen nicht überschritten. Einige Male aber konnte ich sehr reichliche Blaseneruptionen beobachten, bei denen gleichzeitig eine oft erhebliche Eindickung des Blutes bestand, die bald nachher wieder rückgängig wurde. So war bei einem Manne, J. K.[1]), das spec. Gew. des Blutes während der Eruption 1,067; 30 Stunden später 1,0625; bei einem anderen Manne war am Tage vor einer reichlichen Eruption das spec. Gew. des Blutes 1,057; am Tage der Eruption 1,062; zwei Tage später 1,0585. Gleichzeitig vorgenommene Blutkörperchenzählungen zeigten, dass diese Schwankungen auf einer Eindickung des Blutes beruhen.

Die ebenfalls zu derselben Zeit vorgenommenen Bestimmungen der Serumdichte belehrten mich, dass die Eindickung immer durch den Verlust eiweissreicher Flüssigkeit aus dem Blute ihre genügende Erklärung finden könne; denn das Blutserum änderte sein spec. Gew. während der Eruptionen sehr wenig oder gar

[1]) Diesen Kranken hatte ich in der früheren Tabelle nicht angeführt, da er eine Combination von Lichen ruber und Pemphigus darbot.

nicht, so dass nicht ein verminderter Wassergehalt als solcher, sondern eine Verringerung der Gesammtmasse des Serums bei gleichbleibendem spec. Gew. (i. e. des percentuellen Eiweissgehaltes desselben) die vorübergehende Eindickung zu erklären vermochte. Wenn diese Aenderungen nicht wieder völlig rückgängig werden, so bleibt bei Fortbestand des Leidens das Blutgewicht öfters auf einer bedeutenden Höhe, was um so befremdender ist, da bekanntlich Hämoglobingehalt und Blutgewicht zumeist parallel gehen und man unter dem Einflusse einer so schweren Erkrankung eine rasche Abnahme des Hämoglobingehaltes erwarten sollte.

2. Verbrennungen.

Da schon vor einer Reihe von Jahren Tappeiner[1]) den Nachweis erbrachte, dass bei vier von ihm obducirten Verbrannten das Blut stark eingedickt war, und schon lange vor Tappeiner Baraduc[2]), allerdings nicht auf so exacte Untersuchungen, wie die Tappeiner's, gestützt, eine ähnliche Behauptung aufstellte, da weiters Tappeiner in dieser Eindickung die Todesursache bei Verbrennungen vermuthete, schien es geboten, das Verhalten des Blutes bei Verbrennungen überhaupt und insbesondere bei tödtlichen Verbrennungen zu untersuchen.

Sehr zu Statten kamen mir Untersuchungen, die vor mir Dr. A. Hock und nach ihm Dr. Spiegler an dieser Klinik angestellt hatten, deren Resultate mir von beiden Collegen in der liebenswürdigsten Weise zur Verfügung gestellt wurden. Ich verfüge, wenn ich die Resultate beider Collegen mitrechne, über Blutuntersuchungen bei 15 Verbrannten (sämmtlich weiblichen Geschlechts), die alle den Verletzungen erlagen, und bei einer grösseren Zahl mehr oder minder schwer Verbrannten, die am Leben blieben.

In zahlreichen Fällen war es uns möglich, das Blut wenige Stunden nach der erlittenen Läsion zu untersuchen. Die Resultate der Blutbestimmungen von Individuen, die wir erst nach

[1]) Tappeiner, Ueber Veränderungen des Blutes und der Muskeln bei ausgedehnten Verbrennungen. Centralbl. f. d. medic. Wissenschaften. 1881. No. 21 u. 22.

[2]) Baraduc, Union médic. 1863. Mai.

mehr als 24 Stunden zur Behandlung bekamen, haben wir aus sofort zur Erörterung gelangenden Gründen nicht in den Bereich unserer Betrachtungen gezogen.

In sämmtlichen Fällen von tödtlicher Verbrennung wurde das Blut erheblich eingedickt gefunden; diese Eindickung war in der Regel nur während der ersten 24 Stunden nach dem erlittenen Insulte vorhanden, nahm auch in einigen Fällen noch während der ersten 12 Stunden zu, um im Laufe des zweiten Tages zu schwinden, so dass bei Individuen, die noch 3—4 Tage die Verbrennung überlebten, eine Eindickung des Blutes nach den ersten 36 Stunden nicht mehr constatirt werden konnte.

Trotzdem ich im Allgemeinen darauf bestehen muss, nicht von Mittelzahlen im Einzelfalle auszugehen und etwa bei Abweichungen von denselben eine geänderte Blutdichte anzunehmen, sondern stets die individuellen Verhältnisse in Betracht zu ziehen, besonders wenn man von einer Eindickung des Blutes spricht, so muss ich von dieser Forderung bei tödtlichen Verbrennungen Abstand nehmen und bei diesen von einer Eindickung des Blutes sprechen, ohne das spec. Gew. des Blutes vor der Verbrennung gekannt zu haben; denn die von Dr. Hock, Dr. Spiegler und mir gefundenen Ziffern überragen um so viel die physiologischen Grenzwerthe, dass man die individuellen Werthe vernachlässigen kann, ohne in einen groben Irrthum zu verfallen. Während Hammerschlag für Weiber als physiologische Grenzwerthe des spec. Gew. des Blutes 1,0535—1,061 annimmt, betrug das spec. Gew. des Blutes bei tödtlichen Verbrennungen in allen 15 Fällen zwischen 1,065—0,073, Ziffern, wie man sie so hoch nur ganz ausnahmsweise bei manchen Krankheiten, wie bei angebornen Herzfehlern (Krehl, Hock und ich), bei Pemphiginösen zur Zeit der Eruptionen (vide früher) und unter der Einwirkung verschiedener Medicationen beobachten kann. Diese ausserordentliche Steigerung des spec. Gew., welche nach dem Resultate der Blutzählung (7 400 000 rothe Blutkörperchen im Cubikmillimeter in einem Falle) wirklich durch eine Eindickung des Blutes veranlasst ist, gleicht sich — wie oben erwähnt — in der Regel nach 24 Stunden wieder aus, und ist wohl in diesem Umstande der Grund zu suchen, dass die Resultate Tappeiner's eine Bestätigung bisher nicht erfahren haben.

So betrug beispielsweise die Blutdichte bei Pat. Flora F. (Verbrennung 1., 2. und 3. Grades) am

27. Januar 1892	um	5	Uhr Nachm.	(2 Stunden nach der Verbrennung)		1,062
27.	- - -	7	- -	. . . .		1,065
28.	- - -	8	- Morg.	. . . .		1,068
28.	- - -	10	- -	. . . .		1,069
28.	- - -	12	- -	. . . .		1,068

Der Tod erfolgte um 3 Uhr Nachmittags desselben Tages (28. Januar).

Bei Pat. Katharina K. betrug die Blutdichte am

21. Januar	6	Stunden nach der Verbrennung	1,072
22. -	18	- - - -	1,069
22. -	27	- - - -	1,061

Tod am 22. Januar 31 Stunden nach der Verbrennung.

Bei Pat. Marie Sch. (März 1891) war das spec. Gew. des Blutes

8	Stunden nach der Verbrennung	1,066
30	- - - -	1,058
44	- - - -	1,056

Tod 3 Tage nach der Verbrennung.

Zu wiederholten Malen habe ich auch eine — wenn auch bedeutend geringere — Eindickung (auch hier durch Zählung der Blutkörperchen controlirt) des Blutes constatiren können, wenn eine mehr oder minder bedeutende Verbrennung vorlag, die nicht den Tod nach sich zog. Auch in solchen Fällen war dieselbe — wenn überhaupt vorhanden — nur in den ersten 24 Stunden zu beobachten und ging bald wieder zurück.

So war das spec. Gew. des Blutes bei Pat. Johanna G. (ausgedehnte Verbrennung 1. und 2. Grades); aufgenommen den 3. Februar 1892

3	Stunden nach der Verbrennung	1,058
9	- - - -	1,060
12	- - - -	1,0615
26	- - - -	1,058
32	- - - -	1,056
50	- - - -	1,0565
3	Tage - - -	1,057

Während dieser 3 Tage fieberfrei; wegen beginnender Eiterbildung und Fiebers sind die weiteren Resultate nur bedingt zu verwerthen.

Bei Pat. Anna P. schwere Verbrennung 1., 2. und stellenweise 3. Grades ergab die Messung (Dr. Hock und Spiegler) am 20. September 1891 nach der Verbrennung

12	Stunden	1,068
26	-	1,059
2	Tage	1,057
3	-	1,058

Während der ersten drei Tage fieberfrei; am dritten Tage Beginn reichlicher Eitersecretion.

Johann O., Verbrennung 1. und 2. Grades an den Armen. Am 12. December

12	Stunden nach der Verbrennung	1,062
2	Tage - - -	1,0585
3	- - - -	1,058
10	- - - -	1,059

Zwei Fragen drängen sich nach Durchsicht dieser Befunde auf. Die erste lautet: Ist die Ansicht Tappeiner's die richtige, dass die Eindickung des Blutes als die Todesursache bei Verbrennungen aufzufassen ist?

Die zweite: Wodurch sind diese Vorgänge zu erklären?

Um diese Fragen erledigen zu können, müssen wir erst versuchen, einen etwas tieferen Einblick in die Vorgänge zu thun, die sich in dem Mengenverhältnisse des Blutes vollziehen; insbesondere müssen wir darauf achten, welcher Art die Eindickung des Blutes ist.

Denn eine Eindickung des Blutes kann Ergebniss zweier ganz verschiedener Vorgänge sein, die nur ein Verhältniss gemeinsam haben, nehmlich die relative Vermehrung der rothen Blutkörperchen in der Cubikeinheit. Dieses Endergebniss kann durch mehrere Umstände bedingt sein. Von einer absoluten Vermehrung der Zahl der rothen Blutkörperchen allein kann nicht die Rede sein; wohl aber kann durch Vorgänge, die das Serum in Mitleidenschaft ziehen, eine relative Vermehrung zu Stande kommen und zwar entweder durch Wasserverlust allein, oder durch den Verlust einer eiweisshaltigen Flüssigkeit, die dem Blutserum sehr verwandt ist. Ist der Wasserverlust bedeutend, die Eindickung nennenswerth, so muss dann dieselbe Menge von Eiweiss bei einer geringeren Wassermenge im Blutserum enthalten sein; dieses Verhältniss findet seinen klinischen Ausdruck in einem Steigen des spec. Gew. des Serums; die Wiederherstellung normaler Verhältnisse wäre durch ein Sinken des spec. Gew. des Blutserums charakterisirt. Wir haben also in dem Verhalten des spec. Gew. des Blutserums das Mittel, um die

Art der Eindickung zu bestimmen. Mehrere Untersuchungen, die ich bei schweren Verbrennungen mit oder ohne tödtlichen Ausgang[1]) unternommen habe, haben mir gezeigt, dass das spec. Gew. des Blutserums sich nicht wesentlich ändere, die Eindickung des Blutes also durch Verlust von Serum, oder zum Mindesten durch den Verlust des Blutes an einer sehr eiweissreichen Flüssigkeit zu Stande kommen müsse. Diese Resultate entsprechen im Wesentlichen den Befunden Tappeiner's. Denn Tappeiner fand, dass allerdings constant ein verminderter Wassergehalt des Blutes vorhanden war, während die Muskeln gleich viel Wasser hatten, wie sonst. Tappeiner nimmt an, dass die Eindickung des Blutes bei ausgedehnter Hautverbrennung durch Transsudation plasmareicher Flüssigkeit an den verbrannten Hautstellen bedingt sei. Dies mag für seine Fälle zugetroffen haben, kann aber durchaus nicht alle Fälle erklären; denn ich habe auch eine ganz bedeutende Erhöhung des spec. Gew. des Blutes bei Verbrannten gefunden, bei denen von einer nennenswerthen Transsudation an den verbrannten Stellen nicht die Rede sein konnte — das Eiweiss des Gewebes war an diesen Stellen geronnen; es konnte auch nicht durch Absonderung stark eiweisshaltigen Urins dieser Befund erklärt werden, denn in diesen Fällen bestand fast complete Anurie.

Trotz der Uebereinstimmung unserer Befunde mit denen Tappeiner's, kann ich nicht dessen Ansicht beipflichten, dass in dieser Eindickung die Todesursache zu suchen sei. Denn einerseits kann man durch Anwendung verschiedener, medicamentöser Substanzen — wie ich später zeigen will — eine ähnliche, oft Tage lang dauernde Eindickung des Blutes hervorrufen, ohne dass für das Leben des Individuums irgend eine Gefahr aus dieser Blutveränderung erwüchse, andererseits muss man bedenken, dass bei Verbrennungen die Eindickung des Blutes zumeist im Laufe des zweiten Tages schwindet und dass bei protrahirteren Fällen nach 4—5 Tagen sich zumeist keine Spur derselben nachweisen lässt.

Ich kann daher diesen Befund nur den anderen, interessanten, bei Verbrennungen zu Stande kommenden Veränderungen im

[1]) aber bei denen stets eine beträchtliche Eindickung des Blutes bestand.

Organismus anreihen, ohne ihm die entscheidende Bedeutung für das Leben des Individuums vindiciren zu können.

Ueber das veranlassende Moment dieser Blutveränderung wage ich derzeit noch keine eigene Ansicht zu äussern.

3. Eczeme.

Es kamen nur universelle, stark nässende Eczeme in Betracht, da von einem localen Eczeme eine wesentliche Beeinflussung der Blutdichte von vornherein nicht zu erwarten stand. Auch hier lehrte uns die Beobachtung, dass acut einsetzende, stark nässende, universelle Eczeme eine vorübergehende — aber nicht bedeutende — Eindickung des Blutes erzeugen können, welch letztere aber bald wieder schwindet. Ich hatte zweimal Gelegenheit, diesbezügliche Verhältnisse zu sehen:

Heinrich G., 48 Jahre alt, 10. December, seit 3 Tagen heftiges Hautjucken, seit einem Tage starkes Nässen der Haut.

Am	10. Dec.	spec. Gew. des Blutes	1,063
-	11.	- sehr starkes Nässen, spec. Gew. des Blutes	1,064
-	12.	- - - - - - - -	1,062
-	13.	- - - - - - - -	1,059
-	14.	- - - - - - - -	1,0585
-	17.	- - - - - - - -	1,059
-	20.	- - - - - - -	1,059
-	30.	- nässt sehr wenig, - - - -	1,058

Marie N., 36 Jahre alt, 18. November, seit 4 Tagen universelles Eczem, seit etwa 2 Tagen sehr stark nässend.

18. Nov.	sehr starkes Nässen, spec. Gew. des Blutes	1,0605
19.	- - - - - - - - -	1,060
20.	- - - - - - - - -	1,058
21.	- - - - - - - - -	1,0555
22.	- - - - - - - - -	1,056
26.	- - - - - - - - -	1,0565
1. Dec.	geringes Nässen, - - - -	1,056

Dauert ein universelles Eczem längere Zeit an, so ist ausser dem durch die Allgemeinstörung bedingten Folgezustande einer mehr oder minder hochgradigen Anämie in der Regel keine wesentliche Beeinflussung des spec. Gew. des Blutes vorhanden. Mitunter — in zwei unter mehreren durch längere Zeit verfolgten Fällen — tritt in Folge des fortwährenden Eiweissverlustes durch die Haut eine geringe Verarmung des Blutserums an Eiweiss ein. In dem einen Falle sank allmählich das spec. Gew. des Blutes von 1,030 auf 1,027, in dem anderen von 1,0315 auf 1,0275. In beiden Fällen bestand keine Albuminurie.

Nur bei den drei so eben besprochenen Gruppen konnte ein directer Einfluss von Hautveränderungen auf die Blutdichte mit Sicherheit constatirt werden; bei allen anderen Hautaffectionen war entweder überhaupt keine oder doch nur eine durch die gestörten Ernährungsverhältnisse bedingte, allmähliche Aenderung der Blutdichte zu constatiren; langdauernde Eiterungen, wie bei Lupus, führten natürlich zu einer allmählichen Herabsetzung des spec. Gew.; in anderen Fällen von Lupus war das spec. Gew. des Blutes normal. Ich will in möglichster Kürze die Resultate der Blutuntersuchung bei anderen Hautaffectionen mittheilen:

Lichen ruber. Ich hatte 7 Mal Gelegenheit Kranke mit Lichen ruber zu untersuchen, bei denen derselbe längere oder kürzere Zeit bestanden hatte, ohne einen kachektischen Zustand herbeizuführen. Das spec. Gew. des Blutes entsprach normalen Verhältnissen.

Lepra. Bei zwei leprösen Mädchen, bei denen die Krankheit seit mehreren Jahren dauerte, war das spec. Gew. des Blutes völlig normal (1,059, 1,0605).

Psoriasis. Die bekannte und stets hervorgehobene Thatsache (s. Kaposi, Lehrbuch), dass Psoriasis nur ausnahmsweise anämische Individuen befällt, wurde durch den Blutbefund bestätigt. Das spec. Gew. des Blutes erfuhr weder beim Fortschreiten, noch bei der Rückbildung des Prozesses irgend eine wesentliche Aenderung.

Lupus s. oben.

Lues. In der vor Kurzem von Bieganski publicirten Arbeit sind die Veränderungen des Blutes bei Lues so eingehend und genau beschrieben worden, dass ich auf die genauere Darlegung der Verhältnisse, die im Wesentlichen nur eine Bestätigung der Arbeit von Bieganski enthalten, verzichten kann. Die Aenderung des Blutes bei Luetischen unter der Anwendung verschiedener Medicationen will ich später besprechen.

Idiopathisches multiples Pigmentsarcom (Kaposi). Bei 2 Kranken (Männern) entsprach das Blutgewicht normalen

Verhältnissen (1,058, 1,061) und änderte sich auch nicht während der Beobachtungszeit.

Prurigo. Das spec. Gew. des Blutes war zur Zeit des Beginnes der Behandlung fast gleich mit dem mehrere Tage nach Beendigung der Behandlung ermittelten und entsprach normalen Verhältnissen.

Erythema multiforme. In 10 Fällen war das zur Zeit der Höhe der Erkrankung und das nach Heilung des Prozesses untersuchte Blut gleich schwer.

Morbus maculosus Werlhoffii. Ich will bei dieser Krankheit verweilen, um zu zeigen, wie schnell auch grosse Blutverluste wieder ersetzt werden können.

Die 14jährige Mathilde K. trat am 16. December in das Spital ein wegen starker Hautblutungen, die seit einem Tage aufgetreten waren.

Am	16. Dec.	betrug das spec. Gew. des Blutes	1,056
-	17. -	(sehr bedeutende Hautblutungen), spec. Gew. des Blutes	1,0535
-	18. -	(Beginn sehr profuser Menses), - - - -	1,051
-	19.	Menses . . . . - - - -	1,048
-	20. -	- . . . . - - - -	1,047
-	21. -	Menses hören auf, keine neuen Hämorrhagien, ... - - - -	1,0475
-	22. -	keine Hämorrhagien, ... - - - -	1,050
-	23. -	- - . . . . . - - - -	1,0515
-	25. -	- - . . . . . - - - -	1,053
-	27. -	- - . . . . . - - - -	1,054
-	27. -	verlässt Pat. das Spital.	

Trotz der ungemein schweren Blutungen, die in einigen Tagen das Bild einer acuten Anämie erzeugten, war der Verlust etwa eine Woche nach dem Aufhören der Blutungen fast völlig wieder gedeckt. Auch das Blutserum, das zur Zeit der Blutungen etwas eiweissärmer wurde (Fallen des spec. Gew. des Serums von 1,030 auf 1,028), hatte eine Woche nach dem Sistiren der Hämorrhagien seine Verluste wieder völlig hereingebracht.

II. Ueber die Beziehungen der Serumdichte zu den an die Hautoberfläche exsudirten Flüssigkeiten.

Bei einer Reihe von exsudativen Prozessen, zumeist solchen, die sich an serösen Häuten (Pleura, Peritonäum, Pericard) abspielen, wurden von verschiedenen Untersuchern eingehende Studien über die Beziehungen der exsudirten Flüssigkeiten zu dem

Blutserum, aus welchem sie stammen, unternommen; über Untersuchung von Flüssigkeiten, die an die Hautoberfläche ausgeschwitzt wurden, liegen nur wenige Angaben vor, die sich auf den Inhalt von Pemphigus-, Brand- und Vesicatorblasen beziehen.

Da die Untersuchungen über Exsudate und Transsudate werthvolle Ergebnisse geliefert haben, die zum Theile auch das Verständniss für die von uns gewonnenen Thatsachen wesentlich erleichtern, will ich kurz auf dieselben eingehen.

Durch die klassischen Studien C. Schmidt's[1]) wurde der Nachweis erbracht, dass bei Transsudaten die verschiedenen Capillargruppen Flüssigkeiten von verschiedener Zusammensetzung liefern; dagegen spricht nach diesem Autor, sowie nach allen neuern Untersuchern, wie Hoffmann[2]), Runeberg[3]), Reuss[4]) und Citron[5]) Alles dafür, dass bei einer idiopathischen Entzündung an allen Localitäten des Körpers bei gleicher Intensität des entzündlichen Prozesses eine im Eiweissgehalte annähernd gleiche Flüssigkeit producirt wird, und dass der Eiweissgehalt des Exsudates mit der Intensität der Entzündung steigt. Das specifische Gewicht der Exsudationsflüssigkeit wird weitaus zum grössten Theile durch die wechselnde Menge des Albumens bestimmt, während zwischen der Summe der anorganischen Salze des Blutserums und jener der Transsudate eine grosse Uebereinstimmung herrscht (Runeberg u. A.). Sogar zwischen entzündlichen und nicht entzündlichen Transsudaten besteht im Salzgehalte kein grosser Unterschied, indem nach Runeberg bei ersteren der mittlere Chloridgehalt 0,65 pCt., bei letzteren 0,70 pCt. beträgt. Es gehen demnach Albumengehalt und specifisches Gewicht des Transsudates annähernd pa-

[1]) C. Schmidt, Ueber die Cholera.

[2]) F. A. Hoffmann, Ueber den Eiweissgehalt der Ascitesflüssigkeiten. Dieses Archiv Bd. 78. — Der Eiweissgehalt der Oedemflüssigkeiten. D. Arch. f. klin. Med. Bd. 44.

[3]) Runeberg, Transsudationsprozesse im Organismus. D. Arch. f. klin. Med. Bd. 34 und 35.

[4]) A. Reuss, Zur klinischen Beurtheilung v. Exsudaten u. Transsudaten. D. Arch. f. klin. Med. Bd. 24. — Das Verhältniss des spec. Gew. zum Eiweissgehalte u. s. w. D. Arch. f. klin. Med. Bd. 28.

[5]) H. Citron, Zur Würdigung des Eiweissgehaltes und des spec. Gew. u. s. w. D. Arch. f. klin. Med. Bd. 46.

rallel und ist besonders von Reuss der Versuch unternommen worden, mittelst einer einfachen Formel aus dem specifischen Gewicht der Flüssigkeit den Eiweissgehalt derselben in Percenten zu bestimmen. Die Formel lautet:

$$E\ (\text{Eiweiss}) = \tfrac{3}{8}\ (\text{Spec. Gewicht} - 1000) - 2{,}8.$$

Die mittlere Ungenauigkeit beträgt bei Berechnungen nach dieser Formel nach Reuss nur 0,16 pCt. (nach Hoffmann 0,257 pCt.). Diese Formel ermöglicht uns also, mit einer für unsere Zwecke völlig ausreichenden Genauigkeit den percentuellen Eiweissgehalt der exsudirten Flüssigkeit zu ermitteln.

Nachdem für weitaus die meisten Transsudate des menschlichen Körpers durch ungemein sorgfältige und zahlreiche Untersuchungen festgestellt wurde, dass die Schwankungen im specifischen Gewichte der Flüssigkeiten fast ausschliesslich durch Schwankungen im Eiweissgehalte derselben zu erklären sind, kann man wohl mit grosser Wahrscheinlichkeit dieselben Verhältnisse für die noch nicht untersuchten Exsudationsprodukte annehmen, um so mehr, als bei den bisher studirten Blasenerkrankungen der Haut (Pemphigus, Brandblasen, Visicatorenblasen) Albumen und Salzgehalt sich in den exsudirten Flüssigkeiten ganz analog verhalten [Runeberg, Reuss, Jarisch[1])]. Wir werden deshalb bei einem hohen specifischen Gewichte des Blaseninhaltes stets einen bedeutenden Eiweissgehalt, bei einem niedrigern eine percentuell geringere Menge von Albumen vermuthen.

Bei allen bisher zur Untersuchung gelangten Transsudaten und Exsudaten war der Eiweissgehalt ein geringerer, als der des Blutserums. Am meisten Albumen fand Runeberg in den Vesicatorblasen; aber selbst in diesen Transsudaten wird doch nie der Eiweissgehalt des Blutserums erreicht, von dem das Transsudat stammt.

Um die Richtigkeit dieses Satzes auch für die exsudativen Hautprozesse zu erweisen, unternahm ich ausnahmslos bei jeder Untersuchung eines Blaseninhaltes gleichzeitig eine Untersuchung der Serumdichte. Ich will hier gleich das Ergebniss vorausschicken, dass allerdings bei vesiculösen und bullösen

[1]) Jarisch, Sitzungsberichte der k. k. Akademie der Wissensch. 1878.

Hautaffectionen der Blaseninhalt zumeist eine geringere Dichte besitzt, als das Blutserum, aus welchem es stammt, dass aber bei einzelnen Prozessen das spec. Gew. des Serums nicht nur erreicht, sondern sogar überschritten werden kann. Im Allgemeinen sind die Exsudate bei Hautaffectionen sehr eiweissreich (von hohem spec. Gew.) im Vergleiche zu den Produkten der Exsudationsprozesse, die sich in andern Capillargebieten des Körpers abspielen.

Zahlreiche Untersuchungen des spec. Gew. von Blaseninhalten haben mir gezeigt, dass verschiedene Krankheitsprozesse offenbar einen verschieden grossen Reiz auf die Gefässe ausüben, und dass in Folge dessen die Dichte des Blaseninhaltes bei den verschiedenen Affectionen bedeutend wechselt. Doch schwankt auch das spec. Gew. von Blaseninhalten, die durch eine Krankheit erzeugt wurden, bei verschiedenen Individuen oft innerhalb bedeutender Grenzen. Ja es kommen sogar beträchtliche Schwankungen im spec. Gew. von Flüssigkeiten, die im Verlaufe eines Krankheitsprozesses zu verschiedenen Zeiten bei ein und demselben Individuum exsudirt wurden. Hingegen scheint das spec. Gew. des Inhaltes von Blasen, die alle in derselben (kurz dauernden) Eruptionsperiode bei einem Individuum entstanden sind, nur innerhalb geringer Grenzen zu schwanken, d. h. bei Blasenaffectionen sind die Blasen einer Eruptionsperiode anscheinend annähernd gleich eiweissreich (nach meinen Erfahrungen bei Pemphigus, Erythema multiforme und Herpes zoster).

Zur Untersuchung gelangte in etwa 130 Einzeluntersuchungen der Blaseninhalt bei folgenden Hautaffectionen: Pemphigus, Brandblasen, Druckblasen, Urticaria, Erythema multiforme, Dermatitis bullosa, Erysipel, Vesicatorenblasen, Eczem, Herpes zoster.

Der Modus der Untersuchung war folgender: Entweder liess ich, wenn es irgendwie möglich war, direct den Tropfen, der aus der angestochenen Blase hervorquoll, in die Untersuchungsflüssigkeit fallen, oder ich fing ihn möglichst rasch in einem Capillarröhrchen auf und liess von dem Röhrchen aus den Tropfen in das Flüssigkeitsgemisch fallen. Dieser letzte Modus bewährte sich besonders bei Untersuchung des Inhaltes ganz kleiner Bläschen, von denen häufig erst mehrere hinreichende Flüssigkeit lieferten, um das Capillarrohr zu füllen. Es wurden zur Untersuchung stets nur ganz frische (nie eingetrocknete) Blasen mit wasserhellem Inhalte verwendet; die Bestimmung des spec. Gew. wurde nach Hammerschlag (Blutprobe) vorgenommen.

Das spec. Gew. des Blaseninhaltes war bei den verschiedenen Affectionen wie folgt:

Hautaffection.	Spec. Gew. des Blaseninhalts.	Spec. Gew. des Blutserums.	Zahl der Untersuchten.	Zahl der Einzeluntersuchungen.	Mittlere Dichte d. Blaseninhalts.
Urticaria . . .	1,028—1,030	1,031 —1,0315	2	5	1,0285
Erythem. multiforme	1,025—1,029	1,030 —1,0315	4	8	1,026
Erysipelas bullos.	1,025—1,030	1,030 —1,031	2	4	1,027
Druckblasen . .	1,023—1,024	1,029 —1,031	2	2	1,0235
Eczema	1,021—1,028	1,0295—1,031	5	9	1,0225
Vesicatorblasen .	1,019—1,027	1,0295—1,032	12	20	1,0245
Brandblasen . .	1,019—1,029	1,0285—1,0315	14	26	1,025
Vaccineblasen . .	1,027— 1,029	1,0305—1,031	2	5	1,028
Pemphigus . . .	1,018—1,030	1,028 —1,032	9	43	sehr wechselnd
Herpes zoster . .	1,031—1,042	1,029 —1,0315	8	8	1,036

Der Inhalt einiger Blaseneruptionen hielt sich, wie aus dieser Tabelle hervorgeht, in seinem Eiweissgehalte constant ziemlich unter dem des Blutserums; einige andere erreichten den Eiweissgehalt (das spec. Gewicht) des Blutserums. Es waren dies zumeist Prozesse, bei denen die entzündlichen Erscheinungen stark in den Vordergrund traten (Erysipel, Vaccinebläschen). Bei einem einzigen Prozesse, und bei diesem in fast allen untersuchten Fällen (7 Mal unter 8 Fällen) war der Blaseninhalt bedeutend schwerer, als das Blutserum, nehmlich beim Herpes zoster (im 8. Falle war das spec. Gewicht des Blutserums und des Blaseninhaltes gleich).

Runeberg erörtert in seiner Arbeit die Bedingungen, von denen der Albumingehalt pathologischer Transsudate abhängig ist. Ich folge im Nachstehenden seinen Ausführungen, indem ich womöglich den Einfluss eines jeden einzelnen Factors auf die Beschaffenheit der exsudirten Flüssigkeit prüfen will.

Das Capillargebiet scheint auf den Eiweissgehalt des Exsudates keinen dominirenden Einfluss auszuüben, denn dieselben

Hautstellen weisen einmal Blaseneruptionen mit eiweissarmen, das andere Mal mit eiweissreichem Inhalte auf. Dagegen scheint die Stärke des die Haut treffenden entzündlichen Reizes einer der maassgebenden Factoren für das spec. Gew. und dem zu Folge auch für den Eiweissgehalt der exsudirten Flüssigkeit zu sein; denn ich hatte einige Male Gelegenheit zu beobachten, wie bei abklingendem Reize auch das gesetzte Exsudationsprodukt eiweissärmer wurde. So untersuchte ich den Inhalt einer Brandblase wenige Stunden nach der Verbrennung; der Blaseninhalt war fast gleich eiweissreich, wie das Blutserum. Ich hatte die Blase nur angestochen und den Inhalt ausgedrückt; in den folgenden Tagen füllte sich die Höhlung stets wieder auf's Neue; die nach stets denselben Zeiträumen wiederholt vorgenommenen Untersuchungen ergaben ein stetes, aber continuirliches Absinken des spec. Gew. des Blaseninhaltes, so dass man nach einigen Tagen bereits eine recht bedeutende Differenz zwischen dem spec. Gewichte des Blutserums und dem des Blaseninhaltes constatiren konnte.

Zu einem Eczema bullosum, dessen Blaseninhalt ein relativ niedriges, spec. Gew. aufwies, trat ein Erysipel hinzu, das ebenfalls blasige, mit wasserheller Flüssigkeit gefüllte Epidermisabhebungen in seinem Bereiche erzeugte. Der Inhalt dieser zur Zeit des Erysipels entstandenen Blasen differirte nur wenig von dem Blutserum.

Diese Momente sprechen dafür, dass bei Blaseneruptionen die Stärke des auf die Haut einwirkenden Reizes einer der maassgebenden Factoren für die Beschaffenheit, bezw. für den Albumengehalt der exsudirten Flüssigkeit ist.

Ob eine Eiweissverarmung des Blutserums von Einfluss ist auf den Eiweissgehalt der an die Hautoberfläche exsudirten Flüssigkeit, konnte ich leider nicht untersuchen, da ich keine Gelegenheit hatte, bei einem Nephritiker mit Hydrämie Blaseneruptionen zu beobachten; es ist diese Frage deshalb von einiger Wichtigkeit, da bei solchen Individuen Pleura-, Pericardial- u. s. w. Exsudate mitunter auffallend eiweissarm (von niedrigem spec. Gew.) sich erweisen. In den von mir untersuchten Fällen von geringer Serumdichte, war einmal (Eczema bullosum) das spec.

Gewicht des Blutserums 1,027, das des Blaseninhaltes 1,025, recht hoch. Auch konnte ich nicht bemerken, dass bei auffallend hohem Serumgewichte (1,032 und darüber) das Exsudationsprodukt ein auffallend hohes spec. Gew. gezeigt hätte.

Ein anderes, sehr wesentliches Moment für die Höhe des spec. Gew. der in die Haut exsudirten Flüssigkeiten dürfte auch in den Blutdrucks-, sowie in den Circulationsverhältnissen in den transsudirenden Gefässen liegen. So war das spec. Gew. der in den Vesicatorblasen enthaltenen Flüssigkeiten in den meisten von mir untersuchten Fällen annähernd gleich; ich glaube, dass dieses Ergebniss theilweise wohl dem Umstande zuzuschreiben ist, dass in allen diesen Fällen das Präparat zur Hervorbringung der Blasen bei kräftigen Individuen verwendet wurde; denn zweimal, beide Male bei Personen, bei denen wenige Stunden vor dem Tode ein Vesicans aufgelegt worden war, war des spec. Gewicht des Blaseninhaltes ein erheblich niedrigerer (es war dasselbe Präparat angewendet worden, wie in den früheren Fällen).

Zu wiederholten Malen konnte ich diesen Einfluss bei schweren Verbrennungen beobachten. Ich hatte nehmlich mehrmals Gelegenheit bei sehr schweren, zum Tode führenden Verbrennungen den Inhalt von Brandblasen zu untersuchen, die erst 12 Stunden und noch später nach der deletären Einwirkung entstanden waren zu einer Zeit, wo der Blutdruck bereits so niedrig war, dass der Puls nicht mehr zu fühlen war und ein tiefer Einstich mit einer Lanzette in die Haut kaum einen Tropfen Blut lieferte. In allen diesen Fällen (3 Mal) war trotz des ungeheuren Reizes, dem die Haut vorher ausgesetzt gewesen war, das spec. Gew. des Blaseninhaltes ein ungemein niedriges, nehmlich 1,019—1,021, während sonst Brandblasen zumeist 1,023 bis 1,029 wiegen.

Von den anderen Factoren, die Runeberg als bedeutungsvoll für den Albumingehalt der Exsudate erwähnt, kommt hier das Alter der Exsudate (eventuell die Eindickung der exsudirten Flüssigkeit) nicht in Betracht, da stets nur ganz frisch (innerhalb der letzten 24 Stunden) entstandene Blasen zur Untersuchung verwendet wurden. Auch die Spannung, unter welcher die Hautexsudate stehen, ist wohl zumeist von keiner wesentlichen Bedeutung, da ja bei sämmtlichen Blasenaffectionen eine Exsudation in das feste Gefüge der Haut hinein mit consecutiver Abhebung der Epidermis zu Stande kommt. In der That liess sich kein auffallender Unterschied in der Dichte des Inhaltes von Blasen einer Eruption finden, an welcher Stelle immer sie sassen.

Eine ziemliche Bedeutung dürfte auch der Schnelligkeit zuzuschreiben sein, mit welcher aus den Gefässen die eiweisshaltige Flüssigkeit exsudirt, jedoch gelang es mir nicht, diesbezüglich bestimmte Verhältnisse zu ermitteln.

Die wichtigsten Momente, die bestimmend auf den Albumengehalt der Hautexsudate einwirken, sind also gegeben in dem Grundprozesse, bezw. in der Intensität des Reizes, mit welchem derselbe auf die Haut einwirkt und in den Blutdrucks- und Circulationsverhältnissen der exsudirenden Gefässe.

Mir fehlt jede Erklärung für das ganz ausserordentlich hohe spec. Gew. (hohen Eiweissgehalt) des Blaseninhaltes bei Herpes zoster. Ich muss hier nochmals betonen, dass ich die Flüssigkeit durchwegs aus wasserhellen, ganz frischen Blasen entnahm, dass also dieses ungewöhnlich hohe spec. Gew. nicht durch Eintrocknung bedingt sein konnte; ich habe auch, um zu constatiren, ob überhaupt durch Eintrocknen von Blasen so hohe Werthe gefunden werden könnten, zu wiederholten Malen den Inhalt ganz kleiner nicht frischer Blasen bei Pemphigus und Eczem einer genauen Untersuchung unterworfen, ohne dass die gewonnene Ziffer die für das spec. Gewicht des Blutserums desselben Individuums gewonnene überschritten hätte. —

Von grossem Interesse schien es mir, den Blaseninhalt bei Pemphiguseruptionen systematisch auf sein spec. Gew. (Eiweissgehalt) zu untersuchen. Ich hatte zweimal Gelegenheit, das spec. Gew. des Inhaltes von Blasen bei Pemphigus vom Beginne bis zum Ablaufe der Blaseneruptionen systematisch zu verfolgen. In beiden Fällen war im Beginne des Prozesses das spec. Gew. des Blaseninhaltes ein recht bedeutendes, um mit der Extensität des Prozesses rapid an Gewicht abzunehmen; mit dem Spärlicherwerden der Blasen nahm auch wieder der Eiweissgehalt (das spec. Gew.) ihres Inhaltes wieder zu; in dem einen Falle hatten die letzten Blasen fast denselben Eiweissgehalt wie das Blutserum.

Ich bin weit entfernt, aus diesem Verhalten irgend welche prognostische Schlüsse zu ziehen, muss aber bemerken, dass die andern von mir beobachteten Fälle von Pemphigus mit Blasenbildung ein anscheinend ähnliches Verhalten aufwiesen: Bei reichlicher Blasenbildung niedriges specifisches Gewicht des Inhaltes der Blasen, bei spärlicher bedeutend höheres.

Interessant ist der Umstand, dass auch nach den übereinstimmenden Ergebnissen sämmtlicher Autoren das Herabgehen des spec. Gew. von Exsudationsflüssigkeiten als ein Zeichen einer Verschlimmerung des Zustandes zu betrachten ist.

Ueber das spec. Gew. des Blaseninhaltes bei Pemphigus vid. die beigegebene Curve No. I.

Es erübrigt noch eine wichtige Frage zu verfolgen. Sie lautet: Werden Individuen durch lange fortdauernde Abgabe eiweissreicher Flüssigkeit hydrämisch? Bei Nephritis sinkt der Eiweissgehalt des Blutes bei bedeutender Eiweissausscheidung oft sehr beträchtlich und erreicht nach (mir mündlich mitgetheilten) Beobachtungen von Hammerschlag, die Hock und ich bestätigen konnten, sehr niedere Werthe. Das spec. Gew. des Blutserums beträgt mitunter bei Erwachsenen (Nephritikern) nur 1,023, manchmal noch weniger. Niedriges spec. Gew. des Serums findet sich auch physiologischer Weise öfters bei kleinen Kindern [Nasse[1]), Hock und ich[2])] und auch manchmal bei Graviden, doch erreichen diese Ziffern nie die untere Grenze der bei Nephritikern erhaltenen Werthe. (Ziffern von 1,0255 sind physiologischer Weise schon sehr selten.)

Ich musste schon per analogiam erwarten, dass ein lang dauernder Verlust von Albumen durch die Haut endlich eine Eiweissverarmung des Blutserums herbeiführen müsste. Diese Erwartungen wurden aber nur theilweise bestätigt. Meine diesbezüglichen Untersuchungen betrafen Fälle von Pemphigus, bei denen Monate lang stets neue Eruptionen auftraten und chronische,

[1]) Hermann, Handbuch der Physiologie. Blut.

[2]) Hock und H. Schlesinger, Hämatologische Studien. Beiträge zur Kinderheilk. Herausgegeb. von Prof. Kassowitz. Hft. 2. Wien 1892.

nässende, universelle Eczeme. Bei einigen dieser Kranken war eine ziemlich tiefe Ziffer des spec. Gew. des Blutserums zu constatiren, doch war nie ein geringerer Werth als 1,027 von mir gefunden worden, andererseits boten zwei Fälle von Pemphigus foliaceus, die beide seit vielen Monaten von continuirlichen Nachschüben heimgesucht wurden, vollkommen normale Serumdichte (1030, 10305) dar, Ziffern, die sich selbst nach einer viermonatlichen Beobachtungsdauer nicht wesentlich geändert hatten. Der Urin war bei allen diesen Kranken eiweissfrei.

Die lange fortgesetzte Abgabe eiweissreicher Flüssigkeit durch die Haut ruft also in einigen Fällen bei Fehlen von Nierencomplicationen eine Hydrämie leichten Grades hervor, in der Mehrzahl der Fälle lässt aber eine, selbst Monate währende Exsudation durch und in die Haut den Eiweissgehalt des Blutserums ungeändert.

III. Beeinflussung der Blut- und Serumdichte durch externe Medication.

Bei der Anwendung von Arzneimitteln auf grösseren Hautstrecken konnte ein Einfluss auf Blut- und Serumdichte bei nicht indifferenten Medicationen erwartet werden. Um den Einfluss der Medication möglichst sicher zu erkennen, wurden stets nur Patienten untersucht, die auf der Klinik unter möglichst gleichen Bedingungen in Behandlung standen. Zu den Untersuchungen wurden zumeist nur gut genährte, nicht anämische Personen benutzt und sind auch stets solche Individuen gemeint, wenn nicht ausdrücklich anders erwähnt wird. Die Bestimmungen wurden täglich — wenn nicht ausdrücklich anders angegeben ist — und zwar zur selben Stunde vorgenommen, zumeist nur einmal, zu wiederholten Malen aber auch, um sichere Anhaltspunkte für die Art und Weise einer etwaigen Aenderung des Blutgewichtes zu finden, zweimal, ja sogar dreimal innerhalb 24 Stunden. Beobachtungen, die ich an mehreren, nur an ganz leichten, localen Hauterkrankungen Leidenden — die indifferent behandelt wurden — durch längere Zeit vorgenommen habe, haben mir gezeigt, dass bei der gleichmässigen Lebensweise, die diese Leute führten, das Blutgewicht ganz merkwürdig constant blieb, in der Regel nur um eine Einheit (der dritten Decimale) durch Wochen hin- und herschwankte und nur selten grössere, physiologische Schwankungen aufwies. Ich glaube deshalb grössere Schwankungen des spec. Gew. des Blutes nach Application externer Medicationen auf die Wirkung letzterer zurückführen zu können, selbst wenn die Schwankungen noch innerhalb der maximalen physiologischen Grenzwerthe sich bewegen, wenn eben nach jedesmaliger Application des Medicamentes bei einem Individuum, das vorher durch längere Zeit dasselbe spec. Gew. des Blutes aufgewiesen hatte, eine Störung dieses Gleichgewichtes des Blutes stets in demselben Sinne erfolgte. Diese Annahme fand ihre Bestätigung darin, dass gewisse Medicamente bei manchen empfindlichen Individuen die gleichsinnigen Störungen, jedoch viel hochgradiger ausgeprägt, hervorbrachten, so dass die physiologischen Grenzen weit überschritten wurden.

Noch ein Ergebniss will ich vorausnehmen, das ein ganz besonderes, physiologisches Interesse darbietet. Wir werden Medicationen kennen lernen, unter deren Einfluss in kurzer Zeit eine oft sehr beträchtliche, Tage lang währende Eindickung des Blutes durch Vermehrung der Zahl der zelligen Elemente in der Kubikeinheit zu Stande kommt, ohne dass wir berechtigt sind, eine gleichzeitige Abnahme der Wassermenge der Gewebe (wie bei acuten Darmkatarrhen) zu vermuthen. In weitaus den meisten Fällen wird diese Eindickung sehr gut vertragen, ohne dass eine Allgemeinwirkung bei diesem Individuum zu Tage treten würde. Daraus geht der wichtige, physiologische Satz hervor: Eine Eindickung des Blutes, die sich klinisch durch eine relative Vermehrung der Blutkörperchenzahl bei annähernd gleichbleibender Serumdichte manifestirt und bei der allem Anscheine nach der Wassergehalt der Gewebe nicht wesentlich abnimmt, kann ohne wesentliche Allgemeinstörung des Organismus sich vollziehen. Wenn daher eine Eindickung des Blutes anscheinend wesentliche Nachtheile für den Gesammtorganismus herbeiführt, so müssten die Ursachen hierfür in den begleitenden Umständen, insbesondere in dem Verhalten der Flüssigkeitsmenge in den Geweben und dem Blutplasma gesucht werden.

a. Einwirkung grosser Quecksilberdosen auf das Blut.

Bereits seit mehreren Decennien beschäftigt man sich mit dem Einflusse des Quecksilbers auf das Blut, da man bei der Heilung eines oft so schweren Allgemeinleidens, wie es die Syphilis ist, auch eine Aenderung der Beschaffenheit des Blutes annehmen zu müssen glaubte. Die bisherigen Untersuchungen beschäftigen sich zumeist mit dem Einflusse fortgesetzter, kleiner Quecksilberdosen auf das Blut von Syphilitischen, sowohl bei solchen mit secundären Anämien, als auch bei nicht anämischen Individuen [Keyes[1]), Wilbuszewicz[2]), Gaillard[3]) u. s. w.]; über den Einfluss fortgesetzter kleiner Quecksilberdosen auf das Blut von Thieren berichtet Hermann Schlesinger[4]) (Göttingen), über den Einfluss toxischer Gaben Zeising[5]). Die umfassendste neuere Arbeit über die Einwirkung des Merkurs auf das Blut ist die von Bieganski[6]). Da die wenigen Untersuchungen über Wirkungen grosser Hg-Dosen zu einem einheitlichen Standpunkte nicht geführt haben, da weiters überhaupt Angaben über das Verhalten der Blut- und Serumdichte in der Literatur fast völlig fehlen, war wohl das Studium dieser Verhältnisse geboten.

Da ich hauptsächlich die Einwirkung des Quecksilbers auf normales Blut studiren wollte, so verwendete ich zu meinen Untersuchungen nur kräftige und nicht anämische Individuen. Um mir über den Modus der Einwirkung klar zu werden, machte ich bei einigen Fällen im Beginne der Behandlung durch

[1]) Keyes, The effects of small doses of Mercury. The americ. Journal of the medic. sciences. 1876.

[2]) Wilbuszewicz, Influence des préparations mercurielles sur le sang. Arch. de physiolog. norm. et pathol. 1874.

[3]) Gaillard, De l'action du mercure sur le sang. Gaz. des hôpitaux. 1885. No. 74.

[4]) Hermann Schlesinger, Experim. Untersuch. über die Wirkung lange Zeit fort gegebener kleiner Dosen Quecksilber auf Thiere. Arch. f. experiment. Patholog. u. Pharmakol. 1880. Bd. 13.

[5]) Zeising, Toxische Dosen verschiedener Hg-Präparate. Congress der deutschen dermatologischen Ges. zu Prag 1889.

[6]) Bieganski, Veränderung des Blutes bei Syphilis u. s. w. Archiv f. Dermatol. u. Syphilis. 1892. 1. Heft. — Ueber die diuretische Wirkung der Hg-Präparate. Deutsch. Arch. f. klin. Med. Bd. 43.

eine Woche täglich zweimal Untersuchungen, bei allen andern Fällen wurde täglich eine Bestimmung vorgenommen, da dies genügt, um keine wichtige Veränderung des Blutes zu übersehen.

1. Einwirkung grosser Sublimatdosen.

Im verflossenen Jahre führte auf hiesiger Klinik Herr Assistent Dr. Lukasiewicz[1]) eine neue Behandlungsweise der Syphilis durch Injectionen mit 5procentiger Sublimatlösung ein, indem allwöchentlich den betreffenden Patienten 5 cg Sublimat intramusculär injicirt wurden[2]). Die Kranken vertrugen fast durchgehends diese Injectionen überraschend gut. Da nie in den früheren Jahren ähnlich grosse Sublimatdosen therapeutisch zur Anwendung gelangt waren, erschien es mir von besonderem Interesse, zu studiren, ob eine Aenderung des Blutes durch Einverleibung so grosser Quecksilbermengen in den Körper herbeigeführt werden könne, und wenn ja, ob solche Veränderungen einen Rückschluss auf die stattfindende Resorption des Sublimates zulassen. Die erste Frage ist von einer gewissen principiellen Wichtigkeit. Denn Jendrassik[3]) hat vor einigen Jahren für ein anderes Quecksilberpräparat, das Calomel, die Ansicht aufgestellt, dass die diuretische Wirkung desselben nicht in einer primären Einwirkung auf die Nieren, sondern auf das Blut zu Stande komme. Es wäre nach Jendrassik bei Oedematösen die Darreichung von Calomel gefolgt von einer Eindickung des Blutes; bei Gesunden aber hat Jendrassik eine Eindickung des Blutes nach Calomeldarreichung nicht beobachtet. Diese Ansicht fand bei den späteren Arbeitern, wie Rosenheim[4]), Stinzing[5]), Fürbringer[6]), W. Bieganski[7]), keinen Anklang, jedoch in

[1]) Siehe Verhandlungen der Wiener dermat. Gesellschaft (October 1891). Arch. f. Dermat. und Syphilis. 1892.

[2]) Die Verschreibungsformel lautet: Sublimat. corrosiv.
Natr. chlorat. āā 2,5.
Aq. destillat. 50,0.
S. Wöchentlich eine Pravaz'sche Spritze.

[3]) Jendrassik, Das Calomel als Diureticum. Deutsch. Arch. f. klin. Medic. Bd. 38.

[4]) Rosenheim cit. bei Stinzing.

[5]) Stinzing, Calomel als Diureticum. Deutsch. Arch. f. klin. Medic. Bd. 43.

[6]) Fürbringer, Deutsch. Arch. f. klin. Medic. Bd. 43 u. cit. bei Stinzing.

[7]) W. Biganski, a. a. O.

einer späteren Arbeit macht schon Bieganski[1]) darauf aufmerksam, dass bisher gänzlich der Einfluss des Hg auf den Wassergehalt des Blutes übersehen worden war, und dass unter dem Einflusse des Quecksilbers grössere oder geringere Blutverdickungen auftreten können, die nicht von dem Grade der Ernährung des Patienten abhängig ist. Eine grosse Zahl anderer Autoren, die sich mit der Einwirkung des Quecksilbers auf das Blut beschäftigten, haben sich ebenfalls mit aller Bestimmtheit dahin ausgesprochen, dass nach der Behandlung mit Hg Blutveränderungen auftreten. Wilbouchewitsch[2]) theilt mit, dass bei Syphilitischen das Quecksilber in der ersten Periode der Behandlung eine Vermehrung der rothen, in der weiteren Folge aber eine Hypoglobulie erzeugt. Aehnlich äussert sich Semmola. Keyes[3]) und Schlesinger[4]) finden auch nach fortgesetzten, kleinen Gaben eine Steigerung der Zahl der rothen Blutkörperchen. Hingegen zieht Kaufmann[5]) in seiner Monographie über Sublimatintoxication aus allen vorliegenden Arbeiten den Schluss, dass genügend grossen Dosen von Sublimat eine zerstörende Wirkung auf die rothen Blutkörperchen unbedingt zukomme.

Ich glaube, dass man bei der Beantwortung der Frage: Einwirkung des Hg auf das Blut, zweierlei wohl auseinander halten muss; vorübergehende und bleibende Aenderungen. Die ersteren, die rasch vorübergehenden Aenderungen des Blutes, die nach Application einer leicht resorbirbaren Hg-Verbindung, wie es das Sublimat ist, zu Stande kommen, sind bisher fast gar nicht beachtet worden. Zweck meiner Auseinandersetzungen ist es nun, die nach Sublimatinjection eintretenden, in wenigen Tagen vorübergehenden Blutveränderungen zu schildern.

Bei diesen Untersuchungen wurde bei jedem Individuum einen Tag vor oder unmittelbar vor der ersten Injection das spec. Gew. des Blutes und des Serums bestimmt, und bis zur nächsten Injection (eine Woche später) täglich 1—2 mal unter-

[1]) W. Bieganski, a. a. O.
[2]) Wilbouchewitsch, a. a. O.
[3]) Keyes, a. a. O.
[4]) Hermann Schlesinger, a. a. O.
[5]) E. Kaufmann, Die Sublimat-Intoxication. Breslau 1888.

sucht; in manchen Fällen dehnte ich auch diese Untersuchung auf 3—4 auf einander folgende Injectionen (3—4 Wochen) aus. Die Resultate ergaben eine auffallende Uebereinstimmung, so dass es wohl gerechtfertigt erscheint, bei dieser Applicationsweise des Sublimats in so grossen Dosen von einer gesetzmässigen Einwirkung auf das Blut zu sprechen. Meine Untersuchungen erstrecken sich auf etliche 30 Sublimatinjectionen und nur ein einziges Mal war die charakteristische Blutveränderung völlig ausgeblieben, einige Male allerdings nur andeutungsweise, aber völlig den anderen Befunden entsprechend vorhanden.

Die Blutveränderungen bestehen nun in Folgendem: Im Verlaufe der ersten 24 Stunden, spätestens (in den von mir untersuchten Fällen) nach 3mal 24 Stunden tritt eine — oft sehr beträchtliche — Erhöhung des spec. Gew. des Blutes ein; dieselbe dauert entweder nur einige Stunden, öfters auch mehrere Tage an, fällt allmählich wieder zur Norm ab, wird sodann zumeist von einer — mitunter wieder sehr beträchtlichen — Herabsetzung des spec. Gew. des Blutes abgelöst und kehrt nun neuerlich zur Norm zurück, und bleibt normal, wie mir durch längere Zeit ausgedehnte Versuche erwiesen. Das spec. Gew. des Blutserums macht entweder im geringen Maasse die gleichsinnigen Schwankungen mit, oder bleibt völlig ungeändert.

Die diesbezüglichen Verhältnisse sind an der beigegebenen Curve No. II graphisch dargestellt.

Ich erlaube mir, in Anbetracht der Wichtigkeit dieser Thatsachen zur Illustration derselben einige Tabellen mitzutheilen.

lame.	Alter. Jahre.	Specifisches Gewicht des Blutes.								
		Vor d. Inject.	Injectionstag.	Nach der Injection:						
				1. Tag.	2. Tag.	3. Tag.	4. Tag.	5. Tag.	6. Tag.	7. Tag.
ne K.	19	1,055	1,0545	1,057	1,059	1,058	1,056	1,054	1,0535	1,0545
s Sw.	26	1,056	1,056	1,0575	1,0605	1,056	1,054	1,055	1,0565	1,056
n W.	41	1,060	1,0605	1,066	1,064	1,061	1,059	1,060	1,060	1,0605
H.	23	1,0565	1,056	1,060	1,059	1,057	1,057	1,055	1,056	1,0555
ziska Z.	32	1,059	1,058	1,060	1,0565	1,055	1,057	1,0575	1,059	1,059
T.	26	1,061	1,061	1,0645	1,062	1,060	1,059	1,0605	1,0615	1,061
ie Sw.	22	1,055	1,0545	1,056	1,052	1,0535	1,0555	1,055	1,055	1,054
P.	25	1,057	1,056	1,058	1,059	1,063	1,061	1,057	1,056	1,057
ne B.	30	1,060	1,060	1,0625	1,062	1,061	1,058	1,59	1,0605	1,060
erich J.	19	1,061	1,061	1,0655	1,064	1,060	1,059	1,0615	1,061	1,0615

Schon aus diesen wenigen Zahlen ist es ersichtlich, dass die Blutveränderungen sich allerdings immer gleichsinnig, aber nicht immer gleich auffällig einstellen. In manchen Fällen ist die consecutive Verdünnung viel auffälliger, als die vorausgegangene, geringe Verdichtung des Blutes; in anderen Fällen ist wiederum die Verdünnung kaum angedeutet, aber stets ist die Reihenfolge die gleiche: Primäre Eindickung und consecutive Verdünnung des Blutes.

Ich habe mir vorhin erlaubt von Eindickung und Verdünnung des Blutes zu sprechen, trotzdem nur die Ziffern für das spec. Gew. des Blutes angeführt worden waren. Eine Reihe von vergleichenden Bestimmungen mit dem Thoma-Zeiss'schen Blutzählungsapparate haben mir nehmlich mit Sicherheit gezeigt, dass jede Erhöhung des spec. Gew. einherging mit einer oft sehr bedeutenden relativen Vermehrung der Erythrocyten, jede Herabsetzung mit einer Verminderung der Zahl der rothen Blutkörperchen.

Synchron mit den Veränderungen der Blutdichte nach der subcutanen Einverleibung grösserer Mengen von Sublimat gehen einige andere Vorgänge vor sich, auf die ich kurz die Aufmerksamkeit lenken will. Dr. Obermayer hatte zu wiederholten Malen die Freundlichkeit, den Urin von Kranken, die mit Sublimatinjectionen behandelt wurden, auf das Vorhandensein von Nucleo-Albumin (bezw. auf Vermehrung der normalen Menge) zu untersuchen. Es wurde von Dr. Obermayer das vermehrte Auftreten dieser Substanz im Urin nach Sublimatinjectionen nachgewiesen, und zwar wie unsere an denselben Individuen vorgenommenen Messungen ergaben zur gleichen Zeit, als sich die Blutveränderungen einstellten. Das vermehrte Auftreten von Nucleo-Albumin ist nach Obermayer's Ausführungen[1]) in solchen Fällen dadurch zu erklären, dass eine die Nieren reizende Substanz (und als solche ist ja das Sublimat bekannt), dieselben passire. Mitunter kann man auch zur Zeit des Beginnes der Blutveränderungen das Auftreten von leichter transitorischer Albuminurie beobachten.

Zur selben Zeit wurden auch von Dr. Spiegler an dieser Klinik die ersten Spuren von Quecksilber im Urine nachgewiesen.

[1]) F. Obermayer, Ueber Nucleoalbuminausscheidung im Harn. Centralblatt für klin. Medicin. 1892. No. 1.

Endlich traten einige Male sehr erhebliche Aenderungen der Harnmenge auf; zuerst eine geringe Verminderung der Harnmenge, der dann eine Harnfluth folgte (bis 3 Liter pro die). Jedoch war letzteres Verhalten keineswegs die Regel. (Die Urinmengen eines sich so verhaltenden Falles sind auf der Curve verzeichnet.)

Diese Momente, sowie die Thatsache, dass die Blutveränderungen stets erst nach der Injection auftreten, müssen die Vermuthung gestatten, dass alle so eben geschilderten Vorgänge mit der Resorption von Sublimat zusammenhängen. Da weiters alle diese Veränderungen in sehr viel geringerem Maasse nach der Injection von 1 cg oder 2 cg zu Stande kommen, muss die verwendete bezw. resorbirte Menge des Mittels bei den sich im Organismus abspielenden Veränderungen den maassgebenden Factor abgeben.

Es werden demnach systematische Blutuntersuchungen ein Controlmittel dafür sein, ob das Sublimat in grösserer Menge resorbirt und in den Kreislauf (als eine Albuminatverbindung) gelangt ist, oder ob es als abgekapseltes Depot an der Injectionsstelle liegen geblieben ist.

Wenn wir daran gehen, den unzweifelhaften Einfluss grösserer Sublimatdosen auf die Flüssigkeitsöconomie des Organismus zu präcisiren, insbesondere, wenn wir uns das Zustandekommen der Blutveränderungen erklären wollen, so müssen wir vor Allem uns klar werden über die Beeinflussung der Harnmenge unter Sublimatbehandlung. Bieganski hat vor einigen Jahren diese Frage durchgeprüft und gefunden, dass Sublimat in Dosen von ½ cg subcutan injicirt, eine entschieden diuretische Wirkung habe; gleichzeitig stellte er fest, dass das Hg diese Eigenschaft nur in mittleren oder grösseren Gaben verabfolgt, besitze. Nach meinen Erfahrungen wirkt häufig das Sublimat in Dosen von 0,05 (also die zehnfache Menge des von Bieganski verwendeten Präparates) entschieden diuretisch, in vielen anderen Fällen lässt aber eine selbst über 2 und mehr Wochen fortgesetzte Beobachtungsdauer einen Einfluss auf die Menge der Harnsecretion absolut nicht erkennen. Wenn nun bei solchen Individuen (und ich habe dies öfters gesehen) die Blutveränderungen sich einstellen, so muss die Flüssigkeitsmenge des Blutes auf anderem Wege sich verringern. Da Durchfälle fehlten, von Salivation, starken Schweissausbrüchen nicht die Rede war, so konnte die Flüssigkeit nur in die Gewebe abgegeben werden. Die aus dem Blute in die Gewebe abgegebene Flüssigkeit muss dem Blutplasma ähnlich (d. h. eiweissreich) sein, denn der Eiweissgehalt (das spec. Gew.) des Blutserums ändert sich unter dem Einflusse der Sublimatinjectionen nur wenig. Die nach Einverleibung beträchtlicher Sublimatmengen auftretenden Aenderungen vollziehen sich wahrscheinlich in der Weise, dass unter gleichzeitigem Dichterwerden des Blutes die Gewebe zuerst succulenter werden; in der zweiten Periode — der Verdünnung des Blutes — kann gewiss nicht das ursächliche Moment in einer Wasserretention gesucht werden, denn dieselbe besteht zu dieser Zeit nicht, sondern in einem lebhafteren Zuströmen der Gewebsflüssigkeit in das Blut.

Diese Art der Eindickung des Blutes, wie sie nach Sublimatinjectionen und nach anderen externen Medicationen zu Stande kommt, ist gewiss gänzlich verschieden von derjenigen, die im Gefolge der Cholera und acuter Brechdurchfälle sich einstellt; sie ist nur in eine Parallele zu bringen mit der Eindickung des Blutes nach Verbrennungen. Denn während bei Abgaben grösserer Flüssigkeitsmengen durch den Darm das Blut seine Verluste aus dem Gewebe sofort wieder deckt und erst dauernd eindickt, bis die Gewebe kein Wasser mehr abgeben können [Limbeck[1]), Hock und ich], bleiben bei Verbrennungen, nach Sublimatinjectionen u. s. w. trotz bedeutender Eindickung des Blutes die Gewebe wasserreich. Das Blut hat auf Stunden, sogar Tage die Fähigkeit verloren, seine Flüssigkeitsverluste aus dem Gewebe zu decken. Ob dies die directe Einwirkung des Sublimats auf das Blut, oder auf die Gefässwände, vielleicht sogar auf die Gewebe ist, wage ich nicht näher zu präcisiren.

Mitunter erfolgt die Wirkung des Sublimats in der Weise, dass, ohne dass eine vorausgegangene Bluteindickung klinisch beobachtet werden konnte, direct eine mehr oder minder bedeutende Herabsetzung des spec. Gew. des Blutes zu Stande kam, die nach längstens 6 Tagen wieder normalen Verhältnissen Platz machte (zwei Fälle). Man müsste in diesen Fällen zur Erklä-

[1]) R. v. Limbeck, Grundriss einer klin. Pathologie des Blutes. Jena 1892. S. 50.

klärung dieser Erscheinungen auch die Behauptung Kaufmann's, das Sublimat sei ein directes Blutgift, in Erwägung ziehen und eventuell die Vermuthung einer directen Zerstörung rother Blutkörperchen nicht unbedingt von der Hand weisen.

Eine primäre Verdünnung des Blutes mit nachfolgender Eindickung desselben habe ich hingegen nach Sublimatinjectionen nie beobachten können.

2. Einwirkung des Oleum cinereum (Lang) auf das Blut.

Es standen mir leider nur zwei Fälle zu Gebote, bei denen ich aber den eventuellen Einfluss des grauen Oeles auf die Blutbeschaffenheit auf das Sorgfältigste prüfte.

Die Injectionen erfolgten mit einem 30procentigen Oleum cinereum Lang. Es wurden stets in einer Sitzung 1½ Theilstriche einer Pravaz'schen Spritze injicirt. Die Injectionen erfolgten einmal wöchentlich.

Ich hatte Gelegenheit beide Kranke, kräftige, nicht anämische Individuen vor der ersten Injection einige Male zu untersuchen, und setzte sodann die Messungen im Laufe der ersten 2 Wochen nach Beginn der Injectionen täglich, sodann jeden zweiten Tagen fort bis zum Ende der Behandlung.

Die Vergleichung der Blutbefunde unter beiden Behandlungsarten ergab nun ganz verschiedene Ergebnisse. Während nach Sublimatinjectionen kurz dauernde Blutveränderungen sich fast gesetzmässig einstellen, blieben dieselben nach Injectionen mit grauem Oel völlig aus. Es erklärt sich dies wohl aus dem Umstande, dass die während der Beobachtungsdauer resorbirten Hg-Mengen zu gering waren, um einen wesentlichen Einfluss auf das Blut auszuüben, als dessen klinischer Ausdruck die Veränderung der Zahl der zelligen Elemente des Blutes aufzufassen ist.

Die Beobachtungsdauer betrug in dem einen Falle 5, in dem anderen 8 Wochen, ohne dass sich während dieser Zeit nennenswerthe Aenderungen der Blutdichte ergeben hätten; da trotzdem die Syphilissymptome schwanden, so geht daraus hervor, dass wir nicht in der Lage sind, aus der Blutdichte, bezw. den Veränderungen derselben irgend einen Rückschluss zu ziehen auf die Resorption des Ol. cinereum, wie wir es bei Sublimatinjectionen zu thun versuchten (s. die Curve No. III).

3. Behandlung mit grossen Dosen von Unguentum cinereum.

Ich habe meine diesbezüglichen Untersuchungen nicht sehr ausgedehnt, da ich nach einer orientirenden Uebersicht fand, dass im Ganzen und Grossen meine Ergebnisse mit den von Bieganski ermittelten gut übereinstimmten.

Die Untersuchungen erfolgten in der Weise, dass ich im Laufe der beiden ersten Wochen nach Einleitung der Inunctionscur jeden zweiten, während der übrigen Zeit der Behandlung jeden dritten Tag das Blut untersuchte. Die Zahl der beobachteten Individuen betrug 10. Von diesen waren nur zwei anämische, schwächliche Individuen. Die Inunctionen erfolgten täglich mit höchstens einmaliger Unterbrechung während einer Woche; die täglich zu verreibende Menge betrug 4 g Unguent. ciner. beim Erwachsenen, 3 g bei einem zwölfjährigen Knaben, 2 g bei einem schwächlichen achtjährigen Mädchen.

Bieganski fand, dass unter dem Einflusse der Schmiercur bei nicht anämischen, syphilitischen Individuen folgende Blutveränderungen sich einstellen: Während der ersten 4—5 Tage ändert sich die Zahl der rothen Blutkörperchen überhaupt nicht; hierauf steigt sie bis zum Beginne der Salivation, und stürzt sodann um eine Million und noch mehr (im Kubikmillimeter) ab. Unterbricht man nun die Cur, so nimmt die Zahl der Erythrocyten wieder zu; bei der Wiederholung der Einreibungen sind aber wieder analoge Veränderungen zu constatiren. An anderer Stelle äussert sich Bieganski: Der Hämoglobingehalt nimmt unter Hg-Wirkung beständig und bedeutend zu.

Ich glaube, dass beide Sätze trotz der grossen Zahl der Fälle und Untersuchungen, auf die sich Bieganski stützt, etwas zu allgemein gehalten sind; vielleicht ist auch durch den Modus der Inunctionen das Resultat wesentlich beeinflusst worden, da ja, wie Bieganski angiebt, die Kranken bis zur auftretenden Salivation einrieben, während bei unseren Kranken nie ein bedeutenderer Speichelfluss im Verlaufe der Inunctionscur sich einstellte. Ich konnte nur zweimal unter den 10 beobachteten Kranken so plötzliche Schwankungen in der Blutdichte bemerken, die vielleicht in einer cumulativen Wirkung des einverleibten Hg ihre Erklärung finden dürfte. In den anderen Fällen, bei denen zu Beginn der Behandlung keine Anämie vorhanden gewesen war, trat während der ganzen, vielwöchentlichen Behandlung überhaupt keine, oder aber nur kleine Schwankungen im spec. Gew. des Blutes auf. (Nach früheren Auseinandersetzungen ist eine rasch sich vollziehende Aenderung des spec. Gew. des Blutes zumeist durch eine Aenderung der Zahl der rothen Blutkörperchen bedingt, während die sich allmählich einstellenden Aenderungen ihre Ursache in dem veränderten Hämoglobingehalte des einzelnen rothen Blutkörperchens haben.) Dadurch ist es auch erklärlich, dass bei zwei anämischen Individuen das spec. Gew. des Blutes während der Behandlung langsam, aber stetig sich erhöhte, und parallel damit eine Erhöhung des Hämoglobingehaltes, aber keine wesentliche Aenderung in der Zahl der Erythrocyten sich nachweisen liess.

Ich wäre dem zu Folge geneigt, die Sätze von Bieganski dahin zu erweitern, dass bei Schmiercuren die Blutdichte und die Zahl der rothen Blutkörperchen während der ganzen antisyphilitischen Behandlung (die bis zum völligen Schwinden aller syphilitischen Erscheinungen fortgesetzt wurde) keinen wesentlichen Aenderungen unterliegen muss. Bei syphilitischen Anämien[1]) kann sich unter Hg-Gebrauch der Hämoglobingehalt erhöhen, bei nicht anämischen Syphilitischen muss sich derselbe bei Anwendung grosser Hg-Dosen nicht erhöhen.

Ich habe nur die Resultate Bieganski's eingehender besprochen, da die anderen Untersucher, wie Keyes, Gaillard, H. Schlesinger (Göttingen) u. A. in ihren werthvollen Arbeibeiten nur die Resultate lang fortgesetzter kleiner Quecksilbergaben auf das Blut zum Gegenstande ihrer Studien gemacht hatten.

Fassen wir nun die wichtigsten Resultate dieser Untersuchungsreihe zusammen, so ergiebt sich Folgendes:

Das Quecksilber vermag als leicht resorbirbares Präparat in grösserer Menge einverleibt — die Blutdichte für kurze Zeit durch Verdünnung und Verdichtung des Blutes zu ändern; ein

[1]) Natürlich sind darunter die kürzlich von A. Klein beschriebenen perniciösen Formen nicht verstanden, bei denen sich nach Klein's Deductionen sogar eine Erhöhung des Färbeindex (i. e. des Hämoglobingehaltes des einzelnen rothen Blutkörperchen) vorfinden kann.

hierzu geeignetes Präparat ist das Sublimat, nach dessen Einverleibung sich Aenderungen der Blutdichte nahezu gesetzmässig vollziehen.

Jedoch kann selbst die Aufnahme grösserer Mengen von Quecksilber in den Körper in Form von anderen Präparaten, wie Oleum cinereum oder Inunctionen mit Unguentum cinereum, die Blutdichte völlig unbeeinflusst lassen.

b. Einwirkung anderer nicht indifferenter Medicationen auf das Blut.

Es besitzen noch mehrere gebräuchliche Arzneimittel die Eigenschaft, bei ihrer Application die Blutdichte mitunter nicht unerheblich zu ändern. In ähnlicher Weise wie Sublimat wirken Naphthol und Chrysarobin; Theer und das aus ihm dargestellte Präparat Unguentum Wilkinsonii aber wesentlich anders. Für die Blutveränderungen, die sich nach Anwendung von Pyrogallus einstellen, konnte ich keinerlei Gesetzmässigkeit ausfindig machen.

Naphthol: Das von Prof. Kaposi vor einer Reihe von Jahren eingeführte β-Naphthol wird als eine Substanz betrachtet, deren Resorption unter Umständen schwere Blutveränderungen hervorruft. Aus diesem Grunde beschloss ich die Untersuchung der Blutdichte bei Application dieses Mittels an einer grösseren Zahl von Individuen vorzunehmen.

Die Substanz gelangt auf dieser Klinik zumeist zur Verwendung als 10procentige Salbe und beziehen sich die von mir gewonnenen Ergebnisse durchwegs auf Salben von dieser Concentration. Als Salbengrundlage diente Unguentum simplex oder Lanolin-Vaselin.

Da die Salbe bei Scabiösen nur ein einziges Mal eingerieben wird und sodann 24 Stunden auf dem Körper verbleibt, hatte ich reichlich Gelegenheit, die Einwirkung von Naphthol auf das Blut bei 24stündigem Verbleiben auf der Haut zu prüfen.

Die Prüfung erfolgte stets in der Weise, dass an demselben Tage, an dem die Salbe applicirt wurde, vor Anwendung derselben die Blutdichte zur Bestimmung gelangte, sodann abermals zwölf bis sechszehn Stunden nach der Einreibung und die zwei darauf folgenden Tage, so dass in jedem einzelnen Falle mindestens 4 Messungen gemacht wurden.

Meine Resultate beziehen sich auf 25 Individuen (mit Scabies), die nur einmal mit Naphtholsalbe, und auf 10 (an Prurigo erkrankte), die durch Wochen hindurch täglich mit Naphtholsalbe eingeschmiert wurden. In keinem Falle hatte eine anderweitige Medication stattgefunden.

Sollten überhaupt Veränderungen der Blutdichte unter dem Einflusse dieses Heilmittels auftreten, so waren dieselben schon innerhalb der ersten Tage zu erwarten mit bald erfolgender Ausgleichung der Schwankungen, da nach Prof. Kaposi[1]) schon innerhalb der ersten zwölf Stunden der Application massenhafte Resorption von Naphthol und Ausscheidung durch die Nieren gleichzeitig mit erhöhter Diurese stattfindet. Dass hierbei auch die Nucleoalbumin-Ausscheidung erhöht ist (Obermayer), kann nicht Wunder nehmen.

Trotzdem in allen untersuchten Fällen eine Naphtholresorption von der Haut aus sehr wahrscheinlich stattgefunden hatte, denn bei sämmtlichen Individuen war der am Tage nach der Einreibung untersuchte Urin viel reicher an Nucleo-Albumin, als am Tage zuvor, konnte keineswegs immer ein deutlicher Einfluss auf die Blutdichte constatirt werden.

Unter 25 Personen, die nur einmal mit Naphtholsalbe eingerieben worden waren, wurde bei 14 derselben eine vorübergehende Aenderung der Blutdichte beobachtet, ohne dass das Allgemeinbefinden irgendwie gestört erschien. Die betreffenden Individuen gehörten zumeist dem weiblichen Geschlechte an, und hatten eine dünne zarte Haut, von der aus, sowie von den excoriirten Stellen aus offenbar die Resorption leichter erfolgt war.

Die Aenderung der Blutdichte war ähnlich, wie nach der Einwirkung von Sublimat und zwar bestand entweder eine — nur ein einziges Mal recht beträchtliche — Eindickung mit nachfolgender Verdünnung, oder es erfolgte direct ein ziemlich bedeutendes Sinken des spec. Gew. des Blutes, das nach einigen

[1]) Kaposi, Ueber ein neues Heilmittel — Naphthol — gegen Hautkrankheiten. Wiener med. Wochenschr. 1881. — Indicationen und Methoden der Behandlung der Hautkrankheiten mit Naphthol. Wiener med. Wochenschr. 1882. No. 30, 31.

Tagen wieder normalen Verhältnissen Platz machte (s. Curve No. V).

Das Blutserum machte die gleichsinnigen Schwankungen bei gröberen Veränderungen mit, bei geringeren blieb es unverändert.

Recht interessant sind die Untersuchungsergebnisse bei längerem Gebrauche von Naphthol. In allen 10 beobachteten Fällen war eine Aenderung der Blutdichte im Verlaufe der ersten Tage zu constatiren und zwar stets eine mehr oder minder beträchtliche Eindickung des Blutes, die bald wieder den normalen Mengenverhältnissen Platz machte, um im weitern Verlaufe noch ein oder mehrmals wieder aufzutreten. Für das Auftreten dieser letzten Schwankungen liess sich eine Norm nicht ausfindig machen. In den Zwischenzeiten blieb die Blutdichte entweder völlig normal, oder sie sank allmählich etwas ab; die Serumdichte blieb gleich (s. Curve No. VI). Die diesbezüglichen Ergebnisse stimmen auch mit den Erfahrungen von Kaposi überein, der sich, wie folgt, äussert: „Wiederholte Untersuchungen lassen mich glauben, dass die stürmische und massenhafteste Resorption und diuretische Excretion nur in der allerersten Zeit stattfindet, während in der Folge beide Vorgänge mehr successiv vor sich gehen, und dass das Naphthol insbesondere während eines durch Wochen und Monate fortgesetzten Auftragens auf die Haut nicht continuirlich, sondern schubweise ausgeschieden wird“. Die zeitweilige Erhöhung des spec. Gew. des Blutes ist wohl auf eine schubweise Ausscheidung von Naphthol aus dem Blute zuzuschreiben, mit der gleichzeitig eine vermehrte Urinsecretion einhergeht. In keinem einzigen Falle bestand Albuminurie oder Hämoglobinurie, wie letztere von Lesser[1]) bei einem jungen Manne, erstere von Neisser[2]) bei subcutaner Einverleibung des Mittels bei Thieren beobachtet wurde.

Chrysarobin: Ich konnte an 6 Individuen, 4 Männern und 2 Weibern die Chrysarobinwirkung studiren. Alle 6 Individuen waren an Psoriasis erkrankt, sonst aber völlig gesund, nicht anämisch. Da die Haut an jenen Stellen, an denen psoria-

[1]) Lesser, Ein Fall von acuter Nephritis nach äusserer Application von Naphthol. Arch. f. Dermatolog. u. Syphilis. 1883.

[2]) Neisser, Die Hämoglobinurie erzeugende Wirkung des Naphthol. Centralbl. f. d. med. Wissensch. 1881. No. 30.

tische Plaques auftreten, ganz ausserordentlich resorptionsfähig ist, so musste ich bei der bekannten deletären Einwirkung von Chrysarobin auf das Blut Aenderungen derselben erwarten. In drei Fällen aber blieb eine Beeinflussung der Blutdichte völlig aus, während allerdings in den drei andern Fällen ein auffallend übereinstimmendes Verhalten zu constatiren war. Es war ein ganz langsames, aber stetiges Ansteigen des spec. Gew. des Gesammtblutes zu bemerken, das einmal im Verlaufe von 10 Tagen beobachtet werden konnte; gleichzeitig aber — und wie ich ausdrücklich bemerken muss, konnte ich bei keinem andern Mittel etwas Aehnliches constatiren — sank das spec. Gew. des Blutserums continuirlich. Wurde die Medication des Chrysarobin ausgesetzt, so stellten sich nach 1—2 Tagen die normalen Verhältnisse wieder her, so dass die Gesetzmässigkeit des inneren Zusammenhanges beider Vorgänge ziemlich erwiesen und eine zufällige Coincidenz derselben kaum anzunehmen ist. In keinem dieser Fälle war Albuminurie aufgetreten, wohl aber war stets reichlich Nucleoalbumin im Harne während der ganzen Behandlungsdauer vorhanden.

Auch in diesen Fällen habe ich mich durch wiederholte Blutkörperchenzählung überzeugt, dass die Erhöhung des spec. Gew. des Gesammtblutes durch eine (relative) Vermehrung der rothen Blutkörperchen bedingt war.

Ueber die Ursachen der Eiweissverarmung des Blutes unter Chrysarobinwirkung enthalte ich mich — beim Fehlen der Albuminurie — jeder Erklärung.

Als Beispiel einer Chrysarobincurve s. Curve No. VII.

Pyrogallussäure. Schwere, selbst tödtliche Blutdissolutionen wurden nach externem Gebrauche des Acidum pyrogallicum beschrieben (Neisser, Besnier, Vidal), so dass man dieses Präparat mit Recht den Blutgiften zuzählt.

Trotz der nicht unbedeutenden Zahl der Versuche, die ich anstellte, — ich habe etwa bei 20 Individuen die Wirkung des Acid. pyrogallic. auf die Blutdichte geprüft, — konnte ich keinen bestimmten gesetzmässigen Zusammenhang von Blutveränderungen und Application des Acid. pyrogallic. ermitteln. Einige Male zeigte das Blut von Individuen, die wochenlang mit Pyrogallol (10 pCt.—20 pCt.) behandelt worden waren (Psoriasis), während der ganzen Behandlungsdauer keine Schwankungen des spec. Gew. Bei anderen wieder, insbesondere nach Application als Aetzmittel (20 pCt. Pflaster auf Hautstellen, die von Lupus ergriffen waren), war nach mehrtägigem Gebrauche nicht selten eine ziemlich bedeutende Aenderung der Blutdichte zu constatiren, die nach einigen Tagen sich wieder ausglich. Eine Regel hierfür war nicht ausfindig zu machen. Es rührt dies wohl daher, dass bei diesen Schwankungen verschiedene Factoren in Rechnung zu ziehen sind, so die gesteigerte Diurese, der erhöhte Zerfall rother Blutkörperchen unter dem zerstörenden Einflusse des Mittels, endlich wohl die schubweise Resorption und Elimination desselben.

Theer: Zur Untersuchung gelangten 25 Individuen, die mit Tinct. Rusci, Ol. Rusci und Unguent. sulfurat. Wilkinsonii behandelt wurden. Krätzkranke lieferten mir das Untersuchungsmaterial für Prüfung des Ung. Wilkinsonii, an Psoriasis, Urticaria und Pemphigus pruriginosus Leidende für die anderen beiden, oben erwähnten Theerpräparate.

Uebereinstimmend ergaben mir die Versuche, dass häufig eine nur mehrstündige Application von Theerpräparaten genüge, um oft recht bedeutende Aenderungen der Blutdichte hervorzurufen. In seltenen Fällen stellt sich zuerst eine ganz geringe Erhöhung des spec. Gew. des Blutes ein, zumeist aber sinkt dasselbe ausserordentlich schnell und bedeutend ab und kehrt nach mehreren Tagen zur Norm zurück (s. die Curve No. VIII).

c) Substanzen, die nach externer Application die Blutdichte ungeändert lassen.

Ich habe bereits einer grösseren Zahl von Mitteln Erwähnung gethan, die nicht in Substanz, sondern in Salbenform auf die Haut aufgetragen wurden. Die etwa erzielte Wirkung auf das Blut konnte nur dann mit Bestimmtheit auf Rechnung des Mittels gesetzt werden, wenn der Einfluss der Salbengrundlage auf die Blutbeschaffenheit bekannt war. Es ergab sich also die Nothwendigkeit, die Beschaffenheit des Blutes bei externer Anwendung von Salbengrundlagen zu prüfen. Es wurde auf diese Weise festgestellt, dass die auf unserer Klinik gebräuchlichen Salbengrundlagen, bei intacter oder auch excoriirter, aber nicht nässender Haut, eine wesentliche Aenderung der Blutdichte nicht hervorzubringen vermögen, selbst wenn sie auf die ganze Körperoberfläche aufgetragen worden waren. Es sind dies: Unguent. simplex, Vaselin und Vaselin-Lanolin in verschiedenen Mengenverhältnissen. Da bekanntlich nach Application von Fetten auf grössere Strecken der Haut die Urinmenge etwas steigt, so tritt die Niere offenbar sofort compensatorisch für Excretion von Flüssigkeit ein, ohne dass es ein wahrnehmbares Stadium giebt, in welchem grössere Mengen von Flüssigkeit in dem Blute zurückgehalten werden. Anders ist es aber, wenn der Organismus sich daran gewöhnt hat, wie bei längerer Zeit dauernden universellen, stark nässenden Eczemen, constant grössere Flüssigkeitsmengen durch die Haut abzugeben. Wird dieser Weg durch Auftragung dicker Fettschichten verlegt, so kann eine Flüssigkeitsretention im Blute eintreten, die sich erst nach 1—3 Tagen durch eine erhöhte excretorische Thätigkeit der Niere ausgleicht. Ich habe derartige Verhältnisse zweimal beobachten können.

Während eine Reihe von Substanzen (die im früheren Abschnitte erwähnten), in diesen Salbengrundlagen auf die Haut gebracht, Blutveränderungen hervorrufen, beeinflusste eine Reihe von anderen Substanzen bei externer Application wenigstens in unseren Versuchsreihen nicht im geringsten das spec. Gew. des Blutes und des Blutserums. Es sind zumeist Mittel, die bei externer Anwendung entweder als ungiftig, oder nur als schwach giftige Substanzen bekannt sind. Es waren bei ihrer Anwendung dieselben Resorptionsbedingungen gegeben, wie bei Application der anderen Medicamente, und die Forderungen Fleischer's und Ritter's erfüllt, die eine völlig normale Haut ohne Continuitätstrennung als nicht resorptionsfähig betrachten. Diese Substanzen waren Salicylsäure (als 10procentige Salbe und Pflaster verwendet), Borsäure (10procentige Salbe), Zink (als Salbe oder Paste). Von neueren Präparaten habe ich insbesondere zwei genauer in Bezug auf ihre Einwirkung auf die Blutdichte studirt, und gefunden, dass beide dieselbe bei externer Application nicht tangiren. Das eine Präparat ist das von Nencki eingeführte, von Rekowski geprüfte Gallacotophenon, das andere das von Spiegler an unserer Klinik eingeführte und von diesem Autor und A. Hock an Kranken versuchte Thiophendijodid.

XI. Internationaler Medicinischer Congress zu Rom 1893.

Mittheilung des Central-Comité's.

Das Central-Comité des elften Internationalen Medicinischen Congresses, der vom 24. September bis 1. October 1893 in Rom tagen wird, hat auf Wunsch der betreffenden Specialisten den bereits bekanntgegebenen Sectionen des Congresses noch weiters je eine für Zahnheilkunde, Kinderkrankheiten und Bau-Sanitätswesen angefügt, sowie der Laryngologie und Ohrenheilkunde je eine besondere Section angewiesen.

Gegenwärtig ist die Bildung der National-Comité's der europäischen und überseeischen Staaten und Colonien im Gange; selbe sollen die Aerzte aller civilisirten Länder sowohl zum Besuche des Congresses, als zur Theilnahme an den Arbeiten der 18 specialwissenschaftlichen Sectionen anregen.

Ausser dem deutschen National-Comité, dessen Bildung und Vorsitz dem Altmeister deutscher Wissenschaft Prof. Dr. R. Virchow übertragen worden ist, wird für jede der achtzehn specialwissenschaftlichen Sectionen je ein deutsches Ordnungs-Comité errichtet werden.

Die Aerzte Italiens haben bereits Provinzial-Comité's gebildet, die den Zweck haben, den auswärtigen Collegen zur Eröffnung des Congresses festlichen Empfang zu bereiten.

Berichtigungen zu Bd. 129.

Seite 337 Zeile 7 v. o. lies: diejenige von Klebs statt diejenige Kleb's
- 382 - 11 v. o. lies: entropionirten statt entroponirten
- 395 - 18 v. o. lies: Extremitäten statt Centrumsblätter

Erklärung der Abbildung

Bd. 129. Taf. XIV. Fig. 3.

a Kopf mit Haaren. b Körper. c Kopf-Rumpf-Furche (Hals). d Nabelstrang. e Varix der Nabelvene. f Leberrest (?). g Das den Körper des Acardiacus bildende Fettgewebe.

Archiv
für
pathologische Anatomie und Physiologie
und für
klinische Medicin.

Bd. 130. (Zwölfte Folge Bd. X.) Hft. 2.

V.

Ueber den Keimgehalt der Milch gesunder Wöchnerinnen.

Von Arnold Palleske,

prakt. Arzt zu Neustadt in Mecklenburg.

Es hat lange Zeit die Annahme bestanden, dass die Secrete aus den Drüsen gesunder Individuen völlig keimfrei seien; diese Annahme, welche sich jedenfalls mehr auf Voraussetzungen unbestimmter Art als auf exacte Untersuchungen stützte, hat bereits gewisse Einschränkungen erfahren müssen. So wurde allgemein angenommen, dass das Secret der Brustdrüsen gesunder Frauen absolut keimfrei sei. Ja, man hob stets die Keimfreiheit der Muttermilch als einen der wesentlichsten Unterschiede dieser Milch von der in den Handel gelangenden Kuhmilch hervor, und begründete darauf die Forderung, letztere, wenn sie Säuglingen dargereicht werden sollte, keimfrei zu machen. Allerdings sind auch schon in der Frauenmilch Keime gefunden worden, aber nur bei kranken Frauen; so lesen wir in dem Werke von Uffelmann und Munk „die Ernährung des gesunden und kranken Menschen“: „Wichtig ist auch, dass in einzelnen dieser Krankheiten pathogene Mikroben in die Milch übergehen. Escherich fand in der Milch septisch inficirter Mütter Staphylokokken, sowie Bacillen, in der Milch gesunder Frauen dagegen niemals Mikroorganismen irgend welcher Art. Auch bei Phthisis und Syphilis war die Milch keimfrei; bei Entzündungen am Warzenhofe zeigten sich in der Milch der afficirten Brust Staphylokokken, in derjenigen der gesunden Brust keine Mikroben. Bozzolo constatirte in der Milch einer pneumonisch erkrankten Frau den Diplococcus pneumoniae." Aber neuerdings erschien in diesem Archiv, Bd. 126, eine Arbeit über dies Thema, in welcher von Cohn und Neumann auf Grund ihrer zahlreich angestellten Versuche folgende Sätze aufgestellt wurden:

„Die nach Reinigung der Warzen mit Sublimat und Alkohol aus der gesunden Brust einer gesunden Frau entleerte Milch enthält stets oder fast stets Keime." Sie fanden ferner, dass „die Menge der Keime um so geringer ist, je kürzere Zeit seit der Bildung der Milch verstrichen ist, je mehr Milch vorher durch kräftiges Saugen entleert wurde; dass bei Stagnation der Milch in der Brustdrüse die Menge der Keime zunehme, bis zu 500 pro 1 ccm. Die zuerst entleerte Milch zeigte stärkeren Keimgehalt, als die zuletzt entleerte. Daraus schliessen die Verfasser, dass die Keime vorzugsweise in den äusseren Enden der Milchgänge sich befinden, und dass sie in diese von aussen einwandern. In 48 Untersuchungen constatirten sie 43 Mal den Staphylococcus pyogenes albus, ausserdem seltener den Staphylococcus pyogenes aureus und den Streptococcus pyogenes, 1 Mal Stäbchen."

Soweit die Angaben von Cohn und Neumann. Es leuchtet ein, dass, wenn dieser Befund sich in voller Ausdehnung bestätigt, dies einen bedeutenden Umschwung in unseren bisherigen Anschauungen herbeiführen muss, insbesondere aber einen Einfluss auf unsere Ansichten über die Pathogenese gewisser Krankheiten des Säuglingsalters gewinnen könnte. Denn a priori lässt sich wohl annehmen, dass bei einem Säugling, welcher constant grosse Mengen von notorisch pathogenen Mikroorganismen mit der Muttermilch zu sich nimmt, eine günstige Gelegenheit für die Ausbildung infectiöser Prozesse sich bietet, falls Schrunden an den Lippen, Sauggeschwüre am Gaumen eine Einwanderung von Mikroben in den Körper ermöglichen. Die Richtigkeit dieser Annahme vorausgesetzt, wäre ja, abgesehen von der Zusammensetzung der Milch, ein Kind an der Mutterbrust viel schlechter dran, als ein mit sterilisirter Kuhmilch ernährtes! Wenn nun ein Kind, das an der Mutterbrust trinkt, nicht erkrankt, sondern sich in gleicher Weise, ja im Durchschnitt besser als ein mit sterilisirter Kuhmilch ernährtes entwickelt, so folgt daraus:

Entweder sind die Schutzmaassregeln, welche dem kindlichen Organismus dem Eindringen dieser schädlichen Keime gegenüber zu Gebote stehen, völlig ausreicheud, — oder aber, dieselben bilden nicht einen constanten Befund der Muttermilch. Diese Ueberlegungen veranlassten mich, eine sorgfältige Nachprüfung obiger Sätze vorzunehmen.

Meine Methode der Milchgewinnung habe ich, um vergleichbare Resultate zu erzielen, der oben genannten nachgebildet. Ich sterilisirte die Warze und den Warzenhof sorgfältig mit einer Sublimatlösung von 1:1000 und darauf mit Alkohol. Letzterer wurde völlig entfernt durch Abtupfen mit aseptischer Watte, und sodann die Milch durch sanftes Streichen von der Peripherie der Drüse her tropfenweise direct in die mit flüssiggemachter, nur noch lauwarmer, völlig steriler Gelatine gefüllten Reagenzgläschen entleert. Die so gewonnene Milch vermischte ich durch sanftes Hin- und Herneigen des Gläschens innig mit der Gelatine, und stellte sodann unter laufendem kaltem Wasser eine Rollcultur her. Die ersten Tropfen liess ich unbenutzt, um eine Vermischung der Milch mit dem etwa in die Drüsenausgänge zufällig eingedrungenen Desinficiens auszuschliessen. Bei den ersten Versuchen entnahm ich nur 2 Tropfen, und ging dann, als die Culturen sämmtlich frei von Colonien blieben, zu 5 Tropfen über, der Behauptung von Cohn und Neumann gemäss, dass es nöthig sei, grössere Milchmengen zu untersuchen, um fast immer positive Resultate zu erzielen. Die mit Milch beschickten Gläschen wurden sodann 4—8 Tage bei Stubentemperatur aufbewahrt, und von den entstehenden Colonien Stichculturen angelegt, sowie Trockenpräparate mit Methylviolett angefertigt, um die Arten der Keime genau bestimmen zu können. Die Frauen, von denen ich Milchproben entnahm, waren mit Ausnahme weniger besonders erwähnter Fälle notorisch gesund, besonders waren dieselben frei gewesen von jeglichen puerperalen Erkrankungen, sowie von Affectionen der Brustdrüse oder Warze. Die Kinder zeigten in allen Fällen ein ihrem Alter entsprechendes Aussehen und Entwickelung.

Ich habe nun unter oben genannten Cautelen 22 Versuche an der Milch von 22 Frauen angestellt. Positives Resultat hatten die folgenden 10 Versuche:

1. Versuch. Frau Schulz, entbunden am 13. April 1892. Ich entnahm ihr am 27. Mai 5 Tropfen Milch etwa ½ Stunde, nachdem das Kind an der Brust gesogen hatte. In der mit jenen 5 Tropfen angelegten Gelatinecultur zeigten sich nach einigen Tagen kleine, weissliche Colonien in mässiger Zahl; dieselben begannen bald die Gelatine zu verflüssigen. Das Trockenpräparat ergab Staphylokokken in der Grösse des Staphylococcus pyogenes albus. Die Stichcultur zeigte ebenfalls genau das Verhalten des genannten Coccus.

2. Versuch. Frau Quandt, entbunden am 12. Mai 1892. Ich entnahm 1 Stunde nach dem Anlegen 5 Tropfen Milch am 27. Mai. In der mit dieser Milch angelegten Gelatinecultur zeigten sich nach wenig Tagen sehr zahlreiche weisse Colonien, welche die Gelatine verflüssigten. Das Trockenpräparat zeigte Staphylokokken von der Grösse des Staphylococcus pyogenes albus. Auch die Stichcultur ergab dies Resultat. Um die Pathogenität und Virulenz der Keime festzustellen, impfte ich eine Maus an der Schwanzwurzel mit der Reincultur der gewonnenen Kokken und bekam eine typische Eiterung. Ein aus diesem Eiter angefertigtes Trockenpräparat ergab zahlreiche Staphylokokken in Reincultur nebst Eiterkörperchen.

3. Versuch. Frau Lehmann, entbunden am 16. Mai 1892. Ich entnahm am 27. Mai 5 Stunden nach dem Anlegen des Kindes 5 Tropfen Milch und legte mit diesen eine Gelatinecultur an. Nach einigen Tagen zeigten sich kleine weisse Colonien in mässiger Anzahl. Eine hiervon angelegte Stichcultur und ein Färbepräparat erwies dieselben als Staphylokokken und zwar als St. pyogenes albus.

4. Versuch. Frau Böcke, entbunden am 18. Mai 1892. Ich entnahm 3 Stunden nach dem Anlegen des Kindes 2 Tropfen Milch am 30. Mai. Die hiermit angelegte Gelatinecultur ergab nach wenig Tagen spärliche Colonien, weiss, verflüssigend. Das Trockenpräparat zeigte Staphylokokken von der Grösse des Staphylococcus pyogenes albus. Eine Stichcultur ergab gleichfalls die Anwesenheit dieses Mikroben.

5. Versuch. Frau Kutscha, entbunden am 17. Mai 1892. Patientin hatte am 6. und 7. Tage nach der Entbindung 38,9° und unbedeutende Schmerzhaftigkeit des Perimetrium. Therapie: Eisblase auf den Unterleib; danach Zurückgehen aller Symptome. Am 30. Mai, also 7 Tage nach der Genesung, entnahm ich 1½ Stunden nach dem Anlegen des Kindes 5 Tropfen Milch für eine Gelatinecultur. Nach einigen Tagen zeigten sich sehr zahlreiche weissliche, verflüssigende Colonien. Eine hiervon angelegte Stichcultur zeigte genau das Verhalten des Staphylococcus pyogenes albus; ein gleiches ergab das Trockenpräparat.

6. Versuch. Frau Brüdigam, entbunden am 20. Mai 1892. Das Kind wurde wegen mangelhafter Entwickelung der Brustwarzen nicht angelegt.

Am 10. Tage nach der Entbindung entnahm ich 4 Tropfen, die ich für eine Gelatinerollcultur verwandte. Nach wenig Tagen zeigten sich sehr zahlreiche Colonien, welche die Gelatine verflüssigten. Ein Trockenpräparat wies Staphylokokkken von der Grösse des St. pyogenes albus auf. Eine Stichcultur zeigte gleichfalls typisch das Verhalten dieses Mikroben.

7. Versuch. Frau Niekammer, entbunden am 21. Juni 1892. Ich entnahm, ½ Stunde nachdem das Kind gesogen hatte, 5 Tropfen Milch am 27. Juni, und stellte damit eine Gelatinecultur her. Nach wenig Tagen zeigten sich weisse Colonien in mässiger Zahl, welche die Gelatine verflüssigten. Durch Trockenpräparat, sowie durch Stichcultur erwiesen sich dieselben als Colonien des Staphylococcus pyogenes albus.

8. Versuch. Frau Dahm, entbunden am 21. Juni 1892. Am 27. Juni entnahm ich, 2 Stunden nach dem Anlegen des Kindes, 5 Tropfen Milch für eine Gelatinecultur. Nach wenig Tagen zeigten sich sehr zahlreiche Colonien, welche die Gelatine verflüssigten. Durch Trockenpräparat, sowie durch Stichcultur wurden dieselben als Staphylococcus pyogenes albus erkannt.

9. Versuch. Frau Drescher, entbunden am 3. Juni 1892. Ich entnahm ¼ Stunde nach dem Anlegen des Kindes 5 Tropfen Milch am 27. Juni und verwandte dieselben für eine Gelatinecultur. Nach wenig Tagen zeigten sich spärliche, weisse, die Gelatine verflüssigende Colonien. Dieselben erwiesen sich im Trockenpräparat als Staphylokokken und zeigten in der Stichcultur das Verhalten des Staphylococcus pyogenes albus.

10. Versuch. Frau Steffen, entbunden am 19. Juni 1892. Wegen Wolfrachenbildung des Neugebornen wird derselbe nicht angelegt, sondern die Mutter saugt sich selbst die Milch ab. Am 1. Juli entnahm ich 5 Tropfen Milch für eine Gelatinecultur; in dieser entwickeln sich nach wenig Tagen sehr wenige Colonien von weisser Farbe, welche die Gelatine verflüssigen. Dieselben erweisen sich im Trockenpräparat als Staphylokokken, und zeigen in einer Stichcultur typisch das Verhalten des Staphylococcus pyogenes albus.

Negatives Resultat hatten folgende 12 Versuche:

1. Versuch. Frau Rakow, entbunden am 1. Mai 1892. Am 11. Mai entnahm ich aus der seit 3 Stunden unbenutzten Brust 2 Tropfen Milch für eine Gelatinecultur. Dieselbe blieb bei 8tägiger Aufbewahrung steril.

2. Versuch. Frau Freudenberg, entbunden am 3. Mai 1892. Am 10. Tage nach der Entbindung entnahm ich aus der seit 2 Stunden unbenutzten Brust 2 Tropfen, aus der eben vom Kind leer getrunkenen Brust 2 Tropfen Milch für eine Gelatinecultur. Beide Culturen blieben bei 8tägiger Aufbewahrung steril.

3. Versuch. Frau Grassmann, entbunden am 1. Mai 1892. Das Kind starb am 2. Tage; am 1. Tage war es angelegt worden und soll auch getrunken haben. Am 2. Tage wurde noch Milch abgezogen, um sie dem Kind

einzuflössen. Am 10. Tage nach der Entbindung entnahm ich 2 Tropfen Milch für eine Gelatinecultur. Dieselbe blieb bei 8tägiger Aufbewahrung steril.

4. Versuch. Frau Hagemann, entbunden am 9. Mai 1892. Ich entnahm am 21. Mai aus der seit 4 Stunden unbenutzten Brust 5 Tropfen Milch für eine Gelatinecultur; dieselbe blieb bei 8tägiger Aufbewahrung steril.

5. Versuch. Frau Vitalis, entbunden am 10. Mai 1892. Am 21. Mai entnahm ich, ½ Stunde nachdem das Kind angelegt war, 5 Tropfen Milch für eine Gelatinecultur. Dieselbe blieb bei 8tägiger Aufbewahrung steril.

6. Versuch. Frau Voss, entbunden am 4. Mai 1892. Am 22. Mai entnahm ich, 3 Stunden nach dem Anlegen, 5 Tropfen Milch für eine Gelatinecultur. In diesem Fall konnte die Gelatine nicht wieder zum Erstarren gebracht werden, obgleich ich ganz wie sonst verfuhr[1]). Die Cultur blieb dauernd steril.

7. Versuch. Frau Herpel, entbunden am 29. April 1892. Ich entnahm am 22. Mai 3 Stunden nach dem Anlegen des Kindes 5 Tropfen Milch für eine Gelatinecultur. Nach 8tägiger Aufbewahrung war dieselbe noch steril.

8. Versuch. Frau Kessler, entbunden am 5. Mai 1892. Ich entnahm 5 Stunden nach dem Anlegen des Kindes 5 Tropfen Milch für eine Gelatinecultur am 8. Juni. Dieselbe erhielt sich während 8 Tagen steril.

9. Versuch. Frau Heldt, entbunden am 13. April 1892. Die rechte Brust war wund, ohne dass es zur Eiterung gekommen war; die linke, aus der ich eine Probe entnahm, war nur unbedeutend wund gewesen, jetzt aber schon seit 6 Wochen wieder völlig heil. Ich entnahm 2 Stunden nach dem Anlegen des Kindes 5 Tropfen Milch am 8. Juni 1892, und legte damit eine Gelatinecultur an. Dieselbe blieb bei 8tägiger Aufbewahrung steril.

10. Versuch. Frau Kress, entbunden am 15. April 1892. Am 9. Juni entnahm ich aus der seit ½ Stunde unbenutzten Brust 5 Tropfen Milch für eine Gelatinecultur. Dieselbe blieb während 8 Tagen steril.

11. Versuch. Frau Koch, entbunden am 17. März 1892. Ich entnahm am 9. Juni, ½ Stunde nach dem Anlegen des Kindes, 5 Tropfen Milch für eine Gelatinecultur; dieselbe blieb während 8 Tagen steril.

12. Versuch. Frau Wiegand, entbunden am 31. Mai 1892. Ich entnahm am 1. Juli, 1½ Stunden nach dem Anlegen des Kindes, 5 Tropfen Milch für eine Gelatinecultur; dieselbe erhielt sich während 8 Tagen steril.

Es ist dies auf solche Weise gewonnene Ergebniss, wenn auch überraschend in Anbetracht unserer bisherigen Anschauungen, so doch bedeutend verschieden von dem meiner Vorgänger in der Untersuchung; während diese „immer oder fast immer“ Keime und zwar in nicht unbedeutender Zahl gefunden haben,

[1]) Eine Erklärung für dies abweichende Verhalten der Gelatine kann ich nicht geben; vielleicht beruhte es auf einer stärkeren Alkalescenz der Milch.

stellt sich bei mir das Verhältniss der positiven Proben zu den negativen wie 10 : 12, d. h. es ist noch nicht die Hälfte der Versuche positiv gewesen. Jene hatten unter 41 Versuchen nur 6 negative, d. h. es waren 85,37 pCt. positiv, während ich nur 45,46 pCt. positive Fälle habe. Es sind aber diese Resultate völlig vergleichbar, da ich mich der Methode meiner Vorgänger eng angeschlossen habe, und im Uebrigen immer (bis auf die wenigen Fälle, wo ich nur 2 Tropfen entnahm) eine annähernd gleiche Quantität Milch wie Jene, nehmlich 5 Tropfen, zu meinen Versuchen verwandte. Worauf die Differenz der Ergebnisse beruht, weiss ich deshalb nicht zu sagen, immerhin fordert sie doch dazu auf, nicht das Resultat von 46 Versuchen in der Weise zu verallgemeinern, wie dies meine Vorgänger in der Untersuchung gethan haben.

Was ihre Angabe anbelangt, die Dauer der Milchsecretion sei ohne Bedeutung für den Keimgehalt, so kann ich nach den von mir gefundenen Ergebnissen derselben zustimmen. Ich habe Frauen untersucht, welche 6 Tage vorher entbunden waren, und solche, die 84 Tage vorher entbunden waren, und habe einen Einfluss der Dauer der Milchsecretion nicht constatiren können, sondern Keime gefunden in den verschiedensten Stadien nach der Entbindung.

Es wird von jenen Autoren auch angegeben, die Keimzahl richte sich nach der Zeit, welche seit dem letzten Saugen verstrichen sei, und wachse durch Stauung der Milch. Beiden Sätzen kann ich nach meinen Erfahrungen nur sehr bedingt zustimmen. Ich erhalte von meinen positiven Fällen, wenn ich sie nach der Zeitdauer, welche seit dem letzten Anlegen verstrichen ist, ordne, folgende Tabelle:

No.	Zeitdauer nach dem letzten Anlegen in Stunden:	Anzahl der Colonien:
9	$\frac{1}{4}$	sehr wenige
7	$\frac{1}{2}$	mässig viele
1	$\frac{1}{2}$	mässig viele
2	1	sehr zahlreiche
5	$1\frac{1}{2}$	sehr zahlreiche
8	2	sehr zahlreiche
4	3	wenige
3	5	mässig viele
6	240	sehr zahlreiche.

Zwar steigt vom ersten Fall bis zum 6. die Anzahl der Colonien ganz proportional der seit dem letzten Anlegen verstrichenen Zeit, dann aber bekomme ich im 7. Fall ein Resultat, wo nach einer Pause von 3 Stunden nur wenig, und im 8. Fall, wo nur eine mässige Anzahl von Colonien sich finden nach einer sogar 5stündigen Pause. Da ist es doch nicht wohl zulässig, noch von einer Abhängigkeit der Keimzahl allein von der Zeit, die seit dem letzten Saugen verstrichen ist, zu sprechen, es erscheint vielmehr die Anzahl der Keime als noch anderen Verhältnissen unterworfen.

Eben so wenig kann ich aus den von mir gewonnenen Ergebnissen einen positiven Beweis herleiten für die Behauptung, dass Stauung die Anzahl der Keime vermehre, obwohl ich diese Annahme jener Autoren keineswegs völlig von der Hand weisen will. Es ist ja selbstverständlich, dass sich die Keime in einer so ausgezeichneten Nährflüssigkeit, wie es die Muttermilch ist, und bei der Temperatur derselben, vermehren. Aber um so absonderlicher erscheint in diesem Licht die Thatsache, dass sich in Fall 2 der negativen Versuchsreihe nach 10tägiger Ruhepause die Milch absolut steril fand; ich habe allerdings in diesem Falle nur 2 Tropfen entnommen, in der Voraussetzung, diese müssten von Keimen strotzen. Dass es an Gelegenheit zur Einwanderung der Keime in die Milchgänge von aussen her gefehlt habe, ist nicht anzunehmen. Auf der anderen Seite (Fall 6) habe ich eine Milchprobe gleichfalls nach 10tägiger Ruhezeit und Milchstauung entnommen, und fand ungemein zahlreiche Keime; aber eine völlig gleiche Menge fand ich in Fall 2 bereits nach 1stündiger Stauung. Es scheinen mir demnach doch noch andere Verhältnisse auf die Zahl der Keime bestimmend einzuwirken; jedenfalls ist die Dauer der Milchstauung nicht der einzige Factor.

Was nun die Frage anbetrifft, wie die Keime in die Milch gelangen, so sind mehrere Möglichkeiten vorhanden: 1) sie kommen vermittelst des Blutstromes nach den Drüsenzellen und werden von diesen mit der gebildeten Milch ausgeschieden, oder 2) von aussen her, oder 3) sie gelangen in die Milch auf beiden Wegen. Die Verfasser der citirten Arbeit stellen sich auf den Standpunkt, dass die Keime hauptsächlich von aussen in die Drüse eingewandert sind, wenn sie auch die Möglichkeit der Uebertragung durch den Blutstrom nicht von der Hand weisen wollen. Immerhin ist der Beweis, den dieselben für ihre Behauptung anführen, — dass man nehmlich die Keime am zahlreichsten in der zuerst ausgepressten Milch finde, weil sie eben von aussen in die Milchgänge einwanderten — nicht zwingend, sondern man kann denselben ebenso für die Begründung der gegentheiligen Ansicht benutzen. Denn wenn man annimmt, dass die Keime hauptsächlich durch das Blut nach der Drüse hingeführt werden, so werden sie sich in der zuerst entnommenen Milch am zahlreichsten finden müssen, weil diese ja am längsten in den Milchgängen stagnirt hat. Indessen findet dieser Modus der Uebertragung von Mikroben in die Milchdrüse jedenfalls häufiger statt bei pathologischen Vorgängen im Organismus.

Was nun endlich die wichtige Frage anbetrifft, was für Arten von Keimen in der Milch gesunder Frauen aufgefunden sind, so wird in der oben citirten Arbeit bemerkt: „Es fanden sich in 48 Untersuchungen 43mal Eiterkokken, und zwar

Staphylococcus pyogenes albus 36mal,
Staphylococcus pyogenes aureus 1mal,
Streptococcus pyogenes . . . 1mal,

alle 3 Arten gemischt mehrmals vor; selten noch Sarcine und 2mal Stäbchen nicht pathogener Art.“

Ich habe in 22 Versuchen nur 10mal Eiterkokken gefunden, und zwar nur immer den Staphylococcus pyogenes albus; es waren weder die anderen Eitererreger noch Stäbchen jemals vorhanden. Dass nicht etwa die Zusammensetzung der Gelatine daran Schuld war, habe ich immer durch erfolgreiche Impfungen derselben Gelatine mit virulenten Kokken anderer Art nachgewiesen. Mehrmals habe ich diese Staphylokokken in Reincultur unter die Schwanzwurzel einer Maus geimpft, und es bildete sich eine Eiterung, welche, mikroskopisch untersucht, zahlreiche Rundzellen und grosse Mengen von Staphylokokken in Reincultur aufwies; damit ist die Virulenz dieser so gewonnenen Mikroben bewiesen.

Welche Beziehungen haben nun diese, wenn ja auch durchaus nicht constant, so doch sehr häufig in der Frauenmilch nachweisbaren Keime zu den Entzündungen der Brustdrüse? Ich finde in der Literatur die Angabe von Bumm[1]): „die Mikroben können nicht allein und ausschliesslich durch die Schrunden, sondern auch durch die Milchausführungsgänge eindringen; bei regelmässiger Entleerung werden sie aber aus den Ausführungsgängen fortgespült und dadurch unschädlich". Eine pathogenetische Bedeutung gewinnen sie also offenbar nach der Ansicht dieses Forschers erst bei einer Störung der Milchentleerung und somit eintretender Stauung.

Nach Zweifel[2]) finden sich bei Mastitis nur immer zwei Arten von Eitererregern, nehmlich der Staphylococcus pyogenes aureus und der Streptococcus pyogenes. Diese Angabe bestätigend hat Döderlein[3]) bei Culturversuchen, die er mit dem aus den zwei klinisch unterschiedenen Formen des Mastitis gewonnenen Eiter anstellte, bei der einen Form nur immer den Staphylococcus pyogenes aureus, bei der anderen den Streptococcus pyogenes gefunden.

Es ist also niemals von diesen Untersuchern der Staphylocossus albus nachgewiesen worden; sollte es ein Zufall sein, dass Döderlein bei seinen zahlreichen Culturversuchen niemals die letztgenannte Form aufgefunden hat? Oder sind meine Untersuchungen nicht zahlreich genug gewesen? Es wird mir allerdings schwer, den Befund vom Staphylococcus pyogenes albus in allen 12 positiven Fällen für zufällig zu halten. Aber ich muss zugeben, dass eine weitere Fortsetzung meiner Studien vielleicht auch das Vorhandensein anderer Mikroben, besonders des Staphylococcus pyogenes aureus, in der Frauenmilch gelehrt hätte. Immerhin bleibt es auffällig, dass bei der Mastitis der Staphylococcus pyogenes albus bisher nicht gefunden ist, und dass in meinen Fällen die Anwesenheit dieses Staphylococcus in virulentem Zustande — der Beweis ist ja durch die Ueberimpfungen erbracht — mit keinerlei örtlichen oder allgemeinen Erscheinungen verbunden war.

Wenn ich zum Schluss das Ergebniss meiner Arbeit kurz zusammenfasse, so erhalte ich Folgendes:

[1]) Bumm, citirt von Zweifel „Geburtshülfe". S. 532.
[2]) Zweifel „Geburtshülfe". S. 532.
[3]) Döderlein, citirt von Zweifel, ebendort.

„In der Milch auch völlig gesunder Frauen finden sich häufig, vielleicht in der Hälfte aller Fälle, Mikroorganismen vor; dieselben gehören zu den Kokken, und zwar, soweit ich meine Untersuchungen zu Grunde legen darf, lediglich zu der Unterart des Staphylococcus pyogenes albus. Ob dieselben durch den Blutstrom nach der Drüse hingetragen werden oder von aussen in dieselbe einwandern, ist zweifelhaft. Die Entscheidung muss weiteren Versuchen anheimgestellt werden. Sicher aber können ziemlich zahlreiche Staphylokokken in der Milch der Brustdrüse vorkommen, ohne dass Erscheinungen von Mastitis oder Allgemeinerkrankungen hervortreten."

Zum Schlusse erlaube ich mir noch, dem Herrn Professor Dr. Uffelmann für die liebenswürdige Förderung meiner Arbeit, sowie Herrn Geheimrath Professor Dr. Schatz für die gütige Gewährung von Material meinen Dank auszusprechen.

VI.

Blutuntersuchungen in den Tropen.

Erwiderung auf Glogner's gleichbetitelte Abhandlung.

Von Dr. C. Eijkman,

Director des pathologischen Instituts zu Weltevreden (Batavia).

In Band 128 Heft 1 dieses Archivs hat Dr. M. Glogner meine 1889—1890 angestellten Blutuntersuchungen einer absprechenden und zugleich nichts weniger als wohlwollenden Kritik unterzogen, in welcher die Tendenz nicht zu verkennen ist, gerade dasjenige herauszufinden und hervorzuheben, was er an meiner Arbeit tadeln zu können glaubt. Um dieses Ziel zu erreichen, hat Glogner sich nicht nur auf meinen, in diesem Archiv (Bd. 126 Hft. 1) erschienenen und dem seinigen gleichnamigen Aufsatz bezogen, sondern er greift mit Vorliebe auf meine älteren, in holländischer Sprache verfassten und der Mehrheit der Leser dieser Zeitschrift wohl unbekannten Publicationen zurück, um Beweise vorzubringen für die vermeintliche Mangelhaftigkeit meiner Beobachtungen und die Leichtfertigkeit der daraus gezogenen Schlussfolgerungen. Er hat sich dabei nicht gescheut, meine Mittheilungen vielfach unvollständig wiederzugeben, und gerade durch das Verschweigen der von mir gemachten Reserven den Anschein erweckt, als wäre meine Beweisführung ungenügend und den Thatsachen nicht entsprechend. So z. B. wirft Glogner mir vor, dass ich gesunde Individuen untersucht habe, um das Vorkommen von Anämie zu prüfen. Er vergisst aber hinzuzufügen, was von mir doch nachdrücklich betont wurde, dass die betreffenden Versuchspersonen alle mehr oder weniger eine blasse Gesichtsfarbe darboten. Nun war es aber gerade das anämische Aeussere der europäischen Tropenbewohner, welches die Tropenärzte zu der Annahme einer tropischen Anämie geführt oder besser verführt hatte. Als sich nun diese Annahme durch meine Untersuchungen nicht bestätigt fand, da bei keiner der Versuchspersonen die für Anämie charakteristischen Blutveränderungen constatirt werden konnten, so glaubte ich mich zu dem Schlusse berechtigt, dass die „sogenannte tropische Anämie“ nicht bestehe. Sollte nun doch das Tropenklima auf einzelne Individuen einen anämisirenden Einfluss ausüben, — eine Möglichkeit, welche von Glogner in Betracht gezogen wird, — so hätte sich dies bei der überhaupt nicht gar zu geringen Zahl meiner Versuchspersonen herausstellen müssen. Ich habe ferner gar nicht behauptet, wie das aus einer betreffenden Bemerkung Glogner's hervorzugehen scheint, dass die Diagnose „tropische Anämie“ von den Autoren ohne jeden Beweis gestellt wurde, sondern nur hervorgehoben, dass der von denselben auf Anämie zurückgeführte Symptomencomplex einer anderen Deutung bedürfe. — Ich war weiter neugierig, zu erfahren, welche Auswahl von Versuchspersonen nun wohl von Glogner bei seinen Untersuchungen getroffen war. In seiner oben citirten Abhandlung schweigt er aber weislich davon, ob seine Versuchspersonen gesund waren oder nicht. Ich bemerkte aber mit grossem Erstaunen, dass Glogner in seinem Aufsatz: „Ueber das specifische Gewicht des Blutes des in den Tropen lebenden Europäers“ (dieses Archiv Bd. 126. Hft. 1. S. 110), in welchem er sich bemüht, das Bestehen von Hypalbuminose nachzuweisen, es nicht besser gemacht hat als ich, d. h. dass er nur gesunde Männer untersucht hat. Da Glogner die Hypalbuminose als einen anämischen Zustand auffasst, so kann ich ihm also mit vollem Recht seine eigenen Worte warnend vorhalten: „Diese Wahl gesunder Individuen als Versuchspersonen, um einen anämischen Zustand nachzuweisen, ist etwas unverständlich, da man bei Personen, die man für gesund hält, einen krankhaften Zustand anzunehmen nicht berechtigt ist (?).“

Ferner wirft mir Glogner vor, dass ich das Vorkommen von Anaemia tropica überhaupt ausgeschlossen habe, ohne weibliche Versuchspersonen, Kinder u. A. untersucht zu haben. Es versteht sich aber von selbst, dass die aus den Resultaten gezogenen Schlussfolgerungen sich nur auf diejenige Kategorie von Individuen beziehen, welcher die untersuchten Personen angehören. Eine solche Reserve zu machen, darf man doch wohl dem Leser überlassen. Ausserdem habe ich ausdrücklich angegeben (Aerztl. Zeitschr. für Niederl.-Indien. Thl. 30. S. 350), dass mir weibliche Personen und Kinder nicht zur Verfügung standen. Ich hätte noch hinzufügen können, dass bei weiblichen Personen ein etwaiger Einfluss des Klima auf die Blutmischung weniger rein zu Tage treten müsste, weil dieselben ja ohnehin schon zu ätiologisch noch nicht ganz aufgeklärten Blutveränderungen (Chlorosis) disponirt sind. Wie aber die Sucht zum Tadeln gerade für den Kritiker selbst verhängnissvoll werden kann, dafür lässt sich wieder ein schlagendes Beispiel anführen, welches zeigt, dass Glogner gerade denselben Fehler und dazu mehrmals begangen hat, welchen er an mir rügen zu müssen glaubt. Es hat namentlich Glogner in diesem Archiv einige Beiträge zu den „Abweichungen vom Physiologischen bei den in den Tropen lebenden Europäern" geliefert[1]), in welchen er auf Grund von an männlichen Personen angestellten Versuchen darzuthun sich bemüht, dass der Europäer in Indien weniger Stickstoff in den Harn ausscheidet, als in Europa, dass seine Haut weniger Wärme abgiebt, als die Haut des Eingebornen u. s. w. Wie wäre es nun, wenn man Glogner vorhielte, dass er eben nicht das Recht hat, überhaupt von Abweichungen bei Europäern zu sprechen, so lange er diese Abweichungen nur bei Männern und nicht auch bei „weiblichen Personen", bei „Kindern" und bei den „Nachkommen europäischer Eltern" nachgewiesen hat? —

Gelegentlich der Besprechung des von mir mitgetheilten Falles von Regeneration nach acutem Blutverlust sieht Glogner sich wieder veranlasst, meine erste bezügliche, in holländischer Sprache abgefasste Abhandlung zu citiren, nur um mir die „gewagte und einigermaassen unverständliche Behauptung" zuschreiben zu können, „dass die Regeneration des Blutes bei gesunden Menschen im tropischen Klima ebenso vollkommen oder wenigstens nicht in auffallend langsamerer Weise (ich hatte gesagt: „eben so vollkommen und wenn auch, dann wenigstens nicht auffallend langsamer") zu Stande käme, als in Europa". Ich hatte nehmlich in meinem Aufsatz in diesem Archiv nichts Weiteres erklärt, als dass die von mir gefundenen Zahlen durchaus in Einklang seien mit den für Europa angegebenen, und Glogner brauchte daher den oben citirten Passus, um mir nach-

[1]) a. a. O. Bd. 115 Hft. 2, Bd. 116 Hft. 3, Bd. 119 Hft. 2.

sagen zu können: „Es gehört wirklich ein grosser Muth dazu, aus der Untersuchung eines einzigen, und, wie ich sogleich hervorheben werde, mangelhaft untersuchten Falles, ein derartiges allgemeines Urtheil über die Regeneration des Blutes in den Tropen fällen zu dürfen.“

Mein, wie man sieht, immerhin noch etwas reservirt ausgesprochenes Urtheil gründete sich nun aber durchaus nicht auf diesen einzigen Fall allein, sondern, wie das von mir auch erörtert wurde, ebenso auf ärztliche Erfahrungen an Reconvalescenten und namentlich an Verwundeten. Wenn Glogner weiter behauptet, dass der Fall mangelhaft untersucht wurde und an der Ungenauigkeit leide, dass die erste Blutuntersuchung 14 Tage nach dem erfolgten Blutverlust stattfand, so trifft mich dieser Vorwurf gar nicht, da ich den Verwundeten nicht eher zur Beobachtung bekam. Es fehlt nur noch, dass Glogner verlangte, ich hätte die betreffende Person schon vor der stattgehabten Verwundung untersuchen müssen!

Glogner hält die Möglichkeit nicht für ausgeschlossen, dass der ursprüngliche Blutverlust kein erheblicher und die Regeneration in den ersten 14 Tagen verlangsamt war. Hier aber übersieht er, der sonst meine Abhandlungen in der erwähnten niederländisch-indischen Zeitschrift mit solcher Vorliebe citirt, dass die aus der durchschnittenen Art. thyreoidea erfolgte Blutung nach schwerem Blutverlust, und offenbar in Folge desselben, spontan sistirte.

Immerhin geht aus den von mir mitgetheilten Zahlen hervor, dass der Blutkörperchen-, bezw. Hämoglobingehalt, welcher bei dem Anfang meiner Untersuchung noch bis auf $\frac{3}{4}$ der Norm herabgesunken war, schon 3 Wochen später wieder in normale Grenzen zurückgekehrt war, — eine durchaus befriedigende Leistung, wie mir scheinen will!

Glogner bemängelt weiter an mir, dass ich den Fall No. 4 von Laache (Regenerationsdauer von mehr als 4 Monaten) zum Vergleich herangezogen habe, da der Kranke an einer suppurirenden Wundfläche litt, die an den Kräften desselben zehrte. Es handelte sich hier um eine Amputationswunde am Unterschenkel (der Fuss war in einer Dreschmaschine zerquetscht worden), welche, nach der Krankengeschichte zu urtheilen, nicht gar zu sehr an den Kräften des Kranken zehrte. Jedenfalls war dafür die Regenerationsdauer beträchtlich länger, als in meinem Fall. Der andere der beiden Laache'schen Fälle, der von Glogner citirte „reine“ Fall No. 5, war mit Urethritis und wohl auch mit einem Uterinleiden complicirt (es handelte sich um eine mehrere Tage anhaltende Metrorrhagie bei einer Puella publica) und wurde vorzeitig der Beobachtung entzogen, war deshalb zur Vergleichung überhaupt nicht geeignet. —

Ich komme jetzt zu den eigenen Arbeiten Glogner's. In seiner ersten bezüglichen Mittheilung in diesem Archiv (Band 126, Heft 1), mit der Ueberschrift: „Ueber das specifische Gewicht des Blutes des in den Tropen lebenden Europäers“, fängt er sogleich an mit der Bemerkung, man könne sich vorstellen, dass es anämische Zustände giebt, bei welchen die im Blute gelösten Albuminate eine Verminderung erfahren haben trotz normalen Gehaltes an Blutkörperchen und Hämoglobin. Schon hieraus sehe man, wie unrichtig es sei, wenn Untersucher aus einer normalen Blutkörperchenzahl und normalen Hämoglobinwerthen Schlüsse auf das Fehlen eines anämischen Zustandes ziehen, wie es von Eijkman geschehen sei. Er will nun dieser Frage der Eiweissverarmung des Blutes oder der Hypalbuminose näher treten durch Bestimmung des specifischen Gewichtes. Ich bemerke dazu, dass eben die Blutveränderung im Sinne Glogner's nicht der Anaemia strictiore sensu zugezählt werden könnte, weil ja zur Diagnose der Anämie unbedingt eine Herabsetzung des Hämoglobingehaltes gehört. Ich war also ganz im Recht, als ich auf die normale Blutkörperchenzahl und den normalen Hämoglobingehalt hin, das Bestehen von Anämie ausschloss. Dazu war die Bestimmung des specifischen Gewichtes nicht unentbehrlich, wie interessant dieselbe auch für die vorliegende Frage sein mag. Der Zufall hat übrigens gewollt, dass ich gerade in demselben Heft dieses Archivs, wie Glogner, Mittheilungen gemacht habe über das specifische Gewicht des Blutes der Tropenbewohner, allerdings nicht mit den gleichen Resultaten, wie er. Während ich, nach der Schmaltz'schen pyknometrischen Methode verfahrend, überhaupt nur normale Werthe constatiren konnte, fand Glogner nach der Hammerschlag'schen aräometrischen Methode im Mittel 1053,6, was von der Hammerschlag'schen Durchschnittszahl 1061 nicht ganz unbedeutend abweicht. Wie schon bemerkt, glaubt Glogner daraus schliessen zu können auf das Bestehen eines Zustandes von Hypalbuminose. Es braucht kaum hervorgehoben zu werden, dass dieser Schluss gänzlich unberechtigt ist, so lange nicht der Hämoglobingehalt bestimmt wurde. Hat doch das Hämoglobin vor allen anderen Bestandtheilen des Blutes einen überwiegenden Einfluss auf das specifische Gewicht desselben. Aus der Farbe der einzelnen rothen Blutkörperchen einen Rückschluss ziehen zu wollen auf den Hämoglobingehalt derselben, bezw. des Blutes, wie das Glogner in einem Falle thut, scheint mir allzu gewagt. Sagt doch Laache, dessen Werk über Anämie Glogner bekannt war, dass der Hämoglobingehalt der Blutkörperchen mindestens um 25 pCt. des Normalen herabgedrückt sein müsse, wenn man dieselben unter dem Mikroskop als blasse soll erkennen können (S. 29).

Die Schlussbemerkung Glogner's, dass die von ihm zuerst constatirte Abnahme des Körpergewichtes, welche der Europäer in den Tropen erleidet, in der Abnahme des specifischen Gewichtes des Blutes eine greifbare Erklärung zu erhalten beginne, ist kaum ernstlich zu nehmen.

In seiner zweiten Mittheilung hat Glogner die eben besprochenen Untersuchungen fortgesetzt und daneben auch den Hämoglobingehalt bei seinen Versuchspersonen bestimmt. Während er früher die mittlere Blutkörperchenzahl bei eingewanderten Europäern auf 5060000 feststellte und als normal bezeichnete, findet er jetzt, in zwei Serien, grössere Zahlen, nehmlich 5226666 bis 5338666, und bezeichnet dieselben als subnormal (!). Um nun aber den Unterschied mit den in Europa aufgefundenen Zahlen recht deutlich zu machen, nimmt er für letztere die immerhin sehr hohe Zahl 5861000 als Norm an und vergleicht damit die niedrigste von ihm gefundene Zahl aus seiner ersten Abhandlung.

Für das specifische Gewicht findet er 1053,6 und jetzt 1054,4, also im Mittel 1054. Da die Bestimmungen mittelst des Aräometers ausgeführt wurden, so bedürfen dieselben einer Correctur, wenn die Temperatur nicht gerade 15° C. beträgt. Ich muss annehmen, dass Glogner keine Correctur vorgenommen hat; er hätte dies sonst erwähnen müssen, um so mehr, als er auf andere Einzelheiten der von ihm befolgten Methoden ziemlich ausführlich eingeht. Wie viel nun die Correctur betragen muss, das lässt sich nicht mit Sicherheit ermitteln, wohl aber annähernd schätzen. Bei Mangel an einer entsprechenden Correctionstabelle für Blut muss die für andere wasserreiche Flüssigkeiten angegebene Correction zu Rathe gezogen werden. In Neubauer-Vogel's Harnanalyse findet man, dass ein Temperaturunterschied von 3° C. ungefähr einem Grade des Urometers entspricht. So ziemlich dieselbe Correction wird für abgerahmte Milch höherer Concentration bei Temperaturen über 20° C. angegeben (Lehmann, Die Methoden der praktischen Hygiene, S. 579). Nun arbeitete Glogner in den Morgenstunden von 9—12 Uhr bei einer, wie sich annehmen lässt, mittleren Temperatur von etwa 27—28° C. Es würde sich also eine Correction vou ungefähr +4 ergeben, so dass die Glogner'sche Zahl 1054 auf 1058 gebracht werden müsste. Der Unterschied mit dem von Hammerschlag angegebenen mittleren specifischen Gewicht würde damit so ziemlich innerhalb der Fehlergrenzen der Versuchsmethode zurückgeführt sein. Weiter wird man zugeben müssen, dass mit Hinsicht auf die Genauigkeit der Bestimmungen die von Schmaltz angegebene Methode der Bestimmung des specifischen Gewichtes den Vorzug verdient vor der von Hammerschlag erfundenen. Glogner vergisst auch, dass der Wassergehalt des Blutes von mir untersucht und durchaus normal gefunden wurde.

Es bleiben jetzt noch die von Glogner gemachten Hämoglobinbestimmungen zur Besprechung übrig. Mit dem Fleischl-schen Hämometer constatirte er, dass, entsprechend der etwas herabgesetzten Zahl der rothen Blutzellen, auch das Hämoglobin im Blute des eingewanderten Europäers eine geringe Verminderung erfahren hat. Von der Hypalbuminose aber, welche in der früheren Abhandlung mit so viel Sorgfalt und Ueberzeugung aufgestellt wurde, ist jetzt mit keinem Worte die Rede mehr! Auch würde es schwerlich gehen, für die immerhin schon sehr fragliche Herabsetzung des specifischen Gewichtes sowohl die Hypalbuminose, als die Verminderung des Hämoglobin verantwortlich zu machen.

Auch der Einfluss der Beleuchtung auf das Resultat der Hämometerablesungen wird von Glogner hervorgehoben und hinzugefügt, dass weder van der Scheer, noch ich eine bestimmte Entfernung der Lichtquelle angegeben haben. Er verschweigt aber, dass ich mich in meiner von ihm citirten Abhandlung „Ueber sogenannte tropische Anämie“ gerade über die Zuverlässigkeit der Bestimmungen mit dem Fleischl'schen Hämometer ziemlich ausführlich ausgesprochen habe und zu dem Schlusse gelangt bin, dass streng genommen der Hämometer nur in den Händen desselben Untersuchers und bei stets gleicher Versuchsanordnung unter sich vergleichbare Werthe liefert. Gerade dieser Umstand hat es veranlasst, dass ich, und später, aber unabhängig von mir, auch van der Scheer, uns nicht damit begnügt haben, nur Personen zu untersuchen, die schon längere Zeit in den Tropen gelebt hatten, sondern zur Controlirung der bei diesen gewonnenen Resultate auch eine Anzahl von neu eingewanderten und blühend aussehenden Europäern als Versuchspersonen ausgewählt haben, bei welchen eine normale Blutmischung vorausgesetzt werden konnte. Dass Glogner diese Vorsorge nicht beachtet hat, ist eben die Ursache, warum seine Nachuntersuchungen an Zuverlässigkeit und Beweiskraft weit hinter den ursprünglichen Arbeiten von van der Scheer und mir zurückstehen. Er hat seine Versuchspersonen gar nicht geordnet und in Gruppen eingetheilt, wie wir das gethan haben, um den Einfluss des tropischen Klimas auf die Blutmischung Schritt für Schritt verfolgen zu können. So konnten wir den Beweis liefern, dass die quantitative Zusammensetzung des Blutes bei eingewanderten Europäern sich während des Aufenthaltes in den Tropen nicht bemerkbar ändert. Dies war, wie mir scheint, der einzig richtige Weg, der jedoch von Glogner wieder verlassen wurde. —

Zum Schluss kommt Glogner auf die Frage, wie die auffallend bleiche Gesichtsfarbe der europäischen Tropenbewohner zu erklären sei. Es ist schon als eine weitgehende Concession seinerseits zu betrachten, dass er die ganannte Erscheinung nicht auf eine geringe Färbekraft des Blutes zurückführen zu können glaubt. Die von mir vermuthungsweise und mit gehöriger Reserve angedeutete Erklärung, dass es sich dabei vielleicht um eine locale Anämie handle, hervorgerufen durch die directe Einwirkung der feuchtwarmen Luft auf die Haut des Angesichts, wozu im kalten Klima die Entblössung der bekleideten Haut ein Analogon bieten dürfte, wird von Glogner zurückgewiesen mit der Bemerkung, dass die Blutgefässe der Haut sich auf Kältereize zusammenziehen, dagegen in warmer Luft sich erweitern, und dass kein Grund zu der Annahme vorhanden sei, dass dies in den Tropen anders sein sollte. Dieser Grund ist nun aber gerade vorhanden, wie das von mir erwähnte Beispiel beweist. Glogner übersieht gänzlich, — wiewohl auch dies gelegentlich von mir hervorgehoben wurde, — dass eben der Effect eines vorübergehenden Wärmereizes nicht mit dem einer dauernden Einwirkung der feuchtwarmen Luft auf gleiche Stufe gestellt werden darf. Einen ähnlichen Fehler macht er, wenn er die rothe Gesichtsfarbe der Bewohner der kälteren Zonen auf Reizung des Lungenvagus zurückführen will, und das auf Grund eines Thierexperimentes von Dastre und Morat, welches sich schwerlich sofort auf die doch etwas von denjenigen des Experimentes abweichenden Verhältnisse beim Menschen übertragen lässt. Es macht übrigens einen eigenthümlichen Eindruck, das blühende Aeussere einer gesunden Person mit der hektischen Röthe der Phthisiker und der Pneumoniker von ihm zusammengeworfen zu sehen. —

Indem ich die von Glogner an meiner Arbeit geübte Kritik in obigen Zeilen widerlegte, glaube ich gleichzeitig nachgewiesen zu haben, dass seine Mittheilungen weder etwas wesentlich Neues hinzufügen, noch etwas zu ändern vermögen an den schon von Marestung, van der Scheer und mir gewonnenen Resultaten und nur geeignet sind Verwirrung zu stiften. Das letztere zu verhindern, war der Zweck meiner Entgegnung.

VII.

Ueber regressive Veränderungen der Trichinen und ihrer Kapseln.

Von Dr. Robert Langerhans,
II. anatomischem Assistenten am Pathologischen Institut zu Berlin,
Privatdocenten an der Universität.

Wenige Jahre nach der bekannten Arbeit von Zenker[1]), welche über die Trichinenkrankheit der Menschen Licht verbreitete, sprach sich Virchow[2]) bestimmt über die Verkalkung der Trichinen selbst als ein sicheres Zeichen ihres Todes aus, während man früher allgemein annahm, dass die Verkalkung der Kapsel den Tod des Wurmes anzeige. Leukart[3]) giebt an, dass die Verkalkung der Trichinen immer erst erfolge, wenn die Kapsel bereits vollständig verkalkt sei, während Virchow[4]) betont, dass er häufig verkalkte Trichinen in unverkalkten Kapseln gefunden habe. Mit der Verkalkung der Kapsel, bezw. der Trichinen hat, wie es scheint, die Reihe der pathologischen Veränderungen in der Mehrzahl der Fälle einen definitiven Abschluss gefunden. Nur in vereinzelten Fällen sind noch weitergehende Veränderungen beobachtet worden. So schildert Müller[5]) Zerfall der verkalkten Trichinen in Bruchstücke und in amorphe Kalkbröckel, also den völligen Untergang der Trichinen innerhalb der Kapseln. Ferner erwähnt Leukart[6]) vollkommen leere Kapseln, „solche also, in denen der abgestorbene Wurm, anstatt zu verkalken, nach dem Tode aufgelöst ist“. Wahrscheinlich hat auch

[1]) Zenker, Ueber die Trichinenkrankheit der Menschen. 1860. Dieses Archiv Bd. 18. S. 561.

[2]) Virchow, Zur Trichinenlehre. 1865. Dieses Archiv Bd. 32. S. 353.

[3]) Leukart, Die menschlichen Parasiten und die von ihnen herrührenden Krankheiten. 1876. Bd. II. S. 578.

[4]) a. a. O.

[5]) Müller, Ueber Absterben und Verkalkung der Trichinen. Dieses Archiv Bd. 37. 1866. S. 576.

[6]) a. a. O.

Virchow Aehnliches gesehen; denn er schildert in der erwähnten Arbeit ebenfalls Kapseln (im Schweinefleisch), welche der Form nach mit den Trichinenkapseln übereinstimmten und einen brüchigen, kalkigen Inhalt einschlossen; er hielt aber mit seinem Urtheil zurück, weil in keinem Object ein deutlicher Trichinenleib zu erkennen war.

Nirgends habe ich eine Mittheilung darüber gefunden, was aus den leeren Kapseln wird, ob auch an ihnen Veränderungen wahrzunehmen sind; nur Leukart erwähnt in seinem Lehrbuch, dass „die wuchernde Bindegewebshülle mit der Zeit gewöhnlich den ganzen Innenraum durchwächst und dabei mit dem Wurmkörper in unmittelbare Berührung tritt“. Er schildert es als möglich, dass die Trichinen „gelegentlich in diesen wuchernden Bindegewebscysten spurlos verloren gehen“. Aus den Worten Leukart's geht nicht ganz klar hervor, ob er damit eine allmähliche Verdickung der vorhandenen derben Kapsel oder eine frische zellige Wucherung in der Kapsel meint. Jedenfalls ist aber Leukart, soviel ich sehe, der Einzige, der eine Veränderung der Kapsel beschreibt.

Ich möchte deshalb im Folgenden kurz über einen Trichinenfall berichten, der sich durch sein Alter und die weitgehenden Veränderungen der Trichinen und der Kapseln auszeichnet.

Die Trägerin der Trichinen war eine 51 Jahre alte Arbeiterfrau Bartke geb. Riemann, welche am 10. Juli 1892 auf der Leyden'schen Abtheilung des Charité - Krankenhauses an den Folgen eines schweren Herzfehlers gestorben war.

Da das Sectionsprotocoll sehr lang ist, und zu der vorliegenden Frage keine Beziehung hat, so gebe ich, der Vollständigkeit halber, nur die an und für sich interessante Diagnose des Sectionsprotocolles wieder. Section den 12. Juli 1892:

Endocarditis chronica fibrosa retrahens aortica, mitralis et levis tricuspidalis, verrucosa aortica et mitralis (Incontinentia aortae, Stenosis mitralis). Dilatatio et Hypertrophia cordis. Myocarditis parenchymatosa. Nephritis parenchymatosa chronica et Cicatrices renum. Nephritis partialis et Paranephritis partialis apostematosa dextra. Peritonitis incipiens. Thrombosis venae cavae superioris, anonymae, jugularis, brachialis utriusque et sinus transversi sinistri. Infarctus multiplices pulmonum. Oedema pulmonum. Pleuritis partialis adhaesiva dextra. Induratio rubra lienis. Hepar moschatum. Perimetritis fibrinosa vasculosa haemorrhagica. Status pseudomenstrualis. Oedema arachnoideale. Hydrothorax duplex. Hydrops anasarca. Trichinosis sanata.

Nach der Anamnese hatte die Frau B., welche seit ihrer Kindheit bis zum Tode an epileptischen Krämpfen litt, als 18jähriges Mädchen Diphtherie durchgemacht und sich im 20. Lebensjahre einen schweren Gelenkrheumatismus zugezogen, von dem sie sich erst nach einem halben Jahre erholte. Später will sie stets gesund gewesen sein, hat 8 gesunde Kinder geboren, das Wochenbett stets gut überstanden.

Da sich nun bei der Section zahllose[1]) Trichinen in allen Körpermuskeln fanden, wird man wohl mit Recht annehmen können, dass die Invasion der Trichinen nicht unbemerkt, sondern unter schweren Krankheitserscheinungen vor sich gegangen ist. Nach der Anamnese hat aber die B., abgesehen von den epileptischen Krämpfen, nur an Diphtherie und Gelenkrheumatismus gelitten, und es ist deshalb im höchsten Grade wahrscheinlich, dass die Trichinosis auf die schwere Erkrankung im 20. Lebensjahre bezogen werden muss, zumal Trichinenfälle, die sporadisch zur Beobachtung kommen, nicht selten mit Rheumatismus verwechselt werden. Folglich kann man das Alter der Trichinen in unserem Falle auf 31 Jahre bestimmen, was um so mehr hervorgehoben zu werden verdient, als bei der mikroskopischen Untersuchung noch eine allerdings sehr beschränkte Anzahl lebender Trichinen gefunden wurde. Es ist das die längste Lebensdauer, welche, so viel ich weiss, bis jetzt beobachtet wurde.

Bei der Betrachtung mit dem unbewaffneten Auge boten die Trichinen nichts Auffälliges dar. Dagegen zeigte sich unter dem Mikroskop ein von dem gewöhnlichen so abweichendes und so mannichfaches Bild, dass es der Untersuchung einer grossen Anzahl von Präparaten bedurfte, um sich über die stattgefun-

[1]) Besonders dicht sassen die Trichinen im Zwerchfell, in den Intercostalmuskeln, der Halsmusculatur, den Augenmuskeln, der Zunge und in dem Pectoralis major und Deltoides beiderseits. In den letzten schätze ich, gestützt auf meine zahlreichen mikroskopischen Präparate, die Anzahl der Trichinen (im Muskelbauch!) auf etwa 1000 in 1 qcm.

denen Veränderungen klar zu werden. Das Resultat der mikroskopischen Untersuchung lässt sich, der leichteren Uebersicht wegen, am besten in gewisse Gruppen eintheilen. Man sah in buntem Durcheinander neben intacten Kapseln mit gut erhaltenen, noch lebenden Trichinen:

1) intacte Kapseln mit abgestorbenen, verkalkten Trichinen, die theils in der Form ziemlich gut erhalten sind, theils in grössere und kleinere Bruchstücke zerfallen oder zerspringen:

a. in der Umgebung ist, abgesehen von dem fast regelmässigen Vorkommen von Fettgewebe an den Polen der Kapseln nichts Auffallendes zu sehen.

b. Ausser den Fettzellen sieht man ganz dicht stehende kleine Rundzellen, eine Art von Granulationsgewebe an den Polen oder in der ganzen Umgebung der Kapseln;

c. im Innern der Kapseln befinden sich ovale Kerne und kleinzellige Wucherung, bezw. junges Bindegewebe.

2) intacte Kapseln ohne Trichinen und ohne Gewebe im Innern (leere Kapseln).

3) intacte Kapseln von der gewöhnlichen Form und Grösse mit Bindegewebe gefüllt; letzteres zeigt an vielen Stellen Umwandlung in Fettgewebe.

4) veränderte Kapseln mit verkalkten und zerfallenen Trichinen.

5) veränderte leere oder mit Binde-, bezw. Fettgewebe gefüllte Kapseln; halbe Kapseln.

6) einfach atrophische leere oder mit Gewebe gefüllte Kapseln.

7) zweifelhafte Stellen, die wahrscheinlich auf Trichinenkapseln zurückzuführen sind.

Ich hatte schon erwähnt, dass eine kleine Anzahl von Trichinen noch lebte. Diese lagen zum Theil in verkalkten, zum Theil in fast kalkfreien Kapseln und waren sowohl in frischen Präparaten, als auch bei Anwendung von Farbstoffen leicht von den degenerirten und im Zerfall begriffenen Trichinen zu unterscheiden. Innerhalb der Kapseln konnte ich wiederholt gut gefärbte Kerne wahrnehmen; diese lagen meistens der inneren Oberfläche an, entweder in Haufen über einander, oder auf einzelne Abschnitte beschränkt neben einander, gleichsam wie eine Art von Epithel, seltener zwischen den spiraligen Windungen des Wurmes. Die Zahl dieser Kerne, welche in Form, Grösse und Affinität zu den Kernfarbstoffen vollkommen mit den Kernen der Primitivbündel übereinstimmten, schwankte in weiten Grenzen, betrug gewöhnlich mehr als 10, in einem Fall sogar 50, selten weniger. Der dazu gehörige Zellenleib war, auch bei Anwendung von entsprechenden Farbstoffen, nicht mit Sicherheit zu erkennen, weil die Kerne stets in einer schwach körnigen Masse lagen, die sich diffus färbte und keine Grenzen erkennen liess. Dieselben Kerne hat schon Luschka[1]) gesehen und abgebildet und zuerst Virchow[2]) richtig als Muskelkerne interpretirt.

Einzelne Kapseln waren nicht vollständig homogen; sie schienen, wie Luschka, Bischoff und Valentin[3]) angegeben haben, aus zwei Schichten zu bestehen, indem eine innere, ovale, homogene Schicht sich durch eine ganz feine Trennungslinie von einer äusseren schwach körnigen, an den vorspringenden Polen aufgefaserten Schicht abhob. An einer Kapsel beobachtete ich sogar 3 Schichten, indem die äussere bindegewebige Schicht sich zu einer auffallend breiten, parallel streifigen, mit zahlreichen Spindelzellen durchsetzten Schicht verdickt hatte. Die Differenz zwischen der inneren und äusseren Partie der eigentlichen Kapsel ist nur eine scheinbare, wahrscheinlich bedingt durch eine nachträgliche Verdickung des Sarcolemma, aus dem bekanntlich die Kapsel entsteht. Denn die weiter unten (Gruppe 5) zu beschreibende Veränderung der Kapseln lässt deutlich erkennen, dass zwischen den äusseren und inneren Theilen kein Unterschied besteht.

Hier will ich gleich noch erwähnen, dass, obwohl in den Kapseln mit zerfallenden Trichinen dieser Befund ungleich häufiger ist, auch in einzelnen Kapseln mit gut erhaltenen Trichinen kleine concentrisch geschichtete Körper mit excentrischem Kern eingeschlossen lagen; die kleinsten waren eben noch wahrnehmbar, die grössten entsprachen in der Grösse etwa einem farblosen Blutkörperchen.

[1]) Luschka, Zeitschrift f. wiss. Zoologie. Bd. III. S. 70.
[2]) Dieses Archiv Bd. 18. S. 334.
[3]) Bischoff u. Valentin, Repertorium für Anatomie und Physiologie. Bd. VI. 1841. S. 194.

Die 1. Gruppe kann, kurz gesagt, als Bestätigung der von Müller[1]) beschriebenen und von Leukart[2]) angeführten Beobachtung gelten. Es fanden sich sämmtliche Uebergänge von der in der Form ziemlich gut erhaltenen verkalkten Trichine[3]) bis zu kleinen Haufen amorpher Kalkkörner. Die Kapseln waren um so weniger kalkhaltig, je weiter der Zerfall der Trichinen vorgeschritten war; bei gut erhaltener Form der Trichine war die Kapsel entweder ganz verkalkt, oder auch, wie es Virchow schon beschrieben hat, kalkarm.

In der Umgebung vieler Kapseln, und zwar hauptsächlich der kalkarmen, fiel eine auf die Gegend der Pole beschränkte oder die ganze Kapsel umgebende junge Wucherungszone auf, die so stark war, dass sie zuweilen die Fettzellen an den Polen fast vollständig verdeckte.

Auch in diesen Kapseln mit verkalkten Trichinen waren nicht ganz selten jene vorher beschriebenen ovalen Kerne zu sehen. Andere enthielten ausser diesen Kernen kleine runde und längliche, intensiv gefärbte Kerne. Die runden glichen vollkommen den Kernen des Granulationsgewebes, die länglichen den Kernen des Bindegewebes; erstere waren von einem ganz schmalen Zellenleib umgeben, die letzteren gehörten spindelförmigen Zellen an.

In der 2. Gruppe möchte ich unter der Bezeichnung „leere Kapseln" eine grössere Anzahl von Gebilden zusammenfassen, welche mit den trichinenhaltigen Kapseln vollständig übereinstimmen, aber weder Trichinen oder Bruchstücke derselben noch Kerne, bezw. Zellen enthalten. Ganz leer schien freilich nur ein ganz kleiner Bruchtheil zu sein; die meisten liessen, was namentlich bei Anwendung von Farbstoffen deutlich wurde, einen diffus gefärbten, fast homogenen oder schwach körnigen Inhalt, ausserdem nicht ganz selten etwas Pigment, das demjenigen der Trichinen entsprach, häufig auch die beschriebenen concentrisch ge-

[1]) a. a. O.

[2]) a. a. O.

[3]) Durch Zufall fand ich folgende ganz brauchbare Färbung der verkalkten Trichinen. Ein Präparat, welches in Vesuvin gelegen hatte, gerieth nachträglich für 24 Stunden in Alauncarmin. In dem so behandelten Präparat hatten alle verkalkten Trichinen eine dunkelviolette bis schwarze Farbe angenommen.

schichteten Körper, oder auch, als Uebergang zur vorigen Gruppe, etwas körnigen Kalk erkennen. Die Kapseln selbst waren gewöhnlich kalkarm; nur die Pole enthielten zuweilen etwas mehr Kalk.

Zur Gruppe 3 rechne ich eine ziemlich grosse Zahl von Kapseln, welche in der Grösse und Gestalt vollständig mit den schon beschriebenen übereinstimmen, deren äusserer und innerer Contour deutlich und scharf hervortritt und nirgends eine Unterbrechung der Continuität zeigt. Diese Kapseln zeichnen sich den anderen Gruppen gegenüber dadurch aus, dass sie weder Trichinen noch Reste derselben, sondern nur Gewebe und zwar Binde- und Fettgewebe enthalten. Die Mehrzahl dieser Kapseln beherbergt junges zellenreiches Bindegewebe, eine schwankende Menge von kleinen runden Zellen mit intensiv gefärbten kleinen Kernen, mehr oder weniger zahlreiche Spindelzellen, schwach streifige und wellige Intercellularsubstanz und zuweilen einzelne blassere, ovale Kerne (die Kerne der Muskelprimitivbündel). Einzelne Kapseln waren ganz mit grossen Fettzellen gefüllt. Zwischen diesen und den vorigen (bindegewebehaltigen) Kapseln waren alle Uebergangsformen vorhanden, und zwar solche mit 2, mit 3 und 4 und mehr Fettzellen und schliesslich solche, in denen die Fettzellen an Masse überwiegten. Je weniger Bindegewebszellen in Fettzellen verwandelt waren, um so häufiger sah man jüngere Formen der Fettzellen mit je einem kleinen Fetttropfen.

Die Kapseln dieser Gruppe waren alle kalkarm, enthielten höchstens in den Polen so viel Kalk, dass diese bei durchfallendem Licht grau erschienen.

Die beiden folgenden Gruppen (4 und 5) wiesen gegenüber den bisher beschriebenen insofern sehr wesentliche Unterschiede auf, als bei beiden die Kapseln deutliche Zeichen der regressiven Metamorphose, des Zerfalls, darboten.

Gruppe 4 ist besonders wichtig, weil sie die Veränderung der Kapseln und der Trichinen neben einander erkennen lässt und deshalb die Interpretation der 5. Gruppe wesentlich erleichtert. Da die Veränderung der Trichinen mit der in der Gruppe 1 auseinandergesetzten übereinstimmt, kann ich, um Wiederholungen zu vermeiden, auf die Beschreibung dort verweisen. Die Veränderung der Kapseln besteht wesentlich in einer Wucherung innerhalb der Wand, wodurch diese zerstört wird. Diese Wucherung war aber niemals auf die Kapselwand allein beschränkt, sondern entweder auch im Innern der Kapsel (Gruppe 1 c) oder in der Umgebung (Gruppe 1 b) sichtbar, oder zugleich in der Kapsel und in der Umgebung. Im ersten Fall besteht die Kapselveränderung in einem allmählichen Aufblättern der Kapsel an der inneren Oberfläche; das junge wuchernde Bindegewebe dringt in die innere Oberfläche ein und hebt eine Lamelle nach der anderen ab, indem erst kleine runde, später auch spindelförmige Elemente zwischen den Lamellen sichtbar werden.

Im zweiten Fall geschieht ganz dasselbe an der äusseren Oberfläche, nur mit dem Unterschied, dass man hierbei wiederholt auf Kapseln stösst, in welche die Wucherung und Auffaserung keilförmig eindringt und in welchen sie bereits bis an die innere Oberfläche heranreicht. Im 3. Fall (gewissermaassen Combination von 1 b und 1 c) verbindet eine kleinzellige Wucherung mit lamellärer Auffaserung die Rundzellenwucherung im Innern mit der in der Umgebung. In solchen Fällen sah ich wiederholt, dass im Innern der Kapsel einzelne grössere, spiralige Bruchstücke der verkalkten Trichine von kleinen Haufen dicht gedrängter Rundzellen umlagert wurden, während andere Stellen fast vollständig zellenfrei waren.

Zur Gruppe 5 gehört wiederum eine grössere Anzahl von Kapseln, welche ganz dieselben Veränderungen zeigen, wie die 4. Gruppe, jedoch ohne Trichinen oder Bruchstücke derselben zu enthalten. Ich kann mich deshalb auch hier kurz fassen und auf das Vorhergehende verweisen. Die Veränderung war zuweilen so weit vorgeschritten, dass allein der eine Pol mit dem zunächst anstossenden Theil der Kapsel noch deutlich erhalten, das Uebrige durch wucherndes Gewebe vollständig verändert und oft nur an dem Vorhandensein einzelner Lamellen noch zu erkennen war. Es kamen also auch halbe Kapseln zur Beobachtung.

Der Kapselraum war in allen diesen Fällen mit Binde-, bezw. Fettgewebe gefüllt. In einem frischen Präparat sah ich deutlich eine mit Blut gefüllte Capillare dicht neben dem einen Pol in die bindegewebige Wucherung des Kapselraumes eindringen und sich dort in zwei kleinere Aeste theilen. Der andere Pol dieser Kapsel war mit Rundzellen durchsetzt und von zahlreichen gefüllten Capillaren umgeben, die sich jedoch nirgends bis in das

Innere verfolgen liessen. Der noch erhaltene Pol enthielt so viel Kalk, dass er bei durchfallendem Licht dunkelgrau erschien.

Die nächste Gruppe (6) schliesst sich eng an die Gruppen 2 und 3 an. Der Unterschied besteht darin, dass die Contouren der Kapseln undeutlich werden, nur ganz schwach, stellenweise gar nicht mehr zu erkennen sind; die Kapseln zeigen ein ganz verändertes optisches Verhalten, sind so zart, dass ich sie im Anfang wiederholt übersehen habe. Ich wurde zuerst dadurch aufmerksam gemacht, dass auch von diesen Kapseln einzelne, welche vollständig mit grossen Fettzellen gefüllt waren, an den Polen mit einer reichlichen Menge Kalk durchsetzt waren und daher fast schwarz erschienen. Die Form der Kapsel war also nur an den abgelagerten Kalkkörnchen zu erkennen; von einer derben, homogenen oder streifigen Kapsel war gar nichts mehr zu sehen. Es schien, als ob die Fettzellen an den Polen der Kapseln mit denjenigen im Innern im continuirlichen Zusammenhang stünden. Bei genauer Beobachtung zeigte sich jedoch, dass da, wo die Kalkkörnchen lagen, ein schmaler Zwischenraum vorhanden war.

Da jede Wucherung in diesen Kapseln fehlte, möchte ich sie zum Unterschiede von der 4. und 5. Gruppe „einfach atrophische" nennen.

Hier lässt sich am besten eine Beobachtung anschliessen, von der ich nicht mit Bestimmtheit behaupten will, dass sie mit den Trichinen im Zusammenhang steht. An ganz vereinzelten Stellen fand ich nehmlich (nur in frischen Präparaten) kleine, neben einander liegende Häufchen von braunen, bezw. grauschwarzen Körnern zwischen den Muskelprimitivbündeln, die scheinbar in einer homogenen Grundsubstanz lagen; die benachbarten Muskelprimitivbündel waren etwas verdrängt, so dass die Körnchen in einem spindelförmigen Raum sich befanden. An den beiden Enden dieses Raumes (an den Polen?) lagen Fettzellen, welche ganz dieselbe dreieckige Anordnung zeigten, wie gewöhnlich die Fettzellen an den Polen der Trichinenkapseln. Von einer Kapsel war aber nichts zu sehen. Dass hier eine Kapsel gelegen hat, ist nicht zu beweisen; doch ist es nicht ganz unwahrscheinlich, denn von den vorher beschriebenen Kapseln, welche nur noch an der Kalkablagerung zu erkennen sind und zuweilen ganz dieselben Pigmenthäufchen enthalten, bis zu diesen fraglichen Stellen ist in der That nur ein kleiner Schritt.

In die letzte Gruppe (7) fasse ich eine Reihe von Beobachtungen zusammen, von denen es im höchsten Grade wahrscheinlich ist, dass die Veränderungen aus den Trichinenkapseln hervorgegangen sind. In fast allen Präparaten fand ich nehmlich kleine, ovale, bindegewebige Partien, welche einen selbständigen Eindruck machten und mit der Umgebung nur in sehr losem Zusammenhang standen, gleichsam eingestreut erschienen; sie bestanden aus Spindelzellen und streifiger Intercellularsubstanz und erreichten höchstens die Grösse eines Kapselraumes. Diese ovalen Partien waren an den Polen von Binde- oder Fettgewebe umgeben; das letztere nahm wiederum, wie an den Polen der Kapseln, den charakteristischen dreieckigen Raum ein. Auch die benachbarten Muskelprimitivbündel sind in ganz gleicher Weise aus einander geschoben, wie durch eine Trichinenkapsel. Die Wahrscheinlichkeit, dass es sich um die Residuen von Trichinenkapseln handelt, wird noch wesentlich dadurch erhöht, dass zuweilen eine Art von Kapsel vorhanden war, welche aus einer zur Oberfläche parallel-streifigen Bindegewebshülle mit zahlreichen Spindelzellen bestand und den Eindruck hervorrief, als ob es sich um die letzten, noch nicht vollständig beseitigten, aufgefaserten Lamellen der Trichinenkapseln handelte. Eine derartige Kapselbildung umschloss an anderen Stellen in ganz gleicher Weise Fettgewebe, welches ebenfalls in der Anordnung die Form und Grösse einer Trichinenkapsel wiedergab.

Ich möchte noch nachtragen, um eine annähernde Vorstellung davon zu geben, wie viel Trichinen lebend, wie viel verkalkt und wie viel Kapseln leer waren, dass in meinen ersten 12 Präparaten die Zahl der zweifellosen Trichinenkapseln 159 war und dass davon nur 11 (etwa 7 pCt.) unveränderte, 96 (61 pCt.) verkalkte und im Zerfall begriffene Trichinen enthielten, und dass 52 Kapseln (32 pCt.) leer waren. Dieser auffällige Befund legte mir die Frage nahe, warum wohl bisher noch nicht ähnliche Befunde veröffentlicht sind? Vielleicht muss die Antwort darauf lauten, dass 31 Jahre alte Muskeltrichinen bisher noch nicht Gegenstand einer genauen Untersuchung waren. Denn dass es sich nicht um ein Unicum handelt, das beweist ein anderer Fall, der am 15. Juli, also 3 Tage nachher, zur Section kam. Auch in diesem Fall gelang es mir ohne Mühe, eine leere und 2 mit Bindegewebe gefüllte Kapseln neben mehreren verkalkten und unverkalkten Kapseln mit verkalkten Trichinen zu finden. Ich habe diesen Fall nicht genauer verfolgt, weil die Trichinen so spärlich waren, dass der sichtbare Vorrath gleich erschöpft war.

Fasst man nun die einzelnen Gruppen zusammen, so ergiebt sich, dass sowohl die Trichinen, als auch die Kapseln rückbildungsfähig sind und vollständig aus dem Körper eliminirt werden können. Ferner ist es zweifellos, dass diese Resorption sowohl unter Mitwirkung von Granulationsgewebe (Gruppe 1b und 1c, 3 u. s. w.), als auch ohne dasselbe (Gruppe 1a und 6) erfolgen kann. Auffallend ist es, dass in einem Theil der Kapseln bei vollständig intacter Wand junges Bindegewebe, bezw. Fettgewebe sich findet, während ein anderer Theil leer bleibt (Gruppe 2 und 6). Diese Differenz hängt möglicherweise damit zusammen, dass, wie wir gesehen haben, in einem Theile der Kapseln mit gut erhaltenen Trichinen Zellen, bezw. ovale Kerne vorhanden sind, während man in anderen Kapseln vergeblich danach sucht. Ich habe schon erwähnt, dass Virchow diese Kerne als Muskelkerne bezeichnet; ich meinerseits kann nur die vollständige Uebereinstimmung mit den Kernen des Muskelprimitivbündels bestätigen. Aber gerade deshalb bin ich nicht im Stande zu behaupten, dass das junge Bindegewebe und das daraus hervorgehende Fettgewebe von den eingeschlossenen Zellen abstammt; denn es fehlt, so nahe auch die Vermuthung beim Fehlen aller anderen Zellen liegt, der stricte Nachweis.

In Betreff der Trichinen konnte ich nur Zerfall und Resorption nach voraufgegangener Verkalkung constatiren. Fettmetamorphose, wie sie Müller[1]) beschreibt, und Resorption ohne voraufgegangene Verkalkung, wie Leukart[2]) angiebt, konnte ich auf Grund meiner Präparate nicht bestätigen.

Schwierig ist die Frage, wie es sich mit der Kalkablagerung in den Kapseln verhält. Eine ungewöhnlich grosse Anzahl von Kapseln enthält eine sehr geringe Menge Kalk, und es kann nicht übersehen werden, dass es gerade diejenigen Kapseln sind, in welchen die Trichinen zerfallen oder schon resorbirt sind, und nicht diejenigen, welche die weitgehendsten Veränderungen erkennen lassen. Andererseits sind auch nicht alle Kapseln, in welchen die Veränderung schon weit vorgeschritten ist, kalkfrei, sondern zuweilen in einzelnen Abschnitten, z. B. in einem Pol, dicht mit Kalksalzen durchsetzt. Da nun bisher keine einzige Beobachtung vorliegt, dass die Verkalkung sich auf einen Pol allein beschränkt, so ist nicht gerade anzunehmen, dass es kalkfreie Kapseln waren, welche zuerst und in stärkster Weise verändert wurden, vielmehr scheint es viel wahrscheinlicher zu sein, dass eine allmähliche Entkalkung der Kapseln möglich ist und nach genügend langer Dauer regelmässig erfolgt, gerade so wie die Kalksalze wieder resorbirt werden, durch deren Eindringen die Trichinen versteinert worden sind. Wenn dieses aber richtig ist, dann entsteht ferner die Frage, ob nicht in den Fällen, in welchen nur die Trichine verkalkt ist (und nicht auch die Kapsel), bereits eine Resorption der Kalksalze stattgefunden hat, also die Ansicht Leukart's die richtige ist, dass nehmlich die Trichinen immer erst verkalken, wenn die Kapseln bereits verkalkt sind.

Die Veränderung der Kapsel beginnt immer erst nach dem Tode der Trichine, zuweilen noch ehe die Resorption derselben beendet ist, zuweilen nach der vollständigen Eliminirung der Trichine. Die menschlichen Gewebe sind also bestrebt und befähigt, die ungebetenen Gäste zu entfernen und den verloren gegangenen Platz wiederzugewinnen, und sie erreichen das zum Theil unter Bildung von Granulationsgewebe, gerade so wie auch Knochen durch Granulationen zur Resorption gebracht werden kann. Das neugebildete Granulationsgewebe geht entweder in Fettgewebe über oder in Narbengewebe. Die Sanatio incompleta, welche mit der Einkapselung der Trichinen beginnt, erreicht also nicht mit der Verkalkung, sondern mit der vollständigen Eliminirung der Trichinen und ihrer Kapseln ihren Abschluss.

VIII.

Ueber hyaline Ballen und Thromben in den Gehirngefässen bei acuten Infectionskrankheiten.

(Aus dem Pathologischen Institut zu Strassburg i. E.)

Von Dr. Paul Manasse,
Assistenzarzt der Univ.-Ohrenklinik.

(Hierzu Taf. V.)

Vor wenigen Jahren fand Klebs[1]) bei einem Falle von Chorea hereditaria in den Gehirngefässen helle glänzende Kugeln und Pfröpfe, für die er als typische Färbung diejenige mit Säurefuchsin angab. Er bezeichnete die Affection als „globöse hyaline Degeneration" und hat dieselbe nur bei schweren Gehirnerkrankungen gefunden.

Ich konnte vor 2 Jahren in einem Falle von Chorea jene Befunde nur bestätigen. Das betreffende Individuum war an Erysipel gestorben. Doch wurde es von verschiedenen Seiten angezweifelt, ob man dieser hyalinen Thrombose eine grosse Bedeutung beimessen, ob man vielmehr nicht annehmen müsse, dass es sich um cadaveröse Gerinnungserscheinungen handle, die man bei jedem Gehirn finden könne.

Ich unternahm es deshalb, eine Reihe von makroskopisch normalen Gehirnen von Individuen zu untersuchen, die natürlich nicht an einer Gehirnaffection gelitten hatten, um hier eventuell den oben erwähnten ähnliche Befunde in den Gehirngefässen nachzuweisen.

Dies gelang mir erst an dem vierten Gehirn, das ich untersuchte; und zwar war das Individuum, von dem das Gehirn herrührte, an einem Typhus abdominalis mit Perforationsperitonitis zu Grunde gegangen. Man sah hier in den Gehirngefässen deutlich dieselben hyalinen Klumpen und Thromben wie die bei der

[1]) Klebs, Die allgemeine Pathologie u. s. w. Bd. II. S. 125.

Chorea notirten. — Nun ist natürlich ein Abdominaltyphus als schwere Infectionskrankheit eine für das Gehirn keineswegs gleichgültige Affection; vielmehr lag der Gedanke nahe, dass die schweren Gehirnerscheinungen, die ja ein Unterleibstyphus bietet, in irgend einem Zusammenhange mit den oben erwähnten Befunden stehen könnten. Wenn ich mir ferner vergegenwärtigte, dass das choreatische Individuum, dessen Gehirn zuerst von mir untersucht wurde, an Erysipel zu Grunde gegangen war, so war ich natürlich durch den gleichartigen Befund beim Typhus versucht, die hyaline Thrombose auf Rechnung der acuten Infectionskrankheit zu bringen, nicht auf die der Chorea.

Ich beschloss deshalb die Gehirne von möglichst vielen Individuen, die an einer acuten Infectionskrankheit zu Grunde gegangen waren, zu untersuchen; ferner musste ich aber auch die Gehirne von Leuten, die weder an einer Infections- noch an einer Gehirnkrankheit gelitten hatten, genau durchforschen, um den Einwurf zu prüfen, es handle sich lediglich um cadaveröse Erscheinungen. Dass man die erwähnten Gebilde als Spiritusgerinnungen aufzufassen habe, war schon deshalb auszuschliessen, weil ich dieselben nicht nur fand, wenn die Gehirntheile in Spiritus, sondern auch, wenn sie in Müller'scher Flüssigkeit gehärtet worden waren; auch hat sich Klebs des letzteren Mittels allein bei seinen Untersuchungen bedient.

Von jedem Gehirn wurde ein Stück in Alkohol, ein Stück in Müller'sche Flüssigkeit eingelegt, in Celloidin eingebettet und geschnitten. Zur Färbung wurde Alauncarmin, Säurefuchsin, Eosin und Hämatoxylin verwandt. Die beste differenteste Färbung jedoch jener noch weiter zu beschreibenden Gebilde wurde mit der Weigert'schen [1]) Fibrinfärbemethode (Gentianaviolett-Anilinwasser, Lugol'sche Lösung, Entfärbung mit Anilinöl, Xylol, Balsam) erzielt. Recht schöne Präparate erhielt ich, wenn ich mit Alauncarmin vorfärbte und die Weigert'sche Methode folgen liess.

Auf diese Weise erhielt ich denn Befunde, die zwar bei den einzelnen Gehirnen sowohl qualitativ wie quantitativ die mannichfaltigsten Variationen boten, generell aber absolut nicht

[1]) Fortschritte der Medicin. 1887. Bd. V. S. 230.

von einander zu trennen waren. Denn aus den Ergebnissen der einzelnen mikroskopischen Untersuchungen, welche ich in einem Schlusscapitel kurz besprechen will, geht klar hervor, dass wir es überall mit Gebilden der gleichen Art zu thun haben; wir können deshalb in Folgendem die Befunde verallgemeinernd zusammenfassen:

In den Capillaren und den kleineren, manchmal auch in grösseren Gefässen wurden theils kuglige, theils eiförmige, glänzende Gebilde von vollständig homogener Beschaffenheit nachgewiesen. Dieselben lagen meist in grösseren Haufen bei einander, seltener einzeln in der Mitte oder auch am Rande der Gefässe. In der Grösse zeigten diese Gebilde die weitgehendsten Differenzen.

Ferner waren sowohl Capillaren wie kleinere Gefässe mit Thromben von ganz derselben Beschaffenheit wie jene Kugeln so vollständig ausgestopft, dass von dem Gefässlumen nichts mehr übrig geblieben war. Diese Thrombusmassen waren aus jenen Kugeln hervorgegangen, wie die mannichfachen Uebergänge ergaben. Zunächst fanden sich nehmlich jene Kugeln innerhalb der Gefässe in Reihen aufgestellt. Weiterhin waren die Kugeln mit einander verschmolzen, so dass sie Balken bildeten, welche noch die von der Kugelform herrührenden Einschnürungen trugen. Schliesslich waren auch diese letzteren verschwunden; jetzt hatte man einen wirklichen zusammenhängenden Thrombus, der das Gefässlumen vollständig ausfüllte, vor sich.

Ueberhaupt zeigten die kleineren bezw. mittleren hyalinen Kugeln immer die Tendenz sich zu grösseren Complexen dieses hellen Materials zusammen zu ballen. Dies konnte man häufig an den Haufen erkennen, welche sowohl ganz kleine, sowie mittlere und recht grosse Kugelformen darboten. An den letzteren sah man zum Theil noch deutlich, dass sie nur durch das Zusammenfliessen der kleineren, ihnen sonst absolut gleichen Ballen entstanden waren. Diesen Vorgang konnte man ganz genau an einigen Gebilden, welche an Form einer Maulbeere glichen, verfolgen.

Ich musste also zunächst zwei Hauptgestalten constatiren, in denen das Hyalin hier auftrat: die Form der Ballen und die der obturirenden Thromben.

Später jedoch traf ich noch ziemlich häufig hyaline Balken an, welche nicht das Lumen der Gefässe vollständig ausfüllten, sondern mitten in denselben lagen, ohne ihre Wandung zu berühren. Diese Balken boten in ihrer Anordnung die mannichfaltigsten Variationen dar: Sie lagen theils längs, theils quer, theils neben einander, theils einzeln in den Gefässen; in jenem Falle bildeten sie oft regelmässige Netze mit kuglig verdickten Knotenpunkten. Einzelne dieser Balken wurden gegen das Ende hin so fein, dass sie von Fibrinfäden nicht zu unterscheiden waren. Auch bei dieser Art des Hyalins sah man deutlich, dass diese Balken aus den sonst noch in den Gefässen massenhaft vorkommenden kleineren hyalinen Kugeln hervorgegangen waren. Man bemerkte nehmlich zahlreiche Uebergänge in Gestalt von rosenkranzartigen gestreckten Gebilden, welche an einem Ende die Einschnürungen verloren hatten, und in einen von den erwähnten homogenen Balken ausliefen.

Festzuhalten war aber, dass sämmtliches Hyalin, in welcher Form es auch auftrat, stets aus der Kugelform hervorgegangen war.

Alle hyalinen Gebilde zeigten, so verschieden auch in der Form, dieselben Reactionen. Sie erwiesen sich sehr widerstandsfähig, wurden von Säuren und Alkalien nicht angegriffen, nahmen Carmin, Saffranin, Eosin, Bismarkbraun, Fuchsin an, ohne sich nennenswerth in der Färbbarkeit von den Zellen bezw. den Kernen zu unterscheiden. Eine recht gute, jedoch keineswegs vollständig isolirte Färbung erhielt ich mit Säurefuchsin, wenn ich die Präparate mit salpetersäurehaltigem Wasser und Alkohol entfärbte. Die einzige vollständig charakteristische Färbung ergab aber, wie ich schon oben andeutete, die Weigert'sche Methode der Fibrinfärbung. Bei Anwendung derselben nahmen alle jene hyalinen Gebilde eine tiefblaue Färbung an, während das übrige Gewebe farblos blieb. Diese Färbung gelang jedoch, wie Weigert schon angegeben hat, nur an den Präparaten, welche nicht in Müller'scher Flüssigkeit gelegen hatten, sondern direct in Alkohol fixirt waren. Dieses Versagen muss man wohl der Einwirkung der Chromsäure zuschreiben. Denn ich habe Schnitte von Gewebsstücken, die zunächst nur in Alkohol gelegen hatten, in 1procentige Chromsäure gelegt und sie dann nach Weigert zu färben versucht, aber stets ohne Erfolg.

Was nun die Lage der hyalinen Kugeln und Balken zu den Gefässwänden betrifft, so war zu bemerken, dass jene sich meistentheils nicht lose im Lumen der Gefässe befanden. Vielmehr waren alle jene hellen Gebilde, sobald sie nicht das Lumen obturirten, also Thromben waren, fast immer von einer feinkörnigen dichten Masse umgeben. Diese füllte das Gefässlumen ganz aus, nur selten liess sich eine Lücke in ihr entdecken. Für diese feinkörnige Masse konnte ich keine bestimmte Farbstoffreaction auffinden; sie färbte sich nur bei diffuser Tinction des ganzen Gewebes. Augenscheinlich hatten wir es also mit geronnenen Eiweissmassen zu thun.

Noch eines Befundes möchte ich Erwähnung thun, wenn ich auch über seine Deutung im Zweifel geblieben bin: Man nahm auf den Schnitten der meisten Gehirne schon makroskopisch mitten im Gewebe ganz winzige, feine, weissliche Punkte wahr, die sich durch ihre Undurchsichtigkeit sehr vor dem übrigen Gewebe auszeichneten. Bei der mikroskopischen Untersuchung bemerkte man, am besten bei der combinirten Alauncarmin- und Weigertfärbung zahlreiche helle rundliche Stellen, welche von Farbstoff absolut verschont geblieben waren. Dieselben unterschieden sich ferner durch eine grosse Kern- bezw. Zellarmuth von dem umgebenden Gewebe. In der Mitte dieser Stellen lag fast constant ein Gefäss, welches meist hyaline Massen enthielt.

Welche Bedeutung diesen Thromben für jene Heerdchen, wenn ich sie überhaupt so nennen darf, beizumessen sei, ist fraglich geblieben. Thatsächlich konnte ich Heerdchen auch in zwei Gehirnen ohne hyaline Thrombose constatiren. Wahrscheinlich handelte es sich um ein perivasculäres Oedem, welches in den Heerdchen zum Ausdruck kam.

Anders ist es vielleicht mit einer zweiten Art von Heerden, die sich gleichfalls je um ein Gefäss gruppirten. Ich fand dieselben zunächst bei einem Fall von Typhus abdominalis (No. III). An einem solchen Heerd konnte man stets drei Zonen unterscheiden. (Die Färbung war gleichfalls Alauncarmin mit nachfolgender Weigertfärbung.) In der directen Umgebung des Gefässes sah man eine vollständig homogene, kernlose Masse, welche die Carminfarbe mit hellrothem Ton angenommen hatte. Circulär um diese Masse, beziehungsweise in dieselbe übergehend, bemerkte man ein gleichfalls hellrothes, dem ersteren sehr ähnliches Gewebe. Doch war dasselbe nicht so homogen, zeigte vielmehr einige wenige gut gefärbte Kerne. Die dritte und äusserste Zone wurde von fast normalem, jedoch vollständig ungefärbtem und nur wenige Kerne enthaltendem Gehirngewebe gebildet. Das Gefäss, welches in der Mitte dieser dreischichtigen Heerde lag, zeigte nun vollständig kernlose, helle, glänzende Wandungen.

Ganz ähnliche Heerde fand ich nur noch einmal, und zwar in einem Falle von Perforationsperitonitis (No. XVI): In der Mitte ein Gefäss mit gequollenen Wandungen, rings herum eine helle, mit wenigen Kernen durchsetzte, aber sonst homogene Masse, welche die Carminfarbe gut annahm. Darauf folgte nach aussen eine helle, ganz ungefärbt gebliebene, gleichfalls sehr kernarme Zone, die in normales Gehirngewebe überging.

Doch auch aus diesen Befunden möchte ich keine voreiligen Schlüsse ziehen; vielmehr kann ich die Vermuthung nicht ganz von der Hand weisen, dass es sich hier um Artefacte handelte, welche durch die Härtungs- bezw. die Einbettungsmethode hervorgerufen waren. Eine Beziehung könnte man ja suchen, weil immer im Centrum der Heerde ein hyalin thrombosirtes Gefäss zu finden war; und wegen dieses Vorkommnisses habe ich geglaubt von der Erwähnung nicht Abstand nehmen zu sollen.

Fast constant konnte ich noch eine Ansammlung von Wanderzellen im ganzen Gehirn, besonders in der nächsten Umgebung der Gefässe notiren, wie es von Popoff[1]) schon für einige Infectionskrankheiten angegeben ist. Der genannte Autor zählt diese Veränderung ihrem Charakter nach zu der Kategorie der entzündlichen Erscheinungen, während Herzog Carl in Bayern[2]) die perivasculäre Rundzellenanhäufung auch im Gehirn von an anderen Krankheiten Verstorbenen nachgewiesen hat und hierfür den diesen Gehirnen gemeinschaftlichen ödematösen Zustand verantwortlich macht, eine Streitfrage, auf die ich nicht näher eingehen will.

Dieses Verhältniss führt zur zweiten recht interessanten

[1]) Dieses Archiv Bd. 87. S. 39 u. a. a. O.

[2]) Dieses Archiv Bd. 69. 1877.

Frage nach der Entstehung des Hyalins, vor allen Dingen zur Frage nach dem Material, aus dem dasselbe hervorgeht.

v. Recklinghausen[1]) nimmt an, dass die hyaline Substanz ihren Ursprung aus den weissen Blutkörperchen nähme oder auch aus den Endothelien. Weigert[2]) behauptet, dass man mit seiner Färbemethode das Hyalin stets in feine Fäden auflösen könne, welche mit Fibrinfäden identisch seien. Das ist mir nun niemals gelungen. Im Gegentheil, ich muss nochmals hervorheben, dass die Grundfom des von mir beschriebenen Hyalins stets die Kugelform war. Dass das Hyalin in einer gewissen verwandtschaftlichen Beziehung zum Fibrin steht, lässt sich nicht bestreiten. Mehrfach konnte ich constatiren, dass richtige hyaline Balken, die gleichfalls aus Kugeln entstanden waren, in so feine Fäden ausliefen, wie sie dem richtigen Fibrin eigen sind. Man kann diese Bilder als Uebergänge vom Hyalin zum Fibrin bezeichnen, ein Umstand, aus dem sich ersehen lässt, dass man eine scharfe Grenze zwischen beiden nicht ziehen kann. Das wird auch von v. Recklinghausen nicht in Abrede gestellt; er hat solche Gebilde, an denen man diesen Uebergang von Hyalin zum Fibrin studiren kann, mit dem Namen „hyalines Fibrin“ bezeichnet.

Klebs[3]) will durch den Umstand, dass das Hyalin in den Gehirngefässen übereinstimmend mit den rothen Blutkörperchen Säure-Fuchsin-Färbung annimmt, nachweisen, dass man es mit einem Produkt der rothen Blutkörperchen zu thun habe. Niemals konnte ich jedoch einen Uebergang von rothen Elementen zu den hyalinen Kugeln feststellen; auch blieben jene bei Anwendung der Weigert'schen Färbung vollständig farblos. Ferner ist der Einwurf von Recklinghausen's, dass doch vom Blutfarbstoff an den frischen Hyalinmassen Spuren wahrzunehmen sein müssten, wenn das Hyalin aus den rothen Blutkörperchen hervorgehe, gewiss berechtigt.

Kriege[4]) erzeugte durch künstliches Gefrierenlassen von Kaninchenohren hyaline Thrombose. Er konnte direct nach-

[1]) Allgem. Pathol. des Kreislaufes und der Ernährungen.
[2]) Fortschritte der Medicin. 1887.
[3]) a. a. O.
[4]) Dieses Archiv Bd. 116. S. 64.

weisen, dass diese Thromben aus weissen Blutkörperchen hervorgehen.

Dieser letzteren Ansicht möchte ich mich nun anschliessen: Ich sah einige Male deutlich, wie diese hellen Tröpfchen an die weissen Blutkörperchen so dicht angelagert waren, dass ich den Eindruck gewann, als wären sie im Moment aus den letzteren herausgequollen.

Dass dieses Hyalin aus den Leukocyten entstehen kann, konnte ich sicher feststellen an einem Object, welches sich durch einen grossen Reichthum an Rundzellen auszeichnet, und zwar an einer Tonsille. Das Hyalin war hier mechanisch erzeugt worden: Die Pharynxtonsillen werden in der hiesigen Ohrenklinik mittelst einer Zange herausgenommen, durch welche das Organ stark zusammengepresst und dann von seiner Unterlage abgekniffen wird. Durch den grossen Druck waren nun, wie man unter dem Mikroskop deutlich nachweisen konnte, aus den Leukocyten zahllose helle glänzende Tropfen herausgepresst worden, welche durch Zusammenfliessen die sonderbarsten Figuren gebildet hatten. Alle diese Gebilde nahmen intensiv die Weigert-sche Färbung an, zeigten überhaupt dieselben Reactionen wie das in den Gehirngefässen beschriebene Hyalin.

Im Anfange meiner Untersuchungen war ich häufig versucht, Gebilde für Hyalin anzusehen, die mit demselben gar nichts zu thun haben. Ich sah nehmlich fast in allen Gehirnen mitten im Gewebe besonders aber in der Nähe der Gefässe und an den Schnitträndern helle, glänzende, theils kuglige, theils polygonale Gebilde, welche Carminfarbstoff nicht annahmen. Bei genauerer Untersuchung erwiesen sich diese Gebilde zum Theil als Corpora amylacea, welche ja in der nächsten Umgebung der Gefässe im Gehirn besonders stark aufzutreten pflegen, zum Theil als Myelinformationen. Letzteres konnte ich daraus schliessen, dass diese Dinge hauptsächlich dort gefunden wurden, wo das Gehirngewebe zu Ende war, also an den Schnitträndern und auch rings um die Gefässe herum; hier hatte sich das Gehirngewebe retrahirt, und die Myelintropfen waren ausgetreten. Diese dem Hyalin ganz ähnlichen Gebilde können hauptsächlich dadurch, dass sie sich häufig ringförmig um ein Gefäss herum gruppiren, leicht als etwas Besonderes imponiren, wovor ich hiermit nur gewarnt haben will.

Handelt es sich bei diesen Befunden lediglich um Vorkommnisse, die man sicher an normalen Gehirnen constatiren kann, so führt uns das naturgemäss auf die Frage nach der Bedeutung der richtigen hyalinen Kugeln und Thromben, ganz besonders zu der Frage: Ist das Hyalin überhaupt intravital entstanden, oder haben wir es mit einer Leichenerscheinung zu thun? Um diesen Einwurf zunächst negativ zu widerlegen, habe ich die verschiedensten normalen und pathologischen Gehirne untersucht, habe ferner normale thierische und menschliche Gehirne bis zu 8 Tagen liegen lassen, um eventuell durch Fäulniss jene hyalinen Gebilde zu erhalten, aber niemals etwas gefunden, was auch nur im entferntesten jenen Dingen ähnlich gewesen wäre.

Im Ganzen wurden 39 Gehirne von mir untersucht; 20 rührten von Individuen her, die an einer acuten Infectionskrankheit zu Grunde gegangen waren, 19 von solchen, die auf andere Weise ums Leben gekommen waren. Bei allen denen, die der ersteren Kategorie angehörten, waren die Resultate positive. Nun wäre es doch eigenartig, wenn gerade nur bei diesen jene Leichenerscheinung aufgetreten wäre, alle anderen aber davon verschont geblieben wären!

Den positiven Beweis für das intravitale Zustandekommen der hyalinen Thrombose im Gehirn bei Infectionskrankheiten konnte ich nur durch das Experiment liefern.

Dieses stellte ich an einem Hunde von mittlerer Grösse auf folgende Weise an:

20. Januar 1892 5 Uhr Nachmittags. Eine Pravaz'sche Spritze mit stinkender fauliger Macerationsflüssigkeit wird in eine mittelstarke Vene der linken Schenkelbeuge gespritzt.

21. Januar A. Temp. 41,9.

22. Januar M. 39,9, A. 41,8; da der Hund sehr matt war und nicht frass, fürchtete ich, dass er in der Nacht sterben könnte; deshalb wurde er sofort nach dem Messen getödtet, das Gehirn noch warm halb in Alkohol, halb in Müller'sche Flüssigkeit gelegt.

Die mikroskopische Untersuchung ergab in den Gefässen des Gehirns die bekannten hyalinen Ballen, welche sich nach Weigert'scher Methode gut färbten.

Damit wäre die Frage erledigt, ob diese hyalinen Kugeln intra vitam zu Stande kommen, oder nur ein cadaveröses Gerinnungsprodukt darstellen.

Fasse ich nun kurz die positiven Resultate meiner Untersuchungen zusammen, so ergiebt sich Folgendes:

1) Bei acuten Infectionskrankheiten sind in den Gehirngefässen hyaline Ballen und Thromben constant nachzuweisen.

2) Dieselben treten intravital auf und sind höchst wahrscheinlich ein Produkt der weissen Blutkörperchen.

Zum Schlusse sei es mir gestattet Herrn Prof. von Recklinghausen für die Ueberlassung des Materials sowie für sein stets liebenswürdiges Interesse an der Arbeit meinen besten Dank auszusprechen.

Protocolle der mikroskopischen Untersuchungen der Gehirne.

Fall I.

Chorea, Erysipel, Bronchopneumonie. R., Katharine, 43 Jahre.

In den kleineren und mittleren Gefässen starke Ansammlung von hellen glänzenden Kugeln verschiedenster Grösse. Meist liegen dieselben in Haufen bei einander, seltener einzeln. Ferner sieht man auch schon in diesen Gefässen richtige hyaline Thromben. Besonders aber zeigen sich die Capillaren mit demselben hyalinen Material vollständig ausgestopft.

Alle diese hyalinen Gebilde lassen sich mit Carmin, Fuchsin, Eosin nur schwach tingiren, dagegen nehmen sie die Weigert'sche Fibrinfärbung mit tiefblauer Farbe an. Sie werden durch Essigsäure, Salzsäure, Salpetersäure, Schwefelsäure, Kalilauge in keiner Weise verändert.

Ferner fällt in dem Gehirn eine erhebliche perivasculäre Ansammlung von Rundzellen auf.

Fall II.

Typhus-Recidiv mit Darmblutungen, Ende der 3. Woche. K., Margarethe, 39 Jahre.

In den mittleren Gefässen grosse, theils das ganze Lumen ausfüllende hyaline Pfröpfe, theils hyaline Kugeln von der verschiedensten Grösse. Letztere liegen meist in Haufen bei einander. Die Capillaren bieten in ausgedehntestem Maasse das Bild der hyalinen Thrombose dar. Oft sieht man auch in den Capillaren hyaline Kugeln kettenförmig an einander gereiht, zum Theil in einander übergehend. Diese Kettenform findet sich nicht nur in den Capillaren, sondern auch in mittleren und grösseren Gefässen; hier liegen die Kugeln aber nicht der Gefässwandung an, sondern befinden sich frei im Lumen.

Die Reactionen des Hyalins sind dieselben wie die im vorigen Fall berichteten. Anhäufung von Rundzellen im ganzen Gehirn, besonders aber in der nächsten Umgebung der Gefässe.

Fall III.

Typhus abdominalis mit Perforationsperitonitis (Ende der 2. Woche). A., Anna, 11 Jahre.

Man sieht in den kleineren Gefässen nur wenige grössere, nach Weigert gut zu färbende hyaline Ballen. Dagegen kann man häufiger ziemlich feinkörniges Hyalin in Capillaren und anderen Gefässen constatiren, welches gleichfalls die Weigert'sche Färbung annimmt. Durch diese körnigen hyalinen Massen wird das Gefässlumen einigemale vollständig verlegt.

Starke Anhäufung von Rundzellen im ganzen Gehirn, besonders in unmittelbarer Nähe der Gefässe.

Ferner sieht man hier im Gehirngewebe mehrfach rundliche Heerde, in deren Mitte sich jedesmal ein Gefäss constatiren lässt. An einem solchen Heerd kann man bei combinirter Alaun-Carmin- und Weigertfärbung 3 Schichten unterscheiden: In der directen Umgebung der Gefässe sah man eine vollständig homogene kernlose Masse, welche die Carminfarbe mit hellrothem Ton angenommen hatte. An diese sich anschliessend, bezw. in dieselbe übergehend, eine gleichfalls hellrothe, der ersteren sehr ähnliche Schicht; jedoch war diese nicht so homogen, zeigte vielmehr einige gutgefärbte Kerne. Die dritte und äusserste Zone wurde von fast normalem, jedoch ganz ungefärbtem und sehr zellarmem Gehirngewebe eingenommen. Das in der Mitte liegende Gefäss zeigte helle, gequollene, fast kernlose Wandungen.

Fall IV.

Typhus abdominalis mit Perforationsperitonitis. Ende der 2. Woche. H., Joseph, 17 Jahre.

Zahlreiche hyaline Ballen jeglicher Grösse in kleineren und grösseren Gefässen; dieselben liegen selten einzeln, meist in grösseren Haufen bei einander. Einige Male kommt es auch zu vollständig obturirenden Thromben sowohl in den Capillaren wie in den kleineren Gefässen. Auch diese Thromben sind hellglänzend und vollständig homogen. Alle jene hyalinen Gebilde nehmen Weigertfärbung gut an, d. h. nur in den Gehirntheilen, welche direct in Alkohol fixirt worden sind. Ein Schnitt des in Alkohol gehärteten Präparates wird 24 Stunden in 1procentige Chromsäure gelegt, nachdem vorher starke Ansammlung von hyalinen Ballen und Thromben in den Gefässen constatirt worden war. Am nächsten Tage wird der Schnitt mit Wasser ausgewaschen und nach Weigert gefärbt: das Hyalin bleibt vollständig ungefärbt. Selbstverständlich waren die Reagentien vorher probirt.

Auffallend starke Anhäufung von Wanderzellen im ganzen Gehirn, hauptsächlich längs der Gefässe.

Bei Carminfärbung sieht man mehrere helle, ungefärbte, kernarme Stellen im Gewebe, in deren Mitte sich gewöhnlich je ein Gefäss befindet.

Fall V.

Eitrige Parametritis, Blasenperforation, Pyelonephritis, Peritonitis. Str., Eugenie, 25 Jahre.

Zahlreiche, theils einzeln, theils in Haufen liegende Ballen von heller glänzender Beschaffenheit in den Gefässen. Die Grösse der Kugeln geht hier nicht über das Mittelmaass hinaus. Ausgedehnteste hyaline Capillarthrombose; mehrfach sieht man auch die Capillaren mit in Reihen hinter einander stehenden Kugeln ausgefüllt, so dass man rosenkranzartige Gebilde erhält. Aehnliche Bilder von derselben Grösse trifft man auch in mittleren Gefässen, daneben wenige hyaline Balken, die deutlich durch Zusammenschmelzen der Kugeln hervorgegangen zu sein scheinen. Die nicht obturirenden hyalinen Balken sowie die Kugeln in den mittleren Gefässen sind in eine feinkörnige Masse eingebettet, welche sich gegen Farbstoffe sehr indifferent erweist. Alle hyalinen Balken lassen sich nach Weigert'scher Methode gut färben.

Fall VI.

Croupöse Pneumonie. M., Martin, 68 Jahre.

Zahlreiche hyaline Kugeln jeglicher Grösse in den Gefässen. Die Capillaren sind zum Theil mit hinter einander stehenden hyalinen Kugeln ausgefüllt, zum Theil mit vollständigen hyalinen Thromben. In den übrigen Gefässen liegen die Kugeln meist in grösseren Haufen bei einander. Sämmtliches Hyalin nach Weigert gut färbbar. Ferner schon makroskopisch sichtbar zahlreiche rundliche Stellen, die bei Carmintinction ungefärbt bleiben.

Ansammlung von Leukocyten in der unmittelbaren Nähe der Gefässe.

Fall VII.

Perforationsperitonitis nach Ulcera ventriculi. K., Anna, 17 Jahre.

Mässige Ansammlung von hyalinen Ballen in den Capillaren und kleineren Gefässen; auch hier stehen dieselben häufig in Reihen hinter einander und bilden dann besonders in den Capillaren vollständige Thromben. Die Reactionen sind die bekannten.

Fall VIII.

Pyaemia metastatica nach Coxitis. R., Antonie, 29 Jahre. Operation am 16. December 1891. Exitus 7. Januar 1892.

Temperaturmaximum 42,7, Abfall am nächsten Morgen auf 34,6.

In den Gefässen zahlreiche helle glänzende Kugeln, die sich nach Weigert'scher Methode gut färben. Dieselben sind nicht sehr gross, haben aber die Eigenschaft, sich rosenkranzartig an einander zu legen; daneben vollständig homogene hyaline Balken. Die letzteren liegen regellos in den Gefässen: theils längs, theils quer, manchmal auch über einander. Alle diese hyalinen Gebilde liegen meist nicht frei in den Gefässen, sondern sind eingebettet in eine feinkörnige Masse, welche gewöhnlich das Gefässlumen vollständig ausfüllt, seltener einige Vacuolen zeigt. Die rosenkranzartigen Gebilde, sowie die homogenen Balken laufen oft in feine Fäden aus, die auch Weigert'sche Färbung intensiv annehmen.

Zur eigentlichen Thrombose kommt es hier nur sehr selten.

Im ganzen Gehirn zahlreiche, bei Carmintinction ungefärbt bleibende helle Stellen, in deren Mitte sich gewöhnlich je ein Gefäss befindet.

Starke Anhäufung von Rundzellen im Gewebe, besonders in der nächsten Umgebung der Gefässe.

Fall IX.

Croupöse Pneumonie. B., Joseph, 65 Jahre.

In grösseren und kleineren Gefässen mässige Mengen hyaliner Kugeln von allen Grössen, meist in Haufen bei einander liegend. Dieselben sind gewöhnlich von einer feinkörnigen Masse umgeben, welche das Gefässlumen vollständig ausfüllt.

Zur Bildung eines zusammenhängenden Thrombus kommt es hier nicht so häufig.

Starke Anhäufung von Rundzellen im ganzen Gehirn, besonders in der unmittelbaren Umgebung der Gefässe.

Fall X.

Diphtheritis des Kehlkopfes, Bronchopneumonie, descendirender Croup. F., Carl, 4 Jahre.

Hauptsächlich tritt hier das Hyalin in kleineren Kugeln auf, seltener sieht man grössere Ballen; einige obturirende Thromben. Sonst werden die Gefässe meist von einer feinkörnigen Masse ausgefüllt, in die die hyalinen Kugeln eingebettet sind. Letztere liegen auch kettenförmig hinter einander.

Um die Gefässe sieht man helle, durch Carmin nicht färbbare, kernarme Bezirke.

Sowohl perivasculäre Anhäufungen von Rundzellen, als auch im ganzen Gehirn vielfaches Auftreten dieser Elemente.

Fall XI.

Pneumonia crouposa duplex, angeblich nach Influenza. C., Franziska, 47 Jahre.

Ungewöhnlich starke Ansammlung hyaliner Massen in den Gefässen. Alle Formen des Hyalins sind hier vertreten: Kugeln finden sich in jeglicher Grösse, von den feinsten Körnern bis zu den gröbsten Ballen. Ferner hyaline Balken, zum Theil in feine, dem Fibrin ähnliche Fäden auslaufend, zum Theil noch die knotigen Anschwellungen zeigend, welche die ehemalige Kugelform erkennen lassen. Ferner fehlt es in Capillaren und sonstigen kleineren Gefässen nicht an obturirenden Thromben. So weit es sich nicht um letztere handelt, sieht man auch hier wieder das Hyalin in jene bekannte feinkörnige Masse innerhalb der Gefässe eingelagert.

Ferner sind auch hier jene bei Carminfärbung farblos bleibenden rundlichen Stellen zu notiren, in deren Mitte sich je ein Gefäss befindet.

Starke Anhäufung von Wanderzellen im ganzen Gehirn, besonders aber circulär um die Gefässe, auch um die Capillaren.

Fall XII.

Meningitis purulenta und Pneumonia catarrhalis. F., Magdalene, 62 Jahre.

In den mittleren Gefässen sieht man zunächst zahlreiche hyaline Kugeln von mannichfacher Grösse, theils einzeln, theils in Haufen bei einander. Ferner dicke Balken, welche ungeordnet theils der Länge, theils der Quere nach im Gefässlumen liegen. Dieselben zeigen einerseits die mehrfach erwähnten Einschnürungen, andererseits laufen sie in feine Fäden aus, welche Fibrinfäden zum Verwechseln ähnlich sehen.

Alle diese hyalinen Gebilde sind auch hier von jener feinkörnigen Masse innerhalb des Gefässes umgeben.

Die kleineren Gefässe sieht man zum Theil vollständig von Hyalin ausgefüllt, ein Zustand, der besonders deutlich an Theilungsstellen zu erkennen ist, an denen der Inhalt des Gefässstammes, so wie der beiden Zweige eine einzige zusammenhängende hyaline Masse bildet.

Die Capillaren bieten das Bild der ausgedehntesten hyalinen Thrombose dar. Doch auch hier sieht man nicht nur Thromben, sondern auch Kugeln, welche zwischen die Wände eingekeilt sind.

In den Pialgefässen auch einige grössere hyaline Kugeln. Hauptsächlich aber sind die Gefässe ausgefüllt mit einem hellen glänzenden dickbalkigen Netzwerk, an dessen Knotenpunkten sich kuglige Verdickungen befinden; die Balken laufen zum Theil in ganz feine Fäden aus.

Sämmtliches Hyalin ist hier wie überall nach Weigert gut färbbar.

Im ganzen Gehirn helle rundliche Stellen, die bei Carmintinction ungefärbt bleiben. Starke Rundzellenanhäufung, besonders perivasculär.

Fall XIII.

Perforationsperitonitis. F., Carl, 15 Jahre.

In den Gefässen ziemlich viel hyaline Kugeln und Balken, welche letztere mehrfach rosenkranzartige Einschnürungen tragen, andererseits aber auch in feine Fäden auslaufen, welche von Fibrinfäden nicht zu unterscheiden sind.

Alle diese Gebilde sind von feinkörnigen Massen eingeschlossen, welche das Gefässlumen jedesmal vollständig ausfüllen. Zu eigentlichen hyalinen Thromben kommt es seltener.

Fall XIV.

Frische katarrhalische Pneumonie nach Influenza. P., Agathe, 62 Jahre.

In den Capillaren sowie in den kleineren und mittleren Gefässen zahlreiche hyaline Kugeln kleineren Umfanges, seltener grössere Ballen. In den Capillaren liegen sie hinter einander wie die Glieder einer Kette. Ferner dicke hyaline Balken, sowie obturirende Pfröpfe. Mit Ausnahme der letzteren ist das Hyalin in feinkörnige nicht färbbare Massen eingebettet.

Fall XV.

Croup des Larynx. S., Ludwig, 5 Jahre.

In den Capillaren und kleineren Gefässen starke Ansammlung von feinkörnigem Hyalin, sowie kleine, hyaline Kugeln, wenige grössere. Dieselben liegen häufig kettenförmig hinter einander in der ganzen Länge des Gefässes. Zusammenhängende Thromben sieht man nur sehr selten. In den Gefässen mittlerer Stärke hyaline Balken. Dieselben liegen der Länge und der Quere nach mitten in den Gefässen. Hierdurch entstehen häufig regelmässige hyaline Netze, deren Stränge an den Knotenpunkten kuglige Verdickungen bilden. Die Balken laufen auch zum Theil in feine Fäden aus. Alle diese hyalinen Gebilde sind von jenem feinkörnigen Material umgeben, welches der Gefässwand fest anliegt.

Weiter fällt in den mittleren Gefässen eine beträchtliche Anzahl weisser Blutkörperchen auf, welche gleichfalls in jene feinkörnige Masse eingebettet sind. Einige dieser Elemente zeigen am Rande helle kleine Tröpfchen, welche buckelartig über die Oberfläche der Leukocyten hervorragen.

Fall XVI.

Perforationsperitonitis. Ö., Otto, 16 Jahre.

Ziemlich zahlreiche Ansammlungen von hyalinen Kugeln verschiedener Grösse in den Capillaren, kleineren und mittleren Gefässen. Einige richtige hyaline Thromben. Daneben rosenkranzartige Gebilde. Vielfach ist das Hyalin von feinkörnigen Massen umgeben. Helle, rundliche, kernarme Stellen im ganzen Gewebe, in deren Centrum je ein Gefäss liegt.

Ferner sieht man hier auch Heerde, welche sich sehr ähnlich den in No. III notirten erweisen: In der Mitte ein Gefäss mit gequollenen Wandungen, ringsherum eine helle, mit wenigen Kernen durchsetzte, aber sonst homogene Zone, die Carminfarbstoff gut annimmt. Darauf folgend eine helle ganz von Farbstoff verschonte, auch sehr kernarme Schicht, die in normales Gehirngewebe übergeht. Ansammlung von Wanderzellen in der nächsten Umgebung der Gefässe.

Fall XVII.

Pyaemia puerperalis. Chorea!? S., Marie, 30 Jahre. (25. Februar 1892 spontane Zwillingsgeburt; 4. März Schüttelfrost, 6. März Temp. 41,0°. Choreaartige Bewegungen; dieselben sollen schon vor der Geburt bestanden haben. 17. März Tod.)

Das Hyalin tritt hier in ziemlich kleinen Kugeln auf, die meist in Haufen bei einander liegen, aber nicht so sehr die Tendenz zeigen zu grösseren Ballen zusammenzufliessen. Auch kommt es hier nicht zur Bildung eines homogenen Thrombus, vielmehr lassen die Massen, welche ein Gefässlumen vollständig ausfüllen, deutlich erkennen, dass sie aus lose bei einander liegenden Kugeln bestehen.

Auch hier sieht man deutlich bei der Alauncarmin- und Weigertfärbung jene hellen, kernarmen, ungefärbten Stellen, in deren Mitte sich meistens ein Gefäss constatiren lässt.

Perivasculäre Rundzellenansammlung.

Fall XVIII.

Bronchopneumonie (Carcinoma ventriculi). S., Marie, 45 Jahre.

Besonders in den Capillaren mässige Mengen ziemlich feinkörnigen Hyalins, das sich zum Theil zu vollständigen Thromben zusammensetzt. Weniger in den übrigen Gefässen. Grössere Kugelbildung lässt sich hier nirgends constatiren. Meist ist das Hyalin innerhalb der Gefässe von feinkörnigen Massen umgeben.

Im ganzen Gehirn zahlreiche helle, kernarme Stellen, welche circulär je um ein Gefäss liegen.

Sehr starke Ansammlung von Wanderzellen im ganzen Gehirn, vor Allem in der nächsten Umgebung der Gefässe.

Fall XIX.

Pelvoperitonitis, parenchymatöse Nephritis, Hepatitis, Myocarditis. Vielleicht Vergiftung mit Kali chloricum. Carcinoma uteri. J., Helene, 43 Jahre. (24. März 1892 Totalexstirpation des Uterus, Tod am 28. März.)

In den Capillaren, kleineren und mittleren Gefässen hyaline Kugeln mittlerer Grösse, meist in Haufen bei einander. Verlegung des Gefässlumens durch hyaline Massen ist nur bei Capillaren zu constatiren. Helle, kernarme Stellen im Gewebe, welche Carminfarbstoff nicht annehmen und meistentheils je ein Gefäss umschliessen. Starke perivasculäre Ansammlungen von Rundzellen.

Fall XX.

Metrophlebitis, Pyämie, metastatische Myositis. H., Frau.

Feinkörnige hyaline Massen, sowie kleinere und grössere Kugeln in mittleren und grösseren Gefässen. Ziemlich ausgedehnte Capillarthrombose. Auch die anderen kleineren Gefässe sind häufig durch obturirende Pfröpfe verlegt. Auch rosenkranzförmige hyaline Gebilde lassen sich constatiren.

Helle, nicht färbbare, rundliche Stellen im Gewebe, in deren Centrum meist ein Gefäss zu bemerken ist.

Mässige Rundzellenanhäufung in der Umgebung der Gefässe.

Erklärung der Abbildungen.

Tafel V.

Vergrösserung: Zeiss DD, Oc. 4.

Fig. 1. Hyaline Kugeln jeglicher Grösse im Gefäss Fall IV. Weigertfärbung.

Fig. 2. Obturirender hyaliner Thrombus. Fall II. Combinirte Alauncarmin- und Weigertfärbung.

Fig. 3. Hyaline Capillarthrombose und im Entstehen begriffene grössere Thromben. Fall XII. Weigertfärbung.

Fig. 4. Feinkörniges Hyalin mit wenigen grösseren Kugeln. Fall XV. Weigertfärbung.

Fig. 5. Hyaline Kugeln und Balken in feinkörniger Masse eingebettet. Fall VIII. Combinirte Alauncarmin- und Weigertfärbung.

Fig. 6. Rosenkranzformen und homogene Balken in feine Fäden auslaufend. Fall VIII. Weigertfärbung.

Fig. 7. Dreischichtiger Heerd. Fall III.

IX.

Zur Theorie der Golgi'schen Färbung.

Von Dr. Paul Kronthal zu Berlin.

(Hierzu Taf. VI.)

Bei der grossen Bedeutung, welche die Golgi'sche Methode für die Erforschung des Nervensystems gewonnen hat und bei den zahlreichen Arbeiten, die in den letzten Jahren mit dieser Methode gefertigt worden sind, ist es eine auffallende Thatsache, wie die meisten Untersuchenden einen Vorwurf erledigten, der dieser Methode gemacht ist, bezw. wie sie ihn überhaupt nicht in das Bereich ihrer Erwägungen und Schlüsse gezogen haben. Gemeint ist der Vorwurf, den zuerst Rossbach und Sehrwaldt[1]) erhoben, dass nehmlich im centralen Nervensystem gar nicht die nervösen Elemente gefärbt, sondern dass die Chrom-Silberverbindungen, die sie als Silberdichromat ansprechen, in den lymphführenden Bahnen und Räumen des Gehirns niedergeschlagen würden. Sie begründen diese ihre Anschauungen durch 14 Punkte, von denen folgende hier hervorgehoben seien: 1) Die Zellen sind grösser als bei jeder anderen Methode. 2) Ihre Form ist eine andere. 3) Nie ist ein pericellulärer Raum sichtbar. 5) Löst man durch Ammoniak die Incrustationen auf, so kommt eine kleinere Zelle zum Vorschein. 6) Sind die Incrustationen eines Ausläufers durchbrochen, so sieht man einen

[1]) Centralbl. f. d. med. Wiss. 1888. No. 47.

feineren Faden zwischen denselben. 11) Die Launenhaftigkeit der Methode ist begründet in der geringeren oder grösseren Weite und Füllung der Lymphräume. 12) Die Lymphbahnen der anderen Organe färben sich auch nach der Methode Golgi's. 14) Der chemische Vorgang weist darauf hin, dass man es hier nicht mit einer Färbung, sondern mit einem groben farbigen Niederschlag zu thun hat.

Diesen Anschauungen habe ich mich kurze Zeit später bei Gelegenheit eines Referates[1]) angeschlossen, nachdem ich eine Reihe von Versuchen zum Theil nach den Angaben jener Autoren angestellt, sowie die älteren Präparate noch einmal genau auf die fraglichen Verhältnisse hin durchgesehen hatte.

Nur eine Arbeit habe ich finden können, die sich eingehender bemüht, die Auffassung Rossbach's und Sehrwaldt's vom Zustandekommen der Schwarzfärbung nach Golgi zu widerlegen; gemeint ist die Arbeit von Belmondo[2]). Sein hauptsächlichstes Beweismittel ist folgendes: Wenn die Ganglienzellen nicht gefärbt sind, sondern nur der pericelluläre Raum, so muss man, falls nach Golgi gefärbte Stücke aus den Hirnwindungen parallel zur Hirnoberfläche geschnitten werden, statt des Querschnittes der dunklen Zellen dunkel gefärbte Kreise sehen. Er bettete die Stücke in Paraffin ein und schnitt in der angegebenen Richtung 5—10 μ Dicke. Die Querschnitte der Zellen sind ganz dunkel gewesen — die Arbeit hat leider keine Abbildungen —, die grösseren und kleineren schwarzen Ringe aber, die sich zeigten, wurden als Querschnitte von Gefässen angesprochen. Belmondo verhehlt sich die Schwierigkeit nicht, die es hat, ganz senkrecht auf die Längsaxe der Zelle zu schneiden und ist sich darüber klar, dass, wenn der Schnitt die Zelle nicht so trifft, man auch keinen dunklen Ring erwarten kann. Er schlägt aber diese Schwierigkeiten zu gering an. Vergegenwärtigen wir uns dieselben.

Die grossen Pyramidenzellen — und auf diese hatte Belmondo naturgemäss sein Augenmerk gerichtet — stehen zur Hirnoberfläche so, dass ihr Spitzenfortsatz etwa senkrecht auf

[1]) Neurol. Centralbl. 1888. S. 603.

[2]) Sulla teoria della colorazione vera del Golgi. Reggio-Emilia, Stefano Calderini 1889.

diese gerichtet ist. Die Hirnoberfläche, als Ganzes betrachtet, ist gewölbt. Sie zerfällt in Windungen und jede dieser Windungen für sich ist auch wieder gewölbt. Die Richtung einer Senkrechten auf die Hirnoberfläche wird deshalb auch auf den benachbarten Punkten eine verschiedene sein. Absolut horizontale Schnitte zur Hirnoberfläche kann es nicht geben, da diese nirgends eine Ebene ist. Man wird aus diesen Gründen, wenn man so zu sagen horizontal zur Hirnoberfläche schneidet, besten Falles auch nur auf sehr wenige Zellen rechnen können, die man in einem Winkel von 90° zu ihrer Längsaxe trifft. Diese Möglichkeit wird eine noch geringere, wenn man bedenkt, dass bei der Methode nach Golgi sich stets nur sehr wenige Zellen färben. Angenommen man hätte sehr glücklich eine gefärbte Zelle senkrecht zu ihrer Längsaxe getroffen; angenommen ferner die Präparate Belmondo's wären im Durchschnitt 8 μ gewesen (er selbst hielt sie auf 5—10 μ an); angenommen schliesslich die getroffene Zelle wäre eine sehr grosse, 40 μ im Längsdurchmesser haltende Zelle gewesen, wie würde sich dann die Zelle repräsentiren, falls die Annahmen Rossbach's und Sehrwaldt's richtig sind? Es sei versucht diese Frage an der Hand des beifolgenden Schemas zu lösen.

Die Pyramidenzelle A B C, 1000mal vergrössert, hat einen Längsdurchmesser von 40mm, der pericellulären Raum, der durch A_1 B_1 C_1 begrenzt ist, hat einen Durchmesser von 1 mm, die Schnitte sind 8 mm dick. In der unteren Ebene des Schnittes, in dessen oberer die Spitze der Zelle ist, liegt die Ebene 3, 4, 5, 6, 7, 8. Das Präparat enthält von der Zelle bezw. von dem gefärbten pericellulären Raum, das Stück A_1, 4, 7. Da der Raum A_1, A, 4, 5 und A_1, A, 6, 7 dunkel ist, so wird man den eventuell hellen Raum A, 5, 6 nicht sehen können, sondern in dem Präparat wird eine dunkle Scheibe sein.

Fig. 1.

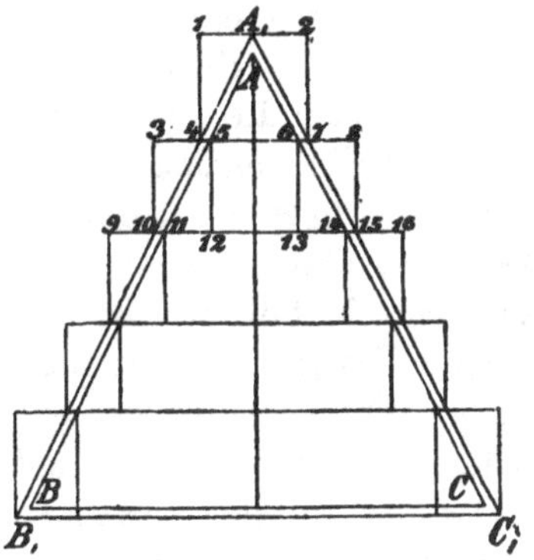

Der zweite Schnitt wird von der Zelle das Stück 4, 10, 15, 7

abschneiden. Der Raum 4, 5, 10, 11 und 6, 7, 14, 15 ist dunkel. Da wir nun bei dem dünnen durchsichtigen Präparat sämmtliche nicht durchsichtigen, d. h. hier dunklen Stellen auf ein Mal sehen, so werden wir einen Ring haben von der Breite 3—5. Bei jedem weiteren Schnitt wird der centrale helle Kreis grösser werden, der umgebende schwarze Ring dieselbe Breite haben. Solche Bilder hat Belmondo unzweifelhaft gesehen, doch hält er sie für Durchschnitte von Gefässen. Es dürfte wohl aber sehr schwierig sein, mit Sicherheit zu erklären, wenn man einen schwarzen Ring sieht, ob dies der Durchschnitt eines Gefässes oder ein pericellulärer Raum ist. Mit aller Sicherheit spricht Belmondo die schwarzen Scheiben, die er beobachtet hat, als Durchschnitte von Ganglienzellen an, weil er von ihnen hat Nervenfortsätze ausgehen sehen. Dagegen wäre zu bemerken, dass die Golgi'sche Methode nicht gestattet, die gleichmässig schwarz gefärbten Nervenfasern und Bindegewebszellen von einander zu unterscheiden und wenn Jemand behauptet, dass die schwarzen Platten Schrägschnitte durch Gefässe und die Fasern die von ihnen ausgingen, Ausläufer einer Spinnenzelle sind, so würde es nicht gut angehen, ihn zu widerlegen. Ist es doch nicht zu bezweifeln, dass die Fortsätze der Deiters'schen Zellen vielfach an die Gefässe herangehen und sie umspinnen. Um eine Faser in einem Golgi'schen Präparat als nervös oder bindegewebig anzusprechen, muss man in der Lage sein, ihren unzweifelhaften Zusammenhang mit einer Ganglienzelle oder einer Spinnenzelle nachzuweisen. Belmondo geht den umgekehrten Weg. Er schliesst so: die schwarze Scheibe ist der Querschnitt einer Ganglienzelle, folglich sind die Fasern, die zu ihr gehören, Nervenfasern, folglich ist der schwarze Körper sicher eine Ganglienzelle. Es darf auch nicht unerwähnt bleiben, dass wenn wirklich die Zelle in toto gefärbt wäre, das Bild mit ihr zusammenhängender Fasern bei Horizontalschnitten nur ein sehr seltenes sein kann. Die Ausläufer der endständigen Fortsätze und des Axencylinderfortsatzes können auf Horizontalschnitten zur Hirnoberfläche nie mit ihr zusammenhängend gesehen werden und die sonstigen Fortsätze sind nicht sehr zahlreich und gehen nur selten grade horizontal von der Zelle ab.

Abbildung 1 ist ein Gebilde, das in einem horizontal zur

Hirnoberfläche geschnittenen Präparat gefunden wurde. Unter der Voraussetzung, dass die pericellulären Räume nur gefärbt würden, könnte man es für den Querschnitt einer Ganglienzelle ansprechen, einer Zelle etwa von der Configuration der Zelle Abbildung 2, wenn man annimmt, dass der Schnitt noch einen Theil des dicken linken Fortsatzes in seinem perifibrillären Raum mitgetroffen hat. (Die Betrachtungen, die hier über die Zellen angestellt wurden, gelten natürlich auch für die Fasern.) Wenn nun aber behauptet wird, Figur 1 sei die Abbildung eines Gefässes, indem das helle, schmal dunkel umrandete Gebilde den Querschnitt eines solchen, die dunkele dicke Partie den Längsschnitt eines Astes darstellt, so bin ich nicht im Stande, das Gegentheil zu beweisen.

Die Zelle, die als erstes Beispiel gewählt wurde, war nach jeder Richtung hin hervorragend günstig, um ringförmige Bildungen zu erhalten. Sie war bei ihrer Länge verhältnissmässig sehr breit, wurde genau senkrecht zu ihrer Längsaxe vom Schnitt getroffen, der pericelluläre Raum war sehr schmal. Wird die Zelle im Verhältniss zu ihrer Länge etwas schmäler, oder der sie umgebende Raum etwas breiter angenommen, dabei aber die Voraussetzung festgehalten, dass sie durch den Schnitt senkrecht zu ihrer Längsaxe getroffen sei, so wird das Präparat einen sehr kleinen hellen Raum zeigen, eingefasst von einem sehr breiten dunklen Bande. Nun ist aber der pericelluläre Raum doch nie ein im mathematischen Sinne der Zelle ähnliches Gebilde eben so wenig wie die Grenzen der Zelle ja ganz gerade Linien zeigen. Der pericelluläre Raum ist gewöhnlich an den Zellecken eng, während er sich an den Seiten der Zelle erweitert. Die untere Grenze der Pyramidenzellen ist fast stets etwas nach innen gebogen. Veranschaulichen wir uns also die Verhältnisse an einem Schema, das der Natur etwas näher kommt, immer noch unter der Voraussetzung, dass die Schnittrichtung senkrecht zur Längsaxe der Zelle ist.

ABC ist die Zelle, $A_1 B_1 C_1$ der pericelluläre Raum. Die Zelle ist bei 1000facher Vergrösserung 40 mm hoch. Sie ist in 5 Schnitte von 8 μ Dicke zerlegt worden, die so glücklich gefallen sind, dass der oberste in seiner Oberfläche gerade die Spitze der Zelle enthält. Der erste Schnitt wird die Zelle nur als dunkle Scheibe enthalten, der zweite 1, 4, 5, 10 einen ganz breiten Ring mit einem kleinen hellen Innenraum. Der Innenraum des breiten Ringes, beim dritten und vierten Präparat wird etwas grösser sein, beim fünften wird man, da BCB_1C_1 schwarz ist, wieder nur eine dunkle Scheibe erhalten. Bei dieser also möglichst glücklich configurirten und getroffenen Zelle wird man nur 3 Präparate erhalten, die einen Ring mit einem hellen Innenraum zeigen. Und, wie gesagt, wie soll denn bewiesen werden, dass dies Durchschnitte einer Zelle und nicht eines Gefässes sind. Ist es selbst möglich in der Serie genau dieselben Punkte zu verfolgen, kann nicht das Gefäss, wo die ganz dunklen Querschnitte sich finden, eine Biegung machen?

Fig. 2.

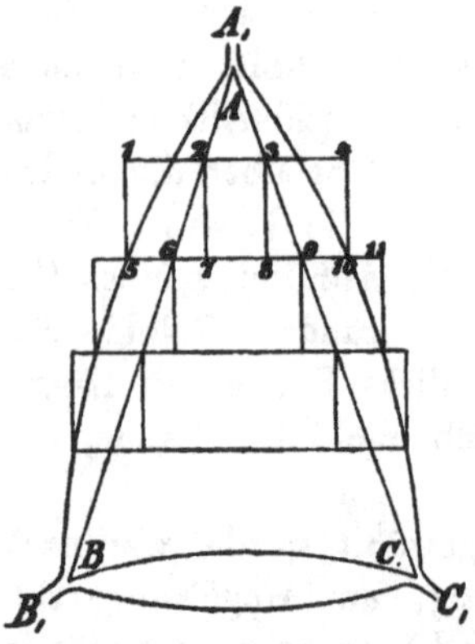

Es dürfte geradezu als eine grosse Seltenheit bezeichnet werden, wenn man von den wenigen gefärbten Zellen eine genau senkrecht zu ihrer Längsaxe trifft. Ist dies aber nicht der Fall, so wird bereits eine Abweichung von nur wenigen Grad der Schnittebene von der senkrechten Ebene zur Längsaxe der Zelle uns sehr merkwürdige Ringe zeigen. Dieselben werden nehmlich auf der einen Seite sehr breit sein, während sie sich nach der anderen bedeutend verschmälern. Nehmen wir z. B. wieder unsere erste sehr grosse Zelle von 40 mm (1000fach vergrössert) und zerlegen sie in 5 Schnitte, deren Ebene jedoch nicht senkrecht zur Längsaxe der Zelle steht, sondern nur um etwa 25° von der senkrechten Ebene abweicht, so erhalten wir in dem zweiten Schnitt einen Ring, dessen eine Seite 3—4 und dessen andere

Fig. 3.

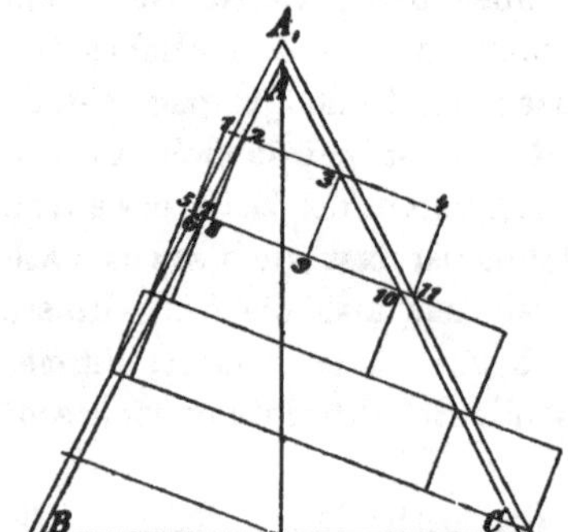

1—2 breit ist, ähnlich wird sich der dritte und vierte Schnitt zeigen, während auf den fünften als letzter Theil der Zelle nur noch ein dunkler Fleck kommt.

Ist denn aber je eine Ganglienzelle mathematisch so genau construirt, wie wir sie bisher angenommen haben? Uebergehen wir alle die Möglichkeiten, wie die Zelle zur Schnittebene stehen kann und betrachten wir nur die Combination, bei welcher Schnitte durch die Zelle unter der Voraussetzung, dass die Zelle als solche selbst nicht gefärbt ist, doch als vollständig schwarze Scheibe erscheinen. Wir können schon sehen, dass dies in dem Falle eintreten wird, wenn der Schnittpunkt der einen Zellseite mit einer Schnittebene senkrecht ober- oder unterhalb des Schnittpunktes der anderen Zellseite mit der nächsten Ebene stehen wird. Der Schnitt 1, 2, 5, 6 durch beifolgende Zelle wird vollkommen dunkel erscheinen, weil 2, 3 und 5, 4 schwarz sind.

Fig. 4.

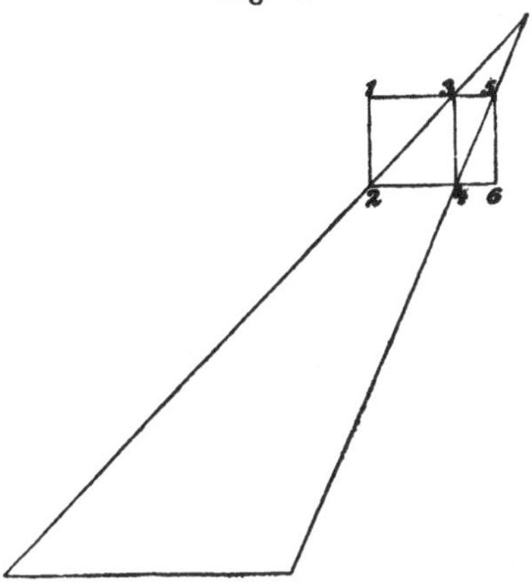

Beim vorliegenden Thema, auf die Frage der Existenz der pericellulären bezw. perifibrillären Räume einzugehen, dürfte gar keine Veranlassung vorliegen. Denn, ob dieselben künstlich oder natürlich sind, thut nichts zur Sache, wenn es sich darum handelt, ob in ihnen Niederschläge sind. Sie existiren in den vorliegenden Präparaten, denn diese sind mit Kal. bichromicum behandelt und da sind sie immer zu sehen.

Es ist glaube ich einerseits, Belmondo der Nachweis nicht gelungen, dass die Bildungen, die man in den Präparaten nach Golgi sieht, nur gefärbte körperliche Elemente sind; andererseits bin ich nicht im Stande zu behaupten, die körperlichen Elemente seien nicht gefärbt; aber ich hoffe zu beweisen, dass Lymph- und Spalträume, seien sie natürlich oder künstlich, durch in ihnen enthaltene Niederschläge sichtbar gemacht werden. Ob die in diesen gefärbten Räumen enthaltenen Körper auch gefärbt sind, wird sich nicht beweisen lassen, wie andererseits der Beweis ziemlich schwer fallen dürfte, dass in diesen Räumen auch überall ein Körper, in diesem Falle Nervenzelle oder -Faser, vorhanden ist.

Fick[1]) beschäftigte sich genauer mit der Theorie der Golgi'schen Färbung. Nachdem er dargelegt hat, dass die Färbung durch einen Niederschlag von theilweise reducirten Silberchromaten bezw. Dichromaten zu Stande kommt, geht er genauer auf den Ort des Niederschlages ein. Er nimmt an, es werde nur da und überall da Silberdichromat erzeugt, wo vorher Kaliumdichromat gewesen ist. Da nun die letztere die Gewebe nicht ächt färbe, d. h. keine chemische Verbindung mit ihnen eingeht, was bei der leichten Auswaschbarkeit des Kaliumdichromats aus den Geweben sehr wahrscheinlich sei, sondern nur in die Molecularinterstitien eindringt, so entstehe auch der Niederschlag nur in den Interstitien; innerhalb der Zellen könnte er aber erst secundär eine Verbindung mit dem Protoplasma eingehen. Da, wie betont, gar nicht die Absicht vorliegt, zu beweisen, dass die körperlichen Elemente nicht gefärbt werden, sondern diese Frage in suspenso gelassen wird und nur der Nachweis, dass die Räume gefärbt sind, versucht werden soll, finden wir in den vorher mitgetheilten Anschauungen Fick's eine starke Stütze. Ist die Annahme, es könne ein Niederschlag nur dort sein, wo vorher Chromlösung war, richtig, und es wird sich kaum etwas dagegen einwenden lassen, so müssen naturgemäss eher die Hohlräume in der Substanz als die in den Hohlräumen gelegenen Körper gefärbt werden. Dieses „eher“ gilt sowohl im Sinne von früher als von leichter. Es kann eine Flüssigkeit den in einem Hohlraum gelegenen Körper erst durchtränken, nachdem sie den Hohlraum angefüllt hat; wird der Flüssigkeit dann die Möglichkeit gegeben, mit einer anderen eine chemische Verbindung einzugehen, so wird diese Reaction auch in dem den Körper umgebenden Raume früher eintreten, als in dem Körper, weil wiederum die Flüssigkeit früher in dem Raume sein wird und leichter, weil das Reagens die erste Substanz frei, d. h. ohne

[1]) Zeitschrift f. wissensch. Mikrosk. Bd. VIII. Hft. 2.

mechanische Behinderung vorfindet, während in der Zelle das Protoplasma derselben eine solche darstellt. Zugegeben also, die körperlichen Elemente seien bei der Tinction nach Golgi gefärbt, so müssen noch um vieles sicherer die Räume gefärbt sein.

Auch Kölliker ist der vorliegenden Frage an zwei Stellen näher getreten. Er schreibt[1]): „Ferner beachte man, dass die Silberniederschläge, welche alle diese Elemente deutlich machen, ungemein wandelbare Bildungen sind und bald stärker, bald schwächer auftreten. Im Allgemeinen habe ich nur Elemente mit den zartesten, aber noch zusammenhängenden Niederschlägen als naturgemässe angesehen, alle anderen bis zu einem gewissen Grade als Abweichungen. Anders ausgedrückt habe ich bei allen Zellen und Fasern, die gut und zusammenhängend gefärbt waren, nur diejenigen mit den geringsten gefundenen Durchmessern als den natürlichen Bildungen entsprechend aufgefasst. Ferner wurden Varicositäten, unregelmässige Anschwellungen u. s. w. im Allgemeinen nicht beachtet.“ An anderer Stelle[2]) sagt er: „Mit Rücksicht auf die Beschaffenheit der durch Silber gefärbten Elemente bemerke ich, dass die marklosen Nervenfasern fast ohne Ausnahme von untadeliger Zartheit und vollkommen glattrandig sind, so dass nicht daran zu denken ist, dass dieselben Auflagerungen von Silber ihre Färbung verdanken.“ „Die Nervenzellen sind seltener rein gefärbt, zeigen vielmehr sehr häufig Unregelmässigkeiten, die von äusseren Auflagerungen herrühren und noch mehr gilt dies von den Zellen der Neuroglia.“ Nach diesen Aussprüchen zu schliessen, nimmt der verehrte Anatom sowohl eine Färbung der körperlichen Elemente als auch Niederschläge in den Räumen an. Sind die Contouren scharf und glatt, so ist der Körper gefärbt, sind sie ungleich, so handelt es sich um Niederschläge. Diese Anschauung ist für die Beurtheilung der mit der Golgi'schen Methode gewonnenen Resultate sehr gefährlich, indem sie es dem subjectiven Ermessen des Untersuchenden überlässt, ein gefärbtes Gebilde als etwas Körperliches oder nur als einen Raum zu halten. Bei einem so erfahrenen Untersucher wie Kölliker dürfte dies keine Gefahren haben; wo aber ist die Grenze der Richtigkeit bezw. des Irr-

[1]) Zeitschr. f. wissensch. Zoologie. Bd. 49. S. 668.
[2]) Ebenda. Bd. 51. S. 11.

thums bei den Resultaten anderer Forscher, die nicht so erfahren sind? Wie würden Rossbach und Sehrwaldt schliessen? Sie würden glatte Contouren als Beweis ansehen, dass der Raum scharf begrenzt ist; und ist das Gebilde sehr zart, so würden sie von einem sehr kleinen Raume sprechen.

Raymon y Cajal erwähnt in seinen vielen Arbeiten, die er mit der Methode Golgi's gemacht hat, nur ein Mal nach der Arbeit Rossbach's und Sehrwaldt's in einer Anmerkung die Theorie der Färbung[1]). Nachdem er die Ansichten Rossbach's und Sehrwaldt's aus einander gesetzt hat, fährt er fort: „Nous ignorons, si ces espaces lymphatiques existent, car il pourrait se faire comme l'a supposé Frommann, qu'ils fussent des produits artificiels; mais en ce qui concerne l'endroit où se dépose le chromate d'argent, le doute est impossible: c'est dans l'épaisseur même du protoplasma nerveux et ses nombreuses expansions. Ce qui le prouve c'est que lorsque la réaction est très fine, le volume des éléments nerveux n'est pas sensiblement augmenté, comme l'on peut en juger par comparaison avec ceux préparés par dissociation. Cette comparaison est très facile pour les cellules bipolaires, les cônes et les batonnets de la rétine, les grains du cervelet etc., éléments dans lesquels ou observe aussi avec la plus grande évidence, que le dépôt d'argent imprègne tout l'épaisseur du protoplasma, épargnant seulement le noyau, qui apparait teint en brune, parcequ'on le voit à travers d'une mince couche protoplasmique colorée. En outre on n'obtient jamais des imprégnations dans les espaces lymphatiques de la cornée, vaisseaux lymphatiques, lacunes conjonctives etc. Ce n'est pas à dire que la réaction de Golgi soit specifique du protoplasma nerveux, car nous avons réussi à imprégner un grand nombre des cellules telles que les corpuscules conjonctifs, les épitheliales, les cartilagineux, les musculaires striés, les zoospermes jeunes, et, enfin jusqu'à quelques matières intercellulaire, comme l'intérieur des capillaires biliaires adultes et embryonnaires, celui des conduits salivaires, les faisceaux du tissu conjonctif, les fibres elastiques, le matière fondamentale des os, les ciments épitheliaux et nerveux etc. Cela démontre que le chro-

[1]) Anat. Anzeiger. 1890.

mate d'argent est attiré par quelques principe immediat un peu étendu partout, mais spécialement accumulé dans la bile et dans le protoplasma de cellules nerveuses et neurogliques.“

Es schien nothwendig, diese Anschauungen originaliter wiederzugeben. Nehmen wir sie Punkt für Punkt durch. Ob die Räume, in denen sich Niederschläge befinden sollen, künstlich oder natürlich sind, ist, wie bereits betont, für die Frage, die hier erörtert werden soll, ganz gleichgültig. Nach Härtung in Kal. bichromicum existiren solche Räume, folglich können in ihnen Niederschläge sein. Ob man berechtigt ist umgekehrt aus diesen Niederschlägen auf normaliter existirende Räume zu schliessen, wie es Rossbach und Sehrwaldt gethan haben, bleibe hier unerörtert. Raymon y Cajal behauptet dann weiter, dass, wenn die Reaction fein ist, die Elemente nicht grösser als normaler Weise sind, wovon man sich durch Dissociiren überzeugen könne. Aus diesem Satze geht klar hervor, wie auch er bei der Golgi'schen Methode zwei Reactionen unterscheidet, eine feine und eine nicht feine. Bei der feinen sind nur die Elemente gefärbt und bei der nicht feinen — das sagt er nicht. Was ist aber fein und was nicht fein? Bei der nicht feinen müssen doch wohl nach seiner Ansicht die Elemente jedenfalls gefärbt sein, aber es muss noch ein + dazu kommen. Woher kommt dieses +? Da dürfte man zuerst an den Raum denken, der erfahrungsgemäss nach Härtung in Kal. bichromicum die Körper im centralen Nervensystem umgiebt. Wie aber soll es erklärt werden, dass das eine Mal sich der Körper + dem Raume färbt, das andere Mal nur der Körper. Hat etwa nur ein Theil der Körper nach Härtung in Kal. bichromicum Räume um sich, und der andere Theil nicht? Es dürfte schwer sein, diese Annahme als gerechtfertigt zu behaupten. Das Volumen der Nervenelemente ist bei der feinen Reaction „pas sensiblement augmenté“. Raymon y Cajal sagt mit keinem Worte, wodurch er das bewiesen hat. Die Grösse der Nervenelemente ist aber eine ungemein verschiedene, und wenn ich nicht im Stande bin, eine und dieselbe Zelle vor und nach der Färbung zu messen, so wird es nicht möglich sein, ein sicheres Urtheil darüber zu fällen, ob meine Methode die Elemente in ihrer Grösse unbeeinflusst lässt. Ausserdem lässt doch das „pas sensiblement“

die Auffassung zu, dass der Untersucher auch bei der feinen Reaction eine gewisse Vergrösserung der Elemente vollständig zu negiren sich nicht im Stande sieht. Was die Untersuchung nach Dissociation betrifft, so dürfte sie nicht sehr beweiskräftig sein. Es liegt mir fern zu behaupten, die körperlichen Elemente seien nicht gefärbt. Nimmt man aber an, dass die Räume um sie auch gefärbt sind, so kann beim Zerzupfen des Gewebes zweierlei eintreten. Die Niederschläge im Raume können mit denen im Körper ein fest zusammenhängendes Ganzes bilden und das isolirte Element stellt dann Raum + Körper dar oder die Niederschläge im Raum und die im Körper können verschieden dicht sein, dann wird der Abdruck des Raumes schalenförmig den Körper umgeben und beim Isoliren leicht sich ersterer vom letzteren lösen.

Sind diese Erwägungen richtig, so ist man beim isolirten Nervengebilde aus einem Golgi'schen Präparat nicht im Stande zu beurtheilen, ob es ein Körper allein oder ein Körper + einem gefärbten Raum ist. Dass das Silber das ganze Protoplasma des Körpers durchdringt, thut zur vorliegenden Frage gar nichts, dass der Kern frei bleibt, eben so wenig. Man würde ihn natürlich auch als helleren Punkt sehen, wenn der die Zelle umgebende Raum gefärbt ist, da er ja auch in der ungefärbten Zelle heller als das Protoplasma ist. Auch die weitere Beweisführung Raymon y Cajal's ist nicht überzeugend. Er folgert so: In den Lymphräumen der Cornea, in den Lymphgefässen erhält man nie eine Reaction nach Golgi, folglich kann sie auch in den pericellulären und fibrillären Räumen im centralen Nervensystem nicht existiren. Dann erzählt er von Gewebselementen, die sich ausser den Nervenzellen nach Golgi färben, sowie von matières intercellulaires, wie das Innere der Gallencapillaren, der Speichelgänge u. s. w., die auch die Golgi'sche Reaction geben. Wenn nun die Behauptung aufgestellt wird, die Lymphräume der Cornea und die Lymphgefässe im Allgemeinen stehen unter physikalischen Verhältnissen, die denen der pericellulären Räume im Gehirn unähnlich, während die der Gallencapillaren ihnen ähnlicher sind, so dürfte diese Behauptung nicht ganz von der Hand zu weisen sein. Die chemische Identität des Inhalts der Lymphräume und der pericellulären Räume im Gehirn ist doch auch noch nicht erwiesen. Im Gegentheil, man kann behaupten, dass „Lymphe“ überhaupt nicht ein einheitlicher chemischer Begriff ist. Jedes Organ hat seine ihm eigenthümliche Lymphe. So lange man nur von einer Reaction weiss, dass sie in gewissen Geweben in Räumen, in anderen in Körpern vor sich geht, weder aber die physikalischen noch die chemischen Verhältnisse, unter denen das eine oder andere eintritt, genau kennt, kann man doch nicht ein Gewebe, in welchem sich eventuell Räume färben können, wenn in ihm die Reaction eintritt, ohne weiteres zu den Geweben rechnen, deren körperliche Gebilde gefärbt werden. Der Schlusssatz Raymon y Cajal's sagt weiter nichts, als dass die Reaction eben überall eintreten kann.

In einem vortrefflichen Referat, das Waldeyer jüngst über neuere Forschungen im Gebiete der Anatomie des Centralnervensystems erstattet hat, ist auch die vorliegende Frage kurz berührt[1]). Er meint, dass Niederschläge in den pericellulären und perifibrillären Lymphräumen unzweifelhaft vorkommen, namentlich an den Nervenzellen, an deren Protoplasmafortsätzen und an den Gliazellen; bei den nackten Axencylindern der marklosen embryonalen Fasern jedoch schien ihm eine unmittelbare Färbung der Axencylindersubstanz vorzuliegen. Der erfahrene Forscher drückt sich sehr zurückhaltend aus und giebt, indem er „scheint“ sagt, statt objectiv eine Thatsache subjectiv eine Empfindung. Es ist ja auch nicht ganz leicht anzunehmen, dass in demselben Organ dieselbe Methode einmal die Körper und einmal die Räume darstellt. Die Räume in dem embryonalen Marke als natürliche anzunehmen, liegt kein Grund vor. Bilden sich bei der Härtung mit Kalium bichromicum um die eine oder die andere der marklosen embryonalen Fasern herum Räume — eine Vermuthung, die nichts Unwahrscheinliches an sich hat —, so werden in diesen die Niederschläge sich ablagern. Damit wird auch ganz gut erklärt, weshalb stets sich nur einige wenige Gebilde tingirt zeigen. Spricht die Feinheit der Gebilde gegen eine Tinction der Räume? Dazu fehlt eigentlich der Nachweis, dass diese Räume nicht so fein sein können. Die Golgi'sche Methode färbt, wie Waldeyer zugiebt, die pericellulären und

[1]) Deutsche med. Wochenschr. 1891. S. 1217.

perifibrillären Räume der Körper im Gehirn der Erwachsenen. Wenn nun das embryonale Rückenmark auf die gleiche Färbung reagirt, kann man nicht da annehmen, dass die Reaction durch gleiche physikalische und chemische Vorgänge zu Stande kommt, wie im Hirn des Erwachsenen?

Die Ansicht, dass in der That im Hirn die körperlichen Elemente als solche nicht gefärbt werden, sondern nur die sie umgebenden Räume, mögen die folgenden Abbildungen und ein Versuch stützen.

Fig. 2, 3, 4 sind Zellen aus der Mitte der vorderen Centralwindung des Menschen. Mit welcher anderen Methode präsentiren sich diese Zellen je so? Man müsste, wollte man aus diesen Bildern die Histologie der Ganglienzelle darzustellen versuchen, eine von den sonstigen sehr abweichende Beschreibung geben. Das starre Aussehen, die zerklüfteten Ränder, das An- und Abschwellen der Fortsätze, die traubigen Gebilde an ihnen, das ist Alles sonst nicht gesehen worden. Diese Sachen sind eben alle nur zu erklären, wenn man hier mehr als nur die Ganglienzelle als gefärbt annimmt. Dieses könnte anstossendes Gewebe oder ein Raum sein. Dagegen, dass es anstossendes Gewebe ist, spricht unsere Kenntniss von der Existenz pericellulärer und fibrillärer Räume nach Härtung mit Kalium bichromicum. Diese müssten also zunächst gefärbt sein. Zu der kühnen Annahme, ausser ihnen sei noch an sie grenzendes Gewebe gefärbt, liegt kein Grund vor. Ich habe betont, dass ich nicht in der Lage bin, mich endgültig darüber auszusprechen, ob in dem gefärbten Raum auch jedesmal ein Körper gefärbt ist. Bilder wie der tiefe Einschnitt der Zelle 3 bei a lassen sich schwer erklären, wenn die Zelle selbst gefärbt wäre. Der Spitzenfortsatz der Zelle 4 zeigt bei a, b und c Unterbrechungen. Bei a sieht man gar nichts, bei b und c zwischen den Enden 2 ganz feine Strichelchen. Diese könnten die Contouren des eigentlichen Fortsatzes sein. Ich habe sehr lange nach diesen Bildern, wie sie Rossbach und Sehrwaldt als etwas Gewöhnliches beschrieben haben, gesucht, aber sie nur äusserst spärlich gefunden. Man kann aus ihnen, wie auch aus der Unterbrechung bei a nicht mit Sicherheit schliessen, dass der Körper überhaupt nicht gefärbt sei. Durch dieselben Zufälligkeiten, durch die an diesen Stellen der Raum nicht tingirt ist, kann auch der Körper nicht tingirt sein. Die Bilder der Golgi'schen Methode sind sehr verlockend und die Untersucher werden leicht verleitet viel aus ihnen zu schliessen. Rossbach und Sehrwaldt gingen zu weit, indem sie alle Räume, die sie sahen, als natürliche ansprachen und die Wirkung des Kalium bichromicum ausser Acht liessen. Die Forscher der anderen Partei nehmen Alles für Körper oder, soweit sie eine gewisse Färbung der Räume zugaben, glaubten sie in diesen Räumen müssten auch Körper sein. Das muss aber erst bewiesen werden.

Die Zelle 5 stammt aus dem parietalen Hirn des Menschen. Sie ist bei sehr starker Vergrösserung gezeichnet, um die eigenthümlichen Bildungen an den feinsten Fortsätzen zu zeigen. Man sieht da neben, auf und um einen feinen strichförmigen Körper Punkte, Häckchen und Strichelchen. Sie eröffnen der Combination ein weites Feld. In unserem Sinne würden wir sie als Erweiterung des perifibrillären Raumes deuten.

Die Zelle 6 und 7 einerseits und die Zelle 8 und 9 andrerseits ist dieselbe Zelle nach verschiedener Färbung. 6 und 8 sind nach Golgi, 7 und 9 mit Methylenblau tingirt. Man sieht, wie die Zellen, mit Methylenblau gefärbt, als gleichmässig scharf contourirte Gebilde erscheinen, die vollständig den Bildern gleichen, die uns sonstige Methoden von den Ganglienzellen geben, während dieselbe Zelle nach Golgi gefärbt theilweise ganz merkwürdige Bildungen aufweist wie z. B. bei a in Zelle 8, im Uebrigen nirgends, wie wir zu sehen gewöhnt sind, glatte scharfe Grenzen darbietet. Als hauptsächlicher Unterschied fällt auf, dass dieselbe Zelle nach Golgi'scher Färbung grösser ist als nach Tinction mit Methylenblau. Die Gründe für diese Erscheinungen sind im Vorhergehenden auseinandergesetzt.

Es erübrigt noch die Methode anzugeben, nach welcher es gelingt, dieselbe Zelle nach Golgi und mit Methylenblau zu färben. Man spüle einen Schnitt aus einem nach Golgi gefärbten Stück in Wasser aus und suche sich dann die Zelle, die man mit Methylenblau färben will, ohne dass man das Präparat mit einem Deckglas versehen hat. Nun lege man 2 Deckgläschen so auf die rechte und linke Seite des Schnittes, dass sie zur Hälfte auf dem Schnitt, zur Hälfte auf dem Objectträger liegen und die betreffende Zelle nicht bedecken; sie muss also noch in der Mitte des Präparates gelegen sein. Die Zelle fixire man sich scharf in der Scala eines Mikrometeroculars, welches man in seiner Stellung im Mikroskop lässt. Jetzt lege man 2 keilförmige 8—12cm lange Streifen Filtrirpapier mit ihren schmalen Enden auf den Objectträger zu jeder Seite des Statives einen mit der Richtung auf den Untersucher. Sie haften mit einer Spur Flüssigkeit auf dem Objectträger fest. Das Mikroskop ist so zu stellen, dass der Objecttisch zum Untersucher hin abfällt. Darauf bringe man jenseits des Präparates einige Tropfen Liquor Ammonii caustici. Dasselbe fliesst durch den Schnitt in das Filtrirpapier und entfärbt die Zelle. Nun vor das Präparat 1 bis mehrere Tropfen einer $\frac{1}{2}$procentigen wässrigen Methylenblaulösung. Man sieht wie die Zelle sich färbt. Vorsichtig mit Wasser auswaschen, indem man Tropfen für Tropfen vor das Präparat bringt. Ist das Bild nicht klar, so verwende man Alcohol absol. wie vorher das Wasser, eventuell noch Oleum Lavandulae. Bei der ganzen Procedur, die man genau unter dem Mikroskop verfolge, achte man darauf, nie zu viel Flüssigkeiten auf einmal auf den Objecttisch zu haben. Ist das Filtrirpapier ganz nass, so ist an das Ende desselben ein Streifen anzuhängen. Etwaige kleine Verschiebungen der Zelle im Gesichtsfelde corrigirte man sofort mit dem Centrirapparate.

Erklärung der Abbildungen.

Tafel VI.

Fig. 1. Gebilde aus einem Schnitt parallel zur Hirnoberfläche. Mensch. Vordere Centralwindung. Methode Golgi's. Zeiss Obj. C, Oc. 2.

Fig. 2, 3, 4. Ganglienzellen aus der vorderen Centralwindung. Methode Golgi's. Zeiss Apochromat 4 mm. Arbeits-Ocular 6.

Fig. 5. Ganglienzelle aus dem Gyrus angularis. Methode Golgi's. Zeiss Apochromat 4 mm. Arbeits-Ocular 4.

Fig. 6. Ganglienzelle aus der vorderen Centralwindung. Methode Golgi's. Zeiss Obj. C, Oc. 2.

Fig. 7. Dieselbe Zelle wie Fig. 6, mit Methylenblau gefärbt.

Fig. 8. Ganglienzelle aus der vorderen Centralwindung. Methode Golgi's. Zeiss Obj. C, Oc. 2.

Fig. 9. Dieselbe Zelle wie Fig. 8, mit Methylenblau gefärbt.

X.

Beiträge zur Kenntniss der Rhabdomyome.

Von Prof. Dr. Ribbert in Zürich.

(Hierzu Taf. VII.)

Die Frage nach der Herkunft der quergestreiften Muskelfasern in Rhabdomyomen kann noch nicht als gelöst angesehen werden. Man hat zwischen zwei Möglichkeiten zu entscheiden. Die eine rechnet mit einer Umwandlung glatter Fasern in quergestreifte, die andere lässt die letzteren nur aus gleichartigen Elementen hervorgehen. Da nun die Organe, in denen sich Rhabdomyome finden, unter normalen Verhältnissen meist keine quergestreifte Fasern enthalten und da andererseits diese Tumoren gewöhnlich angeboren vorkommen, oder wenigstens in den ersten Lebensmonaten bemerkt werden, so führt man sie auf eine während der embryonalen Entwickeluug erfolgende Verlagerung von Theilen der willkürlichen Musculatur an die Stellen der Geschwulstentwickelung zurück.

Die Metaplasie wurde theils mit grösserer, theils mit geringerer Bestimmtheit von Johne, Arnold, Pernice, mir u. A. zur Erklärung herangezogen. Sie kann natürlich nur dann als sichergestellt betrachtet werden, wenn man durch die anatomische Untersuchung in unzweifelhafter Weise das Hervorgehen der quergestreiften Fasern aus glatten, wenn man allmähliche Uebergänge zwischen beiden nachweisen kann. Das ist nun aber bisher noch nicht mit ausreichender Sicherheit möglich gewesen. Man hat freilich in Rhabdomyomen lange spindelige Zellen mit Querstreifung gefunden, die glatten Muskelfasern in ihrer äusseren Form ähnlich waren, aber dass sie aus solchen wirklich hervorgegangen waren, konnte nicht bestimmt dargethan werden. Man musste sich also mit Wahrscheinlichkeitsschlüssen begnügen. Ich habe in einer früheren Arbeit[1]) die

[1]) Dieses Archiv Bd. 106. S. 282.

Momente zusammengestellt, die es mir näher zu legen schienen, dass es sich um eine Metaplasie als um eine embryonale Verlagerung handeln könne. Weitere Untersuchungen, über die ich berichten will, sind nun nicht gerade geeignet gewesen, mich in meiner damaligen Auffassung zu bestärken.

Ausser dem Fehlen beweisender Uebergangsformen zwischen glatten und quergestreiften Muskelfasern lässt sich gegen die Metaplasie die entwickelungsgeschichtliche Thatsache verwerthen, dass beide Arten von Musculatur völlig unabhängig von einander entstehen, dass sie keinerlei Beziehung zu einander haben.

Es liess sich nun erwarten, dass in dieser Frage ein eingehendes Studium der Entwickelung und des Baues der quergestreiften Fasern in Rhabdomyomen noch weitere Aufklärung schaffen würde und da mir eine grössere Reihe solcher Tumoren zur Untersuchung zu Gebote stand, so glaubte ich, sie in diesem Sinne verwerthen zu können.

Abgesehen von der früher bereits von mir beschriebenen Geschwulst konnte ich 9 weitere Rhabdomyome einer eingehenden Prüfung unterziehen, von denen mir 5 in frischem Zustande zugekommen waren, während ich 4 andere in der Sammlung des hiesigen pathologischen Instituts vorfand.

Ich gebe zunächst eine Uebersicht über die von mir untersuchten Objecte.

Vier Präparate betrafen die Niere.

1. Myosarcoma striocellulare des Nierenbeckens, beschrieben in der Dissertation von Carl Goebel, Bonn 1890.

Die bei einem erwachsenen Manne exstirpirte Niere maass im gehärteten Zustande 13 : 9 : 8 cm. Die Vergrösserung des Organes war bedingt durch einen Tumor, der aus mehreren derben Knollen zusammengesetzt war, welche, jeder für sich, die Calices einnahmen, dieselben stark ausgedehnt und das Nierengewebe bis auf die Dicke weniger Millimeter verdünnt hatten. In dem eigentlichen Nierenbecken fand sich eine blumenkohlartig-zottig-papilläre Masse, die an einzelnen Stellen an der Wand des Beckens angeheftet erschien und dasselbe prall ausfüllte. Es handelte sich also um einen aus der Wand des Nierenbeckens oder aus seiner Umgebung in dasselbe vorgewachsenen Tumor, der zu dem Nierengewebe, soweit sich feststellen liess, keine Beziehung hatte, also ein ähnliches Verhalten darbot, wie es von mir beschrieben und als besonders charakteristisch hervorgehoben wurde. In den einzelnen Tumorabschnitten fanden sich bald reichlichere, bald spärlichere quergestreifte Muskelfasern, die nachträglich fortgesetzte Untersuchung ergab aber, dass solche noch weit ausgedehnter vorhanden waren, als es in der Dissertation angegeben wurde.

2. Ein Tumor des Nierenbeckens, beschrieben in der Dissertation von Carl Torley, Bonn 1891.

Die Niere stammte von einem 8jährigen Knaben, sie maass 8 : 8½ : 6 cm. Auf dem Durchschnitt fand sich in der einen Hälfte ein 7 : 5 cm messender Tumor, der zum Theil deutlich das erweiterte Nierenbecken einnahm, zum anderen Theil aber in festem Zusammenhang mit der Niere, oder besser mit der hier befindlichen Nierenbeckenwand war, welche Geschwulst und Nierenparenchym scharf gegen einander abgrenzte. Ein polypöser Fortsatz des Tumors ragte in einen erweiterten Calix vor. Also auch hier lagen ähnliche topographische Verhältnisse vor, wie bei der vorigen Geschwulst, es fehlten aber die zottig-polypösen Massen. Quergestreifte Muskelfasern wurden nur in geringer Menge gefunden.

3. Rhabdomyom der Niere, altes Präparat der Züricher Sammlung.

Es handelt sich um einen Tumor, der die doppelte Grösse des Kopfes eines neugebornen Kindes ungefähr erreicht und von ovaler Form ist. Die eine Hälfte ist mit glatter Nierenoberfläche versehen, welche in unregelmässiger Linie gegen die andere scharf absetzt, die mit lockerem Bindegewebe überzogen ist. Das Nierengewebe bildet auf der Geschwulst nur noch eine höchstens ½ cm dicke Lage und ist nur mit Mühe von der Unterlage zu trennen, über der anderen Hälfte des Tumors fehlt es ganz. An drei Stellen ist es kuglig, etwa in der Grösse einer halbirten Wallnuss vorgewölbt. Auf der Schnittfläche erweist sich die Neubildung zusammengesetzt aus regellos durcheinander geflochtenen Faserzügen, so dass ein die Schnittfläche eines Uterusmyoms ähnliches Bild entsteht. Die kuglig vorgewölbten Stellen der Oberfläche entsprechen zwei weicheren aus der Hautgeschwulst herausgewachsenen Knoten, welche die Nierensubstanz vor sich her treiben. Das Nierenbecken und die Abgangsstelle des Ureters waren an dem Präparat nicht aufzufinden. Der Tumor enthielt ausserordentlich reichliche quergestreifte Fasern.

4. Myoma sarcomatodes renum. Präparat der Züricher Sammlung.

Der Tumor wurde von Eberth[1]) in diesem Archiv Bd. 55 eingehend beschrieben. Ich habe der Geschwulst nur einige Schnitte entnommen, um

[1]) 1. Eberth, Myoma sarcomatodes renum. Dieses Archiv Bd. 55.
2. Cohnheim, Congenitales quergestreiftes Muskelsarcom der Nieren. Ebenda Bd. 65.
3. Marchand, Myosarcoma striocellulare der Niere. Ebenda Bd. 73.
4. Landsberger u. Cohnheim, Zur Casuistik der congenitalen Nierengeschwülste. Berl. klin. Wochenschr. 1877. 34.

die in ihnen enthaltenen sehr zahlreichen Muskelfasern mit den in den anderen Objecten vorhandenen zu vergleichen.

Ueberblicken wir die hier angeführten und die übrigen in der Literatur niedergelegten Fälle von Rhabdomyom der Niere nach ihrem makroskopischen Verhalten, so ergiebt sich, dass die Tumoren im Allgemeinen aus dem Innern der Niere herauswachsen, das Organ durch ihr Wachsthum aber gewöhnlich nicht infiltriren, sondern verdrängen und so das Parenchym auf das Aeusserste verdünnen. Es wird meist angegeben, dass sie scharf gegen das Nierengewebe abgesetzt und von demselben durch eine derbe Bindegewebslage getrennt sind. Nur hier und da wachsen Theile der Geschwulst in Gestalt jüngerer, weicherer Knollen in das Parenchym hinein, durchbrechen dasselbe und kommen so aussen zum Vorschein.

In dem von Johne beschriebenen Fall von Rhabdomyom der Niere eines Schweines war der Tumor nicht im Innern des Organes gewachsen, sondern lag der dorsalen Seite desselben fest mit ihm verbunden an.

In den drei Fällen, die ich selbst frisch untersuchen konnte, liess sich der Ausgangspunkt des Tumors im Innern der Niere noch genauer feststellen. Er war offenbar hervorgewachsen aus der Wand des Nierenbeckens, hatte einerseits das Parenchym nach der Peripherie verdrängt und verdünnt und andererseits das Nierenbecken erheblich dilatirt. Dabei war es in zwei Fällen zu ausgesprochen zottig-papillären Wucherungen gekommen, während im dritten Falle zwar die Richtung des Wachsthums die gleiche war, die papillären Neubildungen aber fehlten. Auch von anderen Seiten, so von Eberth und Marchand wird angegeben, dass zottige Bildungen in das Nierenbecken hineinragten, jedoch ist hier nicht in gleicher Weise ein Hervorgehen aus der Wand desselben bemerkbar gewesen. Nun könnte gewiss ein solches Verhalten, wenn es auch ursprünglich

5. Kocher u. Langhans, Nierensarcom. Deutsche Zeitschr. f. Chir. Bd. 9.
6. Huber u. Bostroem, Rhabdomyom der kindlichen Niere. Deutsches Archiv f. klin. Medicin. Bd. 23.
7. Brosin, Congenitales Nierensarcom. Dieses Archiv Bd. 96.
8. Johne, Bericht über das Veterinärwesen im Königreich Sachsen. 1887.

vorhanden war, bei fortgesetztem Wachsthum der Geschwulst verwischt werden, aber so viel darf man doch wohl sagen, dass das Herauswachsen der Rhabdomyome aus der Wand des Nierenbeckens, so interessant es ist und so typisch es in den drei Fällen hervortrat, nicht immer nachweisbar ist.

Ausser den vier Tumoren der Niere konnte ich drei vom Hoden untersuchen.

5. Hoden eines 13jährigen Knaben, wegen Geschwulstentwickelung exstirpirt. Die Untersuchung ergab ausserordentlich reichliche quergestreifte Muskelfasern.

Der Tumor ist in gehärtetem Zustand etwa um die Hälfte grösser als eine Wallnuss, von ähnlicher, aber etwas abgeplatteter Form. Seine Oberfläche wird von lockerem, fetzig anhängendem, mit Fettgewebsläppchen versehenem Bindegewebe gebildet. Auf dem Durchschnitt kann man zwar nirgendwo mehr normale Structur erkennen, es grenzen sich aber zwei Abtheilungen nach Art von Hoden und Nebenhoden von einander ab, jedoch ist von letzterem nur der als Schwanz anzusprechende Theil einigermaassen deutlich vorhanden, gegen den Hoden scharf begrenzt, aber mit ihm fest verbunden. Beide zeigen denselben Bau. Der ovale den Hoden darstellende Abschnitt lässt längs- und querdurchschnittene Züge erkennen, zeigt also eine wirtelförmige Structur ähnlich dem Aussehen der Schnittfläche von Uterusmyomen. Der als Nebenhoden anzusehende Abschnitt weist gleichfalls in Zügen angeordnetes Gewebe auf, jedoch ist der Aufbau etwas einfacher, da die Züge sich nicht so vielfach durchflechten und besonders in den an den Hoden angrenzenden Theilen mit diesem parallel verlaufen, wodurch die scharfe Abgrenzung von Nebenhoden und Hoden wesentlich unterstützt wird. Die den modificirten Nebenhoden zusammensetzenden Züge bilden nun kein in sich geschlossenes Ganze, sondern biegen gegen den einen Pol des Präparates in ein etwas locker gebautes Gewebe um, welches aus parallel angeordneten Bindegewebszügen besteht und auch histologisch erst am Rande des Tumors in das Gewebe desselben allmählich übergeht. Ob dieser etwa 1 cm lange strangförmige Anhang dem Samenstrang oder etwa dem Gubernaculum Hunteri entspricht, lässt sich nicht entscheiden. Auf dem operativ hergestellten Querschnitt desselben sieht man am gehärteten Präparat mehrere kleine hellbräunliche Fleckchen. Es handelt sich um querdurchschnittene schmale Züge, die sich, wie man auf Längsschnitten sieht, in den „Nebenhoden“ fortsetzen, sich allmählich verschmälern und auflösen und so nach und nach in dem Geschwulstgewebe verlieren. Das Aussehen dieser Züge liess sogleich daran denken, dass es sich um quergestreifte Muskelfasern handeln könne und die histologische Untersuchung ergab, dass hier in der That mehrere Bündel wohlausgebildeter Fasern vorlagen, die bis zu 80 μ breit waren, in den Tumor hinein allmählich schmäler wurden und schliesslich so sich veränderten, dass sie von den weniger ausgebildeten Fasern der eigentlichen Geschwulst nicht mehr zu unterscheiden waren. Freilich gelang es nicht, eine und dieselbe oder mehrere Fasern vom Samenstrang bis in den Tumor hinein continuirlich zu verfolgen, allein zahlreiche einzelne Stadien der stets nur streckenweise getroffenen Fasern liessen es zweifellos feststellen, dass zwischen jenen gut entwickelten Fasern und denen der Geschwulst ein allmählicher Uebergang stattfand. Für die Genese des vorliegenden Rhabdomyoms muss dieser Befund natürlich einige Bedeutung beanspruchen. Ich komme unten nochmals darauf zurück.

Von den normalen Bestandtheilen des Hodens und Nebenhodens war makroskopisch und mikroskopisch nur noch wenig vorhanden. Im Nebenhoden fanden sich hier und dort Quer- und Längsschnitte von Kanälen, die mit Epithel ausgekleidet und mit einer dicken, aus glatter Musculatur bestehenden Wand versehen waren. Es handelte sich offenbar um Nebenhodenkanälchen. Aehnliche Dinge, nur geringer an Zahl, fanden sich auch im Bereich des Hodens.

Hoden und Nebenhoden zeigen nicht die normalen Hüllen, vielmehr setzt sich an das Geschwulstgewebe unmittelbar und ohne scharfe Grenze das weiche, faserige als Ueberzug des Präparates bereits erwähnte Bindegewebe an.

6. Tumor des Hodens aus der Züricher Sammlung. Derselbe wurde operativ bei einem 14jährigen Knaben entfernt und nach der frischen Untersuchung anfänglich als Spindelzellen-Myxosarcom bezeichnet. Eine spätere gelegentliche Untersuchung hatte, wie ich von Herrn Dr. Hanau erfuhr, die Gegenwart von quergestreiften Muskelfasern ergeben, die ich denn auch selbst in grosser Menge nachzuweisen vermochte.

Ueber die frische Geschwulst finden sich folgende Notizen: „Platter, hühnereigrosser Tumor von röthlichem Gewebe, auf der Oberfläche zum Theil aus gallertig-gelblichem, zum Theil aus weisslichem, ziemlich weichem Gewebe zusammengesetzt, das in kleinen flachen Erhabenheiten auf der Schnittfläche vorspringt. Mikroskopisch Spindelzellen und myxomatöse Stellen, erstere um die Gefässe angeordnet. Diagnose: Spindelzellen-Myxosarcom."

Das mir vorliegende, in Müller'scher Flüssigkeit und Alkohol gehärtete Präparat ist durch parallele Schnitte in Scheiben zerlegt und setzt sich zusammen aus mehreren Knollen, von denen der central gelegene etwa die Grösse einer Wallnuss hat. Die um ihn sich gruppirenden kleineren Knollen sind mit ihm und unter einander durch ein theils faseriges, theils mehr homogenes Gewebe fest verbunden. Alle Geschwulstknoten lassen auf der Schnittfläche eine Zusammensetzung aus der Länge und der Quere nach durchschnittenen Faserzügen erkennen, die an manchen Stellen ziemlich weit aus einander liegen und durch ein homogenes Zwischengewebe zusammengehalten werden. Diese schon makroskopisch erkennbaren Züge bestehen aus quergestreiften Muskelfasern. Von normalem Hoden- oder Nebenhodengewebe ist in dem Tumor nichts Sicheres zu erkennen. Ob der grösste Knoten etwa dem Hoden entspricht, lässt sich nicht mit Bestimmtheit sagen und histologisch ergeben sich dafür keinerlei Anhaltspunkte. Nur das Eine lässt sich vielleicht in diesem Sinne verwerthen, dass nehmlich dieser Knollen sich bei Anspannung des Gewebes durch convexe Hervordrängung der Schnittfläche fast ringsum herausdrängen lässt und zwar aus einem offenbar präformirten aber bei glatter Schnittfläche nicht bemerkbaren Spaltraum, der wohl dem der Tunica vaginalis entsprechen könnte. Jedenfalls ist aber der ganze Hoden und Nebenhoden wie in dem vorstehend beschriebenen Falle völlig in dem Geschwulstgewebe aufgegangen.

7. Tumor des Hodens, als Carcino-sarco-rhabdomyom bezeichnetes Präparat der Züricher Sammlung.

Die in Alkohol gehärtete Geschwulst ist 20 cm lang, 10 breit, 9 dick. Sie besteht aus 2 Abtheilungen, die auf der Aussenfläche durch eine seichte Furche gegen einander abgesetzt sind. Diese verläuft etwa in der Mitte des Tumors an der einen Seite auf eine kurze Strecke quer, um sich dann beiderseits schräg nach abwärts gegen den einen Pol der ganzen Geschwulst zu senken, wo die beiderseitigen Schenkel wieder zusammenstossen. So wird also ein kleinerer Tumor gegen einen grösseren abgegrenzt. Beide haben eine breite Basis, welche je einen Pol des Ganzen bildet, während die sich verjüngenden Abschnitte neben einander liegend und fest verbunden den mittleren Theil des Tumors zusammensetzen. Die kleinere Geschwulsmasse ist mit einer aus faserigem Bindegewebe aufgebauten, mit einiger Mühe ablösbaren Membran überzogen, unter der eine ziemlich glatte Oberfläche zum Vorschein kommt. Sie besteht aus einem fest gefügten Gewebe und ist dementsprechend sehr hart.

Der andere grössere Theil setzt sich zusammen aus zahlreichen weichen Knollen, die durch schmale bindegewebige Septa unter einander zusammengehalten werden. Aussen springen sie flach bucklig vor und sind mit lockerem festhaftendem Bindegewebe überzogen. Die grössten dieser Knollen haben etwa 6 cm im Durchmesser. Sie bestehen aus einem leicht zerreisslichen, wenig cohärenten Gewebe. Sie sind aber nicht, wie es auf dem Durchschnitt das Aussehen hat, völlig von einander getrennt, sondern hängen unter einander vielfach zusammen, so dass sie eine strangförmige, in sich gewundene, zu grösseren und kleineren Knollen verdickte Masse repräsentiren.

Ob man in dem kleineren derberen Geschwulsttheile den Hoden, in dem grösseren weichen den Nebenhoden vor sich hat, wie man nach dem äusseren Verhalten annehmen könnte, lässt sich nicht mehr entscheiden. Jedenfalls fehlt auch hier wie in den vorhergehenden Fällen jeder Rest eines normalen Hoden- oder Nebenhodengewebes, so dass also das Organ völlig durch Tumormassen ersetzt ist.

Die weichen Knollen boten unter dem Mikroskop einen nur hier und da deutlichen, meist aber etwas verwachsenen alveolären Bau, der sich am besten mit dem eines alveolaren Sarcoms vergleichen liess. Die hauptsächlichsten Bestandtheile sind grosse mit ovalem Kern versehene, vorwiegend spindelige, seltener rundliche Zellen, die Uebergänge zu den bald reichlicher, bald spärlicher vorhandenen quergestreiften Muskelfasern darbieten. Ausser ihnen finden sich noch mässig zahlreiche Fasern bindegewebiger Natur, die in den alveolär gebauten Partien in den Septen verlaufen. Die Zellen sind alle gleichartig und stellen also, wie unten noch genauer erörtert werden soll, Elemente dar, die zum Theil zur Bildung quergestreifter Fasern vorgeschritten sind. Die letzteren bilden, mit spindeligen Elementen gemischt, vielfach längere Züge, durch welche dann eine scheinbare alveoläre Structur bedingt sein kann. Das Ganze würde demnach als Rhabdomyosarcom zu bezeichnen sein. Carcinomatöse Partien habe ich nicht auffinden können.

Ueberblicken wir nun die bisher beschriebenen Fälle von Rhabdomyom des Hodens[1]), so ergiebt sich, dass in den beiden Beobachtungen von Rokitansky und Neumann Hoden und Nebenhoden in der Hauptsache intact vorlag und dass der gänseei- bezw. wallnussgrosse Tumor dem Organe nur angeheftet erschien, während Arnold ein völliges Aufgehen des Hodens und Nebenhodens in das Geschwulstgewebe feststellte. Nehmen wir die drei oben beschriebenen Fälle hinzu, so scheint das von Arnold beobachtete Verhalten das häufigere zu sein.

8. Tumor aus der Schläfengegend eines 1½jährigen Mädchens. Rhabdomyosarcom. Die Geschwulst wurde in der Dissertation von A. Wälzholz, Bonn 1891, beschrieben.

Der Tumor hat die Grösse eines Gänseeies, ist von weicher Beschaffenheit, grauweisser Farbe und zusammengesetzt aus mehreren durch gleichartiges Gewebe verbundenen Knoten, die auf der Schnittfläche deutlich quer- und längsdurchschnittene Züge erkennen lassen. Unter dem Mikroskop sieht man in noch genauer zu beschreibender Weise vorwiegend spindelige lange Elemente, die nur zum Theil Querstreifung erkennen lassen.

9. Tumor aus der Umgebung des Unterkiefers eines Knaben. Recidiv. Genauere Angaben fehlen. Rhabdomyosarcom.

Im Ganzen wallnussgrosse, zerrissene fetzige, weiche, grauweisse Massen, von ähnlichem Bau wie die vorstehend angeführte Geschwulst.

Die beiden zuletzt aufgeführten Tumoren sind, so weit sich nachweisen lässt, nicht aus einem bestimmten Organ hervorge-

[1]) Rokitansky, Ein aus quergestreiften Muskelfasern constituirtes Aftergebilde. Zeitschrift der k. k. Gesellschaft der Aerzte in Wien. 1849. Jahrg. V. — Neumann, Ein Fall von Myoma striocellulare an Hoden. Dieses Archiv Bd. 103. — Arnold, Ein Fall von glykogenhaltigem Myoma striocellulare am Hoden. Ziegler's Beiträge. Bd. VIII.

gangen. Ihnen würden in dieser Hinsicht am nächsten kommen die Rhabdomyome, die von Bayer[1]) und K. Zenker[2]) in der Orbita beobachtet wurden.

Da im Folgenden die übrigen bisher beschriebenen Tumoren, die aus quergestreiften Muskelfasern bestanden oder solche neben anderen Gewebsarten enthielten, zum Theil Erwähnung finden werden, so mögen sie hier gleich zusammengestellt sein.

Um zunächst an die bereits erwähnten Organe anzuschliessen, sei vorangestellt, dass auch in complicirter gebauten Cystengeschwülsten des Hodens quergestreifte Fasern vorkommen. Fälle der Art wurden von Billroth[3]) und Senftleben[4]) geschildert.

Von dem Harnapparat war dann noch die Harnblase zwei Mal Sitz solcher Geschwülste. Ueber sie wurde von Cattani[5]) und Vincenzi[6]) berichtet.

Nächst dem Harnapparat und den Hoden kommt ferner der weibliche Genitalapparat in Betracht. Im Uterus kam in den traubigen Sarcomen des Uterus, die Pfannenstiel[7]) vor Kurzem zusammenstellte, einige Male quergestreifte Musculatur vor. Es handelt sich um die Fälle von Kunert[8]), O. Weber[9]) und Pernice[10]). Auch Bystroumow und Eckert[11]) beschrieben ein Rhabdomyom des Uterus.

In den in der Vagina besonders bei Kindern vorkommenden Sarcomen wurden die gleichen Gebilde 2 Mal gesehen, von Kaschewarowa[12]) und Hauser[13]).

Es ist hier ferner aufzuführen ein Myo-cysto-sarcom des Eierstocks, welches Virchow[14]) untersuchte.

[1]) Rhabdomyoma orbitae. Nord. med. Arch. XIV.
[2]) Rhabdomyosarcom der Orbita. Dieses Archiv Bd. 120.
[3]) Cystengeschwulst des Hodens mit ausgesprochenen quergestreiften Fasern. Ebenda Bd. 8.
[4]) Cancroides Hodencystoid mit verschiedenartigen Gewebstypen. Ebenda Bd. 15.
[5]) Rabdomioma missomatoso dell' urocisti. Arch. per l. sc. med. VII. No. 5.
[6]) Rabdomioma multiplo della vesica. Rivista clinica di Bologna. 1887. No. 42.
[7]) Dieses Archiv Bd. 127.
[8]) Ueber Sarcoma uteri. Arch. f. Gynäkol. Bd. VI.
[9]) Ueber die Neubildung quergestreifter Muskelfasern. Dieses Archiv Bd. 39.
[10]) Traubiges Myosarcoma striocellulare uteri. Dieses Archiv Bd. 113. S. 46.
[11]) Rhabdomyom des Uterus. Rudnew's Journal. 1874.
[12]) Myosarcoma striocellulare der Scheide. Dieses Archiv Bd. 54.
[13]) Beitrag zur Genese des primären Scheidensarcoms. Dieses Archiv Bd. 88.
[14]) Myo-cysto-sarcom des Eierstocks. Phys. med. Gesellsch. zu Würzb. 1850. I.

Ueber Rhabdomyome des Herzens existiren Angaben von v. Recklinghausen[1], Virchow[2], Kolisko[3], Rieder[4].

Ferner wurden beobachtet ein Rhabdomyom der Parotis von Prudden[5], eine Geschwulst mit quergestreiften Muskelfasern mit ungewöhnlich hohem Gehalt an Glycogen am Ausgange des Beckens von Marchand[6], ein Rhabdomyom der Lendenwirbelgegend und des Musculus pectoralis von Buhl[7], der Ellenbogengegend von Billroth[8], der Nase eines Kindes von Erdmann[9], ein Hygroma cysticum am Kreuzbein mit quergestreiften Muskelfasern von Virchow[10], eine Geschwulst des Mediastinums mit den gleichen Gebilden von Demselben[11] und ein pigmentirtes Rhabdomyom beim Pferde von Kolessnikow[12]. Endlich hat Hanau[13] kurz mitgetheilt, dass er ein Rhabdomyom des Oesophagus beobachtete. Die genauere Beschreibung steht noch aus.

Im Anschluss an die obige Zusammenstellung der von mir untersuchten Geschwülste nach ihrem makroskopischen Verhalten und ihrer Herkunft, soll nunmehr der feinere Bau der Rhabdomyome, wie er sich aus den von anderen Seiten gegebenen Beschreibungen und aus meinen Beobachtungen ergiebt, besprochen werden, wobei dann die den einzelnen Tumoren zukommenden Besonderheiten Erwähnung finden werden. Ich sehe bei diesen Erörterungen ab von den Rhabdomyomen des Herzens, die eine besondere Stellung einnehmen und über die ich aus eigener Erfahrung nichts berichten kann.

Wir werden die musculösen Elemente und die ausser ihnen in den Tumoren gefundenen Bestandtheile zu schildern haben.

Wenn wir mit den ersteren beginnen, so fassen wir am besten zunächst diejenigen in's Auge, die sich als schmälere

[1] Monatsschr. f. Geburtskunde. Bd. XX.
[2] Dieses Archiv Bd. 30.
[3] Wien. med. Jahrb. 1887. III.
[4] Jahrb. des Hamburgischen Staats-Krankenhauses. I. Jahrg. 1889.
[5] Americ. journ. of med. sc. April 1885.
[6] Dieses Archiv Bd. 100.
[7] Zeitschr. f. Biologie. I.
[8] Dieses Archiv Bd. 9.
[9] Dieses Archiv Bd. 43.
[10] Monatsschr. f. Geburtskunde. XX.
[11] Dieses Archiv Bd. 53.
[12] Ebenda Bd. 68.
[13] Gesellsch. d. Aerzte in Zürich. Sitzung vom 24. Juli 1892.

und breitere Bänder darstellen und so den normalen quergestreiften Muskelfasern ähnlich sind.

Die Länge dieser Gebilde ist sehr schwer zu bestimmen und sichere Angaben sind darüber kaum möglich. Es lassen sich oft überraschend lange Fasern isoliren, jedoch sieht man auch dann gewöhnlich, dass die Enden abgerissen sind, dass also noch Theile fehlen. Cohnheim giebt an, dass er Bänder von 1 bis 2 cm Länge hat nachweisen können, während ich sie in Schnitten auf etwa 1½ mm verfolgen konnte.

Die Breite der Fasern zeigt ziemlich beträchtliche Unterschiede. Sie wird von den verschiedenen Beobachtern auf 5 bis 20 μ angegeben. Auch ich sah nur selten einen darüber hinausgehenden Querdurchmesser. Eine Ausnahme constatirte ich allein in einem Myom des Hodens (5)[1]. Hier sah ich, wie bereits erwähnt, aus einem bindegewebigen Strang in den Tumor hineinziehende und allmählich sich verschmälernde Muskelfasern, die bis zu 80 μ breit waren. Die geringsten Maasse dagegen, die mir vorkamen, gingen erheblich unter die sonst festgestellten herab. Ich habe deutlich quergestreifte Fibrillen gefunden, deren Breite kaum mehr als 1 μ betrug.

Die Fasern werden entweder in ganzer Ausdehnung oder theilweise als solide oder hohl geschildert. Auch ich fand dieselben Formen (Fig. 1) in wechselndem Mengenverhältniss. Handelt es sich um hohle Gebilde, so hängt die Weite der Röhre einigermaassen zusammen mit der Dicke der Fasern, jedoch kann auch in dicken nur ein enges Lumen vorhanden sein. Die feinsten Fibrillen bieten natürlich kaum die Möglichkeit einer solchen Struktur, jedoch wurden auch noch solche von 3 μ Breite hohl gefunden (Fig. 8), in den dickeren haben wir oft ziemlich weite Kanäle vor uns, deren Lumen indessen nicht immer in der ganzen Länge der Bänder gleich ist, sondern sich hier und da verengt und in einem Theile der Fasern streckenweise ganz aufgehoben ist. Dadurch ergeben sich dann Uebergänge zu solchen Bildern, in denen die hohle Beschaffenheit gegenüber der soliden zurücktritt und nur an den Stellen sich findet, an denen ein Kern liegt. Hier sieht man dann lange spindlige, meist sehr

[1]) Die eingeklammerten Zahlen beziehen sich auf die Reihenfolge der oben aufgeführten von mir untersuchten Tumoren.

spitz endende, durch ein Auseinandertreten der Faserbestandtheile gebildete Spalträume. Die röhrenförmigen Fasern sind natürlich im Innern nicht leer, sondern enthalten ein bald mehr homogenes, bald mehr körniges Protoplasma. Auf Querschnitten durch dieselben kann man sich selbstverständlich am besten überzeugen, dass der Kanal wirklich im Innern der Faser liegt (Fig. 2) und nicht etwa nur eine rinnenförmige Aushöhlung darstellt. Jedoch ist das Lumen keineswegs immer genau central, sondern nicht selten excentrisch gelegen. Die Zahl der ganz oder theilweise hohlen Fasern ist in den einzelnen Tumoren verschieden und auch nicht in allen Schnitten derselben Geschwulst die gleiche. So waren die röhrenförmigen Gebilde in dem unter 5 beschriebenen Myom des Hodens vorwiegend, während sie in dem ersten Nierentumor hinter den soliden Bändern zurücktraten.

Die Muskelfasern haben eine verschiedene Menge von Kernen. In allen von mir untersuchten Objecten sah ich den grössten Theil derselben zweifellos im Innern der Fasern, der soliden sowohl wie der hohlen. Besonders deutlich wurde das in den röhrenförmigen (Fig. 1) und vor Allem auf Querschnitten derselben. Hier war das Bild so klar, dass gar kein Zweifel aufkommen konnte (Fig. 2). Aber auch auf Längsschnitten war ein Irrthum kaum möglich (Fig. 1). Schwieriger dagegen ist das Verhalten zu beurtheilen, wenn es sich um schmale solide Fasern handelt, in denen der Kern keinen Platz hat, so dass nothwendig eine durch das Vorspringen desselben bedingte locale Verdickung der Faser entstehen muss, die man in geringerem Maasse auch an den röhrenförmigen Bändern beobachten kann. Bei jenen wird dadurch, wenn die Kerne regelmässig auf einander folgen, nicht selten eine varicöse Form der Fasern bedingt. Wenn nun durch Auseinanderweichen der Fasertheile ein spaltförmiger Hohlraum gebildet wird, so kann man oft deutlich wahrnehmen, dass der Kern in ihm gelegen ist (Fig. 3). Gewöhnlich ist aber ein solcher Spaltraum nur wenig entwickelt und wenn dann der Kern, wie meistens, excentrisch liegt, so ragt er scheinbar für sich nach aussen vor und nur bei genauer Betrachtung sieht man dann doch, dass sich eine feinste Lage von fibrillärer Muskelsubstanz über ihn fortsetzt, dass er also doch im Innern der Faser liegt (Fig. 4).

Bei den Autoren, welche diese Dinge bisher untersuchten, lautet der Bericht verschieden, die einen verlegen den Kern in das Innere, die andern lassen ihn aussen aufgelagert sein, oder sie lassen beides zugleich vorkommen. Marchand betonte bei seiner Beschreibung eines Myosarcoms der Niere, dass, wie besonders auf Querschnitten hervortrete, die Kerne auf den Fasern gelegen seien. Ich meine nun, dass beide Darstellungen sich nicht ausschliessen, sie können sehr wohl in demselben Verhältniss neben einander bestehen, wie es bezüglich der normalen embryonalen und postembryonalen Fasern der Fall ist. Die normalen Muskelfasern des Embryo in der ersten Zeit der Entwickelung sind bald mehr, bald weniger deutlich hohl und enthalten einen Theil der Kerne im Innern, während andere in der Mantelschicht, andere aussen gelegen sind [1]). Später rücken die Kerne, wenn die Muskelfasern solide werden, mehr und mehr auf die Oberfläche.

Nun haben wir in den Fasern der Rhabdomyome durchschnittlich solche mit embryonalem Typus vor uns und werden demgemäss bei ihnen einen grossen Theil der Kerne im Innern antreffen müssen. Das schliesst nicht aus, dass sich vielfach eine Annäherung an das postembryonale Verhalten findet. Wir können sie wohl schon darin sehen, dass die Kerne, besonders in den schmalen Fasern, aber auch in breiteren, oft excentrisch liegen und nur durch eine dünne Lage fibrillärer Substanz von der Oberfläche getrennt sind. Es bedarf nur eines Zurückweichens des dünnen Ueberzuges um den Kern ganz nach aussen hervortreten zu lassen. Er ist dann nur noch umgeben von der meist sehr geringen Menge von Sarcoplasma, welches nicht zur Bildung fibrillärer Substanz verbraucht wurde.

So erklärt sich also die Möglichkeit einer verschiedenen Lagerung der Kerne und ich selbst habe ebenfalls solche am Aussenrande der Fasern liegen sehen, aber abgesehen davon, dass ihre Zahl in allen meinen Objecten gegenüber den in den Fasern liegenden zurücktritt, ergiebt sich noch eine Schwierigkeit für die Beurtheilung dadurch, dass diese Kerne zum Theil zu

[1]) Vergl. Felix, Ueber Wachsthum der quergestreiften Musculatur nach Beobachtungen am Menschen. Zeitschr. f. wissenschaftl. Zoologie. Bd. 48.

schmalen bindegewebigen Zellen gehören, die der Muskelfaser angelagert sind. Von ihnen soll unten noch die Rede sein.

Die Zahl der Kerne unterliegt grossen Schwankungen. In den schmaleren Fasern fand ich sie stets in Zwischenräumen einzeln hinter einander. Zuweilen ist diese Anordnung einigermaassen regelmässig, in anderen Fällen sehr unregelmässig. Im ersteren Falle liegen die Kerne in Abständen von etwa 10—30 μ, im zweiten habe ich beobachtet, dass auf 300 μ lange Strecken gar kein Kern zu sehen war und dass dann vielleicht wieder mehrere in kürzeren Zwischenräumen angeordnet waren. In manchen grossen, deutlich hohlen Fasern, oft in solchen, in denen die quergestreifte Substanz unten zu besprechende Veränderungen zeigt, sah ich dicht an einander grenzende oder wenigstens nahe zusammen liegende Kerne in grosser Zahl und in einer Reihe auf einander folgen (Figg. 5, 6). Sie lagen dann stets in dem Sarcoplasma, nicht in der Mantelsubstanz. Ich habe also keine Weismann'schen Fasern zu Gesicht bekommen, auch nie so gewaltige Mengen von Kernen, wie Felix sie bei normaler Entwickelung fand. Die Muskelfasern der Rhabdomyome scheinen demnach nur denjenigen embryonalen Typus zu bilden, der sich durch die Gegenwart einer Kernreihe im centralen Hohlraum der Faser auszeichnet und sich nach Felix hauptsächlich bei Embryonen der zweiten und dritten Woche findet.

Zuweilen erfährt die Zahl der Kerne auch noch dadurch eine Zunahme, dass 2, 3 und mehr haufenweise im Innern der Fasern liegen und diese dann entsprechend auftreiben, während wieder längere Strecken kernlos sind.

Die Form der Kerne ist die ovale, ihre Dicke ist aber sehr verschieden. Sie sind oft so schmal, dass sie auch in dünnen Fasern, wenn sie central liegen, keine Verdickung herbeiführen, während sie natürlich um so leichter Auftreibungen bedingen, je grösser ihr Querdurchmesser ist. Wenn viele Kerne dicht hinter einander im Lumen liegen, so sind sie oft sehr kurz oval, nicht selten der cubischen Form angenähert (Fig. 5). Etwas unregelmässig sind sie gestaltet, wo sie haufenweise liegen.

Die Querstreifung ist in keinem der von den übrigen Autoren bisher beschriebenen Tumoren völlig gleichmässig ausgebildet gewesen. Ein Theil der Fasern zeigt sie deutlich, ein anderer undeutlich, wieder ein anderer gar nicht. Im letzteren Falle pflegt dann die Längsstreifung meist sehr gut ausgesprochen zu sein, sie tritt aber auch neben klar entwickelter Querstreifung sehr häufig zu Tage, so dass die breitere Faser sich in feine quergestreifte Fibrillen auflösen lässt. In hohlen Fasern ist natürlich nur die Mantelschicht quergestreift, oder auch ebenfalls fibrillär. Die Zeichnung kann innerhalb derselben Faser streckenweise und oft nur an ganz kleinen Bezirken vorhanden sein und wieder fehlen.

Alle diese wechselnden Verhältnisse konnte ich auch beobachten. Es wird ferner oft angegeben, dass die breiteren Fasern die Querstreifung klarer zeigten als die schmalen. Es ist aber zu betonen, dass, wenn dies auch im Allgemeinen zutreffend sein mag, eine bestimmte Beziehung zwischen Faserumfang und Querstreifung nicht besteht. Ich habe auch an den feinsten isolirt liegenden Fibrillen von 1—2 μ Breite eine ebenso gut entwickelte Querstreifung angetroffen, wie an umfangreicheren Fasern, in einzelnen Fällen, z. B. in dem ersten Tumor der Niere unterschieden sich in dieser Richtung die Fasern verschiedener Dicke gar nicht von einander.

Die im Vorstehenden in ihren wichtigsten Eigenschaften besprochenen Muskelfasern zeigen nun nicht selten Veränderungen, die als degenerative aufzufassen sind. Sie wurden auch von anderen Seiten bereits erwähnt. So spricht Hauser davon, dass die Fasern die Quer- und Längsstreifung verlieren und ein äusserst mattes opakes Aussehen bekommen können, man sehe sie ferner unregelmässig gewunden, oft in Zickzacklinien verlaufen und in scholligem Zerfall begriffen, so dass man lebhaft an die wachsartige Degeneration erinnert werde. Aehnliche Veränderungen habe ich an keinem Object völlig vermisst. Die hohle Beschaffenheit kann dabei erhalten bleiben, so dass die Mantelsubstanz lediglich homogen erscheint (Fig. 6) oder nach aussen und innen eine unregelmässige Beschaffenheit erhält. In solchen Fällen sieht man dann, wie erwähnt, nicht selten, so besonders in dem Myom des Hodens 5 (Fig. 6), im Hohlraum sehr viele, nahe hinter einander reihenförmig liegende Kerne. Diese Beziehung von veränderter Muskelsubstanz zur vermehrten Kernzahl kann an manchen Stellen so vorwiegen, dass der Gedanke an einen ursächlichen Zusammenhang nahe gelegt wird, vielleicht in dem Sinne, dass durch die Degeneration der Faser das Längenwachsthum derselben und damit das Auseinanderrücken der Kerne verhindert wird. Die Degeneration kann nun so weiterschreiten, dass die homogene Masse in quere; unregelmässige Bänder und Schollen zerfällt. Auch unter diesen Umständen kann noch ein centraler Hohlraum sichtbar sein, während er in anderen Fällen in die Veränderung mit einbegriffen ist. Der ganze Prozess kann auch an soliden Fasern ablaufen. Der Vergleich mit der wachsartigen Degeneration der Muskelfasern ist angesichts aller dieser Bilder in der That nahe liegend und oft in die Augen fallend (Fig. 7).

Die Kerne pflegen bei der Degeneration in der Weise betheiligt zu sein, dass man bei stärkerer Entartung entweder an ihrer Stelle unregelmässige, homogene, schlecht tingirbare Körper findet, oder dass sie immer blasser und undeutlicher werden und sich kaum noch färben lassen. An manchen degenerirten Fasern kann man nichts mehr von ihnen wahrnehmen.

Es mag hier gleich daran erinnert werden, dass, wie Felix beschrieben hat, auch bei der normalen Entwickelung der Muskelfasern Untergangsprozesse vorkommen, die ebenfalls in einer Homogenisirung und einem scholligen Zerfall ihren Ausdruck finden. Felix hält sie für physiologische Erscheinungen, da sie bei jedem Embryo vorhanden waren.

Das Wachsthum der quergestreiften Fasern kann am besten, soweit es überhaupt aus dem Nebeneinander zu erschliessen ist, in den jüngeren Theilen der Rhabdomyome verfolgt werden. So eigneten sich u. A. hierzu sehr gut die polypösen weichen Zotten des Nierenbeckens von Fall 1. Man sieht hier die einzelnen Fasern der in Bündeln vereinigten Muskeln immer dünner werden und so nimmt man schliesslich lediglich feine Fibrillen wahr (Fig. 8), die man nur noch mit Mühe verfolgen kann. Hier und da gelingt es aber, schmalste 1—2 μ breite, noch deutlich quergestreifte Fibrillen in noch zartere Fäden übergehen zu sehen, die keine Querstreifung mehr zeigen (Fig. 8). Zu ihnen gehören ungefähr ebenso breite, lange ovale Kerne, die in weiten Abständen auf einander folgen, also keine besondere Proliferation zeigen. Dadurch unterscheiden sich die Verhältnisse sehr wesentlich von den normalen, bei denen man ja an den Enden der Fasern als Ausdruck des Längenwachsthums eine ausserordentlich lebhafte Kernvermehrung beobachtet.

Da es aber nun einerseits kaum zu bezweifeln ist, dass das Wachsthum in der fraglichen Richtung vor sich geht, da andererseits sonstige Vorstufen für die Muskelfasern an solchen Stellen meist fehlen, so darf angenommen werden, dass durch eine Verlängerung der feinen Fibrillen an solchen peripherischen Bezirken der Rhabdomyome die Zunahme der Musculatur erfolgt.

Das ist aber nicht die einzige Möglichkeit. Ausser durch einfaches Weitersprossen der bereits gebildeten Fasern geht das Wachsthum auch dadurch vor sich, dass sich als Vorstufen derselben die sogleich zu besprechenden spindeligen Zellen bilden, die freilich auch der Länge nach zusammenhängen und so lange Züge darstellen, sich aber von den einfach verlängerten Fibrillen insofern unterscheiden, als sie nicht gleichmässig breit sind, sondern kernhaltige Anschwellungen zeigen (Fig. 9). Je weniger diese ausgebildet sind, desto mehr ist die Aehnlichkeit mit jenem ersten Modus der Vermehrung gegeben.

Ob in unseren Geschwülsten auch nach Analogie der normalen embryonalen Vorgänge eine Vermehrung der Mukelfasern durch Längstheilung der fertig gebildeten Fasern und durch Abspaltung der Theilprodukte vorkommt, kann ich nicht angeben. Ich habe keine Bilder gesehen, die darauf hindeuteten. Weismann'sche Fasern mit mehreren Kernreihen fehlten, wie bereits bemerkt wurde, in meinen Präparaten durchaus.

Es mag aber hier auch noch Erwähnung finden, dass ich keine Anhaltspunkte für die jüngst noch von Krösing[1]) auf Grund insbesondere von Untersuchungen an dem von Pernice beschriebenen Rhabdomyom des Uterus vertretene Auffassung gewonnen habe, nach welcher das Wachsthum der Muskelfasern, vor Allem die Dickenzunahme, durch Verschmelzung neben einander gelegener spindeliger Zellformen zu Stande kommen soll. Ich habe lediglich den Eindruck bekommen, dass die einmal gebildete Faser sich aus sich heraus verlängert und verdickt. Auch bei den spindeligen Vorstufen habe ich Verschmelzungen der Zellen nicht beobachtet.

[1]) Dieses Archiv Bd. 128.

Neben den quergestreiften bandförmigen Muskelfasern kommen nun auch andere Formen sehr häufig vor, die deutlicher den Charakter von Zellen haben. Sie werden auch von den meisten bisherigen Beobachtern erwähnt und genauer beschrieben. Man kann sie in zwei Gruppen theilen. Die eine umfasst spindelige Elemente, die andere rundliche kubische Gebilde. Zwischen beiden giebt es Uebergänge. Bei den ersteren handelt es sich meist um langausgezogene Spindeln, in deren dickstem Abschnitt der Kern liegt (Fig. 10 a, b). Gewöhnlich wird angegeben, dass die Querstreifung oft undeutlich, dass sie vorwiegend um den Kern ausgesprochen ist, aber auch auf die Ausläufer übergehen kann. Marchand sah die spindeligen Elemente unter einander in der Längsrichtung zusammenhängen. Alles das habe ich auch beobachtet. Die Zellausläufer sind oft ausserordentlich lang, gleichmässig schmal, gerade, wellig oder geknickt verlaufend (Fig. 9). Wir haben es offenbar mit wenig entwickelten Vorstufen der Muskelfasern zu thun, die sich durch Verdickung der schmalen anastomosirenden Ausläufer, leicht zu bandförmigen Fasern umwandeln können, zu denen denn auch alle Uebergänge aufzufinden sind.

In den meisten dieser Zellen ist nur ein Kern vorhanden, in einzelnen sieht man jedoch auch zwei und mehr zusammen liegen. Die spindelige Anschwellung ist dann natürlich um so mehr ausgeprägt.

Sehr bemerkenswerth ist es aber, dass in den Rhabdomyomen gewöhnlich die ausgebildeten Bänder und die Spindelzellen nicht gleichmässig neben einander existiren, sondern dass bald die eine, bald die andere Form vorwiegend entwickelt ist. So fand ich in den Tumoren der Nieren und in dem ersten des Hodens (5) vorwiegend bandförmige Fasern, in der dritten Hodengeschwulst (7) in erster Linie, in den beiden des Gesichtes ausschliesslich spindelförmige Elemente. Solche Tumoren würden also, da die Spindelform allgemein als die Vorstufe der Muskelfaser angesehen wird, die Charaktere frühester embryonaler Muskelentwickelung an sich tragen. In der dritten Geschwulst des Hodens (7) wurden neben den hauptsächlich vorhandenen Spindelzellen und den sogleich zu erwähnenden runden Zellen auch Uebergänge zu quergestreiften Bändern und wohlausgebildeten Fasern angetroffen.

Etwas schwieriger zu deuten sind die zuerst von Marchand genauer beschriebenen, dann auch von Neumann und Arnold gesehenen rundlichen Elemente, die zweifellos musculärer Natur sind, wie aus Uebergängen und daraus hervorgeht, dass Marchand in ihnen vielfach ein ausgesprochen fibrilläres Protoplasma beobachtete. Ich fand sie in den einzelnen Objecten in sehr verschiedener Menge. Während sie in manchen Tumoren, insbesondere denen der Niere sehr spärlich waren, hatten sie sich in der zweiten Geschwulst vom Hoden (6) so ausserordentlich reichlich entwickelt, dass sie in vielen Partien den grössten Theil der Schnitte ausmachten und die faserigen Elemente an Menge weit übertrafen. Ziemlich zahlreich waren sie auch in dem dritten Myom des Hoden (7) (Fig. 11), in geringerer Menge wieder in den Gesichtstumoren (Fig. 10 c). Sie liegen meist ohne besondere Ordnung zwischen den übrigen Bestandtheilen zerstreut, in dem Myom des Hodens aber fanden sie sich häufig in Gruppen, zwischen denen dann quergestreifte Fasern hinzogen. Sie wechseln in ihrem Umfange sehr. Oft waren sie, besonders in dem Hodenmyom 7 (Fig. 10) so klein, dass sie Leukocyten nur wenig übertrafen, meist aber viel umfangreicher und in Tumor 6 (Fig. 12) durchschnittlich aussergewöhnlich gross, riesenzellenähnlich, so dass sie einen Durchmesser von 30 μ erreichten, wie er auch von Neumann als Maximum angegeben wird. Marchand, Neumann und Arnold fassen sie auf als missbildete, in falscher Richtung entwickelte Muskelzellen und ich schliesse mich dieser Auffassung an, da sie, wie Neumann betonte, ihrer Form und Grösse nach nicht in die normale Entwickelung der Musculatur hineingehören. Sie enthalten in ihren kleineren Formen einen, in ihren grösseren oft zwei, drei (Fig. 13), seltener vier, fünf und sechs verhältnissmässig umfangreiche Kerne, die kein bestimmtes Lagerungsverhältniss hervortreten lassen.

Das Protoplasma ist in einem Theil dieser Zellen fein gestreift, meist concentrisch und in den peripherischen Abschnitten deutlicher als in den centralen (Fig. 12). Marchand bemerkte, wie bereits erwähnt wurde, eine zierliche fibrilläre Struktur, manche Zellen sahen so aus, als beständen sie aus durch einander geflochtenen Fibrillen. Dass eine derartige Zusammensetzung in meinen Präparaten nicht in gleicher Klarheit hervortrat, mag zum Theil auf Rechnung der für diese Zwecke nicht günstigen Erhärtung kommen.

Ein anderer Theil der Zellen (Fig. 13) zeigte eine mehr homogene Beschaffenheit, wieder andere enthielten in ihrem Innern rundliche, homogene oder etwas gestreifte Körper (Fig. 11) von verschiedenem Umfange. Viele waren so gross, dass sie den Zellleib fast ganz einnahmen, andere waren erheblich kleiner als der Kern und dazwischen sah man alle Zwischenstufen.

Natürlich lag es am nächsten, an Glykogentropfen zu denken, auf die Marchand zuerst das Augenmerk gelenkt hat und die dann später auch u. A. von Arnold nachgewiesen wurden. Ich habe gleichfalls Glykogen in mehreren Fällen, insbesondere in den Gesichtstumoren (Fig. 10) nachweisen können und zwar ganz in Uebereinstimmung mit Marchand's Schilderung. Jedoch war nicht alles das, was ich in Gestalt hyaliner Kugeln auffand, in gleichem Sinne zu deuten. In dem dritten Tumor des Hodens (7) traf ich zahlreiche solche Dinge an (Fig. 11), die trotz ihres typischen homogenen, glänzenden Aussehens nicht auf Jod reagirten. Es müssen wohl Degenerationen sein, partielle Entartungen, wie sie in vielen anderen Zellen das ganze Protoplasma ergreifen (Fig. 11 a, b) und der wachsartigen Degeneration der quergestreiften Fasern an die Seite zu stellen sind. Die Veränderung kann auch über eine einfache hyaline Umwandlung des Zellleibes hinausgehen, indem nun noch ein scholliger Zerfall hinzutritt, der die Aehnlichkeit mit der Wachsdegeneration voll zum Ausdruck bringt.

Solche regressiven Prozesse des Protoplasmas stehen sehr wohl in Einklang mit der erwähnten Deutung der rundlichen Zellen. Sie finden sich aber auch, nur in geringerem Umfange, im Protoplasma der Spindelzellen und dem der quergestreiften Fasern in der Nähe des Kerns.

Die fraglichen Zellen zeigen, wie auch von anderen Seiten beschrieben wurde, gelegentlich auch Ausläufer, die, wenn sie sich nur an einer Seite bilden, eine birnähnliche Form bedingen. Die kleineren Rundzellen bieten oft auch Uebergänge zu den spindeligen Elementen, dabei aber nicht selten ähnliche degenerative Protoplasmaveränderungen.

Die bandförmigen sowohl wie die spindeligen Elemente legen sich nun gewöhnlich der Länge nach einander und bilden auf diese Weise breitere und schmalere Bündel, die sich nach allen Richtungen durchflechten und dadurch den makroskopischen, dem Leiomyom ähnlichen Bau der Schnittfläche zu Stande bringen, der in der obigen makroskopischen Beschreibung der Tumoren und in vielen anderen Arbeiten ausdrücklich hervorgehoben wurde. Ich habe in meiner früheren Abhandlung diese Anordnung für die Vorstellung von der Metaplasie verwerthen zu sollen geglaubt. Bei geringer Zwischensubstanz, von der sogleich noch die Rede sein soll, liegen die Bündel dicht an einander, in anderen Fällen können sie weit aus einander gedrängt sein.

Der durchflochtene Bau kommt besonders bei schwacher Vergrösserung schön zur Ansicht. Die aus quer, schräg und längs getroffenen Fasern bestehenden, sich kreuzenden Bündel geben ein sehr zierliches Aussehen, dessen Mannichfaltigkeit noch dadurch erhöht wird, dass die Bündel sich zuweilen in die einzelnen Fasern auflösen, die sich dann für sich, häufig spiralig verlaufend, in regelloser Weise durch einander schlingen. Alles das kommt am besten bei Hämatoxylin-Eosinfärbung zur Geltung, die auch neben dem Pikrocarmin für die feineren Strukturverhältnisse die besten Bilder liefert.

Sind die Muskelbündel, zumal wenn sie aus spiraligen, protoplasmatischen Zellen bestehen, quer getroffen, so sieht es so aus, als habe man es mit Rundzellen zu thun. Die Abwechslung solcher Gruppen mit den der Länge nach getroffenen Zügen kann eine dem alveolären Bau ähnliche Struktur bewirken. Ein solches Verhalten war aber nur in dem einen Fall von Myom des Hodens (7) deutlich, in den Gesichtstumoren ausserdem verwaschen vorhanden. Dort kam an einzelnen Stellen, dadurch dass die längs getroffenen Züge vorwiegend quergestreifte Fasern enthielten und sich ziemlich scharf gegen die Gruppen quer durchschnittener Spindelzellen absetzten, ein Aufbau zu Stande, der an das alveoläre Sarcom oder gar an ein Carcinom erinnerte.

Die musculären Elemente, die quergestreiften Fasern sowohl wie die anderen Formen, haben meist kein ausgebildetes Sarcolemm. Hauser giebt an, dass er an degenerirenden

Fasern ein solches deutlich erkannt habe. Es war von der degenerirten Substanz abgehoben und zog als feine, wellenförmige Linie zu beiden Seiten derselben hin. Cohnheim und Brosin vermissten die Hülle ganz, Marchand fand an den Fasern nur da, wo der Kern vorsprang, ein feines sarcolemmähnliches Häutchen über ihn hinwegziehen, an den runden Zellen erkannte er vielfach eine sich abhebende feine Hülle, eine Art Zellmembran oder Sarcolemm, welches zuweilen durch einen breiten Zwischenraum von dem fädig-fibrillären Inhalt getrennt war. Arnold glaubt hier und da eine eigene Umhüllung gesehen zu haben, Neumann sagt, dass sich von der Peripherie der rundlichen Zellen einige Male eine zarte sarcolemmaähnliche Hülle abzuheben schien.

In den von mir untersuchten Objecten habe ich typische Sarcolemmbildungen, wie wir sie bei ausgebildeten normalen Muskelfasern zu sehen gewohnt sind, nicht angetroffen. Ab und zu schien wohl so etwas vorhanden zu sein, jedoch waren die Bilder nicht deutlich genug. Dagegen habe ich Umhüllungen der einzelnen Fasern wahrgenommen, die dem Sarcolemm analog, aber zweifellos bindegewebiger Natur waren. Man sieht zuweilen lange spindelige Zellen mit zarten Ausläufern sich der Länge nach an die Muskelfasern anlegen, so dass sie oft zu diesen zu gehören scheinen und man über den wahren Sachverhalt häufig im Unklaren bleibt (vgl. S. 262 oben). Wenn nun solche Zellen durch ihre zarten Ausläufer anastomosiren und auf beiden Seiten der Fasern sichtbar sind, so entstehen auf längere Strecken scheidenähnliche Einhüllungen. Nun kann man freilich sagen, das sei nichts weiter als die Absetzung der Faser gegen das umgebende Bindegewebe, ohne dass eine selbständige Hülle vorhanden sei. Ich würde auch keinen anderen Schluss ziehen, wenn nicht in einem der Tumoren, in dem Hodenmyom 6 das Verhältniss klarer wäre. Hier kann kein Zweifel sein, dass das Bindegewebe eigene Einscheidungen für die musculären Elemente bildet (Figg. 12, 14). An den runden Zellen, an denen auch die übrigen Beobachter sarcolemmähnliche Dinge am häufigsten sahen, ist dies Verhalten am besten wahrzunehmen. Um dieselben zieht ein dem Protoplasma dicht anliegender oder mehr oder weniger weit ringsum abstehender Contour herum, der nach innen glatt und scharf begrenzt ist (Fig. 12) und der bald kernlos erscheint, bald einen oder mehrere längliche Kerne enthält, die in leichten protoplasmatischen Anschwellungen des Contours liegen. Besonders deutlich sind natürlich die Bilder, in denen zwischen Zelle und Hülle ein oft sehr breiter Zwischenraum sich befindet, der nun sehr häufig radiär von zarten Fäden durchzogen ist, die sich vom Protoplasma zur Hülle hin ausspannen. Es sieht so aus, als habe sich der Zellleib von dem Contour zurückgezogen, sei aber durch einzelne, lang ausgezogene Protoplasmafäden mit ihm in Verbindung geblieben. Entsprechend deutlich waren in denselben Präparaten die Verhältnisse auch an den faserigen Elementen und zwar auch hier am prägnantesten, wenn die Bindegewebshülle durch einen Spaltraum von der Faser getrennt ist (Fig. 14). Die so der Länge nach getroffenen, den Wandungen weiter Capillaren vergleichbaren Hüllen tragen ebenfalls in Abständen lange, schmale, in spindeligen Anschwellungen gelegene Kerne. Nicht alle Abschnitte des fraglichen Myoms zeigen diese Befunde in gleichem Umfange, aber da wo sie am ausgebildetsten waren, liessen die meisten Rundzellen und sehr viele Fasern solche Hüllen erkennen. Von den ersteren hatte stets jede einzelne für sich eine Scheide, während ich zuweilen zwei, selten aber mehr Fasern in einem gemeinsamen Raume eingeschlossen sah.

Ob man diese so klar hervortretenden Hüllen zum Sarcolemm in Beziehung bringen darf, muss unentschieden bleiben. Jedoch mag daran erinnert werden, dass die Frage, ob das Sarcolemm die Membran der Muskelzelle oder bindegewebiger Abkunft ist, noch nicht beantwortet wurde.

Die Rhabdomyome setzen sich nun nicht nur aus Muskelfasern zusammen, sondern enthalten ausserdem bald reichlichere, bald nur spärliche Zwischensubstanz. Am geringsten fand ich sie in den Tumoren des Gesichtes. Hier war nur stellenweise eine die Muskelzellen trennende feinfibrilläre Masse mit einzelnen Kernen vorhanden, während im Uebrigen zwischen den Spindelzellen kein deutliches Bindegewebe zu entdecken war. Nicht viel reichlicher war die Grundsubstanz in dem dritten Hodenmyom (7), dagegen fand ich in den übrigen Tumoren stets ein gut entwickeltes Zwischengewebe.

Dasselbe wird von den bisherigen Autoren entweder als schwach oder stark entwickelt, als derbfaserig, oder locker geflochten, zellarm oder zellreich geschildert, oder es trug einen sarcomatösen Charakter, der jedoch nicht immer im Bereich der musculären Elemente ausgeprägt, sondern sich, wie in den Nierentumoren von Marchand und Cohnheim in besonderen Knoten, oder wie z. B. bei Brosin nur in den jüngeren Geschwulstabschnitten vorfand. Jedoch kommt auch beides vereinigt vor, wobei dann das sarcomatöse Grundgewebe weitaus überwiegen kann, so dass man von einem Sarcom mit quergestreiften Muskelfasern reden muss. Der häufig beobachtete maligne Charakter der Tumoren, das rasche Wachsthum und die Metastasirungsfähigkeit beruht jedenfalls zum Theil auf diesem Umstande. Jedoch sind auch die fast ausschliesslich aus Muskelelementen zusammengesetzten Myome durch Malignität ausgezeichnet und es ist bemerkenswerth, dass Eberth in einem metastatischen Knoten des Zwerchfells auch quergestreifte Fasern gefunden hat.

Ich selbst habe in den Nierengeschwülsten theils fibrilläre, theils sarcomatöse und in dem zweiten Myom des Hodens (6) eine myxomatöse Zwischensubstanz gefunden (Fig. 12). In manchen Theilen der Tumoren treten die musculären Bestandtheile hinter den bindegewebigen sehr zurück, so bestand der zweite Nierentumor zum weitaus grössten Theile aus Sarcomgewebe und enthielt nur sehr wenige quergestreifte Elemente in Gestalt spindeliger Zellen und kurzer plumper Bänder.

Nicht ohne Bedeutung für das Wesen der Rhabdomyome ist nun das Wachsthumsverhältniss von Bindegewebe und Musculatur, das sich im Allgemeinen dahin präcisiren lässt, dass die Wucherung des ersteren dem der letzteren voraufgeht. Das lässt sich natürlich nur bei einigermaassen reichlichem Bindegewebe deutlich erkennen. Aber wie in den eben angeführten Fällen die jüngsten Geschwulsttheile vorwiegend sarcomatöser Natur waren, so sah ich auch bei den papillären Neubildungen des Nierenbeckens die Peripherie der einzelnen Zotten aus zellreichem, jugendlichem Bindegewebe zusammengesetzt, während erst in ihrer Mitte deutliche, nach aussen hin immer feiner werdende und sich so allmählich verlierende quergestreifte Fasern vorhanden waren.

Dieses Wachsthumsverhältniss, das Vorwiegen des Sarcomgewebes in vielen Tumoren und das gänzliche Fehlen der Musculatur in Geschwülsten, die im Uebrigen durchaus gleichartig sind und zweifellos, wie die polypösen Uterussarcome, eine geschlossene Kategorie bilden, sprechen für die Bedeutung der bindegewebigen Zwischensubstanz.

Auch noch eine Reihe anderer Gewebsarten kommt in den Rhabdomyomen häufig zur Beobachtung. Neben epithelialen, drüsenähnlichen Bildungen, die aus Wucherungen des Epithels der Oberflächen, z. B. des Nierenbeckens, der Uterusschleimhaut, an welche die Geschwülste angrenzen, abzuleiten sind und auch carcinomatösen Charakter annehmen können, finden sich Reste der drüsigen Bestandtheile der von den Tumoren durchwachsenen Organe. So sah ich in dem ersten Myom des Hodens (5) zerstreute Kanäle, die mit einem hohen, mehrschichtigen Cylinderepithel ausgekleidet waren, also in ihrem Bau den Nebenhodenkanälchen entsprachen.

Ein zweiter wichtiger, wenn auch nicht in allen Tumoren beobachteter Bestandtheil ist glatte Musculatur, die wegen der Annahme einer Metaplasie besondere Beachtung verdient. Sie kann sich einmal als unveränderter Rest der Musculatur der in Betracht kommenden Organe finden und sie kann zweitens an dem Aufbau des Tumors durch selbständiges Wachsthum betheiligt sein. In der früher von mir untersuchten Geschwulst habe ich geglaubt Uebergänge von glatten Fasern zu quergestreiften annehmen zu sollen, auch in dem ersten jetzt aufgeführten Nierentumor schien mir ein Gleiches möglich, während ich dagegen in der zweiten die glatten Muskelfasern des Nierenbeckens unverändert antraf. Besonders scharf getrennt war sodann die glatte und die quergestreifte Musculatur in dem ersten Myom des Hodens (5), in welchem die erwähnten Hodenkanäle eine sehr dicke, aus glatten Fasern bestehende Wand besassen, die nach aussen gegen das angrenzende Gewebe überall so scharf begrenzt erschien, dass von ihr aus ganz gewiss die Geschwulstentwickelung nicht ausgegangen war. In der bisherigen Literatur wird das Vorkommen von glatter Musculatur in Rhabdomyomen vielfach besprochen, jedoch oft nur in dem Sinne, dass die grosse Aehnlichkeit der gefundenen langen spindeligen Elemente mit glatten Fasern betont wurde. Eine wirkliche Metaplasie konnte dagegen mit zweifelloser Sicherheit nicht nachgewiesen werden, sie wird aber von mehreren Seiten als möglich hingestellt, von anderen bestritten.

Für die Genese der Rhabdomyome ist es ferner von Bedeutung, dass auch Knorpel in ihnen vorkommen kann. Pernice sah in dem von ihm beschriebenen Tumor des Uterus Inseln hyalinen Knorpels und ich selbst habe in der zweiten Nierengeschwulst mitten in dem sarcomatösen Grundgewebe einen scharf abgegrenzten länglich ovalen Bezirk schön entwickelten hyalinen Knorpels angetroffen. In diesem Zusammenhang verdient es dann auch Erwähnung, dass Hoisholt[1]) in einem Nierentumor (Chondromyosarcom), der keine quergestreifte sondern eine glatte Musculatur besass, zahlreiche Knorpelinseln auffand.

Endlich ist noch das auch von mir mehrfach beobachtete Vorkommen von Fettgewebe erwähnenswerth.

Nachdem wir nunmehr die Rhabdomyome nach ihrem anatomischen Verhalten genauer besprochen haben, suchen wir schliesslich die Frage zu beantworten, ob wir Anhaltspunkte für die Genese dieser Tumoren, insbesondere für die Abkunft der quergestreiften Fasern gewonnen haben.

Da ist denn zunächst hervorzuheben, dass die musculären Elemente der uns beschäftigenden Geschwulstform zwar nicht die Eigenthümlichkeiten der ausgebildeten, sondern diejenigen der in Entwickelung begriffenen Musculatur an sich tragen, dass sie aber die Verhältnisse des embryonalen Muskelgewebes, wie aus den obigen Beschreibungen genügend hervorgeht, in allen wichtigen Punkten wiederholen. Auch ihr Wachsthum entspricht den embryonalen Vorgängen. Die Fasern gehen entweder hervor aus spindeligen Vorstufen, die auch für sich allein Rhabdomyome bilden können, oder sie proliferiren durch einfaches Längenwachsthum bereits gebildeter Fasern.

Alle diese Umstände sprechen dafür, dass wir Gebilde vor uns haben, die mit den normalen Muskelfasern genetisch übereinstimmen, dass also auch für sie das Hervorgehen aus Theilen der gleichen Keimblattbestandtheile anzunehmen ist.

[1]) Dieses Archiv Bd. 104.

Nun erhebt sich aber die Schwierigkeit, dass an den meisten Stellen, an denen Rhabdomyome häufiger sich finden, quergestreifte Musculatur entwickelungsgeschichtlich nicht vorkommt und darin liegt der Grund, weshalb man an eine metaplastische Entstehung aus glatter Musculatur gedacht hat. Ich selbst habe diese Annahme früher (a. a. O.) für wahrscheinlich gehalten, habe aber, wie ich auf Seite 273 unter Berücksichtigung des Vorhandenseins unveränderter glatter Organmusculatur und des Mangels zweifelloser Uebergangsformen ausführte, an den jetzt untersuchten Tumoren keine neue Stützen für dieselbe gewonnen. Ihr widerspricht auch die entwickelungsgeschichtliche Thatsache, dass quergestreifte und glatte Muskelfasern unabhängig von einander entstehen.

Da nun die Metaplasie nicht nachweisbar, wenn auch zunächst noch nicht auszuschliessen ist, so muss das Vorkommen quergestreifter Musculatur in unseren Tumoren anders erklärt werden. Schon Virchow hat für die von ihm beschriebene Geschwulst des Mediastinums darauf hingewiesen, dass fötale Entwickelungsstörungen in Betracht kommen könnten und Cohnheim hat sodann in Uebereinstimmung mit seinen allgemeinen Anschauungen über die Geschwulstgenese eine Verlagerung embryonaler Keime an die Stelle der späteren Tumorbildung angenommen.

Ziehen wir nun ausser dem anatomischen Verhalten der Muskelfasern und dem Mangel metaplastischer Prozesse noch in Betracht, dass die Rhabdomyome meist angeboren vorkommen oder wenigstens in der ersten Lebenszeit bemerkt werden, dass in ihnen auch hyaliner Knorpel sich finden kann, dessen metaplastische Entstehung aus dem Bindegewebe der Tumoren freilich leichter verständlich sein würde, dessen Gegenwart aber auch gern auf eine embryonale Verlagerung zurückgeführt wird, dass ferner die Muskelfasern sich auch als Theile complicirter gebauter Geschwülste, z. B. der Hoden entwickeln, deren Genese aus abnormen embryonalen Wachsthumsvorgängen besonders nahe liegt, bedenkt man endlich, dass neuerdings Girode in einem puerperalen Uterus einen Heerd quergestreifter Musculatur ohne Geschwulstbildung beobachtete[1]),

[1]) Comptes rendues. IV. 12. Nov. 1892.

so sind in allen diesen Punkten stützende Momente für die Auffassung einer fötalen Entwickelungsstörung gegeben.

Freilich sind wir nicht in allen Fällen auf die Annahme einer Verlagerung von Muskelkeimen angewiesen. Denn diejenigen Rhabdomyome, die an Stellen entstehen, an denen sich auch unter normalen Verhältnissen quergestreifte Musculatur befindet, können ja wohl aus diesen hervorgegangen sein, sei es, dass sie auf ihre Entwickelungszeit zurückzuführen sind, sei es, dass sie später entstanden. Dahin gehören die oben beschriebenen Rhabdomyome der Schläfe und des Unterkiefers, ferner die gleichen Tumoren der Orbita, des Pectoralis, der Lendenwirbelgegend, der Ellbogengegend, des Beckenbodens (s. Literatur S. 258) und ebenso des Herzens.

Bei den Rhabdomyomen des Urogenitaltractus liegt aber die Sache anders. Hier ist bis jetzt nur bei den Tumoren des Hodens insofern die Möglichkeit einer Erklärung gegeben, als in dem Gubernaculum Hunteri quergestreifte Musculatur vorkommt, von der man wohl die Entstehung der musculären Geschwulstbestandtheile ableiten könnte. Zuletzt hat Arnold diese Frage discutirt. Er prüfte sie an der Hand der Entwickelung des Gubernaculum und kam zu dem Schluss, dass, wenn man den von ihm beschriebenen Tumor auf eine Hyperplasie der Musculatur des Leitbandes zurückführen wolle, man ein Uebergreifen derselben auf den Hoden annehmen müsse, während bei Rokitansky und Neumann, bei denen die Tumoren ausserhalb des Hodens sassen, aber an diesem entsprechend der Stelle des Gubernaculums angeheftet waren, die Entwickelung auf das Leitband beschränkt blieb.

Nun sind in den oben beschriebenen Fällen Hoden und Nebenhoden gleichfalls ganz in die Geschwulst aufgegangen und auch bei ihnen müsste also ein Vordringen der Muskelfasern über die Grenze des Gubernaculum in den Hoden hinein angenommen werden. Der eine Fall (5) bringt aber nach dieser Richtung noch eine besondere Illustration. Wir sahen, dass in einen am Tumor festsitzenden Strange mehrere Muskelbündel vorhanden waren, deren einzelne Bestandtheile an Dicke und sonstigem Aussehen normalen Muskelfasern durchaus entsprachen. Sie verjüngten sich in den Tumor hinein allmählich und gingen schliesslich in sein Gewebe auf. Es ist die Vorstellung berechtigt, dass von einer Wucherung dieser Muskelbündel, die ausserhalb der eigentlichen Geschwulst sich befinden, die Tumorentwickelung ausgegangen sei. Denn es ist nicht wohl anzunehmen, dass musculäre Elemente der Geschwulst in jenen Strang hineingewachsen seien und sich hier zu nahezu normalen Fasern entwickelt hätten. Ob nun freilich der muskelhaltige Strang wirklich dem Gubernaculum entspricht, dessen Muskelfasern sich dann ungewöhnlich weitgehend ausgebildet haben würden, lässt sich nicht mehr entscheiden. Jedenfalls aber darf man es für sehr wahrscheinlich halten, dass in diesem Falle das Rhabdomyom wirklich von quergestreifter Musculatur ausgegangen ist.

Beim Uterus, der Blase und den Nieren haben wir keine Verhältnisse, auf die wir analog wie bei dem Gubernaculum des Hodens die Entstehung der Musculatur zurückführen könnten. Hier fehlt uns noch die thatsächliche Grundlage, welche uns das Hineingelangen der Musculatur in die Organe verständlich machen könnte. Indessen muss angeführt werden, dass Klebs[1]) bei Untersuchung der Beckenorgane des von Frau Kaschewarowa (a. a. O.) beschriebenen Falles von Rhabdomyom der Vagina ausserhalb derselben umfängliche, länglich - ovale aus Musculatur bestehende Knollen fand, die mit dem Psoas zusammenhingen. Klebs zweifelt deshalb nicht daran, dass die vaginale Neubildung aus einwachsenden Muskelmassen erklärt werden könne. Es ist aber im Auge zu behalten, dass für viele Rhabdomyome eine Wucherung quergestreifter Musculatur allein nicht ausreicht, sondern dass wegen des Vorkommens so mancher anderer oben erwähnter Bestandtheile eine complicirtere nicht nur auf die Musculatur beschränkte Wachsthumsstörung angenommen werden muss.

Erklärung der Abbildungen.

Tafel VII.

Fig. 1. Zwei Muskelfasern aus einem Rhabdomyom des Hodens (5)[2]), die eine hohl mit theilweiser Querstreifung und vielen Kernen im Hohlraum, die andere solide, ganz quergestreift.

[1]) Allgemeine Pathologie. Bd. II.

[2]) Die eingeklammerten Zahlen entsprechen der Reihenfolge der im Eingange der Arbeit aufgeführten Tumoren.

Fig. 2. Querschnitte von Muskelbündeln aus dem gleichen Tumor. In dem einen Bündel sind nur solide Fasern, theilweise mit centralem Kern, in dem anderen vorwiegend hohle Fasern getroffen. In den soliden Fasern sind die einzelnen Fibrillen deutlich sichtbar, in der Mantelschicht der hohlen nur zum Theil.

Fig. 3. Quergestreifte Fasern mit excentrischem, in einem spaltförmigen Hohlraum gelegenen Kern.

Fig. 4. Längsgestreifte Faser mit excentrischem vorspringendem Kern.

Fig. 5. Muskelfaser mit vielen Kernen im Hohlraum aus einem Hodenmyom (5). Mantelschicht fast homogen.

Fig. 6. Aehnliche Fasern mit regressiv veränderten Kernen aus derselben Geschwulst.

Fig. 7. Muskelfaser im Zustande einer der wachsartigen Degeneration ähnlichen Entartung aus einem Hodenmyom (6).

Fig. 8. Feine hohle und solide, zum Theil quergestreifte Muskelfasern aus den jüngsten Theilen der Musculatur eines Rhabdomyoms des Nierenbeckens (1).

Fig. 9. Zwei spindelige Muskelzellen mit sehr langen Ausläufern aus einem Rhabdomyom der Schläfe (8).

Fig. 10. Zwei spindelige und eine runde glykogenhaltige Muskelzelle aus demselben Tumor.

Fig. 11. Rundliche Muskelzellen aus einem Rhabdomyom des Hodens (7) mit hyaliner Degeneration theils des ganzen Protoplasmas (a, b, c), theils in Gestalt von Kugeln (d, e).

Fig. 12. Drei sehr grosse Muskelzellen aus einem Rhabdomyom des Hodens (6) mit bindegewebiger, theils kernfreier, theils kernhaltiger Hülle, die von zwei Zellen durch einen breiten Zwischenraum getrennt ist.

Fig. 13. Homogen degenerirte Zelle aus dem gleichen Tumor mit 3 Kernen.

Fig. 14. Quergestreifte Muskelfaser aus dem gleichen Tumor mit bindegewebiger kernhaltiger Scheide.

XI.

Ueber die Beziehung des Keratohyalins zum Hyalin.

Von Dr. Paul Ernst,
Privatdocenten und Assistenten am Pathologischen Institut in Heidelberg.

Seitdem ich die Ueberzeugung gewonnen habe, dass der Methode van Giesons[1]), freilich ohne Wissen des Autors grosse Vorzüge innewohnen und dass ihre Anwendung auf einem Gebiet allgemeiner Pathologie Aufschlüsse verspricht, an das der Autor gar nicht gedacht hatte, nehmlich bei den hyalinen Substanzen, während sie auf dem ihr ursprünglich zugedachten Wirkungsfeld, dem des Centralnervensystems, kaum grosse Triumphe feiern wird, seitdem ich die Methode bei der Untersuchung der Psammome leistungsfähig gefunden und schätzen gelernt habe, war ich unablässig bemüht, alle erdenklichen hyalinen Gebilde auf ihr Verhalten der Methode, der Reaction gegenüber zu prüfen. Das ist nun freilich gar Vielerlei und es ist nicht zu verwundern, wenn ich damit nicht so bald zum Abschluss kam. Wenn ich mich nun entschliesse, hier ein kleines Bruchstück vorweg zu nehmen und vom Ganzen abgetrennt mitzutheilen, so geschieht es deshalb, weil durch Steinhaus und Franke in den neuesten Heften dieses Archivs die Frage des Keratohyalins wieder angeregt worden ist und weil sie mit der grossen Hyalinfrage doch nur eine entfernte und höchst oberflächliche Verwandtschaft besitzt und darum einer gesonderten Betrachtung wohl zugänglich ist. Dazu kommt, dass man durch die nothwendige literarische Orientirung in Gebiete geführt wird, die so abgelegen zu sein scheinen, dass manche ihren Weg dahin nicht finden. Wer heutzutage die Begriffe Eleidin und Keratohyalin als gleichbedeutend und gleichwerthig braucht, an dem ist eine Reihe wichtiger Untersuchungen, die wir haupt-

[1]) Mitgetheilt in meinem Aufsatz: Ueber Psammome. Ziegler's Beiträge. Bd. XI.

sächlich Unna und seinen Schülern verdanken und die zur Klärung der einst so verwickelten Frage nicht wenig beigetragen haben, spurlos vorüber gegangen. Das ist der Grund, der mich dazu bewegt, hier die historische Entwickelung der Frage kurz darzustellen.

Im Jahre 1869 hat Aufhammer zuerst in einer mittleren Schicht der Oberhaut feine Körnungen nachgewiesen, die Langerhans dann einheitlicher beschrieb, ohne indessen auf ihre Bedeutung näher einzugehen. Unna konnte einen Schritt weiter gehen und einen, wenn auch nur oberflächlichen Zusammenhang der Körner dieser Körnerschicht, dieses Stratum granulosum, wie er dies Gebiet nun nennt, mit der Verhornung ausfindig machen. Es gelang ihm, die Körnchen an allen Hautstellen, mit Ausnahme des Nagels und des Lippenroths nachzuweisen und er sah in ihnen die Ursache der weissen Hautfarbe im Gegensatz zum Lippenroth, was freilich neuerdings von Mertsching[1]) stark angezweifelt worden ist. Nun aber kommt der grosse Widerspruch in die Discussion. Mittlerweile hatte Ranvier[2]) Tröpfchen und Lachen (Flaques) gefunden, die nicht in der Körnerschicht, sondern weiter oben im Stratum lucidum, der basalen Hornschicht liegen. Sie sollten aus einer ölig-fettigen, eher flüssigen Substanz bestehen, da er sie auf dem Deckglas umherschmieren und durch Druck auf das Deckglas zusammenfliessen lassen konnte. Dieser Consistenz sollte der von ihm vorgeschlagene Name Eleidin Ausdruck geben. Ihre Anwesenheit in der Schleimhaut des Mundes und der Speiseröhre[3]) war ihm Grund genug[4]), jede Beziehung zur Verhornung in Abrede zu

[1]) Mertsching, Dieses Archiv Bd. 116. S. 497.

[2]) Ranvier, Compt. rend. 1879. LXXXVIII. u. LXXXIX. und Arch. de phys. 1884. 3. S. T. III. No. 2.

[3]) So hatte sie auch Sclavunos (Würzb. Sitzber. Bd. XXIV. No. 6) in der Pars cardiaca des Magens der Ratte und Maus, in der 1. Abtheilung des Pferdemagens, im Pansen des Schafes gefunden. Aber ihre Färbbarkeit in Hämatoxylin und ihre Verbreitung im Strat. granulosum beweisen uns, dass er es mit Waldeyer's Keratohyalin und nicht mit Ranvier's Eleidin zu thun hatte. Auch Sclavunos fand Beziehungen zum Verhornungsprozess.

[4]) Unna will freilich den Grund nicht gelten lassen, da er nicht einsieht, warum an diesen Stellen nicht Verhornungen geringen Grades vor-

stellen. Waldeyer[1]) aber wollte ihre flüssige Beschaffenheit nicht gelten lassen, sah sie für fest an und nachdem er erwogen, dass sie weder zum Nuclein, noch zum Keratin, noch auch zum Fett gehören könnten, gab er zu bedenken, ob sie nicht am besten bei v. Recklinghausen's Hyalin unterzubringen seien. Das fand viel Beifall und Unna schlug vor, den Namen Eleidin fallen zu lassen und durch den von Waldeyer aufgebrachten Keratohyalin zu ersetzen, da weder er noch irgend Jemand in seinem Laboratorium sich von der flüssigen Consistenz der fraglichen Tröpfchen zu überzeugen vermochte. Waldeyer sah in ihnen geradezu eine Vorstufe des Keratins. Nach seiner Theorie des Verhornungsprozesses verbänden sich die Eleidintröpfchen allmählich wieder mit dem protoplasmatischen Netzwerk (Spongioplasma), innerhalb dessen sie entstanden waren, und aus dieser Verbindung ginge alsdann die Hornsubstanz hervor. Blaschko[2]) möchte diese Rolle des Eleidin geradezu mit dem Namen „Prokeratin" ausgedrückt wissen. Auch Stoehr hat sich in der neuen (5.) Auflage seines Lehrbuchs der Histologie dieser Auffassung zugewandt, indem er geradezu von Keratinkörnchen spricht, die durch Verhornung einzelner Theile des Zellprotoplasmas entstünden, während die 1. Auflage entsprechend dem damaligen Stand der Frage (1887) Eleidin und Keratohyalin als verschiedene Bezeichnungen ein und derselben Sache deutet, deren Beziehung zum Verhornungsprozess wahrscheinlich sei. Suchard[3]) hatte sich einer Ansicht und Stellungnahme enthalten, nur fand auch er bei Verdickung der Hornschicht eine Zunahme des Eleidin[4]), glaubt also doch irgend eine Abhängigkeit des Eleidins von dem Verhornungsprozess constatiren zu können. Um Consistenz und die Bedeutung bei der Verhor-

kommen sollen; auch Severin ist dieser Ansicht, und neuerdings ist wohl am energischsten Posner für Verhornung von Schleimhäuten eingetreten.

[1]) Waldeyer, Festschrift zu Henle's Jubil. 1882.

[2]) Blaschko, Deutsche med. Woch. XV. No. 33.

[3]) Suchard, Arch. de phys. 1882. No. 6.

[4]) Wenn Suchard das Eleidin bis weit hinauf in die Hornschicht verfolgen kann, können wir schliessen, dass er das ächte Ranvier'sche Eleidin vor Augen gehabt hat.

nung dreht sich nun der Streit so unentschieden und so lange, bis im Jahr 1888 Unna[1]) in Paris an Ranvier's Präparaten selbst den Grund auffindet und den Irrthum aufdeckt. Man hatte auf beiden Seiten bisher nicht dieselben Dinge vor, mit anderen Worten, Eleidin und Keratohyalin waren nicht identisch, sondern grundverschiedene Elemente. Von nun an konnten Ranvier's Funde in vollem Umfange bestätigt werden, ohne dass Waldeyer's Keratohyalin im geringsten Abbruch geschah. Beide vertrugen sich auf's Beste neben einander. Was nun Unna zunächst in Briefform gemeldet hatte, das führte Buzzi[2]) weiter aus. Eine Bemerkung Ranvier's, dass die ölartigen Tropfen des Stratum lucidum und die Körner des Stratum granulosum ein und dieselbe Substanz seien, hatte den Irrthum ermöglicht. Hätte er die Körnerschicht ganz aus dem Spiel gelassen, wären seine Befunde wahrscheinlich viel früher bestätigt worden.

Die gemeinsame Affinität des Eleidins und des Keratohyalins zum Carmin (Ranvier's Pikrocarminat), vielleicht die einzige gemeinsame Reaction, hatte Ranvier dazu bewogen, beide zu identificiren. Da lag die Quelle des Irrthums.

Keratohyalin (Waldeyer) liegt in Zellen des Stratum granulosum (der Uebergangszone zwischen Stachel- und Hornschicht) eingeschlossen: Es besteht nicht in Tröpfchen, sondern besitzt feste Consistenz, denn neben runden und ovalen sind auch eckige, zackige Körner vorhanden. Sie können nicht aus Fett bestehen, denn sie lösen sich nicht in Aether, Chloroform und Benzin. Keratin, oder wie Blaschko sagen würde, Prokeratin können sie auch nicht sein, da sie der (Pepsin- und Trypsin-) Verdauung keinen Widerstand bieten[3]) (Waldeyer, Unna). Sie färben sich mit Pikrocarmin, namentlich aber sehr gut mit Hämatoxylin überfärbt und Eisessig differenzirt, sie färben sich mit den Pararosanilin-Jod-Methoden, niemals aber mit Alkanna und nicht mit Nigrosin.

[1]) Unna's Pariser Briefe. Monatshefte f. prakt. Dermat. VII. (1888.)

[2]) Buzzi, Monatshefte f. pr. Derm. Bd. VII. No. 16 und ausführlicher in Bd. VIII. No. 1.

[3]) Unbekümmert um diese Verdauungsversuche hält sie Zander dennoch für Keratin.

Eleidin (Ranvier) aber findet sich auf der Schnittfläche der basalen Hornschicht (Stratum lucidum) als Tröpfchen flüssigen Fettes. Da ist es aber nicht zwischen den Zellen in der ganzen Dicke des Schnittes, sondern nur auf beiden Schnittflächen aus den angeschnittenen basalen Hornzellen durch das Schneiden ausgepresst. Ohne Anschnitt ist das Eleidin diffus imbibirt (une substance répandue d'une façon diffuse, wie Ranvier sagt) in den Zellen der Hornschicht und keineswegs in Tröpfchen zwischen denselben. Sie färben sich mit Alkanna, mit Osmiumsäure, mit Nigrosin, Pikrocarmin allerdings auch, aber niemals mit Hämatoxylin.

Keratohyalin und Eleidin sind also morphologisch, chemisch und topographisch ganz verschiedene Dinge und es gelingt wohl, sie in einem und demselben Schnitt neben einander mit verschiedenen Mitteln darzustellen, Keratohyalin mit Hämatoxylin, Eleidin und Alkanna.

Sobald nun die beiden Substanzen grundsätzlich von einander geschieden waren, konnte jede von ihnen gesondert in Angriff genommen werden, und daher lassen sich in der Folge die Untersuchungen über Eleidin von denen über Keratohyalin in der Literatur trennen.

Da dem Eleidin die Fettnatur nicht abgesprochen werden konnte, so interessirte daran die speciellere chemische Beschaffenheit am meisten. Es sind also vor Allem chemische Fragen, die sich an diesen Namen knüpfen und hier hat dann die Combination mit der Lanolinfrage eine ganze Reihe von Arbeiten ausgelöst. Liebreich ging von der Vorstellung aus, dass sein Lanolin nicht nur in der Schafwolle, von der ja der Name herrührt, sondern überall in der Oberhaut der Menschen verbreitet sei. Kein Wunder, dass er auf den Gedanken kam, die als Fett angesprochenen Eleidinkörnchen möchten wohl die Träger, das morphologische Substrat der von ihm gefundenen Cholesterinfette oder Lanolin sein. Oder wenn die beiden nicht geradezu identisch seien, so dass Eleidin der morphologische Ausdruck des Lanolins sei, so wäre Eleidin vielleicht doch eine Vorstufe des Lanolins oder ein Gemenge von Eiweiss mit Cholesterinfett. Lewin[1]) und auch Sticker[2]) suchten mit Anwendung der Lie-

[1]) Lewin, Berl. klin. Wochenschr. 1886. No. 2.
[2]) Sticker, Dissertat. Berlin 1887.

bermann'schen Reaction auf Cholesterin den Liebreich'schen Gedanken weiter auszubauen, doch fallen beide Arbeiten in die Zeit, wo man zwischen Eleidin und Keratohyalin noch nicht zu unterscheiden wusste, auch gelang es nicht dasjenige, was auf Cholesterinfett reagirte, topographisch mit den Eleidinkörnern zu identificiren. Zuerst hat sich Buzzi gegen Liebreich's Meinung aufgelehnt. Er kommt zum Schluss, dass Eleidin weder ein flüchtiges Oel noch ein Cholesterinfett, noch auch Cholesterin sei, sondern eher vielleicht ein fettes Oel, ein Glycerinfett sein dürfte. Santi[1]) unterstützt ihn und will weder in der Oberhaut, noch in der Cutis und im Unterhautfettgewebe der menschlichen Haut auch nur Spuren von Lanolin gelten lassen. Nach ihm wäre Alles das, was von Liebreich und Anderen als Lanolin gedeutet wurde, auf das überall verbreitete Cholesterin zu beziehen. Sicher sei Lanolin nur in der Schafwolle aufgefunden. Diese positiven Befunde, die Lewin und Sticker mit der Liebermann'schen Reaction zu verzeichnen hatten, sind dem Cholesterin in Anrechnung zu bringen, das in den gewöhnlichen thierischen Glycerinfetten, aber auch im subcutanen Fett der Menschen zugegen ist. Damit fällt natürlich auch die Hoffnung Gottstein's, dass die Imprägnation mit Cholesterinfett der Haut einen Schutz gegen Mikroorganismen verleihe, was er glaubte schliessen zu dürfen aus der Coincidenz der Furunculose mit Erkrankungen des Horngewebes, die sich bei atrophischen Kindern und bei Typhusreconvalescenten im Ausfallen der Haare, Brüchigkeit der Nägel, Trockenheit (das heisst Fettarmuth) der Haut äussere. Trotz der starken Gründe der zuletztgenannten Autoren ist auch diese Frage noch immer nicht zur Ruhe gekommen, denn in seiner Dissertation sucht Selhorst[2]) die ursprüngliche Liebreich'sche Ansicht vom Lanolingehalt der Haut zu retten. Er findet eigenthümliche Wechselbeziehungen zwischen Fett und Keratohyalin, und zwar so, dass an Stellen reichlicher Keratohyalinbildung wenig Fett gefunden wird, dass sogar eines das andere ausschliesst. Nach ihm wäre Keratohyalin ein Produkt des Kernzerfalls, während das Zellprotoplasma das Hautfett zu bilden hätte. Die starke Hornbildung und die leichte

[1]) Santi, Monatshefte f. prakt. Dermatologie. Bd. IX. No. 4.
[2]) Selhorst, Inaug.-Diss. Berlin 1890.

Heilbarkeit der Ichthyosis durch Lanolinzufuhr bringen ihn auf die Vermuthung, dass bei dieser Krankheit neben starker Keratohyalinbildung völliger Mangel der Fettproduction gefunden werden müsste. Das letzte Wort scheint also noch nicht gesprochen, nachdem die Frage auf's Neue aufgerührt worden ist.

Der andern Substanz dagegen, dem Keratohyalin, hat man auf chemischem Wege nicht weiter beikommen können. Das gemeinsame Thema der das Keratohyalin betreffenden Untersuchungen ist seine topographische Verbreitung und seine Beziehung zum Verhornungsprozess. Waldeyer sagte geradezu, dass der „chemische Vorgang der Hornsubstanzbildung in dem Auftreten des Eleidins[1]) (will sagen Keratohyalin) auch einen mikroskopisch sichtbaren Ausdruck" fände. Dass manche die Bezeichnung Keratohyalin geradezu mit dem Namen Keratinkörner oder Prokeratin vertauschen, habe ich schon erwähnt. Unna[2]) geht nicht so weit. Er bejaht eine Beziehung des Keratohyalins zur Verhornung, verneint aber die Hornnatur des Keratohyalins. Sein Wortlaut ist für meine Ansicht so wichtig, dass ich ihn beibehalte: „Die verhornenden Epithelien bilden meistens Keratohyalin, aber keinesfalls bildet sich die Hornsubstanz der Hornschicht aus dem Keratohyalin der Körnerschicht; denn beide Substanzen finden sich an verschiedenen Orten innerhalb der Zellen."

Zander[3]) identificirt Eleidin (will sagen Keratohyalin) mit Keratin. Er denkt sich dass die Körnchen in den Zellen des Stratum granulosum sich bilden in Folge ungenügender Ernährung. Auch die auf seine Anregung unternommene Dissertation Ulrich Grosse's[4]) folgt seiner Ansicht vom Verhornungsprozess: Unter dem Einfluss mangelhafter Ernährung quellen die Epithelzellen auf und verschwinden die Kerne. Der Zellinhalt verflüssigt und trocknet ein, worauf das Spongioplasma eine Umwand-

[1]) Von jetzt an ist nur von Keratohyalin die Rede; ist dafür Eleidin gesetzt, so geschieht es aus Rücksicht gegen den Autor, an dessen Worten nichts geändert werden soll. Wo also weiterhin Eleidin genannt wird, ist es als Keratohyalin zu verstehen.

[2]) Unna, Monatshefte für prakt. Dermatologie. Bd. I. 1882.

[3]) Zander, Archiv für Anatomie. 1888. Heft 1.

[4]) Grosse, Inaug.-Dissert. Königsberg 1892.

lung erfährt, indem vom Centrum der Zelle nach der Peripherie fortschreitend Keratinkörnchen auftreten. Die Randzone der Zelle aber bleibt immer frei. Bei schneller Verhornung fehlen die Körnchen, fehlt also auch ein Stratum granulosum. Dass Zander's Ansicht mit den Verdauungsversuchen nicht in Einklang zu bringen ist, habe ich erwähnt.

Pavloff[1]) kommt zum Resultat: Je entwickelter Horn- und Stachelschicht sind, um so mehr Körnerzellen finden sich dazwischen. Die Körnerschicht ist als eine Durchgangsstufe zu betrachten. Ist sie dünn, so bedeutet das rasche Verhornung. Verdickte Hornschicht bedeutet bei gleichbleibender Körnerschicht eine starke, die Abschuppung überwiegende Verhornung. Einen wichtigen Beitrag liefert Pollitzer[2]).

Er studirt die Körnerzellen, die Zander im embryonalen Nagel gefunden. Das Keratohyalin tritt im Nagelbett früher auf als irgendwo sonst, verschwindet aber, wenn seine Ausbildung an den übrigen Hautstellen beginnt. Wir sehen eine vorzeitige Entwickelung einer wahren Hornschicht. Sobald der endgültige Nagel hervorwächst, hört die Bildung des Keratohyalins auf. Das Stratum lucidum wird zur Hornschicht und diese bildet ein Eponychium, das den Nagel noch in den späteren Fötalmonaten bedeckt.

Ohne Stellung zu nehmen zur Frage der Verhornung, begnügen sich mit dem blossen Nachweis des Keratohyalins Schuchardt[3]), Franke[4]), Neuburger[5]), Miethke[6]) und White[7]). Schuchardt findet um die Schichtungskugeln einer Verruca cancrosa bei Paraffinkrätze mehrere Lagen concentrisch angeordneter Zellen, die einen grossen Reichthum an Eleidin (will sagen Keratohyalin) aufweisen. Auch in Hauthörnern sieht er das prächtigste Material zur Darstellung des „Eleidin's"

[1]) Pavloff, Monatshefte für prakt. Dermatologie. Bd. IX. No. 7.

[2]) Pollitzer, Monatshefte für prakt. Dermatologie. Bd. IX. No. 8.

[3]) Schuchardt, Volkmann's klinische Vorträge. No. 257. (Chirurgie No. 80.)

[4]) Franke, Langenbeck's Archiv XXXIV., vergl. Figg. 6, 7, 19, 30.

[5]) Neuburger, Monatshefte f. prakt. Derm. Bd. XIII. No. 1.

[6]) Miethke, Monatshefte f. prakt. Derm. Bd. IX. No. 8.

[7]) James C. White, Journal of cutaneous and genito-urinary diseases. Juni 1889. Citirt nach dem Referat in den Monatsheften. Bd. IX.

(= K. h.). Franke findet es in allen möglichen Formen, auf die wir noch zurückkommen werden, in Hornperlen von Atheromen. Er vermisst es hingegen doch an manchen Stellen, wo Verhornung stattfindet, wirft aber gelegentlich immerhin die Frage auf, ob Eleidin (will sagen Keratohyalin) etwas mit der Verhornung zu thun habe. Neuburger verfolgt bei Akrokeratoma hereditarium die Eleidinschicht entlang den Ausführungsgängen der Knäueldrüsen und durch die ganze Hornschicht, und findet die Zellen des mächtiger als sonst ausgebildeten Stratum granulosum strotzend angefüllt mit sehr feinen Keratohyalinkörnern. Miethke fand bei Lupus erythematosus eine mächtige 12 schichtige Körnerschicht, aber auch das wahre Eleidin vermehrt. White beschreibt eine hypertrophische Hornschicht und eine verbreiterte Körnerschicht mit grossen unregelmässig gestalteten astförmigen Keratohyalingebilden bei Ichthyosis.

Der Ansicht von der Keratinnatur gegenüber verlauten wenige positive Angaben. Für die Fettnatur hat wohl niemand mehr einstehen wollen, nachdem Buzzi sie mit der Unlöslichkeit in Aether, Chloroform, Benzin und mit dem negativen Verhalten gegen Alkanna und Osmiumsäure endgültig widerlegt hatte. Wie sehr der Keratinnatur die Versuche mit Glycerin-Pepsinextracten, mit Pepsin-Salzsäure und mit Trypsin widersprechen, haben wir schon gesehen. Es bleibt also nur noch zu erwägen, ob nicht doch die Keratohyalinkörner eine Verwandtschaft mit dem Nuclein, mit den Chromatinbestandtheilen verrathen. Sehen wir zu, ob nicht in der Literatur sich dafür auch Stimmen vernehmen lassen und mit welchen Gründen.

Der triftigste Grund, der dagegen angeführt wird, ist der von Waldeyer gefundene, dass in Alkalien, namentlich kohlensaurem Natron, die Körner löslich seien. Das ist aber auch der einzige. Und trotzdem könnte man glauben, es wäre ganz absurd und verkehrt, an die Nucleinnatur ernstlich zu denken, wenn man Buzzi hört: „Es wird niemand einfallen, zu behaupten" — freilich meint er, auf Grund der gemeinsamen Färbbarkeit mit Carmin — „dass das Keratohyalin mit dem Nuclein identisch oder nur verwandt sei. Im Gegentheil wissen wir, dass das Keratohyalin sich in den Epithelien ganz ohne Mitwirkung des Kerns derselben bildet.“ So ganz bestimmt lässt sich aber doch diese Behauptung nicht aufstellen. So lange wir nicht am lebenden Object die erste Entstehung der Kügelchen beobachten können, sind wir eben doch nur auf die Beurtheilung der fertigen Kügelchen angewiesen, und wie wir denen ansehen wollen, dass sie nie etwas mit dem Kern zu thun gehabt haben, kann ich nicht recht begreifen. Mag der Kern daneben noch so frisch und wenig angegriffen aussehen, er kann ja nach Verlust von Chromatinpartikeln den Schaden wieder ausgeglichen haben. Es ist doch gewiss nicht nöthig, dass der Kern die Bruchfläche zur Schau trägt, von der das Körnchen abgebröckelt ist, und auf die es nun genau passen muss.

Dem gegenüber habe ich aber so viele Zeugnisse in der Literatur gefunden, die doch die Aufmerksamkeit recht lebhaft auf den Kern richten und eine Beziehung desselben zum Keratohyalin denn doch recht wahrscheinlich machen. Ehe ich meine Ansicht bekenne, will ich die verschiedenen Autoren doch einmal darauf hin ansehen. Zander, der ja an eine solche Beziehung gar nicht denkt und eben darum doch gewiss in diesem Punkt eine Gewähr für Objectivität giebt, beschreibt die Zellen der Körnerschicht, die eine leere, von einer Membran begrenzte Kernhöhle enthalten. Negativ drückt dasselbe Verhältniss Suchard so aus, dass da, wo Haut in Schleimhaut übergehe, Stratum granulosum und lucidum fehlen und die oberflächlichen Zelllagen ihre Kerne behalten haben. Ebenso ist bei Psoriasis die Körnerschicht geschwunden und das Rete Malpighii dafür unmittelbar von einigen Lagen kernhaltiger Zellen bedeckt. Unna[1]) beschreibt, wie in vielen verhornenden Zellen Keratohyalin auftrete, und zugleich sich der Kern auf einen kleineren, durch die ganze Hornschicht bleibenden geschrumpften Rest reducire. In einer anderen Reihe von Fällen trete kein Keratohyalin auf und die Kerne blieben, etwas verkleinert oder verschmälert, aber mit glatten Contouren gut erhalten. Die perinucleäre Lage der Körnchen wird in den Beschreibungen verschiedentlich erwähnt, so von Pollitzer, Franke, Mertsching und Anderen mehr. Buzzi's eckige und zackige Körner erinnern

[1]) Monatshefte. VII. 1888. No. 18. S. 900.

doch mehr an Bruchstücke als an Umwandlungsprodukte einer die Zelle gleichmässig füllenden Substanz. White's unregelmässig gestaltete, astförmige Keratohyalinbildungen rufen von allen Dingen, die in der Zelle vorkommen, doch am ehesten die verzweigten Chromatinfäden in's Gedächtniss. Franke findet den Kern inmitten der Kügelchen wie geschrumpft. Auch im Kern selbst hat er die Körnchen gesehen. Einmal war eine einzige grössere Eleidinkugel (will sagen Keratohyalin) in einem Kern und ein ander Mal hatte es den Anschein, als ob ein Eleidintropfen (= K. h.) sich flächenhaft über einen Theil der Kugeloberfläche des Kerns ausbreitete und mit 2 Fortsätzen die Kugel umspannen wollte. In manchen Zellen erschien der Kern als grösseres blasses Bläschen, in manchen war er gar nicht mehr zu erkennen, also wahrscheinlich nicht mehr vorhanden; dann war die Zelle diffus von Eleidintropfen und -tröpfchen (= K. h.) durchsetzt. Franke glaubt, dass der Gang der Eleidinmetamorphose (= K. h.) im Ganzen der von ihm in der Beschreibung eingehaltenen Reihenfolge entspreche. Ist es nicht, als ob er den Satz auf der Zunge hätte, dass die Keratohyalinkörnchen zunähmen in demselben Grade, als der Kern schwände, und dass diese Wechselbeziehung es wahrscheinlich machte, dass sie geradezu dem Kern entstammten. S. 547 liest man: Nach innen von den eleidinhaltigen (= K. h.) Zellen folgen nur kernlose, platte, S. 548: an der Uebergangszone zwischen kernhaltigen und kernlosen verhornten Epithelien findet sich Eleidin (= K. h.). S. 553: Epithelien, die nach innen zu in grössere blassere übergehen und allmählich an mehreren Punkten unter Auftreten von einer einfachen bis doppelten Lage von Eleidinzellen (= K. h.) ihre Kerne verlieren und wieder platt werden, sich fest über einander schichten und so dünne Hornplatten erzeugen.

Das sind die Aeusserungen derjenigen, die an Beziehungen des Keratohyalins zum Kern entweder gar nicht denken oder einen solchen Gedanken von vornherein von der Hand gewiesen haben, und deren Wortlaut, wie mich dünkt, fast gegen sie zeugt.

Ich finde nur 3, die bündig bekennen, dass sie das Keratohyalin für Nuclein halten. Selhorst fasst es auf als Produkt des Kernzerfalls, ohne dafür besondere Gründe anzuführen.

D'Urso[1]) studirte das Eleidin (will sagen Keratohyalin) an secundären Plattenepithelkrebsen in Lymphdrüsen und fand, dass dasselbe in dem Grade zunahm, als der Kern schwand, so dass ihm eine Entwickelung des Eleidins (= K. h.) aus metamorphosirtem Chromatin wahrscheinlich wurde. Er vergleicht den Vorgang mit Flemming's Chromatolyse.

Energisch vertheidigt Mertsching[2]) die Herkunft des Keratohyalins aus der Kernsubstanz. Den bekannten Kernfärbungen, auf die Keratohyalin mehr reagirt als die Kerne selbst, fügt er 4 weitere bei (Norris and Shakespeare, Alauncarmin, Bismarkbraun, Gentianaviolett). Keratohyalin ist nach ihm ein Mortificationsprodukt und zwar allein des Kernes. Der Keratohyalinbildung in der Zellenmitte stimmt er in vollstem Maasse bei, wenn anders man als Mitte der Zelle den Kern derselben ansieht und die Keratohyalinbildung in den Kern selbst verlegt. Diese Lagerung der Körner um den Kern und den Umstand, dass das Keratohyalin der einen Zelle nie dasjenige der anderen Zelle erreiche, dass es also nie in den Intercellularräumen auftrete, sowie das vollständige Zugrundegehen, die Zerbröckelung des Kerns neben dem Erhaltenbleiben des Protoplasmas, das alles zieht Mertsching als Beweise heran, dass das Keratohyalin nicht ein Degenerationsprodukt sämmtlicher Bestandtheile der Zelle, sondern allein des Kernes sei. Dieser Auffassung Mertsching's folgt auch Posner[3]).

Das Präparat, dem ich die Erfahrungen verdanke, die ich dieser Frage noch anfügen möchte, ist ein etwa handtellergrosses zottiges papilläres Epitheliom der Schläfengegend, das bei einer 58jährigen Frau im März 1890 aus einer kleinen Hautwarze zu entstehen begann, im Mai 1891 üppiger und schneller zu wachsen und zu ulceriren anfing, und auf der chirurgischen Klinik am 14. October 1891 exstirpirt wurde. Die Oberfläche des Spirituspräparates hat ein ziemlich zierliches Aussehen durch die Unmasse feinster, zum Theil geradezu filiformer Papillen und Excrescenzen, die aus dem Grunde aufschiessen. Weit und regelmässig verbreitete Verhornung hatte mich schon von vornherein

[1]) D'Urso, Giorn. nat. Nap. I. 1 u. 2.

[2]) Mertsching, Dieses Archiv Bd. 116. S. 484.

[3]) Posner, Dieses Archiv Bd. 118. S. 391.

auf das Präparat aufmerksam gemacht, aber erst bei der späteren Untersuchung im Laboratorium fiel mir ein Reichthum glasheller Kugeln auf. Bekanntlich trifft man in Plattenzellenkrebsen zuweilen glasige Klümpchen und Kugeln von so homogenem durchsichtigem Aussehen, dass sie fast wie Blasen erscheinen. Ueber ihre Zugehörigkeit zur Hyalingruppe wollte ich mir vor Allem ein Urtheil verschaffen. Da nun zudem neben reichlicher Verhornung Keratohyalin in überaus grosser Fülle sich fand, musste man auf den Ausgang der Färbung in dreifacher Hinsicht gespannt sein. Er war auch merkwürdig genug. Schon von blossem Auge sieht man im Centrum der Nester und Zapfen orangerothe Klekse, mehr oder weniger scharf gegen den umgebenden Epithelmantel abgesetzt. Das ist Keratin. Dann kommt nach aussen eine Zone scharf ausgeprägter, deutlich contourirter, mit gut gefärbten, da und dort sich theilenden Kernen versehene Plattenepithelzellen. Und zwischen beiden Zonen, der äusseren aber angehörig, kaum jemals bis in's Keratin hineinreichend, liegen in ungeheurer Menge die sogenannten Keratohyalinkügelchen, von Hämatoxylin schwarz, dunkler gefärbt als alles Uebrige. Es ist ganz zweifellos, dass es die Kügelchen sind, die in der normalen Haut zwischen Stachelschicht und Hornschicht vorkommen, dass sie — das entscheidet ja schon die Hämatoxylinfärbung — nicht Ranvier's Eleidin, sondern Waldeyer's Keratohyalin bedeuten. Und ebenso sicher ist es für mich schon allein wegen ihres Verhaltens dem Hämatoxylin, aber auch dem Säurefuchsin gegenüber ausgemacht, dass sie mit Hyalin nichts zu thun haben. Dagegen kann ich die Ansicht nicht unterdrücken, dass es zersprengte, aus einander gestobene Chromatintheilchen seien und zwar aus folgenden Gründen: Um die Körnerschicht herum sind die Kerne relativ reich an Chromatin, so reich Epithelzellen eben sein können. In der Körnerschicht selbst sind sie chromatinarm, oder ganz verschwunden, oder nur eben wie Schatten angedeutet, kurz, Menge der intranucleären Chromatinsubstanz und die der Körner stehen im umgekehrten Verhältniss, nicht annähernd, oder blos hie und da, sondern regel- und gesetzmässig. Ferner: von den orangeroth gefärbten Keratinkleksen in der Mitte der Krebsnester abgesehen finden sich Anfänge der Keratinbildung schon in der Körnerschicht und zwar deutlich innerhalb einzelner Zellen. Diese Keratinklumpen, ebenfalls orangeroth gefärbt, entstehen in oder vielmehr aus dem Protoplasma der Zellen und mehr oder weniger unabhängig vom Kern. Der Kern sitzt ihnen manchmal noch wandständig und halbmondförmig auf und rüstet sich meist schon zum Untergang. Und dieser Untergang besteht eben gerade in der Auflösung, Zersplitterung und Zersprengung des Chromatins in Form manchmal unzähliger Körnchen, die anfänglich durchaus nicht alle rund, sondern, wie ich Buzzi und Anderen beistimmen kann, oft genug zackig und eckig sind, und je entfernter dem Ursprungsort, immer kleiner werden. Wo riesenzellenartige Gebilde oder wenigstens mehrkernige Zellen eingestellt werden, da findet sich um die erblassende Kerngruppe eine so überraschende Fülle der Körnchen, dass schon dies Bild allein genügt, eine Abhängigkeit der Körnchen vom Kern zu beweisen. Diese Wechselbeziehung wiederholt sich nun aber mit solcher Regelmässigkeit, dass ich annehmen muss, andere Beobachter dieser Kügelchen hätten kein so günstiges Object zum Studium der Verhornung vorgehabt, wie es unser Plattenzellenkrebs bietet, denn sonst wäre die Chromatinnatur dieser Kügelchen mit mehr Energie vertreten worden. Die Kügelchen sind nicht gleichmässig in der Körnerschicht zerstreut, sondern bilden kleine Wölkchen um ihre jeweiligen Kernschatten. Wenn ich von Schatten spreche, so bitte ich das Wort in dem Sinne zu verstehen, wie es etwa für ausgelaugte rothe Blutkörperchen im Harn gebräuchlich ist. Wenn nun also nahe Beziehungen zwischen Keratohyalin und dem Verhornungsvorgang behauptet worden sind, so verstehe ich einen solchen Zusammenhang vollkommen und kann ihn an meinem Präparat auf's Eindringlichste demonstriren. Dabei brauchen aber die Körnchen noch lange nicht werdende oder fertige Keratinsubstanz vorzustellen, wie einige wollten, sondern es ist jetzt auch verständlich, wieso sie eine blosse „Begleiterscheinung" (Unna) der Verhornung bedeuten. Kurz, ich will mein Bekenntniss dahin zusammenfassen, dass ich Unna's Sätze Wort für Wort unterschreibe: „Die verhornenden Epithelien bilden meistens Keratohyalin; aber keinesfalls bildet sich die Hornsubstanz der Hornschicht aus dem Keratohyalin der Körnerschicht; denn beide Substanzen finden sich an verschiedenen Orten innerhalb der Zellen.“ Kein Wunder, möchte ich aber hinzusetzen, und ich habe den Schlüssel zu Unna's Sätzen in der Hand, denn das Keratin entsteht aus dem Protoplasma, die Körnchen aus den Kernen und zwar leitet der Kernzerfall den Act ein und das Protoplasma folgt nach, daher denn beide Zustände in verschiedenen Schichten gefunden werden. Bei meinem Epitheliom kommen beide Vorgänge in einzelnen Zellen neben einander vor, als ob sie uns mit Fingern auf den Ablauf des Prozesses weisen wollten. Möglich, dass die Verhornung in normalen Verhältnissen zu regelmässig und zu ordentlich vor sich geht, als dass man gerade so schön wie hier die beiden parallelen Vorgänge gesondert betrachten könnte. Und mit normalen Objecten hatten es die meisten Untersucher mit Ausnahme Schuchardt's, Franke's, Neuburger's und mehrerer Anderen ja auch zu thun.

Meine Ansicht geht nun also dahin, dass kurz bevor das Zellprotoplasma verhornt, der Kern in Chromatinkörnchen zersplittere. Mit diesem Namen würden die Körnchen also besser und treffender bezeichnet als mit Keratohyalin, da sie weder zum Keratin noch zum Hyalin gehören.

Wenn also einerseits lichte glashelle Schollen und Tropfen in Hornkrebsen, andererseits die sogenannten Keratohyalinkörnchen in der Körnerschicht zum Hyalin gerechnet worden sind, so kann ich keines von beiden gelten lassen, sondern muss die letzteren dem Chromatin, die ersteren dem Keratin zuweisen, wobei ich indessen ganz gern zugebe, dass bei der Umwandlung des Protoplasma in Keratin, wie ja ganz natürlich, Uebergangsstufen vorkommen mögen, deren stärkerer Glanz dazu verführt hat, sie als Hyalin zu deuten. Auf meine Färbung aber reagiren sie wie Keratin[1]) und durchaus nicht wie jene Substanzen, die

[1]) Gerade in der gleichartigen Reaction dieser Tropfen, Kugeln, verhornten Centren der Krebszapfen und der oberflächlichen Hornschicht sehe ich eine Berechtigung, von wahrer Verhornung der Plattenzellenkrebse zu sprechen, die Mertsching für unerwiesen hält. Nach ihm fehlen diesen Zellen die Hauptbedingungen der Verhornung, nehmlich oberflächliche Lagerung und Austrocknung, weshalb er die sog. Verhornung der Cancroidperlen lieber als hyaline Degeneration bezeichnen möchte. Ich aber meine, man dürfte bei diesen ähnlichen Färbungsresultaten

nach meiner Meinung hyalin im eigentlichen Sinne genannt zu werden verdienen und die ich nächstens näher charakterisiren werde. Diese vereinzelten Keratinschollen sind nur deshalb gerade in Hornkrebsen als besondere Gebilde aufgefallen, weil hier die Verhornung in einer gewissen unordentlichen und atypischen Weise vor sich geht, so zwar, dass einige voreilige Zellen, die noch gar nicht an der Reihe sind, einstweilen für sich allein die Verhornung abmachen, wodurch sie dann allerdings als etwas Eigenartiges aus ihrer Umgebung hervorstechen.

Ich wiederhole demnach, der Hornkrebs hat mit Hyalin nichts zu schaffen. Bei den einen Dingen, die dafür gegolten, handelt es sich um Keratin, ein Produkt der Metamorphose des Protoplasmas, bei den anderen um Keratin, das um den Kern verspritzt und in Körnchen aus einander gestoben ist.

Dem letzten und vielleicht positivsten Satz dieser Behauptung stellen sich nun aber zwei schwer wiegende Einwände entgegen, deren Gewicht ich durchaus nicht unterschätze. Erstens ist verschiedentlich betont und auch mir in der Sitzung der medicin. Section des naturwissenschaftlichen Vereins, wo ich diese Dinge demonstrirte, vorgehalten worden, dass oft die Masse des Keratohyalins eine so beträchtliche sei, dass sie das Volumen des Kerns um ein Mehrfaches übertreffe. Das Chromatin müsste sich also vor dem Zerfall recht erheblich vermehrt haben. Gegen diesen Einwand finde ich in einem Satz Posner's einen guten Vertheidiger und da er auch meine Ansicht ausdrückt, will ich ihn statt meiner sprechen lassen [1]): „Es ist in der That verlockend, zu folgern, dass das Keratohyalin dem Zerfall des Kerns seinen Ursprung verdankt; dies ist natürlich nicht so aufzufassen, als entspräche jeder einzelne Tropfen einem Kernfragment — dagegen spricht allerdings schon die Menge des Keratohyalins, welches in Summa jene des Kerns entschieden übertrifft.

auch förderhin von Verhornung der Plattenzellenkrebse reden und jener Substanz in Cancroidperlen lieber eine Unterkunft beim Keratin lassen, als noch mehr Unbestimmtes in die ohnehin charakterlose Gruppe des Hyalins hineinzupfropfen. Uebrigens ist es durchaus nicht ausgemacht, dass das Wesentliche der Verhornung in der Vertrocknung zu suchen sei, wogegen wohl auch Posner Verwahrung einlegen würde.

1) Posner, Dieses Archiv Bd. 118. S. 400.

Vielmehr müsste man sich vorstellen, dass der Kernsaft bei seinem Austreten in's Protoplasma hier Gerinnungsprodukte erzeugt, die eben in jener Form auftreten. Auffallend ist namentlich auch hier die Bildung von Kernhöhlen, die ganz in der Nähe des Stratum granulosum erscheinen und bei denen die Kernsubstanz sichelförmig auf etwa $\frac{1}{4}$ ihres Volumens reducirt ist." Warum sollte sich übrigens die Chromatinsubstanz des Kerns vor seinem Untergang nicht vermehren können? Und solche Vermehrung leitet nicht nur Kerntheilung, also Neubildung und Regeneration ein, sondern kann auch auf Untergang deuten. Sieht man doch bei Muskeldegenerationen ganze Colonnen gewucherter Kerne. Mag man nun einen solchen Vorgang als einen bald erlahmenden Regenerationsversuch deuten oder ihn unerklärt lassen, bekannt ist er, wenn auch vielleicht nicht begreiflich. Kurz, auch ohne den Kernsaft im Protoplasma gleichsam wie ein Ferment wirken zu lassen, wie Posner thut, kann man in anderer Weise sich den Vorgang dem Verständniss näher bringen, ehe man auf den Versuch, die Entstehung des Keratohyalins aus dem Chromatin zu erklären, verzichtet.

Den zweiten Einwand halten mir Präparate von normaler Fingerhaut entgegen. Da ist freilich das Verschwinden des Kernes nicht durchaus an das Auftreten des Keratohyalins gebunden. Im Gegentheil, er scheint inmitten dichter Keratohyalinwolken ganz unversehrt. Ja, es kommt vor, dass in Präparaten, die in Boraxcarmin durchgefärbt waren und nachher Schnitt für Schnitt einfach mit Hämatoxylin gefärbt worden sind, die roth gefärbten Kerne sich aus den violetten Keratohyalinkügelchen herausheben. Ich gestehe, das ist schwer verständlich. Doch Posner's Ansicht vom Kernsaft würde auch hier helfen. Wir hätten 2 verschiedene Substanzen, wie nah verwandt sie auch sein mögen. Ich könnte mir auch denken, dass trotz des hereinbrechenden Untergangs der Kern sich noch eine Weile zu halten und sein Chromatin aus sich heraus zu ergänzen vermag, so dass er scheinbar noch wenig angegriffen inmitten des Trümmerfeldes liegt. Seine grössere Hinfälligkeit bei pathologischen Zuständen wäre verständlich und liesse den Widerspruch zwischen pathologischen und normalen Präparaten begreifen. Auch in der verschieden färbenden Wirkung des Boraxcarmin und Hämatoxylin könnte man eine Handhabe zur Erklärung finden, wiewohl vielleicht ein anderer gerade darin einen Erkenntnissgrund sieht, die beiden Substanzen, Chromatin und Keratohyalin, trennen zu müssen. Ich will diese Betrachtungen nicht weiter spinnen, in dem bescheidenen Bewusstsein, dass dies der Boden werthloser Vermuthungen und nicht der festzustellenden Thatsachen ist.

Mag auch der Beweis für die Herkunft des Keratohyalins aus dem Chromatin nicht mit der wünschbaren Sicherheit erbracht, mögen auch die letzten Einwände nicht ganz entkräftet sein, so bleibt uns doch als sicherer Gewinn in Händen, dass Keratohyalin keine Verwandtschaft mit den hyalinen Substanzen noch auch mit der Hornsubstanz habe, ganz unberechtigt also seinen Namen führe, mögen wir auch denselben vorerst vielleicht durch keinen besseren zu ersetzen wissen. Und endlich ist nicht zu unterschätzen, dass in der Methode ein Mittel bekannt geworden ist, Keratin in kleinen Mengen und atypischer Vertheilung nachzuweisen.

XII.

Ueber die Einwirkung verdichteter und verdünnter Luft auf den intratrachealen Druck beim Menschen.

(Aus dem Krankenhause der jüdischen Gemeinde in Berlin; Innere Abtheilung des Herrn Sanitätsrath Dr. Lazarus.)

Von Dr. E. Aron, Assistenten.

(Hierzu Taf. VIII.)

Da in der langen Reihe von Jahren, seitdem man mit pneumatischen Apparaten zu arbeiten begonnen hat, die Ansichten noch immer nicht genügend darüber geklärt sind, ob und wie verdichtete und verdünnte Luft auf den Organismus einwirkt, schien es mir angebracht zu studiren, ob comprimirte und verdünnte Luft einen nachweisbaren Einfluss auf die intratracheale Gasspannung des Menschen auszuüben vermag. Wenn dies in der That zutreffen sollte, müssen wir voraussetzen, dass wir bestimmte physikalische Grundsätze, nach denen jene Einwirkung je nach dem Grade des verwendeten Ueber- oder Unterdruckes vor sich geht, erhalten müssten. Daraus könnten wir dann wohl mit Recht auch einige Schlüsse auf die eventuelle Beeinflussung des Athemchemismus ziehen, es müsste denn sein, dass durch eine Aenderung der Athemfrequenz dem gerade reflectorisch entgegengearbeitet würde. Es wäre beispielsweise wohl denkbar, dass ein Individuum, obwohl es tiefer athmet als zuvor, doch nicht mehr Sauerstoff dem Blute zuführt als bei seinen früheren, oberflächlicheren Respirationen, wenn dasselbe nehmlich gleichzeitig proportional seinen tieferen Athmungen langsamer respirirt. Wir werden daher auch der Athemfrequenz bei unseren folgenden Versuchen unsere Aufmerksamkeit widmen müssen. Allerdings dürfte es nicht ganz leicht sein, etwaige Beeinflussungen der Respiration mit Sicherheit zu erkennen, da die Werthe der Gasspannung in der Trachea, wie wir früher[1]) gesehen haben, keineswegs ganz constante Zahlen sind, sondern in nicht unbedeutenden Grenzen auch in der gewöhnlichen Atmosphäre schwanken. Immerhin dürfte ein Versuch, auf diese Weise jene Frage zu lösen, nicht ganz ungerechtfertigt sein.

Ich benutzte zu meinen Experimenten jene beiden tracheotomirten Patientinnen I und II, welche ich bereits früher zur Bestimmung des intratrachealen Druckes verwendet hatte. Mit der gefensterten Trachealcanüle brachte ich vermittelst eines luftdicht eingefügten Glasrohres und Gummischlauches, jene mit einem Quecksilbermanometer, welcher mit Schwimmer und Zeichenfeder versehen war, in Verbindung und verzeichnete dann innerhalb der pneumatischen Glocke Curven von dem intratrachealen Druck. Die Patientin verblieb während der ganzen Beobachtungszeit ruhig auf einem Stuhle in der pneumatischen Glocke. Ich wiederholte diesen Versuch mit verdichteter Luft bei Patientin I 3 Mal, am 19., 23. und 28. December 1891. Ich kann die Resultate dieser 3 Untersuchungsreihen nicht zusammenfassend besprechen, da keineswegs völlig einheitliche Ergebnisse dabei erhalten wurden.

Ich zeichnete also zunächst bei gewöhnlichem Atmosphärendruck, nachdem unser Versuchsobject seinen Platz eingenommen hatte, eine Curve von dem intratrachealen Druck; darauf liess ich die Luft in 10 Minuten auf 1¼ Atmosphärendruck comprimiren und stellte eine zweite Curve dar, in abermals 10 Minuten wurde dann die Luft auf 1½ Atmosphären verdichtet und die dritte Curve angefertigt. Auf diesem Druck wurde die Luft 15 Minuten constant erhalten und die vierte Curve gewonnen. Hierauf liess ich die Luft in der Glocke nach und nach wieder verdünnen in derselben Zeit, in welcher sie comprimirt worden war. Die 5. Curve ergab sich bei abermals erreichtem 1¼ Atmosphärendruck und die 6. Curve, nachdem der Druck der freien Atmosphäre wieder hergestellt war. Nur das erste Mal, am 19. December, wurde die Luft vorsichtiger Weise etwas langsamer comprimirt und nachher auch wieder langsamer verdünnt, als die beiden anderen Male, da die betreffende Patientin zum

[1]) Aron, Ueber einen Versuch, die Spannung der Luft in der Trachea des lebenden Menschen zu messen. Dieses Archiv Bd. 129, Heft 2.

ersten Male diesen ungewohnten Bedingungen ausgesetzt wurde. Auch liess ich die Luft nur 10 Minuten auf 1½ Atmosphärendruck constant erhalten. Die folgende Tabelle giebt übersichtlich die Zahlen wieder, welche ich als Mittelwerthe von je 16 Einzelmessungen aus den verschiedenen Curven erhielt.

Tabelle I.

Einwirkung comprimirter Luft.

Patientin I.	19. December 1891.			23. December 1891.			28. December 1891.		
	Insp.	Exsp.	Zahl d. Resp.[1])	Insp.	Exsp.	Zahl d. Resp.[1])	Insp.	Exsp.	Zahl d. Resp.[1])
Bei 1 A. Dr.	—3,54	+3,34	38	—2,54	+2,42	31½	—3,22	+2,29	31
Bei 1¼ A. Dr.	—4,69	+2,41	41	—3,06	+3,56	36½	—3,62	+4,41	33
Bei 1½ A. Dr.	—7,22	+6,26	42½	—2,28	+2,02	37	—2,40	+2,35	40½
Bei 1½ A. Dr.	—4,09	+4,11	48	—2,44	+3,52	36	—2,21	+2,35	37
Bei 1¼ A. Dr.	—7,94	+8,44	46	—1,85	+3,51	29	—2,54	+2,12	35½
Bei 1 A. Dr.	—3,97	+3,64	38	—1,35	+1,62	33	Die Canüle hatte sich verstopft.		

Diese Zahlen besagen in Worten ausgedrückt etwa Folgendes:

Am 19. December hatte sich in der That die Athmung bei Einwirkung comprimirter Luft bei unserer Patientin I bedeutend verändert. Bei 1¼ Atmosphärendruck war der negative Druck der Inspiration nicht unbedeutend grösser geworden, während der Exspirationsdruck geringer wurde, als bei Beginn des Versuches unter äusserem Atmosphärendruck. Nach Herstellung eines Druckes von 1½ Atmosphären war die In- und Exspiration annähernd doppelt so gross geworden, als bei gewöhnlichem atmosphärischen Druck. Nachdem dieser Ueberdruck 10 Minuten angehalten hatte, war der intratracheale Druck wieder bedeutend gesunken und hatte sich dem Ursprungswerthe stark wieder genähert, ohne ihn jedoch ganz wieder zu erreichen. Möglicherweise hätten wir die gleichen Zahlen wie beim Beginn wieder erhalten, wenn wir den Druck von 1½ Atmosphären etwas länger hätten einwirken lassen. Beim Nachlassen des Druckes in der pneumatischen Glocke stiegen die Werthe sowohl für die Inspiration als auch für die Expiration wieder bedeutend, höher sogar als sie je, auch im Anfang der Einwirkung von 1½ Atmo-

[1]) Als Zeiteinheit wurde die Zeit gewählt, welche dazu erforderlich war, um den Papierstreifen, auf dem die Curven gezeichnet wurden, 15 cm von der Trommel abzuwickeln.

sphärendruck, gewesen waren. Nachdem der Druck der äusseren Atmosphäre wieder erreicht war, näherten sich unsere Werthe wieder den Ausgangszahlen, wenn sie dieselben zunächst auch noch um einiges übertrafen. Die Anzahl der Athemzüge stieg ziemlich conform mit dem Drucke und verringerte sich auch wieder beim Nachlassen des Druckes.

Die zweite Versuchsreihe, die ich bei Patientin I am 23. December mit comprimirter Luft anstellte, brachte nun keineswegs ein Ergebniss, das der ersten entsprach, ebensowenig die dritte Versuchsreihe am 28. December. Die Resultate dieser Beobachtungen habe ich in der 1. Tabelle mitgetheilt. Den Inhalt dieser Zahlenreihen sich in Worten auszudrücken, kann ich wohl getrost dem Leser überlassen, um eine zu grosse und ermüdende Weitläufigkeit zu vermeiden.

Jedenfalls ist es mir mit meiner Versuchsanordnung nicht möglich gewesen, eine Gesetzmässigkeit bei der Einwirkung comprimirter Luft auf die Athmung des Individuum I herauszufinden, wenn auch der Nachweis, dass diese dadurch überhaupt tangirt wird, mir in unzweideutiger Weise gelungen zu sein scheint. Wenn von anderer Seite behauptet worden ist, dass verdichtete Luft überhaupt keinen Einfluss auf die Athmung auszuüben vermag, so fehlen für diese Behauptung nicht weniger als alle Argumente, während wir den positiven Beweis für die thatsächliche Aenderung der Respiration erbracht haben. Ich bin sogar der festen Ueberzeugung, dass es nur einer Verbesserung der Methode bedarf, um eine gewisse, dem Drucke proportionale Gesetzmässigkeit zu eruiren. Vielleicht dürfte dies sogar mit der von mir angegebenen Versuchsanordnung bei geeigneteren Objecten gelingen, als ich sie zur Verfügung hatte; denn wie bereits in der früheren[1]) Arbeit erwähnt wurde, war bei unserem ersten Versuchsindividuum die Athmung gewissen nervösen (hysterischen) Einflüssen unterworfen, was selbstredend die Beobachtung stören konnte.

Schon Patientin II, welche ich in gleicher Weise zu meinen Versuchen verwenden konnte, ergab augenscheinlich constantere Resultate, als unser erstes Versuchsobject. Bei derselben spielte

[1]) Aron, a. a. O.

nicht in ebenso hohem Maasse unberechenbare, nervöse Momente mit. Leider war es mir jedoch nur zwei Mal möglich, dieses Individuum den Einwirkungen comprimirter Luft auszusetzen, so dass die Anzahl der Versuche eine etwas zu geringe mir zu sein scheint, um sichere, allgemein gültige Schlüsse daraus ableiten zu können. Zu meinem grossen Bedauern musste ich jedoch von einer häufigeren Wiederholung der Experimente in der pneumatischen Kammer Abstand nehmen, da sich das Befinden der tuberculösen Patientin acut derart verschlechterte, dass sie mich nicht mehr (sie wohnte in der Umgebung Berlins) aufsuchen konnte. Inzwischen ist dieselbe am 17. April ihrem Lungenleiden erlegen. Trotz der geringen Zahl der Versuche darf ich wohl auf die erhaltenen Resultate eingehen, die mir nicht ganz uninteressant und nicht unwesentlich zu sein scheinen. Am 20. Januar stellte ich bei dieser Patientin den ersten Versuch an. Ich liess die Luft in der Glocke in 10 Minuten zunächst auf $1\frac{1}{4}$ Atmosphärendruck erhöhen. Dabei stieg der Werth des intratrachealen Druckes bei der Inspiration von —1,15 mm Hg auf —2,91 mm Hg, also fast auf das Doppelte, während die Durchschnittszahl für die Exspiration so gut wie unverändert blieb; sie wurde sogar etwas geringer, indem sie von + 1,15 auf 1,0 mm Hg fiel. Wurde nun in weiteren 10 Minuten ein Druck von $1\frac{1}{3}$ Atmosphären hergestellt, so bekam ich für die Inspiration —4,93 mm Hg, also mehr als das Vierfache des Anfangswerthes; die Exspiration hingegen änderte sich nur unwesentlich, sie stieg auf +1,6 mm Hg. Nachdem der Druck von $1\frac{1}{3}$ Atmosphären 15 Minuten constant erhalten worden war, war die Inspiration von —4,93 auf —4,20 mm Hg gesunken, die Exspiration von +1,6 auf +0,71 mm Hg. Darauf liess ich innerhalb 10 Minuten einen Druck von $1\frac{1}{4}$ Atmosphären wieder herstellen. Der Werth des intratrachealen Druckes für die Inspiration stieg abermals an und näherte sich sogar der Zahl, welche wir bei Beginn der Einwirkung eines Atmosphärendruckes von $1\frac{1}{3}$ erhalten hatten, sie betrug nehmlich nun — 4,82 mm Hg. Desgleichen bekamen wir für die Exspiration eine grössere Zahl, und zwar +1,19 mm Hg, eine Zahl, welche unserem Ausgangswerthe fast gleich war. In weiteren 10 Minuten wurde schliesslich der atmosphärische Druck wieder erreicht, und die unter diesen Verhältnissen sich ergebenden Zahlen waren viel kleiner, als während der Einwirkung verdichteter Luft, wenn auch der Werth der Inspiration, —2,72 mm Hg, nicht eben unbedeutend den ursprünglichen Ausgangswerth von —1,15 mm Hg übertraf, während die Exspiration oberflächlicher wurde, nehmlich +0,4 gegen +1,15 mm Hg des Ausgangspunktes. Ich möchte gleich hier betonen, dass die Respirationsfrequenz nicht wesentlich beeinflusst wurde, wie dies aus der Tabelle II leicht ersichtlich ist.

Bei der Wiederholung des Versuches unter Einwirkung comprimirter Luft am 3. Februar bei Patientin II ging ich mit der Luftverdichtung etwas weiter, indem ich die Luft in der Kammer auf 1½ Atmosphären comprimiren liess. Auch bei dieser Versuchsreihe ist der Effect der verdichteten Luft auf den intratrachealen Druck unverkennbar. Die Inspiration wurde tiefer; sie stieg von —2,52 auf —4,26 und —4,84 mm Hg. Nachdem der Druck von 1½ Atmosphären 15 Minuten angedauert hatte, wurde der intratracheale Werth für die Inspiration kleiner, und zwar —3,49 und sank beim Nachlassen der Compression auf —3,21 und —1,96 mm Hg. Auch die Exspiration wurde in ähnlicher Weise beeinflusst. Der Werth derselben wuchs unzweifelhaft conform mit der Luftcompression und sank wiederum beim Nachlassen der Luftverdichtung (vergleiche Tabelle II). Beim Betrachten der Athmungsfrequenz können wir keine gleiche Gesetzmässigkeit constatiren.

Die Resultate, welche wir bei Einwirkung comprimirter Luft auf Patientin II erhalten haben, scheinen mir in hohem Maasse bemerkenswerth zu sein, da wir in beiden Versuchsreihen im allgemeinen Recht wohl zu einander passende Ergebnisse gefunden haben. Wenn es uns erlaubt sein sollte, aus diesen nur zwei Versuchen Verallgemeinerungen abzuleiten, so wäre nach meinem Dafürhalten allerdings der Nachweis eines physikalischen Einflusses der Luftcompression auf die Athmung in zweifelloser Weise gelungen. Wir haben gesehen, dass die Inspiration bei der Luftverdichtung vertieft wird und dies in sehr bedeutendem Maassstabe bis auf das Vier- und Mehrfache. Hat die Compression einige Zeit dauernd eingewirkt, so wird die Inspiration wieder oberflächlicher, was vielleicht mit einer relativ schnellen

Acclimatisation an die verdichtete, umgebende Luft gleichbedeutend wäre. Beim Nachlassen der Luftcompression vertieft sich entweder die Inspiration, um schliesslich beim Uebergang in die gewöhnliche Atmosphäre wieder niedriger zu werden, oder aber die Inspiration wird gleich mit Beginn des Nachlassens der Luftverdichtung eine continuirlich oberflächlichere. Auch die Exspiration scheint von der Einwirkung der Luftcompression nicht unberührt zu bleiben, freilich stimmen hierbei unsere beiden Versuchsreihen nicht recht überein; das Ergebniss der zweiten scheint eher dem zu entsprechen, was man vielleicht a priori zu erwarten hatte. Die Exspiration wurde nehmlich steigend mit dem Grade der Luftcompression eine kräftigere und wurde andererseits bei dem Nachlassen der Luftverdichtung auch wieder eine oberflächlichere.

Die folgende Tabelle II veranschaulicht die beiden Versuchsreihen bei unserer Patientin II.

Tabelle II.

Einwirkung comprimirter Luft.

Patientin II.	20. Januar 1892.		
	Insp.	Exsp.	Zahl d. Resp.[1]
Bei 1 A. Dr.	−1,15	+1,15	15
Bei 1¼ A. Dr.	−2,91	+1,00	13½
Bei 1⅓ A. Dr.	−4,93	+1,60	16½
Bei 1⅓ A. Dr.	−4,20	+0,71	15
Bei 1¼ A. Dr.	−4,82	+1,19	15½
Bei 1 A. Dr.	−2,72	+0,40	16

Einwirkung comprimirter Luft.

Patientin II.	3. Februar 1892.		
	Insp.	Exsp.	Zahl d. Resp.[1]
I. Bei 1 A. Dr.	−2,52	+1,1	26
II. Bei 1¼ A. Dr.	−4,26	+2,09	23½
III. Bei 1½ A. Dr.	−4,84	+2,81	19
IV. Bei 1½ A. Dr.	−3,49	+1,84	19½
V. Bei 1¼ A. Dr.	−3,21	+1,12	26
VI. Bei 1 A. Dr.	−1,96	+0,08	21

Dann wollte ich auch die Einwirkung verdünnter Luft auf die Athmung und speciell auf den intratrachealen Luftdruck studiren. Bei dem ersten diesbezüglichen Versuche am 21. December 1891 bei Patientin I, welcher leider nicht wiederholt werden konnte, da diese Patientin aus äusseren Gründen sehr bald das Krankenhaus verliess, und auch Patientin II, wie bereits erwähnt wurde, mir nicht häufiger zu meinen Untersuchungen zu Gebote stand, liess ich zu diesem Zwecke die Luft in der Glocke in 15 Minuten auf $\frac{3}{4}$ Atmosphärendruck verdünnen. Während vor der Luftverdünnung der intratracheale Druck im Durchschnitt bei der Inspiration −5,33, bei der Exspiration

[1]) Siehe Anmerkung auf S. 299.

+6,67 mm Hg betragen hatte, wurde nun der Durchschnittswerth für die Inspiration —7,06 mm Hg, während die Exspiration fast genau die gleiche blieb. Hieraus könnte man schliessen, dass unser Versuchsobject bei der Luftverdünnung tiefer inspiriren musste, um sein Sauerstoffbedürfniss zu decken, während die Exspiration so gut wie unverändert blieb. Hierauf liess ich in weiteren 10 Minuten die Luft auf $\frac{2}{3}$ Atmosphäre verdünnen. Aus der Curve ergab sich, dass der Inspirationsdruck beträchtlich gesunken war, sogar unter den des Versuchsanfanges. Auch der Exspirationsdruck war kleiner geworden als bei Beginn des Experimentes. Hierfür eine Erklärung abzugeben, fühle ich mich ausser Stande. Liess ich die Luft 15 Minuten constant auf $\frac{2}{3}$ Atmosphäre, so sank der mittlere Druck der In- und Exspiration abermals um ein Geringes, ohne dass im Uebrigen das betreffende Individuum etwaige Zeichen von Missbehagen oder gar Collaps gezeigt hätte. Ich ging mit der Luftverdünnung nicht weiter, sondern liess den Druck allmählich wieder in der Glocke ansteigen, zunächst in 10 Minuten auf $\frac{3}{4}$ Atmosphäre. Hierbei zeigte sich das überraschende Resultat, dass sowohl der In- als auch der Exspirationsdruck ein sehr kleiner wurde. In weiteren 15 Minuten kehrten wir zum atmosphärischen Druck zurück, und obwohl sich der in- und exspiratorische Druck um ein Geringes wieder hob, blieb der Werth trotzdem noch ein auffallend kleiner.

Das Ergebniss dieser Versuchsreihe vom 21. December 1891 bei verdünnter Luft mit Patientin I giebt die folgende Tabelle III wieder.

Tabelle III.

Einwirkung verdünnter Luft.

Patientin I.	21. December 1891.		
	Insp.	Exsp.	Zahl d. Resp.[1])
I. Bei 1 A. Dr.	—5,33	+6,67	44
II. Bei $\frac{3}{4}$ A. Dr.	—7,06	+6,60	41
III. Bei $\frac{2}{3}$ A. Dr.	—4,96	+5,95	$36\frac{1}{2}$
IV. Bei $\frac{2}{3}$ A. Dr.	—4,37	+5,13	$42\frac{1}{2}$
V. Bei $\frac{3}{4}$ A. Dr.	—1,44	+1,67	$36\frac{1}{2}$
VI. Bei 1 A. Dr.	—1,52	+1,92	39

[1]) Siehe Anmerkung auf S. 299.

Wenn ich diese Versuche schon jetzt veröffentliche, nachdem ich nur an zwei Individuen meine Untersuchungen habe anstellen können, so darf ich wohl zu meiner Entschuldigung anführen, dass es schwer ist und Zufälligkeiten überlassen bleibt, geeignete menschliche Versuchsobjecte in grösserer Zahl zu bekommen, und nicht weiss, ob und wann ich Gelegenheit finden werde, diese Versuche wieder aufnehmen zu können. Andererseits habe ich wohl auch daran gedacht, an Thieren die gleichen Untersuchungen anzustellen, habe mich jedoch dazu nicht entschliessen können, da die Resultate, welche man bei diesen erhalten würde, doch nicht berechtigterweise auch für den Menschen Gültigkeit haben würden. Jedenfalls werden wir wohl mit Hülfe des Nachweises eines Einflusses comprimirter Luft auf den intratrachealen Druck beim Menschen einen Schritt weiter kommen in der Deutung der Einwirkung dieses therapeutischen Agens auf den kranken, menschlichen Organismus und besonders auch auf den erkrankten Respirationstractus desselben.

Bisher sind nur relativ wenige Versuche ausgeführt worden, welche in einwandsfreier Weise zeigen, dass die Anwendung verdünnter und verdichteter Luft einen physikalisch nachweisbaren Einfluss auf die thierische und insbesondere auch auf die menschliche Athmung auszuüben vermag, so dass Waldenburg[1]) sogar behauptete: „Eine andere rein mechanische Wirkung der pneumatischen Cabinette auf die Respiration als das Herabsteigen des Zwerchfells — man mag sie erklären, wie man wolle — ist bisher überhaupt nicht nachgewiesen.“ Hier sind die Experimente von v. Vivenot, Schyrmunski und P. Bert nachzutragen, welche haben constatiren können, dass in comprimirter Luft die Lungencapacität wächst, während dieselbe in verdünnter Luft nach P. Bert sinkt.

Von sonstigen, physikalisch nachgewiesenen Aenderungen in der Athmungsmechanik des Menschen unter Anwendung verdünnter oder verdichteter Luft ist mir nichts bekannt, ausser dass die Zahl der Athemzüge in verdünnter Luft sich vermehren, in verdichteter sich verringern soll, was wir übrigens jedenfalls nicht durchgehends (vergl. die Tabellen) bestätigen konnten. In

[1]) Waldenburg, Die pneumatische Behandlung der Respirations- und Circulationskrankheiten. Berlin 1880. S. 569.

dieser Beziehung einen kleinen Beitrag zu liefern, um die physikalisch nachweisbare Einwirkung eines Ueber- oder Unterdruckes auf den menschlichen Respirationsapparat in anderer Weise beweisen zu können, dürfte zum Verständniss seiner Wirkungsweise nicht ganz überflüssig sein.

Zum Schlusse gestatte ich mir noch, Herrn Sanitätsrath Dr. Lazarus für die freundlichen Rathschläge bei Abfassung dieser Arbeit meinen besten Dank auszusprechen.

Erklärung der Abbildungen.

Tafel VIII.

Fig. 1. Einwirkung comprimirter Luft auf den intratrachealen Druck bei Patientin I am 19. December 1891.

1.	Curve,	gewonnen	bei	1	Atmosphärendruck.	
2.	-	-	-	$1\frac{1}{4}$	-	
3.	-	-	-	$1\frac{1}{2}$	-	
4.	-	-	-	$1\frac{1}{2}$	-	nach 10 Minuten.
5.	-	-	-	$1\frac{1}{4}$	-	
6.	-	-	-	1	-	

Fig. 2. Einwirkung verdünnter Luft auf den intratrachealen Druck bei Patientin I am 21. December 1891.

1.	Curve,	gewonnen	bei	1	Atmosphärendruck.	
2.	-	-	-	$\frac{3}{4}$	-	
3.	-	-	-	$\frac{2}{3}$	-	
4.	-	-	-	$\frac{2}{3}$	-	nach 15 Minuten.
5.	-	-	-	$\frac{3}{4}$	-	
6.	-	-	-	1	-	

XIII.

Weitere Beiträge zur Frage der Pachydermia laryngis.

(Aus dem Pathologischen Institut zu Berlin.)

Von Dr. Arthur Kuttner (Berlin).

(Hierzu Taf. IX.)

Während Virchow in seinem Vortrage über Pachydermia laryngis[1]) bei der Schilderung der anatomischen Details durchwegs mit den Hünermann'schen[2]) Angaben übereinstimmt, hebt er in directem Gegensatz zu diesem hervor, dass er Narbenbildung im Centrum pachydermatischer Wülste, die auf etwa vorhergegangene Geschwüre hingedeutet hätten, nirgends gefunden habe. Auch in der ganzen Summe von Arbeiten, die der Virchow'schen Anregung ihre Entstehung verdanken, finden sich nur wenige Mittheilungen, die sich auf das gleichzeitige Vorkommen pachydermatischer Wülste und geschwüriger Prozesse in deren unmittelbarer Umgebung beziehen[3]). Die erste Erwähnung dieser Dinge geschah durch Krakauer[4]), der bei typischer Pachydermie zwei Mal eine Perichondritis des Aryknorpels sich entwickeln sah, in Folge deren dieser vollkommen ausgestossen wurde. An derselben Stelle erwähnt B. Fränkel[5]) einen Fall von eitriger Perichondritis arytaenoidea, bei welchem die Eiterung in den Kehlkopf hinein durchbrach. Nach der Heilung

[1]) Berliner klin. Wochenschr. 1887. No. 32.

[2]) Hünermann, Ueber Pachydermie und Geschwürsbildung auf den Stimmbändern. Inaugural-Dissert. Berlin 1881.

[3]) Es sind noch zwei vielleicht hierher gehörige Fälle von E. Meyer erwähnt worden (Verhandlungen der laryngol. Gesellschaft zu Berlin. Bd. I. Th. II. S. 21); dieselben sind aber so fragmentarisch in einer Fussnote von 2—3 Zeilen abgehandelt, dass ich Schlüsse aus denselben zu ziehen nicht im Stande bin.

[4]) Verhandlungen der laryngol. Gesellschaft zu Berlin. Bd. I. Th. I. S. 40.

[5]) Ebenda S. 41.

zeigte sich am Processus vocal. ein schalenförmiger Wulst. Leider kann ich aus der kurzen Erwähnung des Falles nicht recht ersehen, ob B. Fränkel der Meinung ist, dass sich nun aus dieser eitrigen Perichondritis eine typische, d. h. eine allgemeine Pachydermie im Virchow'schen Sinne entwickelt hat. Aus dem Umstande aber, dass er den Fall selbst als eine Perichondritis pachydermica bezeichnet, glaube ich die Meinung des Autors dahin verstehen zu dürfen, dass er die Entstehung dieses Wulstes nicht als einen diffusen, sondern als einen rein localen Prozess aufgefasst hat, womit allerdings diese an und für sich interessante Beobachtung aus dem Rahmen der hierher gehörigen Fälle ausscheiden würde.

Eine weitere diesbezügliche Mittheilung verdanken wir Michelson's letzter Arbeit[1]). Er erzählt von einem tuberculösen Larynx, der in vivo das Bild einer typischen Pachydermie aufwies; bei der Section aber fand sich in der Mitte des pachydermatischen Wulstes eine Ulceration, aus deren Tiefe der nekrotisirte Processus vocalis hervorsah.

Durch die Güte des Herrn Geh. Rath Virchow, dem ich an dieser Stelle meinen ergebensten Dank hierfür auszusprechen mir erlaube, sind nun zwei Präparate in meinen Besitz gelangt, die durch die Ergebnisse ihrer mikroskopischen Untersuchung mir einige weitere Aufklärung über die erwähnten Verhältnisse zu geben geeignet erscheinen.

Das erste Präparat entstammte einem Potator, der an Typhus abdominalis zu Grunde gegangen war. Der Kehlkopf zeigte das Bild einer kräftig entwickelten Pachydermie; in der Gegend des rechten Processus vocal. sass der bekannte schalenförmige Wulst. In dem vertieften Centrum desselben zeigte sich eine Ulceration, über deren Tiefe ich mir für's erste keine Gewissheit verschaffte, um nicht das Präparat durch eine Sondenuntersuchung zu schädigen.

Bei der mikroskopischen Untersuchung (Fig. 1) zeigte sich nun in den frontal geführten Schnitten inmitten des Wulstes eine ziemlich ausgedehnte Ulceration, die sich in Form eines Fistelganges fortsetzte bis zum Process. vocal. Zu beiden Seiten des kanalförmigen Geschwüres sieht man eine reichliche kleinzellige Infiltration, die an Mächtigkeit im Perichondrium des Processus vocal. noch zunimmt. Der Knorpel selbst ist theilweise verkalkt; seine Grenze gegen das Perichondrium ist durch das Uebergreifen der Infiltration auf das Knorpelgewebe selbst verwischt. An einzelnen Stellen, die

[1]) Berl. klin. Wochenschr. 1892. No. 7.

sich durch eine ganze Reihe von Präparaten wiederholen, finden sich ziemlich erhebliche, durch Einschmelzung entstandene Defecte im Knorpel.

Dieser Fall lehrt, wie wichtig für Prognose und Therapie bei acuten Infectionskrankheiten unter Umständen die Miterkrankung des Larynx sein kann[1]).

In anatomischer Beziehung legt das Präparat folgende Schlussfolgerung nahe: Hätte der Besitzer dieses interessanten Kehlkopfes den Abdominaltyphus, der ihm verhängnissvoll wurde, überstanden, so wäre wohl auch, mit oder ohne Kunsthülfe, die Perichondrit. suppurativa und das durch diese bedingte Ulcus zur Ausheilung gekommen — und einige Zeit nachher hätte der Kehlkopf jenes Bild gezeigt, das Hünermann schildert: In der Gegend des Proc. vocal. einen wallförmigen Ring, dessen Centrum eine eingezogene Narbe bildet. Und gerade so hätte es wohl ergehen können in dem Michelson'schen Falle, wenn sich der nekrosirte Proc. vocal. in vivo ausgestossen und somit eine nachherige locale Ausheilung ermöglicht hätte.

Dass dieser Vorgang aber nicht nur meiner Phantasie, sondern der Wirklichkeit entspricht, beweist das zweite Präparat, das mir von Herrn Geh.-Rath Virchow gütigst überlassen wurde.

Es entstammte einem Manne, der an Tuberculose der Lungen zu Grunde gegangen war und ausserdem deutliche Zeichen von alter Lues aufwies. Der Larynx zeigte nur das Bild einer diffusen Pachydermie; am linken Proc. vocal. sass wieder eine Delle umgeben von dem gewulsteten Rande. Doch hatte diesmal die Grube eine eigenthümlich langgestreckte Form, die sich bis auf die hintere Larynxwand fortsetzte. Ungefähr das letzte Viertel dieser Höhle war von der vorhergehenden Partie durch eine deutlich hervorspringende, ziemlich senkrecht verlaufende Leiste abgegrenzt.

[1]) Einen ähnlichen Fall hatte ich durch die Freundlichkeit des Herrn Prof. Dr. A. Fränkel im städt. Krankenhause z. Urban zu untersuchen Gelegenheit. Es handelt sich hier um eine genuine Pneumonie, während deren Verlauf der Patient noch kurz vor der Krisis plötzlich heiser wurde. Die laryngoskopische Untersuchung ergab eine acute Entzündung des ganzen Kehlkopfinneren und ein ganz frisches Geschwür am linken Processus vocal. Auch hier handelte es sich wohl wie in dem oben beschriebenen Falle um eine metastatische Erkrankung; 1—2 Tage nach diesem Zwischenfall trat die kritische Lösung der Pneumonie ein, und, wie zu erwarten stand, heilte jetzt das Geschwür, das wohl noch keine sehr tief eingreifenden Veränderungen verursacht hatte, spontan aus.

Wieder wurde das Präparat in Frontalschnitte zerlegt und es zeigten die Präparate, die der Spitze und dem darauf folgenden Theil des Proc. vocal. entsprachen, in Mucosa und Submucosa nur das bekannte Bild des pachydermatischen Wulstes mit seiner Grube. Diese Vertiefung mit ihren verdickten Rändern setzt sich, nach vorn allmählich immer seichter werdend, bis über die Mitte des Stimmbandes fort. In dieser ganzen Ausdehnung zeigt das subepitheliale Bindegewebe eine auffallende Massenzunahme, sowohl in seinem Dickendurchmesser als in seiner Dichtigkeit. Die Lumina der Gefässe sind weit, die Wandungen derselben verdickt, dicht unter dem Epithel liegen nicht grade reichliche Anhäufungen von Rundzellen, die auch die tieferen Schichten der Epitheldecke durchsetzten. Eine entsprechende Verdickung und kleinzellige Infiltration zeigt auch das Perichondrium des Proc. vocal. Der Knorpel selbst hat seine klare charakteristische Form eingebüsst. Die Infiltration des Perichondrium greift an vielen Stellen auf seine Randzonen über und an all diesen Stellen zeigen die Knorpelzellen, soweit sie noch vorhanden sind, eine reichliche Theilung. Aber auf ganze Strecken hin, auch im Innern des Knorpels hat die, sonst so zarte, faserige Intercellularsubstanz eine ganz derbe, bindegewebige Beschaffenheit angenommen und inmitten dieser derbfaserigen Massen sieht man an Stelle der charakteristischen Knorpelzellen die kräftigen, langgestreckten Kerne, wie wir sie im Bindegewebe zu finden gewohnt sind. Kommt man nun mit den Frontalschnitten weiter nach hinten, in die Nähe der Basis des Proc. vocal., so findet man, während alle übrigen Verhältnisse ziemlich unverändert bleiben, inmitten des mächtig verdickten Epithelrandes eine tief eingezogene Stelle, an der das Epithel vollkommen aufgehört hat (Fig. 2).

Dass diese Stelle nicht etwa ein Kunstprodukt ist, wird dadurch bewiesen, dass sich das Epithel an den Rändern der Narbe, denn nur um eine solche kann es sich handeln, in einer wie die Abbildung deutlich zeigt, sich allmählich verjüngenden Schicht innig an das subepitheliale Gewebe anschmiegt. Dieses Bild zieht sich durch eine ganze Reihe von Schnitten hin, und erst ganz allmählich schiebt sich das Epithel von beiden Seiten immer weiter vor, bis es endlich wieder ohne Unterbrechung das ganze Gewebe überzieht. Der Knorpel liegt hier dicht unter der Oberfläche. Von Tuberculose war im Larynx nichts wahrzunehmen.

Es dürfte wohl keinerlei Zweifel unterliegen, dass die eben geschilderten Veränderungen nur auf syphilitischer Basis entstanden sein können.

Die Entwickelung des ganzen Prozesses scheint mir in der Weise vor sich gegangen zu sein, dass sich zuvörderst auf Grund der auch sonst ätiologisch wirksamen Momente eine Pachydermie entwickelt hat. Dass diese vor Eintritt der übrigen Erscheinungen dagewesen sei, dafür spricht ihre ganz fertige, fest organisirte Gestalt mit dem mächtig entwickelten Lager von verhornten Epithelzellen und der geringe Grad der Infiltration. Die nun hinzukommenden syphilitischen Prozesse müssen zu Einschmelzungen geführt haben, das beweist die Bindegewebsentwickelung, die wir im Knorpel und in der Narbe vorfinden.

Und da die Veränderungen sich im Proc. vocal. selbst und in seinem Perichondrium am stärksten ausgeprägt zeigen, so dürften wir wohl nicht fehl gehen, wenn wir annehmen, dass von hier aus die Erkrankung, wahrscheinlich in Form einer syphilitischen Perichondritis, ihren Ausgang genommen habe oder wenigstens hier am energischsten ausgeprägt gewesen ist. Mag nun auch die Einschmelzung von aussen nach innen oder von innen nach aussen erfolgt sein, die Ausheilung ging jedenfalls auf dem letzteren Wege vor sich — und in verhältnissmässig kurzer Zeit wäre wohl bei der bekannten Regenerationsfähigkeit der Gewebe im Larynx auch der letzte Rest der Narbe mit Epithel überkleidet gewesen.

Ziehen wir nunmehr das Facit aus dem gesammten, vorliegenden Material, so ergiebt sich, dass das Zusammentreffen einer Pachydermie im Virchow'schen Sinne (d. h. eine diffuse, nicht locale) mit Ulcerationsprozessen in deren Mitte doch immerhin zu den Seltenheiten gehört. In den gut beobachteten Fällen, die uns zur Verfügung stehen, kam aber der Ulcerationsprozess immer als etwas ganz zufälliges zur Pachydermie hinzu, einmal durch Typhus, einmal in Folge von tuberculöser, das andere Mal in Folge von syphilitischer Perichondritis; und ebenso war Perichondritis in den zwei Krakauer'schen Fällen, über deren Aetiologie allerdings nichts gesagt ist, die Ursache zur Geschwürsbildung. Somit haben alle diese Vorgänge und ebenso die von ihnen hervorgerufenen Ulcerationen mit der Pachydermie als solcher nichts zu thun; ihr Zusammentreffen ist ein rein zufälliges. Hinzu kommt noch, dass die Erweichung sich in unseren Fällen mit Vorliebe von innen nach aussen entwickelt hat. Wir haben also, so trefflich und exact auch sonst die Hünermann'schen Beobachtungen sind, bis jetzt doch keinen Fall finden können, der jene Behauptung Hünermann's zu stützen im Stande sei, dass „die Geschwürsbildung im Innern der Delle (und zwar die von aussen nach innen vor sich gehende, nicht specifische oder constitutionelle) etwas ganz Gewöhnliches im Verlaufe der Pachydermie und oft das zweite Stadium derselben sei". Ich möchte mich aber dagegen verwahren, als ob ich den Entwickelungsgang, wie ihn Hünermann geschildert hat, von vornherein ablehnen möchte; im Gegentheil, vom theoretisirenden Standpunkt aus erscheint er sogar überaus wahrscheinlich — nur haben wir bis dato noch keine anatomischen Beläge dafür finden können, dass die Natur just so zu arbeiten pflege. Worauf ich aber gerade in dieser Arbeit hinweisen wollte, das ist, das wir uns auch durch ein Zusammentreffen von Pachydermia laryngis mit einer Ulceration oder einer Narbe noch nicht zu jener Ansicht bekehren lassen dürfen, weil dieses Nebeneinander, wie ich eben dargethan habe, durchaus noch kein gegenseitiges Abhängigkeitsverhältniss zu beweisen braucht! Dass Krieg[1]) und Michelson[2]) auch bei Tuberculose typische Bilder von Pachydermia laryngis gesehen haben, ist gewiss recht interessant, doch ändert es nichts an der Auffassung, dass die Pachydermie nur ein Folgezustand rein entzündlicher chronischer Prozesse sei. Weshalb soll nicht ein Potator, bei dem sich in Folge seines Potatoriums das bekannte typische Bild entwickelt hat, auch einmal Phthisis pulmonum et laryngis bekommen können? Aber ätiologisch oder diagnostisch haben diese beiden Dinge nichts mit einander zu thun. In wieweit die Tuberculose für eine locale Pachydermie verantwortlich werden kann, ist ja von Kanthack[3]) und mir[4]) schon vor 2 Jahren festgestellt worden.

Ich möchte nunmehr noch zwei Punkte berühren, über die ich bereits ebenfalls vor zwei Jahren mich geäussert habe, die

[1]) Krieg, Pachydermia laryng. med. Correspondenzbl. d. würt. ärztl. Landesver. Bd. LX. No. 29.

[2]) a. a. O.

[3]) A. A. Kantback, Studien über die Histologie der Larynxschleimhaut. Dieses Archiv Bd. 120. 1890.

[4]) A. Kuttner, Zur Frage der Pachydermia laryngis. Vortrag, gehalten in der laryngol. Sect. des X. internationalen Congresses zu Berlin. Berl. klin. Wochenschr. 1890. No. 36. — Ueber die Beziehungen zwischen Pachydermia laryng. und Carcinom. Dieses Arch. Bd. 121. 1890. S. 378.

mir aber, wie ich aus verschiedenen, kürzlich erfolgten Publicationen ersehe, nicht genügend in meinem Sinne anerkannt zu sein scheinen; ich bitte deshalb, wenn ich eine theilweise Wiederholung nicht vermeiden kann, um Entschuldigung.

Zuvörderst handelt es sich um die Entstehung der Dellen in der Gegend des Proc. vocal. Virchow[1]) hatte seiner Zeit als Ursache derselben eine geringe Mächtigkeit des hier befindlichen subepithelialen Gewebes angenommen, welches das Perichondrium mit der Epitheldecke so fest verbindet, dass eine Schwellung, wie sie am freien Rande statt hat, im Centrum nicht eintreten kann. B. Fränkel[2]) machte den Druck, der durch das Anprallen beider Proc. vocal. auf einander ausgeübt wird, verantwortlich. Hünermann[3]) glaubte, dass Ulcerationen und nachfolgende Narbenbildung die Veranlassung zu dem bekannten Bilde geben.

Die letzte Ansicht können wir wohl nach Allem, was ich vordem gesagt habe, als vorläufig nicht bewiesen, bis auf Weiteres übergehen. Die Virchow'sche und Fränkel'sche Ansicht aber bestehen beide zu Recht; vor zwei Jahren stand mir nur ein diesbezügliches Präparat zur Verfügung, an dessen Hand ich beweisen konnte, dass beide Factoren zusammenzuwirken pflegen, um den bekannten Endeffect auszulösen. Mehrere Autoren, die sich seitdem mit diesen Dingen beschäftigten, haben anscheinend meine hierauf bezüglichen Aeusserungen übersehen. Bis heute habe ich eine ganze Reihe derartiger Präparate gesammelt und alle bestätigen meine frühere Ansicht. Das zahnradartige Ineinandergreifen, wie es B. Fränkel zutreffend schildert, und wie man es oft in vivo zu sehen Gelegenheit hat, muss Jeden überzeugen, dass der Druck, den die eine Seite auf die andere ausübt, Abplattungen hervorzurufen im Stande ist. Nimmt man nun aber die durch die Section gewonnenen Präparate zur Hand, so sieht man inmitten der derben Gruben, die durch den von B. Fränkel geschilderten Mechanismus bedingt sind, eine ganz feine Furche auf der Innenfläche des Proc. vocal. hinziehen, die eben viel zu fein und zu zart ist, um auf jene grob

1) a. a. O.

2) B. Fränkel, Der Kehlkopfkrebs, seine Diagnose und Behandlung. Deutsche med. Wochenschr. 1889. No. 1—6.

3) a. a. O.

mechanische Art entstanden zu sein. Diese lineäre, jedenfalls primäre Furchung findet ihre Veranlassung in den anatomischen Verhältnissen, wie sie Virchow geschildert hat und wie man sie in geeigneten mikroskopischen Bildern deutlich erkennen kann.

Des Ferneren handelt es sich um die atypischen Epithelwucherungen, die immer wieder als charakteristisch für Carcinom hingestellt werden [1]). Unter typischer Epithelwucherung verstehen wir doch insgemein eine Vermehrung der epithelialen Elemente in der Weise, dass die alte charakteristische Anordnung derselben, wie sie besonders in ihrem Verhältniss zum Papillarkörper gegeben ist, erhalten bleibt. Demgemäss müssen wir unter atypischen Wucherungen diejenigen Wachsthums- und Vermehrungsvorgänge verstehen, wo durch zahlreiche und unregelmässige Sprossenbildung, durch netzartige und nesterförmige Anordnung der Epithelmassen jenes normale Verhältniss zwischen Epitheldecke und Papillarkörper verwischt wird, wo also der Typus verloren gegangen ist. Diese Bilder aber als charakteristisch für beginnende Carcinome hinzustellen, ist durchaus nicht zulässig. Wohl wird ein Carcinom im Anfangsstadium das eben besprochene Aussehen zeigen, aber man kann, und das ist ja beweisend, diese sogenannte Definition nicht umkehren; denn durchaus nicht Alles, was dem geschilderten Bilde entspricht, ist als werdendes Carcinom aufzufassen. Wie C. Friedländer [2]) vor vielen Jahren bewiesen hat, dass ein derartiger Befund bei Erkrankungen der Haut nichts Beweisendes an sich habe, weil man denselben bei Lupus, Lepra und bei unschuldigen Geschwürsprozessen finde, so habe ich vor zwei Jahren in einer Polemik gegen Klebs [3]) dargethan, dass man auch im Larynx derartige Bilder bei allen möglichen Prozessen sehen kann, die mit Carcinom gar nichts zu thun haben. Ich füge nun heute zur Illustrirung des eben Gesagten eine Abbildung bei, die, obgleich sie eine recht atypische Epithelwucherung zeigt, nur einem syphilitischen Larynx entstammt, der niemals

[1]) Krieg, Atlas der Kehlkopfkrankheiten. Stuttgart, F. Enke. 1892. S. 32 u. 33.

[2]) C. Friedländer, Ueber Epithelwucherung und Krebs. C. J. Treibner. Strassburg 1877.

[3]) a. a. O.

eine Neigung zur Entwickelung eines Krebses zeigte. Ganz ähnliche Bilder in reichlicher Auswahl besitze ich von Kehlköpfen, in denen Tuberculose gehaust hat oder in denen sich ganz unschuldige Fibrome befanden. Bald sieht man hier atypische Epithelwucherungen, bald anscheinend abgeschnürte Epithelinseln mitten im subepithelialen Gewebe, auch sog. Krebsnester finden sich von Zeit zu Zeit — aber all diese wohl beobachteten Fälle hatten mit Carcinom nichts zu thun —. Und deshalb wäre es doch angebracht, wenn man für die Zukunft darauf verzichtete, auf derartige mikroskopische Befunde, eine so weitschauende, ernste Prognose aufzubauen; es könnte das für die Praxis gelegentlich zu Irrthümern der allerbedauerlichsten Art Veranlassung geben.

Ich will allerdings gern zugestehen, dass jene Fälle immer als besonders verdächtig den Argwohn des Arztes dauernd wach erhalten werden; deshalb muss man unter Umständen immer und immer wieder zu einer Probeexcision und zu einer erneuten mikroskopischen Untersuchung schreiten; zu einem schweren chirurgischen Eingriff wird man sich aber immer erst dann entschliessen dürfen, wenn man ein fertiges, nicht ein werdendes Carcinom vor sich hat. Denn so schwer es uns wird, wir müssen uns leider immer noch zu der Erklärung bequemen, dass wir einen Krebs nur erst dann diagnosticiren können, wenn er in seiner voll ausgebildeten, d. h. in der von Virchow genau charakterisirten Gestalt uns vor Augen tritt; dass uns unsere Kriterien aber einem in der Entstehung begriffenen Carcinom gegenüber im Stiche lassen.

Erklärung der Abbildungen.

Tafel IX.

Fig. 1. Frontalschnitt durch einen Kehlkopf mit ausgesprochener Pachydermie. Perichondrit. suppurativ. arytaenoid. in Verlauf eines Typhus abdomin., stellenweise Einschmelzung des Processus vocal. und Durchbruch des kanalförmigen Geschwüres in das Innere des Kehlkopfes.

Fig. 2. Frontalschnitt durch einen syphilitischen Kehlkopf mit ausgesprochener Pachydermie, in deren Mitte sich eine eingezogene Narbe befindet. Bindegewebige Veränderungen im Processus vocal., Infiltration des Perichondrium.

Fig. 3. Atypische Epithelwucherung aus einem syphilitischen Larynx.

XIV.

Ueber die Innervation des M. crico-thyreoideus.

Von Dr. J. Katzenstein in Berlin,
I. Assistenten an der Poliklinik des Privatdocenten Dr. B. Baginsky.

Longet[1] gab 1841 an, dass der N. laryngeus superior keinen Einfluss auf die Stimmbildung habe. Später bestätigte er die älteren Untersuchungen Dupuytren's[2], der nach Durchtrennung beider Nn. laryngei superiores an Hunden Rauhigkeit der Stimme wahrnahm. Longet stellte jetzt fest, dass nur die Durchtrennung des R. externus des N. laryngeus superior diesen Erfolg habe und behauptete im Anschlusse daran, dass der äussere Ast des N. laryngeus superior der motorische des M. crico-thyreoideus, der innere der sensorische des Kehlkopfes sei.

Volkmann[3] und Reid[4] bestätigten diese Ansicht.

Nach Johannes Müller[5] innerviren beide Kehlkopfnerven die Kehlkopfmuskeln zu gleichen Theilen.

Navratil[6] leugnete irgend welchen „Einfluss des N. laryngeus superior auf die motorische Sphäre des Kehlkopfes“.

Desgleichen beschrieb Türk[7] des öfteren „bei peripherer Erkrankung des N. recurrens Atrophie verschiedener Kehlkopfmuskeln und, wenn auch eine schwächere, des M. crico-thyreoideus“. Daraus folgerte er, dass die Angabe, der M. crico-thyreoideus werde ausschliesslich vom N. laryngeus superior versorgt, unrichtig sei; demselben müssten jedenfalls durch den N. recurrens eine beträchtliche Anzahl „trophischer“ Fasern zugeführt werden.

1873 theilte Steiner[8] mit, „dass die Stimme des Kaninchens trotz doppelseitiger Durchschneidung der unteren Kehlkopfnerven erhalten bleibe“; dass sie desgleichen erhalten bleibe, „wenn sämmtliche vier Kehlkopfnerven durchschnitten wären“. Nach dann folgender beiderseitiger Durchschneidung des M. sternohyoideus und sterno-thyreoideus war Stimmbildung möglich. Dagegen trat Unmöglichkeit der Stimmbildung nach Durchschneidung des M. hyo-thyreoideus ein. Dasselbe erfolgte, wenn er den Kehlkopf von seinen rückwärts gelegenen Verbindungen mit dem M. constrictor pharyngis inferior trennte, indem so der innervirende Nerv dieses Muskels, der N. pharyngeus vagi durchschnitten wurde.

Exner[9] brachte oftmals Kaninchen nach Durchschneidung der vier alten Kehlkopfnerven zum Schreien, beobachtete dabei aber immer eine kräftige Annäherung des Ringknorpels an den Schildknorpel, also wie er sagt, eine Contraction des M. crico-thyreoideus. Desgleichen fiel es ihm auf, dass bei Thieren, denen beide oberen und unteren Kehlkopfnerven durchschnitten waren, Schluckbewegungen immer noch mit der charakteristischen Annäherung des Ringknorpels an den Schildknorpel einhergingen. Hier musste also noch „irgendwo" ein Nerv zu finden sein, der den „M. crico-thyreoideus" innervirte. Er fand „in der That einen solchen in Form eines überaus feinen Fädchens, so fein, dass er es häufig nur an der Wirkung seiner Reizung erkennen und nicht mit freiem Auge sehen konnte". Dieser gleich näher zu beschreibende Nerv ist der N. laryngeus medius Exner's.

Für das Kaninchen kennzeichnet Exner (a. a. O. S. 104) denselben folgendermaassen: „Präparirt man bei diesem Thiere den N. vagus nach aufwärts, so findet man bisweilen erst im Foramen jugulare, bisweilen zwischen diesem und dem Plexus nodosus einen Stamm abgehen, welcher sich durch sein Verbreitungsgebiet als das Analogon des menschlichen R. pharyngeus vagi herausstellt. Auch die Anastomose mit dem N. glossopharyngeus ist vorhanden. Er läuft parallel mit diesem ziemlich direct nach vorn und theilt sich auf diesem Wege in zwei Zweige. Der obere pflanzt sich in den lateralen Theil der Hinterwand des Pharynx, bei grossen Thieren etwa 8 mm über dem Schildknorpel ein; der untere Ast ist der N. laryngeus medius. Er biegt nach abwärts, läuft hinter dem Pharynx, wobei er wenige Millimeter medianwärts von dessen Seitenrande liegt, bohrt sich, in der Höhe des oberen Kehlkopfrandes angelangt, in den M. thyreo-pharyngeus neben seinem Ursprunge am Kehlkopf ein, kreuzt in demselben, nach aufwärts laufend, den N. laryngeus superior, der aussen diesem Muskel anliegt, und tritt dann nahe der normalen Eintrittsstelle des R. externus N. laryngei superioris in den M. crico-thyreoideus, ohne noch einmal oberflächlich sichtbar zu werden. Auf diesem Wege giebt er höchst wahrscheinlich Zweige an die Pharynxmusculatur ab, doch sind dieselben mit freiem Auge nicht zu sehen. Einmal sah ich, dass er nahe seiner Eintrittsstelle in den M. thyreo-pharyngeus einen Verbindungsast vom N. laryngeus superior aufnahm."

Beim Hunde (a. a. O. S. 105) „theilt sich der R. pharyngeus in drei Aeste. Der oberste geht, direct nach vorn verlaufend, in einer Höhe, welche der Mbr. thyreo-hyoidea entspricht, in die Pharynxmusculatur über. Der zweite Ast ist der N. laryngeus medius. Er verläuft nach abwärts, bohrt sich nicht, wie er das beim Kaninchen thut, in den M. thyreo-pharyngeus ein, sondern liegt diesem aussen an, kreuzt den R. internus des oberen Kehlkopfnerven, an dessen innerer Seite er liegt und verläuft dann ähnlich wie der R. externus desselben nach vorn und abwärts, um etwas über diesem, manchmal auch beim Eintritt mit diesem verschmelzend, im M. crico-thyreoideus zu verschwinden. Der dritte Ast ist wieder für den Pharynx bestimmt; er läuft, sich ähnlich wie der N. laryngeus medius verhaltend, nach abwärts, liegt hierbei unter den beiden Zweigen des N. laryngeus superior, die er kreuzt, und tritt in den untersten Theil der Pharynxmusculatur, den sogenannten M. crico-pharyngeus ein."

Der M. crico-thyreoideus hat also nach Exner beim Kaninchen und Hunde eine doppelte Innervation und zwar, wie bekannt, durch den R. externus des N. laryngeus superior und durch den von Exner neu gefundenen N. laryngeus medius.

Im Anschlusse an diese Mittheilung wurden von mehreren Seiten Untersuchungen über den letztgenannten Nerven angestellt.

Nach Onodi[10] existirt ein N. laryngeus medius wie ihn Exner beim Kaninchen und Hunde beschrieben hat, nicht. Der R. pharyngeus vagi entspringt nach Onodi mit zwei Wurzeln vom N. vagus und vom Ganglion supremum des Halssympathicus, giebt eine Reihe feiner Zweige zur Musculatur des Pharynx ab. In der Höhe des unteren Theiles der Cartilago cricoidea entsendet er 2 feine Aestchen, eines zum R. externus des N. laryngeus superior, eines zum N. laryngeus inferior und verschwindet dann mit mehreren Endzweigen im oberen Theile der Speiseröhre. Durch elektrische Reizung stellte Onodi fest, dass beim Hunde der äussere Zweig des N. laryngeus superior und die vom R. pharyngeus kommenden Anastomosen, die er „N. laryngeus medius“ nennt, an der Innervation des M. crico-thyreoideus einen directen Antheil nehmen. Zwei Monate nach Durchschneidung der 2 Anastomosen fand Onodi bei einem Hunde den M. crico-thyreoideus stark degenerirt. Nur ein kleiner medialer, vom R. externus des N. laryngeus superior versorgter Theil reagirte noch auf elektrische Reizung. Onodi nimmt nun an, dass ein Theil der sonst im N. laryngeus superior enthaltenen motorischen Fasern in den Bahnen des R. pharyngeus vagi verläuft, um als Communicans den M. crico-thyreoideus zu erreichen.

Simanowsky[11] durchschnitt den äusseren Zweig des N. laryngeus superior. Zwei bis drei Monate darauf erhielt er bei den betreffenden Thieren eine höchst auffallende Atrophie des M. crico-thyreoideus. Hieraus folgert er, dass ein N. laryngeus medius nicht existirt.

Livon[12] findet, dass nach Durchschneidung des N. laryngeus superior der M. crico-thyreoideus keine Veränderungen erleidet, weder in seinen Functionen noch in seiner Ernährung. Der Muskel erhält nach ihm accessorische Fasern von einem kleinen aus dem Plexus pharyngeus stammenden Nerven, der sich mit dem R. externus motorius des N. laryngeus superior kurz vor dem Eintritt des letzteren in den M. crico-thyreoideus verbindet. „Disséquent avec soin ce petit filet nerveux, on le voit se diriger en haut et en dedans, pour venir gagner la branche externe motrice du laryngé supérieur, avec laquelle il s'anastomose au moment où cette branche forme une coude à convexité inférieure, pour gagner le muscle crico-thyroïdien.“ Erst bei Durchschneidung des N. laryngeus superior und des Astes aus dem Plexus pharyngeus tritt nach Livon „die Atrophie und fettige Degeneration des M. crico-thyreoideus“ ein.

In der Beschreibung von Ellenberger und Baum[13] giebt der „R. pharyngeus superior (anterior)“ an den N. laryngeus superior einen Verbindungszweig; diesen nennen sie nach Onodi N. laryngeus medius. Die Erläuterung zu Fig. 184 ihres Werkes (S. 527) lautet jedoch: „f. R. pharyngeus superior vagi, g. dessen R. anastomoticus (laryngeus medius?) zum N. laryngeus superior“.

Ellenberger und Baum scheinen demnach entweder einen N. laryngeus medius überhaupt oder im Sinne Onodi's in Frage zu stellen. Der M. crico-thyreoideus wird nach Ellenberger und Baum durch den „Endstamm des N. pharyngeus superior" und durch einen Ast vom R. pharyngeus inferior versorgt. Sie sagen (a. a. O. S. 533): „R. laryngeus inferior .... giebt einen Ast ab, der sich mit dem R. pharyngis inferior verbindet, welch letzterer dem M. crico-thyreoideus Zweige giebt." Dagegen findet sich merkwürdigerweise keinerlei Andeutung bei Ellenberger und Baum, dass der R. externus des N. laryngeus superior in den genannten Muskel geht*).

Wagner[14] nimmt ohne Nachprüfung einen N. laryngeus medius im Sinne Exner's an.

Nach Réthi[15] stammt der N. laryngeus medius beim Kaninchen und Hunde aus dem R. pharyngeus vagi. Reizung des N. laryngeus medius (Kaninchen) hat jedesmal Contraction des M. crico-thyreoideus zur Folge.

Es haben somit nur Exner und seine Schüler Wagner und Réthi den N. laryngeus medius übereinstimmend beschrieben; alle anderen Untersucher sind zu mehr oder minder von einem der genannten Autoren abweichenden Resultaten gekommen. Ich stellte deshalb mit gütiger Erlaubniss des Herrn Prof. Munk in dem physiologischen Laboratorium der thierärztlichen Hochschule eine Reihe von Untersuchungen an, um über den N. laryngeus medius in's Klare zu kommen. Dabei unterstützten mich in der liebenswürdigsten Weise Herr Prof. Munk und mein verehrter Chef, Herr Privatdocent Dr. B. Baginsky. Beiden Herren sage ich dafür meinen herzlichsten Dank.

Zunächst verfolgte ich — in den meisten Fällen in Ge-

*) N. laryngeus superior Ellenberger und Baum, a. a. O. S. 529. „Er entspringt aus dem Plexus nodosus, geht, nachdem er eine Wurzel für den N. depressor abgegeben hat, über die mediale Fläche der A. carotis und dann in Begleitung der A. laryngea superior, über die laterale Fläche des M. constrictor pharyngis inferior ganz nahe dessen ovalem Rande nach der Verbindungsstelle des Gabelastes des Zungenbeines mit dem Schildknorpel und tritt durch einen Spalt am ventralen Rande der genannten Verbindungsstelle in den Kehlkopf ein und theilt sich dort in mehrere Endäste, die sich in der Schleimhaut des Kehlkopfes und an beiden Flächen des Kehldeckels verzweigen."

meinschaft mit Herrn Dr. Thuneberg, Assistenten am physiologischen Institute in Helsingfors —, den anatomischen Verlauf des N. pharyngeus medius beim Hunde und beim Affen (Macacus).

Beim Hunde fanden wir Folgendes: Genau nach der Beschreibung Exner's trifft man, wenn man den Vagus aufwärts präparirt, oberhalb der Abgangsstelle des N. laryngeus superior, zwischen dem Plexus nodosus und dem Foramen jugulare, oft auch im Foramen jugulare einen Zweig, der aus dem Vagus entspringt, den N. pharyngeus vagi. Direct nach seiner Entstehung giebt er einen Verbindungszweig zum N. glosso-pharyngeus ab. Alsdann theilt er sich in drei Zweige. Der oberste verläuft nach vorn in der Höhe der Membrana thyreo-hyoidea und geht alsbald in die Pharynxmusculatur, in welcher er verschwindet. Der zweite Ast, der N. laryngeus medius Exner's, läuft abwärts, liegt am äusseren Rande des M. thyreo-pharyngeus, kreuzt den inneren Ast des Nervus laryngeus superior, an dessen medialer Seite er liegt und geht alsdann eine kurze Strecke parallel dem äusseren Aste des N. larygeus superior, wendet sich dann nach hinten und abwärts, um im M. constrictor pharyngis inferior zu verschwinden; in diesem theilt er sich in einen schwächeren oberen und einen stärkeren unteren Ast. Ein Uebergang des zweiten Astes in den M. crico-thyreoideus wurde unter den vielen Präparaten, die wir anfertigten, nie constatirt. — Der dritte Ast läuft parallel dem N. pharyngeus medius nach abwärts, kreuzt den inneren und äusseren Ast des N. laryngeus superior, unter denen er liegt und tritt in den M. crico-pharyngeus ein.

Beim Affen (Macacus) entspringt wie beim Hunde, wenn man den N. vagus aufwärts präparirt, aus demselben zwischen Plexus nodosus und dem Foramen jugulare, oft erst im Foramen jugulare der N. pharyngeus vagi. Derselbe giebt alsbald eine Anastomose zum N. glosso-pharyngeus ab, und erhält constant einen Verbindungszweig aus dem Ganglion supremum des Halssympathicus. Der Nerv theilt sich alsbald in zwei Zweige. Der eine verläuft wie beim Hunde in der Höhe der Membrana thyreo-hyoidea und geht in die Pharynxmusculatur, in welcher er verschwindet. Der zweite Ast, entsprechend dem mittleren Aste beim Hunde und dem N. laryngeus medius Exner's, läuft nach abwärts. Er liegt nicht, wie beim Hunde am Rande, sondern unterhalb des M. thyreo-pharyngeus und ist in Folge dessen oft recht schwer zu verfolgen. Alsdann kreuzt er den inneren Ast des N. laryngeus superior, an dessen inneren Seite er liegt und verläuft nun wie der äussere Ast des N. laryngeus superior nach vorn und abwärts, um in dem M. constrictor pharyngis inferior zu verschwinden. Auch beim Affen war ein Uebergang des Nerven in den M. crico-thyreoideus nie nachzuweisen.

In seltenen Fällen war sowohl beim Hunde wie beim Affen eine Anastomose zwischen dem R. externus des N. laryngeus superior und dem N. pharyngeus medius — dem N. laryngeus medius Exner's — zu beobachten.

Nachdem somit der anatomische Nachweis geführt war, dass der N. pharyngeus medius e vago mit dem M. crico-thyreoideus in keinem directen Zusammenhange steht, wurden elektrische Reizversuche des genannten Nerven angestellt. Dieselben bestätigten, wie ich vorweg bemerken will, den anatomischen Befund. Einige dieser Versuche führe ich hier an. Die betreffenden Thiere (Hunde) wurden mit Aether narkotisirt, der N. pharyngeus medius wurde freipräparirt und zwischen zwei Fäden durchschnitten. Der Strom wurde von einem Du Bois-Reymond'schen Inductorium mit Bunsen'schem Tauchelemente geliefert.

20. November 1891. Hund. Durchschneidung des N. laryngeus superior sinister und des N. laryngeus inferior sinister. Reizung des N. laryngeus medius sinister. Bei einem Rollenabstand von 230 mm wird die ganze linke Kehlkopfseite in toto nach abwärts gezogen, bei gleichzeitiger Contractur der entsprechenden Pharynxmusculatur; der M. crico-thyreoideus sinister ist dabei unverändert, zeigt keine Contraction. Bei directer Reizung contrahirt sich der gesammte Muskel prompt.

25. November 1891. Durchschneidung des N. laryngeus superior und des N. laryngeus inferior sinister bei einem Bastardpudel. Reizung des N. pharyngeus medius sinister. Bis zu einem Rollenabstand von 240 mm zeigt sich keine, alsdann aber typische Contraction der ganzen linken Pharynxmusculatur. Keine Zuckung im M. crico-thyreoideus sinister. — Reizung des rechten N. pharyngeus medius e vago nach Durchschneidung des rechten N. laryngeus superior und des rechten N. laryngeus inferior. Bei einem Rollenabstand von 245 mm Contraction der gesammten rechten Pharynxmusculatur. Im Gebiete des rechten M. crico-thyreoideus keine Contraction.

4. December 1891. Mops. Freilegung des N. laryngeus superior, des N. pharyngeus medius, des N. laryngeus inferior auf der linken Seite. Durchschneidung des M. sterno-hyoideus und des M. sterno-thyreoideus sinister. Unterbindung verschiedener Gefässe. Excision des ganzen N. laryngeus superior sinister, Durchschneidung des N. laryngeus inferior sinister. Bei einem Rollenabstand von 360 mm erfolgt Contraction der gleichseitigen Pharynxmusculatur; dieselbe wird dabei nach unten gezogen. Dasselbe wird beobachtet bis zu den stärksten Strömen — bis 20 mm Rollenabstand. Contraction des betreffenden M. crico-thyreoideus findet nicht statt.

9. Juni 1892. Bei diesem zu einem anderen Zwecke unternommenen Versuche (Pudel) wurde auch der linke N. pharyngeus medius e vago gereizt. Es contrahirte sich die ganze linke Pharynxmusculatur und der Oesophagus, so weit derselbe zu verfolgen war. Im Gebiete des linken M. cricothyreoideus keine Contraction.

Durch die elektrische Reizung des N. pharyngeus medius e vago wird demnach Contraction des M. cricothyreoideus nicht herbeigeführt. Die Reizung des genannten Nerven hat nur eine Contraction der Pharynxmuskeln der gleichen Seite und des Oesophagus in seinem oberen Theile zur Folge*).

In dritter Linie stellte ich Degenerationsversuche an. Von den dabei erhaltenen Resultaten bin ich am wenigsten befriedigt. Wie auch schon eine Reihe von Autoren mittheilten, lassen sich aus bald näher zu erörternden Gründen an die in Folge der Degenerationsversuche erhaltenen mehr oder weniger grossen Veränderungen an den betreffenden Muskeln bestimmte Schlussfolgerungen nicht machen.

Aus der einschlägigen Literatur habe ich Folgendes anzuführen: Mantegazza[16] excidirte aus dem N. ischiadicus und dem N. cruralis bei Kaninchen 2 cm lange Stücke. Er fand danach Atrophie der Muskelfasern mit theilweisem Verluste der

*) Diese meine Ausführungen erstrecken sich selbstverständlich auch auf die Resultate der auf der Naturforscherversammlung zu Berlin 1886 (cf. Tageblatt, Section für Laryngo- und Rhinologie S. 226) von Exner demonstrirten Versuche. Es fehlen allerdings hier genauere Angaben über die Art der Versuche und die etwaigen dabei angewandten Stromesstärken. Um so mehr gehe ich, wie ich glaube, nicht fehl, eine vollkommene Conformität der auf der Naturforscherversammlung gemachten, aber nicht publicirten Mittheilungen mit der Originalabhandlung in den Sitzungsberichten der Akademie anzunehmen.

Querstreifung, Wucherung der Kerne im Sarcolemm, Hypertrophie des interfibrillären Bindegewebes.

Erb[17] constatirte nach Nervendurchschneidung an den zugehörigen Muskeln: Verschmälerung der Muskelprimitivbündel, Vermehrung der Muskelkerne, wachsartige Degeneration und Veränderungen im Bindegewebe in Form von Hyperplasie desselben und Anhäufung von zelligen Elementen daselbst.

Vulpian[18], der nach Excision des N. hypoglossus die Zungenmusculatur studirte, Bizzozero und Golgi[19] beobachteten Aehnliches wie Erb und Mantegazza. Desgleichen kam Krauss[20] zu gleichwerthigen Resultaten.

Von dem M. crico-thyreoideus, für den Exner eine doppelte Innervation annimmt, sagt der genannte Autor (a. a. O. S. 79) Folgendes: „Die Durchtrennung des N. laryngeus medius macht keine Degeneration des gleichseitigen M. crico-thyreoideus; dieselbe tritt erst ein, wenn der N. laryngeus superior und medius derselben Seite durchschnitten werden.“.

An anderer Stelle äussert Exner: „Ich stiess bei Gelegenheit meiner Untersuchungen über die Nerven des Kehlkopfes auf folgende Erscheinung. Wenn zwei Nerven mit einem Muskel derart in Verbindung stehen, dass die elektrische Reizung jedes der ersteren den letzteren zur Contraction bringt und man durchschneidet einen der Nerven und lässt das Thier am Leben, so kann man Wochen oder Monate vergebens nach degenerirten Muskelfasern in dem betreffenden Muskel suchen. Erst wenn beide Nerven durchschnitten werden, degenerirt der Muskel. Diese Versuche waren am Kaninchen angestellt. Ihre einfachste Deutung finden sie in der Annahme, dass in der Natur der zweite der oben genannten Fälle verwirklicht ist, dass die Muskelfasern also deshalb nicht degeneriren, weil jede derselben noch mit einer Nervenendigung des unverletzten Nerven versehen ist.“

So geistreich diese Deutung ist, für den M. crico-thyreoideus ist sie nicht anzuziehen, da derselbe nur eine einfache Innervation hat. Thatsächlich findet also Exner dort, wo er eine doppelte Innervation eines Muskels annimmt, wie beim M. cricothyreoideus, nach Durchschneidung der beiden Nerven Degeneration des betreffenden Muskels.

Eine etwas eigenthümliche Stellung nimmt unter den Autoren, die Degenerationsversuche am Muskel machten, Pineles[22], ein Schüler Exner's ein. Neben anderen Autoren nahm Exner bekanntlich früher an, dass beim Pferde der N. cervicalis I den M. crico-thyreoideus versorge, während er jetzt seine Anschauung dahin geändert hat, dass auch beim Pferde der N. laryngeus superior diesen Muskel versorgt. Pineles ist nun, jedenfalls unter dem Einflusse der früheren Ansicht Exner's, nach Durchschneidung des N. laryngeus superior beim Pferde zu folgenden Resultaten gekommen. Am M. thyreo-arytaenoideus externus, M. crico-arytaenoideus posticus, M. crico-arytaenoideus lateralis fand er grosse Veränderungen. Z. B. sagt er vom M. thyreo-arytaenoideus externus: „während eine kleine Anzahl von verschmälerten Primitivbündeln noch Querstreifung zeigt, ist die Hauptmasse der Fasern total atrophirt". Vom M. crico-thyreoideus sagt er: „Er wird beim Pferde vom 1. Cervicalnerven versorgt und nimmt eine Ausnahmestellung ein, indem trotz der mit freiem Auge erkennbaren Verschmächtigung des Muskels der mikroskopische Befund keine deutliche Degeneration wie im übrigen Kehlkopf erkennen lässt"!

Ich habe nun bei einer grossen Reihe von Kaninchen und Hunden Excisionen von Nervenstücken aus dem N. laryngeus superior und dem N. laryngeus medius e vago gemacht und nach frühestens 3 Monaten die zugehörigen Muskeln einer genaueren Untersuchung unterzogen.

Vorausgeschickt wurden diesen Versuchen Untersuchungen der normalen Kehlkopfmuskeln von Kaninchen und Hunden. Dabei ergab sich die merkwürdige Thatsache, dass an Zupfpräparaten aus allen Kehlkopfmuskeln, zunächst beim Kaninchen, sich zwischen einer grossen Summe von normalen Muskelfasern viele präsentiren, welche die Querstreifung nicht zeigen und stark körnig zerfallen sind. Nach Zusatz von verdünnter Essigsäure tritt die Querstreifung an den Muskelfasern, an denen sie auch so wahrnehmbar war, noch deutlicher hervor; dagegen ist sie an den körnig zerfallenen Fasern auch jetzt nicht zu bemerken. Die zum Vergleiche untersuchten Muskeln der anderen Körpertheile, z. B. des Oberschenkels ergeben dieselben Resultate wie am Kehlkopfe. Inwieweit diese Veränderungen am sogenannten normalen

Muskel auf Degenerations- und Regenerationsvorgänge oder auf sonstige Einflüsse zurückzuführen sind, kann ich nicht entscheiden.

Excisionen von Kehlkopfnerven am Kaninchen:

Excision eines Stückes aus dem N. pharyngeus medius e vago erzeugte bei den betreffenden Kaninchen keine Veränderung. Die Thiere blieben am Leben; sie wurden nach drei Monaten getödtet. Am M. crico-thyreoideus waren Veränderungen nicht zu beobachten, abgesehen von denjenigen, die auch am normalen Muskel vorkommen.

Excision eines Stückes aus beiden Nn. pharyngeis medii. Die Thiere starben alle nach kurzer Zeit, am ehesten nach drei, am längsten nach sieben Tagen. Die Section ergab in allen Fällen Pneumonia duplex totalis beider Oberlappen und gewöhnlich auch eine partielle beider Unterlappen, eine stark hämorrhagische Entzündung des Kehlkopfes und der Trachea.

Diese Beobachtung deckt sich mit den Beobachtungen Exner's. Derselbe sagt a. a. O.: „So angenehm es mich überraschte, dass es möglich ist, Thiere mit beiderseitiger Durchschneidung des N. laryngeus superior hinlänglich lange am Leben zu erhalten, so unangenehm war ich davon berührt, dass die beiderseitige Durchschneidung des N. laryngeus medius nicht vertragen wurde. Von sechs so Operirten lebte eines bis zum zehnten Tage, die anderen starben früher.“

Réhti kommt zu folgenden Resultaten (a. a. O. S. 37): Unmittelbar nach Durchschneidung beider Nn. pharyngei medii beobachtete er das Auftreten hochgradiger Dyspnoe und lauter und langer Exspirationen unter heftiger Bewegung der Nasenflügel, während die Inspirationen nicht wesentlich verändert waren. Am 2. Tage bekam die Dyspnoe einen inspiratorischen Charakter, Rasselgeräusche wurden hörbar und es stellte sich Husten ein. Der Puls wurde schon am 2. bis 5. Tage arhythmisch, oft aussetzend und die Thiere gingen, indem die Athemnoth noch bedeutend zunahm, nach 3 bis 8 Tagen zu Grunde. Die Section ergab Pleuritis, Pericarditis fibrinosa (haemorrhagica) und croupöse Pneumonie, durch welche die unteren Lungenpartien ganz ausser Function gesetzt wurden.

Nach Durchschneidung beider Nn. pharyngei medii e vago beim Kaninchen beobachtete ich in keinem Falle eine gröbere

Veränderung an den Mm. crico-thyreoidei als bei normalen Thieren.

Excision eines N. laryngeus superior sinister ergab bei einem Kaninchen, welches nach der Operation genau drei Monate lebte, folgenden Befund: Makroskopisch war der linke M. crico-thyreoideus schmaler und blasser wie der rechte. Die mikroskopische Untersuchung ergab, dass eine grosse Anzahl von Muskelfasern körnig degenerirt und schmaler waren wie die der rechten Seite; jedoch zeigten eine ganze Anzahl von Muskelfasern aus dem linken M. crico-thyreoideus durchaus typische Querstreifung und waren diese von derselben oder annähernd derselben Breite wie die auf der rechten Seite. Die Musculatur des rechten M. crico-thyreoideus wies wie die Musculatur der früher untersuchten normalen Kehlkopfmuskeln des Kaninchens eine grosse Reihe von Fasern auf, die stark körnig zerfallen waren.

Es tritt demnach nach Excision eines Stückes des N. laryngeus superior keine totale Atrophie des M. crico-thyreoideus ein.

Die Durchtrennung des N. laryngeus superior und des N. pharyngeus medius e vago einer Seite ergiebt beim Kaninchen ein ähnliches Resultat wie die Durchschneidung des N. laryngeus superior allein. Die Beobachtung Livon's (l. c. p. 134), welcher sagt: „ce qui démontre encore mieux, c'est que pour obtenir la paralysie complète du muscle crico-thyroidien et sa dégénérescence, il faut réséquer non seulement le rameau externe du laryngé supérieur ou le laryngé supérieur lui-même, mais encore le rameau qui provient du plexus pharyngien. Ce n'est que dans ces conditions que j'ai pu obtenir chez les chiens la paralysie complète du muscle, sa dégénérescence et son atrophie“ dürfte, wie auch meine Experimente am Hunde erweisen werden, nicht aufrecht zu erhalten sein.

Es ist also nach Durchschneidung des N. laryngeus superior und des N. pharyngeus medius e vago der gleichen Seite keine völlige Atrophie des M. crico-thyreoideus zu constatiren.

In derselben Weise wie beim Kaninchen stellte ich Degenerationsversuche an Hunden an:

Es wurde zunächst die Larynxmusculatur von normalen Hunden, an denen kein operativer Eingriff am Larynx vorgenommen war, untersucht. Das Resultat war dasselbe wie beim Kaninchen, d. h. neben einer grossen Summe von Muskelfasern wurden in grösserer Menge und jedesmal solche beobachtet, die einen mehr oder minder grossen Zerfall zeigten.

Degenerationsversuche am Hunde:

11. December 1891. Excision des linken N. laryngeus superior bei einem 2 Jahre alten weiblichen, schwarzen Spitz. Tödtung 14. März 1892. Die Section ergiebt, dass die Operation richtig gemacht war. Makroskopisch ist der linke M. crico-thyreoideus blasser und dünner wie der rechte; der linke ist blassgelblich, der rechte dunkelroth. Die mikroskopische Untersuchung (Zupfpräparate in ¾procentiger Kochsalzlösung mit Zusatz von etwas Glycerin) ergiebt, dass ein grosser Theil der Muskelfasern im Vergleich zu denen der rechten Seite stark verschmälert ist; an vielen Muskelfasern ist die Querstreifung fast völlig geschwunden. Einzelne Fasern sind kolbig und knotig aufgewulstet. Die Muskelkerne sind beträchtlich vermehrt. Auffällig war, dass einzelne Fasern zum Theil oder ganz mit Fettkörnchen wie besät waren. Das interstitielle Gewebe war an einzelnen Stellen stark entwickelt. — Abgesehen von diesen veränderten Fasern waren einige vorhanden, die völlig gute Querstreifung zeigten. Die Fasern des rechten M. crico-thyreoideus weisen an vielen Stellen die oben beschriebenen Veränderungen am normalen Muskel auf.

17. December 1891. Durchschneidung beider Nn. laryngei superiores bei einem 2 Jahre alten Spitz. Tödtung und Section am 15. März 1892. Die makroskopische und mikroskopische Untersuchung beider Mm. crico-thyreoidei zeigt denselben Befund wie an dem linken M. crico-thyreoideus des am 11. December 1891 operirten Hundes.

19. December 1891. Excision des linken N. pharyngeus medius e vago bei einem 6 Jahre alten Spitz. Tödtung und Section 7. April 1892. Makroskopisch und mikroskopisch war am linken M. crico-thyreoideus keine Veränderung zu beobachten, ausgenommen solche, wie sie auch an der normalen Musculatur des Hundelarynx sich fand. Dagegen war die linksseitige Pharynxmusculatur ziemlich stark degenerirt.

25. December 1891. Durchschneidung des rechten und linken N. pharyngeus medius bei einem 3 Jahre alten weiblichen Spitz. Bis zum 12. Januar 1892 befand sich das Thier wohl. An diesem Tage trat mässige Dyspnoe auf, die am 13. Januar zunahm. Dieselbe war exspiratorisch, wurde dagegen 15. Jan. hauptsächlich inspiratorisch. Am 18. Jan. starb das Thier. Die Section ergab Pneumonie beider Unterlappen. Im Kehlkopfe und in der Luftröhre, die stark hämorrhagisch entzündet waren, lagen schleimige und eitrige Massen. Makroskopische und mikroskopische Veränderungen am rechten und linken M. crico-thyreoideus lagen nicht vor; auch war die Pharynxmusculatur, da seit der Operation erst kurze Zeit verflossen war, nur geringfügig degenerirt.

12. Januar 1892. Durchschneidung des linken N. laryngeus superior und des linken N. pharyngeus medius e vago bei einem 3 Jahre alten schwarz-

gefleckten Spitz. Tödtung und Section am 9. April 1892. Makroskopisch: Aussehen des linken M. crico-thyreoideus blassgelb, das des rechten gesättigt roth; der linke M. crico-thyreoideus ist dünner wie der rechte. Mikroskopisch am linken M. crico-thyreoideus derselbe Befund wie nach Durchschneidung des N. laryngeus superior allein (cf. Versuch 11. Dec. 1891). Die linke Pharynxmusculatur ist stark degenerirt.

An Präparaten, welche in Alkohol gehärtet und dann in Eosin, Hämatoxylin, Alauncarmin oder Bismarkbraun gefärbt wurden, war Querstreifung an den Muskelfasern nur selten nachzuweisen. Dagegen war die Längsstreifung deutlich. Die Muskelkerne an der Innenseite des Sarcolemms waren stark vermehrt. Fettige Degeneration und körnige Theile waren in den Muskelfasern nicht nachzuweisen, wie dies bei Alkoholpräparaten natürlich ist. Die Muskelfibrillen waren bei weitem schmäler wie die der anderen Seite.

Bei Präparaten, die in Müller'scher Flüssigkeit gehärtet, dann in Eosin, Hämatoxylin, Alauncarmin oder Bismarkbraun gefärbt waren, war die Querstreifung an einzelnen Fasern noch deutlich zu erkennen. Die Längsstreifung war überall deutlich. Die Muskelkerne waren vermehrt. Die einzelnen Fibrillen zeigten körnige Auflagerungen; dieselben waren fast durchweg schmäler wie die der normalen Seite. Letztere zeigten die oben erwähnten Eigenschaften.

Es ist somit auch nach Durchschneidung des N. laryngeus superior und N. pharyngeus medius einer Seite keine völlige Degeneration des gleichseitigen M. crico-thyreoideus nachzuweisen.

Aus meinen Muskeluntersuchungen beim Kaninchen und Hunde ergiebt sich Folgendes:

1. An den normalen Muskeln des Kehlkopfes und in den übrigen Körpermuskeln sind Veränderungen an einem grossen Theile der Muskelfasern, wie Schwund der Querstreifung, körnige Auflagerungen an jedem Präparate nachzuweisen.

2. Die Durchschneidung des N. laryngeus superior hat eine theilweise, keine völlige Atrophie des gleichseitigen M. cricothyreoideus zur Folge.

3. Die Durchschneidung des N. pharyngeus medius e vago hat eine beträchtliche, aber keine vollständige Atrophie der gleichseitigen Pharynxmusculatur zur Folge. Der gleichseitige M. cricothyreoideus verhält sich wie ein normaler.

4. Die Durchschneidung des rechten und linken N. pharyngeus medius e vago lässt ein genaues Urtheil bezgl. der Muskeldegeneration nicht zu, da die Thiere zu rasch sterben.

5. Die Durchschneidung des N. laryngeus superior und des N. pharyngeus medius e vago auf einer Seite bedingt, dass eine theilweise, aber keine völlige Atrophie des gleichseitigen M. crico-thyreoideus und der gleichseitigen Pharynxmusculatur eintritt.

Die oben weiter angeführten Ausführungen Livon's und Exner's, dass nach Durchschneidung des N. laryngeus superior und des N. pharyngeus medius einer Seite totale Atrophie des gleichseitigen M. crico-thyreoideus eintritt, entsprechen nach meinen Erfahrungen nicht dem wahren Sachverhalte.

6. Es tritt nach Exstirpation oder Durchschneidung von Kehlkopfnerven eine totale Atrophie der zugehörigen Muskeln nicht ein.

Resumire ich, so ergeben meine anatomischen, elektrischen und Degenerationsversuche, dass ein N. laryngeus medius im Sinne Exner's nicht existirt.

Der betreffende Nerv ist beim Hunde der N. pharyngeus medius e Vago, beim Affen der N. pharyngeus medius e Vago et Sympathico.

Literatur.

1. Longet, Compt. rend. 10. Juni 1841. Recherches expérimentales sur l'action des nerfs et des muscles du larynx.
2. Dupuytren, Biblioth. med. Tome XVIII.
3. Volkmann, Wagner's Handwörterbuch der Physiologie.
4. Reid, Physiol., Anat. and pathol. researches. Edinburg 1848. Functions of the eighth pair of nerves. p. 104.
5. Johannes Müller, Physiologie des Menschen. I. S. 795.
6. Navratil, Berl. klin. Wochenschr. 1871. S. 394.
7. Türk, Klinik der Krankheiten des Kehlkopfes. 1866. S. 440. Desgl. Türk's Krankenfälle und Sectionsbefunde in Allg. Wiener med. Zeitg. 1863.
8. Steiner, Die Laryngoskopie bei Thieren, nebst Mittheilungen über die Innervation des Stimm- und Schluckapparates. Verh. d. naturh. med. Ver. z. Heidelberg. II. 1873.
9. Exner, Die Innervation des Kehlkopfes. Sitzungsb. d. math.-naturw. Kl. d. k. A. d. W. Wien 1884. S. 71.
10. Onodi, Beiträge zur Lehre von der Innervation und den Lähmungen des Kehlkopfes. Monatsschr. . Ohrenheilk. 1888. — Zur Frage vom N. laryngeus medius. Med. Centralbl. 1888. No. 5.

11. Simanowski, Ueber die Schwingungen der Stimmbänder bei Lähmungen verschiedener Kehlkopfmuskeln. Pflüger's Archiv. 1888. Bd. 42.

12. Livon, Travaux de physiologie expérimentale. 1890/91. Innervation du muscle crico-thyroïdien. p. 131 ff.

13. Ellenberger und Baum, Systematische und topographische Anatomie des Hundes. 1891. Parey, Berlin.

14. Wagner, Die Medianstellung des Stimmbandes bei Recurrenslähmung. Dieses Archiv Bd. 124 u. 126.

15. Réthi, Der Schlingact und seine Beziehungen zum Kehlkopfe. Sitzgsb. d. k. Ak. d. W. zu Wien. 1891.

16. Mantegazza, Schmidt's Jahrb. Bd. 130 S. 275. Bd. 136 S. 148. Auszug aus Gazz. Lomb. 33, 1865 u. 18, 1867.

17. Erb, Zur Pathologie und pathologischen Anatomie peripherischer Paralysen. Deutsch. Arch. f. klin. Med. Bd. V. 1869. S. 75.

18. Vulpian, Sur les modifications que subissent les muscles sous l'influence de la section de leurs nerfs. Arch. de physiol. norm. et pathol. Tome II. 1869.

19. Bizzozero und Golgi, Wiener med. Jahrb. 1873.

20. Krauss, Histol. und chem. Untersuchungen nach Tenotomie und Neurotomie. Dieses Archiv Bd. 113.

21. Exner, Notiz zu der Frage von der Faservertheilung mehrerer Nerven in einem Muskel. Pflüger's Arch. Bd. 36. 1885. S. 573.

22. Pineles, Die Degeneration der Kehlkopfmuskeln beim Pferde nach Durchschneidung des N. laryngeus sup., med., inf. Arch. f. d. ges. Phys. Bd. XLVIII.

XV.

Ueber die Aenderung der Blutalkalescenz durch Muskelarbeit.

(Aus dem thierphysiologischen Institut der landwirthschaftlichen Hochschule zu Berlin.)

Von Dr. Wilhelm Cohnstein.

Obgleich Berzelius[1]) bereits im Jahre 1841 die Wahrnehmung gemacht hatte, dass ein Muskel desto mehr Milchsäure enthalte, je mehr er vorher angestrengt worden sei, so wird die Entdeckung der Thatsache, dass der in der Ruhe alkalisch reagirende Muskel durch die Thätigkeit sauer wird, mit Fug und Recht Du Bois Reymond zugeschrieben. Ob die producirte Säure wirklich Fleischmilchsäure ist, wie Du Bois Reymond, fussend auf den Fleischanalysen Aug. Sigm. Schultze's, Liebig's u. A. annahm, ist neuerdings in Frage gestellt worden[2]). — Wie dem aber auch sei, jedenfalls steht soviel fest, dass der thätige Muskel Säure in nicht unbeträchtlicher Quantität und in einem gewissen Proportionsverhältniss zur geleisteten Arbeit[3]) producirt.

Nach diesen Erfahrungen konnte der Gedanke nicht fern liegen, die physiologische Wirkung der Muskelarbeit von dem Gesichtspunkt der Säurewirkung aus zu betrachten. Die letztere, besonders die ihr aprioristisch zugeschriebene alkali-entziehende Kraft ist im Laufe der letzten Jahre vielfach experimentell geprüft worden. Bence Jones[4]), Wilde[5]), Fr. Hof-

[1]) C. G. Lehmann, Lehrb. d. physiol. Chemie. I. S. 103. 1850.
[2]) Warren, Pflüger's Arch. XXIV. S. 391. 1881. — Astaschewsky, Zeitschr. f. physiol. Chemie. IV. S. 397. 1880.
[3]) Heidenhain, Mechan. Leistung u. s. w. bei der Muskelthätigkeit.
[4]) On animal Chemistry. 1849.
[5]) Inaug.-Dissert. Dorpat 1855.

mann[1]), Gaehtgens[2]), Miquel[3]), Salkowski[4]), Lassar[5]), Walter[6]), Kraus[7]) haben theils durch alkalimetrische Untersuchungen von Blut und Harn, theils durch Bestimmung der im Urin ausgeschiedenen Basen bald eine alkalientziehende Wirkung eingeführter Säuren constatirt, bald negirt. Die Widersprüche sind durch Salkowski und Walter dahin gedeutet worden, dass in dem Verhalten gegen Säuren ein fundamentaler Unterschied zwischen Fleisch- und Pflanzenfressern obwalte. Während es beim Kaninchen mit Leichtigkeit gelingt, durch direct eingeführte oder im Körper abgespaltene Säure die Alkalescenz der Gewebe herabzusetzen, so dass die Thiere schliesslich durch Mangel an Alkali zu Grunde gehen, liegen die Verhältnisse beim Hunde insofern anders, als dessen Organismus über gewisse Regulationsmechanismen verfügt, welche eine Abnahme der Alkalescenz über ein gewisses Maass hinaus verhindern und so die Thiere widerstandsfähiger gegen Säurewirkung erscheinen lassen.

Da wir nun in der Muskelarbeit eine Art der Säureentwickelung zu sehen gelernt haben, so schien es interessant, aus der Literatur die zerstreuten Anmerkungen über den Einfluss der Muskelthätigkeit auf die Alkalescenz der Gewebe zu sammeln und daraufhin kritisch zu beleuchten, ob ein ähnliches Gesetz wie für die künstlich eingeführte Säure auch für die im Organismus selbst gebildete Säure bestehe.

Dass bei Kaninchen die Blutalkalescenz durch Muskelarbeit herabgesetzt wird, ist nach den Experimenten Minkowski's[8]) Zuntz's und Geppert's[9]) u. A. nicht mehr zweifelhaft.

Minkowski fand in dem Blute eines an Strychnintetanus zu Grunde gegangenen Kaninchens den Kohlensäuregehalt von

1) Zeitschr. f. Biologie. VII. S. 338.
2) Centralbl. f. d. medic. Wissensch. 1872. S. 883.
3) Arch. f. Heilkunde. 1851. S. 479.
4) Dieses Archiv Bd. 58. S. 1.
5) Pflüger's Archiv. IX. S. 44.
6) Arch. f. experim. pathol. Pharmak. VII. S. 149. 1877.
7) ibidem. XXVI. S. 207.
8) Arch. f. experim. pathol. Pharmak. XIX. S. 27.
9) Pflüger's Arch. XLII. S. 233 u. a. a. O.

etwa 34 pCt. auf 12,8 pCt. (0° C. 760 mm Dr.) gesunken, ein Befund, der vorwiegend [1]) auf eine Herabsetzung der Blutalkalescenz zu beziehen ist.

Zuntz und Geppert bestätigten den Minkowski'schen Versuch und fanden zugleich durch directe Bluttitrirung eine Herabsetzung der Alkalescenz von 238 mg Na_2CO_3 pro 100 ccm Blut auf 106 mg in Folge von heftigen Streckkrämpfen. — Ja, sie sehen sogar [2]) bei einem längere Zeit hindurch tetanisirten Kaninchen ganz plötzlich den Tod eintreten, den sie als Folge acuter Säurevergiftung bezw. Alkalientziehung deuten.

Aehnliche, wenn auch allerdings recht geringe Abnahmen in der Blutalkalescenz beobachtete Peiper [3]) an zwei Männern, deren Blut er vor und nach einem 2½stündigen Marsche titrirte. Während die Ruheprobe durch Mischung VI der Landois'schen Tabelle [4]) gesättigt wurde (1 ccm desselben enthält 2,18 mg NaOH), entsprach das nach der Muskelarbeit gewonnene Blut der Mischung V (1 ccm desselben = 1,82 mg NaOH).

In einem gewissen Gegensatz zu den bisher aufgeführten, wohl übereinstimmenden Versuchen stehen einige Mittheilungen über Versuche an Fleischfressern.

Du Bois Reymond theilt in seiner berühmten Arbeit „De fibrae muscularis reactione, ut chemicis visa est acida“ [5]) seine überzeugenden Versuche über die Säureentwickelung im thätigen Muskel mit. Als Versuchsobject benutzte er zunächst strychninisirte Kaninchen mit einseitig durchschnittenem Ischiadicus. Prüfte er nach dem im Tetanus erfolgten Tode die Reaction der Beinmusculatur, so zeigten sich die vom gesunden Ischiadicus versorgten Muskeln deutlich sauer, die des operirten Beins alkalisch. Wiederholte nun der genannte Forscher dasselbe Experiment am Hunde, so war der Erfolg ein viel weniger eclatanter. Der Autor selbst sagt [6]): Idem tentamen in cane at nescio quam ob causam non cum aeque felici eventu saepius institui.

[1]) s. S. 336.
[2]) Op. cit. p. 237.
[3]) Dieses Archiv Bd. 116. S. 337. 1889.
[4]) s. Landois, Lehrb. d. Physiologie. S. 17.
[5]) Berlin 1859.
[6]) p. 37.

Die tetanisirten Muskeln zeigten sich zwar oft neutral (also immerhin säurereicher als die alkalische Musculatur des operirten Beines), aber einen so deutlichen Gegensatz wie beim Kaninchen war Du Bois Reymond beim Hunde zu erzeugen nicht in der Lage. Drouin[1]) liess weisse Ratten, die er mit Fleisch, Brot und Gemüse fütterte, in einer durch Wasserkraft bewegten Trommel laufen, so dass die Thiere in einer Stunde eine virtuelle Entfernung von etwa 2 Kilometern zurücklegen sollten. Trotzdem sich nun die Ratten durch Festklammern an den Wänden, durch Schleifenlassen auf dem Bauche u. s. w. der intendirten Muskelarbeit zu entziehen suchten, fand Drouin nach 2stündigem Gehen der Trommel einen Abfall der Alkalescenz um 8—15 mg NaOH pro 100 ccm Blut, ein Resultat, das nach meinen Erfahrungen innerhalb der Fehlergrenzen liegt. Liess er nun die Trommel 6 Stunden gehen, so fand er zwar in einem Versuche einen Abfall um etwa 68 mg NaOH, in einem zweiten Experiment aber constatirte er ein Ansteigen um 10 mg NaOH.[2])

Es scheint völlig unerfindlich, wie Drouin auf Grund dieser Versuche den Satz aufstellen konnte: „L'alcalinité du sang total a subi une diminution. Je ne dissimule pas, que je m'attendais à la trouver plus nette. Elle est bien réelle pourtant . . .

In den vorstehenden Arbeiten sind jedenfalls schon Andeutungen dafür, dass Pflanzen- und Fleischfresser gegen Muskelarbeit verschieden reagiren. Es galt nun zu untersuchen, ob dieses Verhalten der verschiedenen Thierspecies ein gesetzmässiges sei und wie es erklärt werden könne. Hierzu waren erneute vergleichende alkalimetrische Blutuntersuchungen nöthig. Diese mussten einerseits an den Vertretern verschiedener Gattungen und andererseits an einem abwechselnd mit vegetabilischer bezw. animalischer Kost genährten Versuchsthiere angestellt werden. Auf diese Weise konnte die Frage beantwortet werden, ob es sich hier um eine specifische Eigenthümlichkeit der Thierart, oder um Unterschiede in der Ernährung handelt.

Für die quantitative Bestimmung der Blutalkalescenz liegen zwei verschiedene Methoden vor: entweder die directe Ti-

[1]) Hémo-Alcalimetrie etc. Paris 1892. p. 97.

[2]) Auf die von ihm beobachtete stärkere Alkalescenzabnahme des Serums werde ich später eingehen.

trirung mittelst Säure oder die gasometrische Bestimmung des CO_2-Gehaltes im Blute.

Der erste, welcher Blutgasanalysen zur Lösung ähnlicher Fragen, wie die vorliegende anstellte, war Friedrich Walter[1]). Er ging von der Ueberlegung aus, dass die CO_2 des Blutes zwar zu einem kleinen Theile frei, im wesentlichen aber an Alkalien gebunden sei, so dass im Grossen und Ganzen eine Proportion zwischen Blutalkalescenz und Kohlensäuregehalt bestehe.

Gegen den letzteren Satz sind von verschiedenen Seiten her Bedenken geäussert worden [Swiatecki[2]), Kraus[3])], die sich in zwei Vorwürfen zusammenfassen lassen: Erstens lasse die ausgepumpte Kohlensäure die an andere Säuren (z. B. H_3PO_4) gebundenen Alkalien unberücksichtigt, und andererseits ergäbe sie dadurch zu grosse Werthe, dass sämmtliche Kohlensäureportionen des Blutes (die absorbirte, die an Hb gebundene u. s. w.), nicht nur die an Alkalien gebundene bei der Entgasung frei würden.

Verkenne ich auch die Berechtigung ähnlicher Einwände nicht, so kann es sich hier doch immer nur um verhältnissmässig sehr geringe Fehlerquellen handeln. Wichtiger erscheint mir der Hinweis darauf, dass der CO_2-Gehalt nicht nur von der Menge der im Blute vorhandenen Alkalien, sondern ebenso sehr von der Kohlensäurespannung in den Lungenalveolen abhängig ist. Letztere schwankt jedoch mit der äusserst labilen Athemmechanik in weiten Grenzen. Wir wissen seit den Untersuchungen von A. Ewald[4]), Zuntz und Geppert[5]) u. A., dass die Lungenventilation schon durch leichte sensible Reize, durch Fesseln und Aufbinden der Versuchsthiere u. s. w. auf das Doppelte, ja Dreifache des Ruhewerthes gesteigert werden kann und dass hierdurch die Zusammensetzung der Blutgase in hohem Grade geändert wird. Daraus folgt, dass bei allen Blutgasanalysen die Athemmechanik controlirt und berücksichtigt werden muss. Letzteres ist aber von Seiten Walter's und seiner Nach-

[1]) l. c.
[2]) Zeitschr. f. physiol. Chemie. XV. S. 49. 1891.
[3]) a. a. O.
[4]) Pflüger's Arch. VII. S. 575.
[5]) a. a. O.

folger nicht geschehen und war auch — sollten die Versuche nicht zu complicirt werden — kaum möglich. Man wird aber zugeben, dass die Beweiskraft der von den genannten Autoren angestellten Versuche durch jenen principiellen, gegen die ganze Methode zu richtenden Vorwurf wesentlich herabgesetzt ist, oder wenigstens, dass nur excessive Aenderungen des Kohlensäuregehaltes den Rückschluss auf eine Aenderung der Alkalescenz zulassen.

Abgesehen von den angeführten theoretischen Bedenken schien die gasometrische Methode für meine Versuche schon deswegen nicht geeignet, weil die Experimente zu zeitraubend sind und vor Allem, weil das zur Analyse zu gewinnende Blut stets mittelst eingebundener Canüle aus einer Arterie hätte entnommen werden müssen, ein Umstand, der ein häufigeres Experimentiren an einem Versuchsobject unmöglich macht.

Aus diesen Gründen theoretischer und praktischer Natur wurde von der genannten Methode Abstand genommen und die directe Titration in Anwendung gezogen. Die diesem Verfahren vielfach[1]) zum Vorwurf gemachten Unsicherheiten und Fehlerquellen lassen sich durch zweckmässige Versuchsanordnung ausschliessen. So ist man durch die von Kühne[2]), Liebreich[3]), Zuntz[4]) u. A. angegebenen Modificationen in der Lage, die störende Eigenfarbe des Blutes genügend auszuschalten; auch die bald nach dem Verlassen der Ader eintretende Alkalescenzänderung kann man dadurch, wenigstens einigermaassen[5]) vermeiden, dass man das Blut in einem grossen Ueberschuss concentrirter Salzlösungen auffängt und so die Gerinnung verhindert[6]).

Auch der Vorwurf der durch die Kohlensäure bedingten Unsicherheit der Endreaction hat wenig Bedeutung, wenn man sich geübt hat, immer in gleicher Weise in Bezug auf Schüt-

[1]) s. z. B. H. Meyer, Arch. f. experim. Path. u. Pharmak. XVII. S. 304.
[2]) Dieses Archiv Bd. 33. S. 95. 1865.
[3]) Ber. d. Deutsch. chem. Gesellsch. I. S. 48.
[4]) Centralbl. f. d. med. Wissensch. No. 34. S. 529. 1867.
[5]) Winternitz, Zeitschr. f. physiol. Chemie. XV. S. 505. 1891.
[6]) Diese Methode wandte schon Zuntz an, als er die bei der Gerinnung eintretende Alkalescenzabnahme constatirte.

teln des Blutes, Art der Probenahme u. s. w. zu verfahren; doch ist nicht zu leugnen, dass die grosse Empfindlichkeit des Lacmus gegen Kohlensäure eine gewisse Unsicherheit bedingt. Ich vermied sie durch Verwendung von Lacmoid, auf dessen Vorzüge bei der Titration thierischer Flüssigkeiten in jüngster Zeit Röhmann[1]) und seine Schüler Courant[2]) und Spitzer[3]) aufmerksam gemacht haben.

Ich benutzte den genannten Farbstoff in der Form des Lacmoidpapiers, das nach der Vorschrift von Traub und Hock[4]) in folgender Weise hergestellt wurde:

In einen Siedekolben brachte ich 50 g Resorcin, 2,5 g Natriumnitrit und 2,5 ccm destillirtes Wasser. Das ganze wurde im Oelbade bei 110° C. erhitzt. Die Schmelze nimmt dabei mehr und mehr eine rothgelbe Farbe an. Jetzt steigert man die Temperatur auf 115—120°: es entwickelt sich Ammoniak, die Schmelze wird violett, dann blau. Man verdünnt jetzt mit Wasser und etwas verdünnter Salzsäure. — Nach dem Erkalten sammelt man den Niederschlag auf einem Saugfilter und trocknet ihn auf dem Dampfbade. Dann löst man ihn in wenig absolutem Alkohol.

Vor dem jedesmaligen Gebrauche verdünnt man einige Tropfen der Lösung mit Alkohol, fügt Salzsäure hinzu, bis die vorher tiefblaue Flüssigkeit einen violetten (nicht rothen) Ton angenommen hat und zieht jetzt durch die so bereitete Färbelösung schmale Streifen neutralen geglätteten Seidenpapiers (sog. Copirpapiers). Diese werden schnell an der Luft getrocknet und können dann, in daumenbreite Streifchen zerschnitten, an einem vor Sonnenlicht geschützten Ort wochenlang aufbewahrt werden, ohne sich zu verändern und ohne ihre Reactionsschärfe gegen die geringsten Spuren von Säuren oder Alkali (mit denen sie sich roth bezw. blau färben) einzubüssen.

Eine mit blauem Lacmoid gefärbte neutrale Flüssigkeit wird zwar schwach violett, wenn man einen Strom von Kohlensäure durchleitet; doch diese Wirkung ist zu gering, als dass sie die Bluttitrirung merklich beeinflussen könnte, wie folgender Versuch beweist:

Titrirte ich zwei gleiche Mengen verdünnter Kalilauge, von denen die eine längere Zeit einem CO_2-Strom ausgesetzt war, so ergab sich, falls Lacmoid als Indicator diente, in letzterer Portion eine nur ganz minimale Abnahme der Alkalescenz.

Selbstverständlich können die von mir mittelst Lacmoid bestimmten Alkalescenzwerthe nicht ohne Weiteres mit den von anderen Beobachtern mit anderen Indicatoren gefundenen verglichen werden. Ich verweise in dieser

[1]) Pflüger's Archiv Bd. 50. S. 84. 1891.

[2]) Ebendaselbst S. 109.

[3]) Ebendaselbst S. 551.

[4]) Ber. d. Deutsch. chem. Gesellsch. XVII. S. 2615.

Hinsicht auf die oben citirten Arbeiten von Röhmann und seinen Schülern.

Als Titrirflüssigkeit benutzte ich eine $\frac{1}{25}$ Normalweinsäure mit reichlichem Zusatz eines Neutralsalzes, um jeder Auflösung der rothen Blutkörperchen vorzubeugen. — Meine Lösung bestand aus: 3,0 g Weinsäure, 320 g Magnesiumsulfat, das Ganze in 1000 g Wasser gelöst. Es entsprach also 1 ccm der Flüssigkeit = 3 mg Säure = 1,6 mg NaOH.

Allmählich traten in der Titrelösung Schimmelcolonien auf, ohne aber, wie häufige Controltitrirungen zeigten, die Concentration der Säure in merklicher Weise zu beeinflussen. Nur bei den letzten Versuchen, die in die heisse Jahreszeit fielen, zeigte sich die Säure in ihrer Concentration herabgesetzt, was in den Versuchsprotocollen in Rechnung gezogen ist.

Da es mir darauf ankam, die Alkalescenz des gesammten Blutes zu bestimmen, so musste ich auf alle Methoden, die das Eiweiss, das Hb u. s. w. zu entfernen bezwecken (Dialyse u. s. w.), a priori verzichten. Ich ging vielmehr in der Weise vor, dass ich das Blut direct aus dem Gefäss (bei kleinen Thieren der Carotis, bei grossen einer Ohrvene) in einem Kölbchen mit kalibrirtem Halse auffing, das vorher mit einer genau bekannten Menge absolut neutraler $MgSO_4$ (25 pCt.)[1]) gefüllt war. Die zugeflossene Blutmenge wurde an dem Halse des Kölbchens abgelesen, die Gerinnung durch wiederholtes Umschwenken mit der Salzlösung verhindert und die so gewonnene (im Allgemeinen wurden 5 ccm Blut mit 45 ccm Magnesialösung versetzt) verdünnte Blutlösung direct titrirt. Letzteres geschah mittelst des oben beschriebenen violetten Lacmoidpapiers, das, wenn es in schwach angefeuchtetem Zustande auf einer Glasplatte, die mit weissem Papier unterlegt war, ausgebreitet wurde, den Beginn der sauren Reaction der darauf getüpfelten Blutlösung scharf angab. Voraussetzung ist dabei, dass das Papier in einem feuchten Zustande erhalten bleibt und dass der getüpfelte Tropfen nach einigen (10—20) Secunden mittelst neutralen Filtrirpapiers wieder abgesogen wird.

Um nun noch kurz die Methode zu skizziren, mittelst der ich meine Versuchsthiere Muskelarbeit verrichten liess, so benutzte ich bei kleinen Thieren den schon oft als geeignet erprobten intermittirenden Tetanus mittelst zweier in die Rückenhaut eingestossenen Plattenelektroden, welche die Pole der secundären Spirale eines Du Bois'schen Schlitten bildeten. Bei grösseren Thieren benützte ich das von Lehmann und Zuntz[2]) beschriebene und mir gütigst zur Verfügung gestellte Tretrad, welches den wesentlichen Vortheil bot, dass die geleistete Ar-

[1]) In einigen Fällen wurde Na_2SO_4 verwendet, das aber die Gerinnung weniger vollkommen verhindert.

[2]) Landwirthsch. Jahrbr. XVIII. No. 6. 1889.

beit aus den Umdrehungen des Rades (unter Berücksichtigung der Steigung) berechnet werden konnte.

Die Gesammtarbeit setzt sich nehmlich aus der Steigarbeit und der Wegarbeit zusammen. Unter ersterer verstehe ich die behufs Ueberwindung der Bahnneigung zu leistende Muskelarbeit. Man berechnet sie, indem man folgende Factoren multiplicirt: Gewicht des arbeitenden Individuums, Anzahl der Radumdrehungen, Länge des einer Radumdrehung entsprechenden Bahnabschnittes, Sinus des Steigungswinkels. Unter Wegarbeit verstehe ich die behufs Zurücklegung einer bestimmten horizontalen Strecke zu leistende Muskelarbeit. Herr Professor Zuntz hat in einer noch nicht publicirten, aber mir gütigst zugänglich gemachten Arbeit, die pro Kilo Hund und pro Meter horizontalen Weges geleistete Arbeit (aus dem Sauerstoffverbrauch des Hundes) auf 0,16034 kg berechnet. Die von mir so bezeichnete „Wegarbeit“ findet man also durch Multiplication dieses Factors mit dem Gewicht des Hundes und der zurückgelegten Wegstrecke.

Schliesslich hebe ich hervor, dass jeder Versuch aus einer Blutalkalescenzbestimmung bei Ruhe und einer oder mehreren bei Arbeit des Versuchsthieres bestand, und ich füge hinzu, dass die Arbeitsprobe stets während der Muskelthätigkeit aufgefangen wurde.

Zunächst war die Genauigkeit meiner Methode zu bestimmen, die Fehlerquellen aufzusuchen und ihre Grösse festzustellen. Zu diesem Behufe machte ich theils Parallelbestimmungen der Zusammensetzung nach bekannter Flüssigkeitsgemenge (Blut, Serum u. s. w.), theils controlirte ich die schon längst bekannten Erfahrungen über den Einfluss der Gerinnung, der CO_2 Einleitung[1]) u. s. w. auf die Blutreaction.

I. 19. Febr. 20 ccm Pferdeserum (schwach röthlich) verbrauchen 31,56 ccm Säure.
100 ccm = 157,8 ccm = 0,473 g Säure, entsprechend 252 mg NaOH.

II. 27. Febr. 20 ccm Pferdeserum verbrauchten 30,6 ccm Säure.
100 ccm Pferdeserum = 153,0 ccm = 459 mg Säure, entsprechend 247 mg NaOH.

[1]) s. Zuntz in Hermann, Handbuch der Physiologie. IV. 2. S. 72. 1882.

III. 27. Febr. 10 ccm Pferdeserum + 20 ccm Wasser coagulirt, abgepresst und wieder auf 30 ccm aufgefüllt: 6,2 ccm Säure.

Desgleichen 2. Probe: 5,9 ccm Säure.

Mittelwerth 6,0.

100 ccm = 60 ccm Säure = 180 mg Säure, entsprechend 96 mg NaOH.

Also bewirkt die Gerinnung eine Abnahme von 151 mg NaOH pro 100 ccm Serum.

IV. 27. Febr. Je 20 ccm defibrinirtes Pferdeblut werden abgemessen, der eine Theil mit CO_2 gesättigt. — Beide sedimentiren.

Portion I. Ohne CO_2.

5 ccm Serum brauchen 7,6 ccm Säure.

100 ccm Serum brauchen 152 ccm Säure = 456 mg Säure, entsprechend 243 mg NaOH.

5 ccm Cruor + 5 ccm NaCl-Lösung brauchen 14,1 ccm Säure.

100 ccm Cruor = 282 ccm Säure = 846 mg Säure, entsprechend 452 mg NaOH.

Portion II. Mit CO_2.

5 ccm Serum brauchen 10,0 ccm Säure.

100 ccm Serum brauchen 200,0 ccm Säure = 0,600 g Säure, entsprechend 320 mg NaOH.

5 ccm Cruor + 5 ccm NaCl-Lösung brauchen 11,5 ccm Säure.

100 ccm Cruor brauchen 230 ccm Säure = 690 mg Säure, entsprechend 368 mg NaOH.

Durch CO_2-Zufuhr hat sich also die Alkalescenz des Serum vermehrt pro 100 ccm um 77 mg, die des Cruor hat abgenommen um 84 mg NaOH, während die Alkalescenz des Gesammtblutes unverändert geblieben ist.

V. 22. Febr. 20 ccm defibrinirtes Hundeblut brauchen 55,55 ccm Säure.

100 ccm defibrinirtes Hundeblut brauchen 277,75 ccm Säure = 833 mg Säure, entsprechend 444 mg NaOH.

VI. 22. Febr. 10 ccm Hundeblut + 10 ccm 20procentiger NaCl-Lösung brauchen 27,2 ccm Säure.

100 ccm brauchen 272 ccm = 816 mg Säure, entsprechend 435 mg NaOH.

VII. 23. Febr. 20 ccm Hundeserum brauchen 30,4 ccm Säure.

100 ccm Hundeserum brauchen 152,0 ccm Säure = 456 mg Säure, entsprechend 244 mg NaOH.

Also 100 ccm Serum (vom Hunde) enthalten 192 mg NaOH weniger, als 100 ccm Blut, entsprechend einer Differenz von etwa 44 pCt.

VIII. 11. März. 5 ccm Serum (eines vor 48 Stunden getödteten Hundes) brauchen 6,9 ccm Säure.

100 ccm = 138 ccm Säure = 414 mg Säure, entsprechend 222 mg NaOH.

5 ccm Cruor desselben Hundes brauchen

100 ccm = 280 ccm Säure = 840 mg Säure, entsprechend 450 mg NaOH.

Nachdem in den geschilderten Versuchen die Fehlerquellen als relativ geringe gefunden waren, wurden zunächst die über das ruhende und arbeitende Kaninchen bekannten Erfahrungen nach meiner Methode controlirt.

IX. 6. April. Mittelgrosses Kaninchen.
11 Uhr 15 Min. 0,8 Chloral subcutan.
12 Uhr. 5,2 ccm Blut aus der Carotis entnommen und titrirt, gebraucht 8,7 ccm Säure.
100 ccm = 167,3 ccm = 502 mg Säure, entsprechend 268 mg NaOH.
12 Uhr 10—15 Min. Das Thier mittelst zweier Elektroden, deren eine unter der Nackenhaut, deren andere unter der Haut der Kreuzgegend befestigt ist, abwechselnd je 10 Sec. tetanisirt und 10 Sec. Ruhe.
12 Uhr 15 Min. 5,3 ccm aus der Carotis entnommen und titrirt, verbraucht 6,3 ccm Säure.
100 ccm = 114,5 ccm = 344 mg Säure, entsprechend 184 mg NaOH.
Also Abnahme pro 100 ccm 84 mg NaOH = 31,3 pCt.

X. 6. April. Mittelgrosses Kaninchen mit Heu gefüttert.
12 Uhr 55 Min. 4,8 ccm Blut aus der Carotis entnommen und titrirt, verbraucht 9,7 ccm Säure.
100 ccm = 202 ccm = 606 mg Säure, entsprechend 324 mg NaOH.
1 Uhr. 0,8 Chloral subcutan.
1 Uhr 30 Min. Elektroden eingebunden.
1 Uhr 40—45 Min. Abwechselnd 10 Sec. Tetanus und 10 Sec. Ruhe.
2 Uhr 10—15 Min. Desgleichen.
2 Uhr 15 Min. 4,8 ccm Blut aus der Carotis entnommen und titrirt, verbraucht 7,2 ccm Säure.
100 ccm = 150 ccm = 450 mg Säure, entsprechend 240 mg NaOH.
Also Abnahme pro 100 ccm Blut = 84 mg = 31,3 pCt.

XI. 14. Mai. Kaninchen von 1300 g mit Hafer gefüttert.
11 Uhr 55 Min. 0,02 Morphium subcutan.
12 Uhr 20 Min. Thier aufgebunden.
12 Uhr 55 Min. Ruheprobe. 4,7 ccm verbrauchten 8,8 ccm Säure.
100 ccm = 185,1 ccm = 555 mg Säure, entsprechend 296 mg NaOH.
1 Uhr bis 1 Uhr 3 Min. Abwechselnd je 10 Sec. Tetanus, 10 Sec. Ruhe.
2 Uhr 15 Min. bis 2 Uhr 21 Min. Desgleichen.
2 Uhr ? Das Auffangen der Arbeitsprobe verzögert sich einige Zeit.
5,3 ccm Blut verbrauchen 7,2 ccm Säure.
100 ccm = 136 ccm = 405 mg Säure, entsprechend 218 mg NaOH.
Also Abnahme der Alkalescenz pro 100 ccm Blut 78 mg NaOH = 26,4 pCt.

XII[1]. 31. Mai. Mittelgrosses schwarzes Kaninchen, mit Hafer gefüttert.
8 Uhr 30 Min. 0,02 Morphin subcutan.

[1]) Dieser Versuch ist mit der in ihrer Concentration verminderten Säure angestellt.

11 Uhr 50 Min. Thier aufgebunden.
11 Uhr 55 Min. Ruheprobe.
4,5 ccm verbrauchen 11,4 ccm Säure.
100 ccm = 253,5 ccm Säure, entsprechend 290 mg NaOH.
11 Uhr 57 Min. bis 12 Uhr 5 Min. Intermittirender Tetanus.
12 Uhr 6 Min. 4,7 ccm aus der Carotis entnommen und titrirt, sie verbrauchten 6,0 ccm der Säure.
100 ccm = 127,6 ccm Säure, entsprechend 146 mg NaOH.
Also Abnahme der Alkalescenz 100 ccm = 144 mg NaOH = 49,7 pCt.
12 Uhr 8 Min. bis 12 Uhr 24 Min. Intermittirender Tetanus.
12 Uhr 25 Min. Thier stirbt plötzlich. Die aufgefangene Blutmenge, welche schwach, aber deutlich alkalisch reagirt, genügt nicht zur quantitativen Bestimmung.

Die angeführten Versuche bestätigen das schon von Zuntz und Geppert u. A. gefundene Resultat, dass die Blutalkalescenz des Kaninchens durch Muskelarbeit herabgesetzt wird und progressiv so tief sinken kann, dass der Tod des Versuchsthieres erfolgt. Ich stehe nicht an, diesen Exitus — trotz der noch vorhandenen schwachen Alkalescenz des Blutes — als Folge der (Milch?)-Säurevergiftung zu deuten.

Die weiteren Versuche wurden sämmtlich an einem kurzhaarigen, männlichen Hunde ausgeführt; da die Nahrung desselben periodenweise geändert wurde — worüber in den einzelnen Versuchsprotocollen berichtet wird — so schwankte sein Körpergewicht zwischen einem Minimum von 22350 und einem Maximum von 27940 g.

Die Versuche sind — wo nicht anders angegeben — an dem seit 24 Stunden nüchternen Thiere angestellt.

Während der ersten Periode, dauernd vom 8.—25. März erhielt der Hund in je 24 Stunden 750 g Fleisch + 100 g Fett, d. h. 142,5 g Eiweiss + 122,5 g Fett, entsprechend 1727,5 Calorien.

XIII. 19. März. Der Hund seit 24 Stunden nüchtern.
11 Uhr. Ruheprobe.
5 ccm titrirt brauchten 12,1 ccm Säure.
100 ccm = 242 ccm Säure = 726 mg Säure, entsprechend 387 mg NaOH.
11 Uhr 20 Min. Hund auf das Tretrad geführt. Horizontal.
11 Uhr 50 Min. Arbeit geschlossen.
5 ccm, die während der Arbeit gewonnen, titrirt. Sie brauchten 10,9 ccm Säure.
100 ccm = 218 ccm Säure = 654 mg Säure, entsprechend 349 mg NaOH.
Abnahme pro 100 ccm = 38 mg.

XIV. 22. März. Derselbe Hund hat 8½ Uhr Morgens sein Futter erhalten.
1 Uhr 20 Min. Ruheprobe.

5,5 ccm brauchten 13,75 ccm Säure.
100 ccm = 250 ccm Säure = 750 mg Säure, entsprechend 400 mg NaOH.
1 Uhr 30 Min. Auf das Tretrad geführt, bergan.
2 Uhr 5 Min. Arbeit und Blutgewinnung beendet.
5,5 ccm Blut brauchten 11,7 ccm Säure.
100 ccm = 212,7 ccm Säure = 638 mg Säure, entsprechend 340 mg NaOH.
Also Abnahme der Alkalescenz pro 100 ccm = 60 mg.

XV. 24. März. Derselbe Hund, nüchtern.
1 Uhr. Ruheprobe.
5 ccm brauchten 12,8 ccm Säure.
100 ccm brauchten 256 ccm Säure = 768 mg Säure, entsprechend 410 mg NaOH. (Dieser Werth ist vermuthlich etwas zu hoch.)
1 Uhr 15 Min. Auf die Tretbahn geführt, bergan.
1 Uhr 50 Min. Arbeit und Blutgewinnung abgeschlossen.
5 ccm brauchten 10,2 ccm Säure.
100 ccm brauchten 204 ccm Säure = 612 mg Säure, entsprechend 326 mg NaOH.
Also Abnahme der Alkalescenz 84 mg (?).

XVI. 16. April. Derselbe Hund.
9 Uhr 45 Min. Ruheprobe.
4,8 ccm brauchten 11,8 ccm Säure.
100 ccm Blut = 245,8 ccm = 737 mg Säure, entsprechend 394 mg NaOH.
10 Uhr 15 Min. Hund auf die Tretbahn geführt; Tourenzähler 8768, Steigung 8° 10′.
10 Uhr 50 Min. Arbeit und Blutprobe abgeschlossen; Tourenzähler 9641.
Weg 2307,3 m, Steigarbeit 7538,6 kg, Wegarbeit 8716 kg, Gesammtarbeit 16254,8 kg.
4,7 ccm brauchten 10,4 ccm Säure.
100 ccm Blut = 221,2 ccm = 664 mg Säure, entsprechend 354 mg NaOH.

Es ergiebt sich aus den angeführten Versuchen, dass auch beim H u n d e, bei mässiger Arbeit, eine Abnahme der Blutalkalescenz durch Muskelthätigkeit eintritt. Dieselbe ist eine sehr geringe und betrug in meinen Versuchen im Durchschnitt 10,7 pCt.

Von der Idee ausgehend, dass es durch weitere Beschränkung des Eiweisses in der Nahrnng (bei gleichbleibendem Caloriengehalt) möglich sein würde, den Hund dem Kaninchen ähnlicher und die Alkalescenzabnahme daher deutlicher zu machen, wurde meinem Hunde vom 23. März bis 15. April stickstoffarme

Kost (225 g Reiss + 100 g Fett) pro 24 Stunden verabreicht. Diese Nahrung enthielt nur etwa 13,5 g Eiweiss, deckte dagegen das Wärmebedürfniss reichlich. Der in Fett gedämpfte Reiss wurde von dem Hunde mit Wohlbehagen verzehrt.

XVII. 26. März.
11 Uhr 30 Min. 5 ccm Blut dem ruhenden Thiere entnommen und titrirt.
5 ccm brauchten 11,5 ccm Säure.
100 ccm brauchten 230,0 ccm Säure = 690 mg Säure, entsprechend 368 mg NaOH.

XVIII. 29. März. Derselbe Hund.
10 Uhr 30 Min. Ruheprobe.
4,7 ccm brauchten 10,1 ccm Säure.
100 ccm brauchten 214,9 ccm Säure = 645 mg Säure, entsprechend 344 mg NaOH.

XIX. 30. März. Derselbe Hund nüchtern.
1 Uhr Ruheprobe.
5 ccm brauchten 10,6 ccm Säure.
100 ccm brauchten 212 ccm Säure = 636 mg Säure, entsprechend 340 mg NaOH.
1 Uhr 47 Min. Hund auf die Tretbahn geführt.
2 Uhr 32 Min. Arbeit und Blutgewinnung beendet.
5 ccm brauchten 9,2 ccm Säure.
100 ccm brauchten 184 ccm Säure = 552 mg Säure, entsprechend 297 mg NaOH.
Demnach Abnahme der Alkalescenz 46 mg NaOH pro 100 ccm.

XX. 31. März. Derselbe Hund nüchtern.
11 Uhr. Ruheprobe.
5,1 ccm brauchten 11,3 ccm Säure.
100 ccm brauchten 221,1 ccm Säure = 663 mg Säure, entsprechend 354 mg NaOH.
11 Uhr 12 Min. Hund auf die Tretbahn geführt.
11 Uhr 52 Min. Blutgewinnung und Arbeit beendet.
5 ccm brauchten 9,2 ccm Säure.
100 ccm brauchten 184 ccm Säure = 552 mg Säuren, entsprechend 294 mg NaOH.
Also Abnahme der Alkalescenz 60 mg NaOH pro 100 ccm.

Die angeführten Versuche zeigen, dass die Gesammtalkalescenz des Blutes unter der Reissnahrung allmählich abnahm (von durchschnittlich 383 mg NaOH auf 351 mg), und sie beweisen ferner, dass die erwartete Steigerung der Alkalescenzabnahme bei Muskelarbeit nicht ausgeblieben ist; während ich früher nur 10,7 pCt. Abnahme erreichte, fand ich durchschnittlich 16 pCt. Abfall.

In der Hoffnung, durch Steigerung der Arbeitsleistung grössere Abfälle zu erzielen, wurden nun einige langdauernde Arbeitsversuche theils mit Reiss-, theils mit beschränkter Fleischkost (wie anfangs) angestellt.

XXI. 4. April. Hund nüchtern.

10 Uhr 30 Min. Ruheprobe.

5,3 ccm brauchten 11,6 ccm Säure.

100 ccm brauchten 218 ccm Säure = 656 mg Säure, entsprechend 350 mg NaOH.

10 Uhr 55 Min. Thier aufgeführt. Tourenzähler 2252. Steigung bergan 10° 55′.

12 Uhr 45 Min. I. Probe. Tourenzähler 4532.

Weg 6026 m. Steigarbeit 27538 kgm, Wegarbeit 23315 kgm, Gesammtarbeit 50853 kgm.

4,85 ccm brauchten 10,0 ccm Säure.

100 ccm brauchten 205,1 ccm Säure = 615 mg Säure, entsprechend 328 mg NaOH.

1 Uhr 40 Min. II. Probe. Tourenzähler 5973.

Weg 9834,6 m, Steigarbeit 44930 kgm, Wegarbeit 38050 kgm, Gesammtarbeit 82980 kgm.

5,1 ccm brauchten 13,7 ccm Säure.

100 ccm Blut = 268 ccm Säure = 804 mg Säure, entsprechend 430 mg NaOH.

XXII. 8. April. Derselbe Hund, nüchtern.

10 Uhr 50 Min. Ruheprobe.

5,8 ccm brauchten 13,5 ccm Säure.

100 ccm brauchten 232,7 ccm = 698 mg Säure, entsprechend 372 mg NaOH.

11 Uhr. Hund auf die Tretbahn geführt. Steigung 6° 30′; Tourenzähler 1862.

11 Uhr 35 Min. I. Probe. Tourenzähler 2700.

Weg 2224,8 m, Steigarbeit 5942,2 kgm, Wegarbeit 8366,6 kgm, Gesammtarbeit 14308,8 kgm.

5,6 ccm brauchten 10,2 ccm Säure.

100 ccm brauchten 183,6 ccm Säure = 551 mg Säure, entsprechend 294 mg NaOH.

1 Uhr 20 Min. II. Probe. Tourenzähler 5742. Weg 10255 m.

Steigarbeit 27513 kgm, Wegarbeit 38739 kgm, Gesammtarbeit 66252 kgm.

5,3 ccm brauchten 16,5 ccm Säure.

100 ccm brauchten 311,3 ccm Säure = 934 mg Säure, entsprechend 498 mg NaOH.

XXIII. 9. April. Derselbe Hund, nüchtern.

10 Uhr. Ruheprobe.

5,1 ccm brauchten 10,9 ccm Säure.

100 ccm brauchten 213,7 ccm = 641 mg Säure, entsprechend 342 mg NaOH.

10 Uhr 35 Min. wird der Hund auf die Tretbahn geführt; Tourenzähler 5742.
12 Uhr 40 Min. Blutgewinnung und Arbeit abgeschlossen. Tourenzähler 8744.
Weg 7934,3 m, Wegarbeit 29973 kgm.
4,7 ccm brauchten 12,7 ccm Säure.
100 ccm brauchten 270,2 ccm Säure = 811 mg Säure, entsprechend 434 mg NaOH.

XXIV. 23. April. Derselbe Hund, nüchtern.
10 Uhr. Ruheprobe.
4,9 ccm (von 5,3) titrirt. Sie brauchten 11,5 ccm Säure.
100 ccm Blut: 234,7 ccm = 704 mg Säure, entsprechend 376 mg NaOH.
10 Uhr 5 Min. Hund auf die Tretbahn geführt. Steigung 8° 10', Tourenzähler 321.
10 Uhr 35 Min. I. Probe. Tourenzähler 1321. Weg 2643 m.
Steigarbeit 8478,8 kgm, Wegarbeit 9471,5 kgm, Gesammtarb. 17950,3 kgm.
4,7 (von 5,1) ccm brauchten 10,0 ccm Säure.
100 ccm Blut brauchten 212,8 ccm Säure = 638 mg Säure, entsprechend 340 mg NaOH.
1 Uhr. II. Probe. Tourenzähler 4615; Weg 11349 m.
Steigarbeit 36033 kgm, Wegarbeit 40671 kgm, Gesammtarbeit 76704 kgm.
4,7 (von 5,1) ccm brauchten 11,2 ccm Säure.
100 ccm Blut = 238,3 ccm = 715 mg Säure, entsprechend 382 mg NaOH.

XXV. 26. April. Derselbe Hund, nüchtern.
11 Uhr 20 Min. Ruheprobe.
4,4 (von 4,7) ccm brauchten 9,8 ccm Säure.
100 ccm Blut = 227,7 ccm = 668 mg Säure, entsprechend 356 mg NaOH. (Wahrscheinlich etwas zu geringer Werth.)
11 Uhr 30 Min. Thier aufgeführt; Tourenzähler 4615. Steigung 8° 10'.
12 Uhr 3 Min. I. Probe. Tourenzähler 5503; Weg 2347 m.
Steigarbeit 8334,8 kgm, Wegarbeit 9408 kgm, Gesammtarbeit 17742,8 kgm.
4,6 (von 4,9) ccm brauchten 7,8 ccm Säure.
100 ccm Blut: 169,6 ccm = 509 mg Säure, entsprechend 272 mg NaOH.
1 Uhr 55 Min. II. Probe. Tourenzähler 8132, Weg 9294 m.
Steigarbeit 33011 kgm, Wegarbeit 37255 kgm, Gesammtarbeit 70266 kgm.
4,5 (von 4,8) ccm brauchten 9,8 ccm Säure.
100 ccm Blut = 217,6 ccm = 653 mg Säure, entsprechend 348 mg NaOH.

XXVI. 13. Mai. Derselbe Hund.
2 Uhr 10 Min. Ruheprobe.
4,5 (von 5,0) ccm brauchten 9,4 ccm Säure.
100 ccm Blut = 208,8 ccm = 626 mg Säure, entsprechend 334 mg NaOH.
2 Uhr 20 Min. Hund auf die Tretbahn geführt. Steigung 4° 25'; Tourenzähler 6579.
4 Uhr 15 Min. Arbeit und Probe abgeschlossen. Tourenzähler 10647 Weg 10752 m.

Steigarbeit 22355 kgm, Wegarbeit 48168 kgm, Gesammtarbeit 70523 kgm.
4,6 ccm (von 5,1) gebrauchten 11,0 ccm Säure.
100 ccm Blut: 239,1 ccm = 717 mg Säure, entsprechend 382 mg NaOH.

Diese Versuche haben die Erwartungen in keiner Weise erfüllt. Statt, dass wie ich vermuthet hatte, mit wachsender Arbeit eine zunehmende Säuremenge sich entwickeln und die Blutalkalescenz demgemäss abnehmen würde, zeigte sich, dass der durch kurze Arbeitsdauer zu erreichende Abfall alsbald wieder ausgeglichen wird, ja, dass in einigen Fällen die nach längerer Muskelthätigkeit erreichte Alkalescenz die Ruhewerthe überwog.

Nach diesen Wahrnehmungen schien es nöthig, in weiteren Versuchen noch kürzere Arbeitsleistungen als in den ersten Experimenten verrichten zu lassen, um so das Optimum des Alkalescenzabfalles zeitlich zu bestimmen. Die Versuche wurden bei reichlicher Reisskost (300 g Reiss + 100 g Fett) vorgenommen.

XXVII. 31. Mai. Derselbe Hund. (Die absoluten Werthe dieses Versuches sind wahrscheinlich alle etwas zu hoch.)
8 Uhr 45 Min. Ruheprobe.
5,2 ccm brauchten 12,8 ccm Säure.
100 ccm Blut = 246,1 ccm = 738 mg Säure, entsprechend 393 mg NaOH.
9 Uhr 7 Min. Auf die Tretbahn geführt. Steigung bergan 5° 35'; Tourenzähler 3020.
9 Uhr 22 Min. I. Probe. Tourenzähler 3452; Weg 1141,8 m.
Steigarbeit 3141,6 kgm; Wegarbeit 4943 kgm; Gesammtarbeit 8084,6 kgm
5,1 ccm brauchten 10,2 ccm Säure.
100 ccm Blut = 200 ccm = 600 mg Säure, entsprechend 320 mg NaOH.
II. Probe 9 Uhr 33 Min. Tourenzähler 3740. (Der Hund erscheint, da der Tag ein äusserst heisser ist, sehr erschöpft.) Weg 1902,9 m.
Steigarbeit 5234,4 kgm; Wegarbeit 8238 kgm; Gesammtarb. 13472,4 kgm.
5 ccm brauchten 11,4 ccm Säure.
100 ccm Blut = 228 ccm = 684 mg Säure, entsprechend 365 mg NaOH.

XXVIII. 1. Juni. Derselbe Hund. Sehr heisser Tag.
9 Uhr 55 Min. Ruheprobe.
5,2 ccm brauchten 10,7 ccm Säure.
100 ccm Blut = 206 ccm = 618 mg Säure, entsprechend 329 mg NaOH.
10 Uhr 1 Min. Hund auf die Tretbahn geführt. Steigung bergan 5° 35'; Tourenzähler 3749.
10 Uhr 7 Min. I. Probe. Tourenzähler 3924; Weg 462,5 m.
Steigarbeit 1272,3 kgm, Wegarbeit 2002,2 kgm, Gesammtarb. 3274,5 kgm.
6,0 ccm brauchen 12,0 ccm Säure.
100 ccm Blut = 200 ccm = 600 mg Säure, entsprechend 320 mg NaOH.
10 Uhr 17 Min. II. Probe. Tourenzähler 4215; Weg 1231,7 m.

Steigarbeit 3387,9 kgm, Wegarbeit 5210,9 kgm, Gesammtarb. 8598,8 kgm.
4,4 ccm brauchten 7,7 ccm Säure.
100 ccm Blut = 175 ccm = 525 mg Säure, entsprechend 280 mg NaOH.
10 Uhr 32 Min. III. Probe. Tourenzähler 4651; Weg 2384 m.
Steigarbeit 6557,7 kgm, Wegarbeit 10320,7 kgm, Gesammtarb. 16878,4 kgm.
4,6 ccm brauchten 8,5 ccm Säure.
100 ccm Blut = 185 ccm = 555 mg Säure, entsprechend 296 mg NaOH.

Die beiden Versuche zeigen also übereinstimmend, dass das Maximum der Alkalescenzabnahme nach einer Arbeit von etwa 15 Minuten erreicht ist, während nach dieser Zeit wieder ein allmählicher Ausgleich beginnt. In einer weitern Versuchsreihe wurde nun dem Hunde eine reichliche Fleischkost (2000 g sehnen- und knochenfreies Fleisch in 24 Stunden) entsprechend 380 g Eiweiss + 60 g Fett = 2180 Calorien geboten und dabei die Arbeitsversuche theils von kürzerer, theils von längerer Dauer wiederholt.

XXIX. 29. April. Derselbe Hund (seit 27. April 2000 g Fleisch).
8 Uhr 40 Min. Ruheprobe.
5,2 (von 5,7) ccm brauchten 10,4 ccm Säure.
100 ccm Blut = 200 ccm = 600 mg Säure, entsprechend 320 mg NaOH.
9 Uhr. Hund aufgeführt. Steigung bergan 8° 18'; Tourenzähler 8132.
9 Uhr 45 Min. I. Probe. Tourenzähler 9113; Weg 2592,8 m.
Steigarbeit 10062 kgm, Wegarbeit 10803 kgm, Gesammtarbeit 20865 kgm.
3,8 (von 4,1) ccm brauchten 8,0 ccm Säure.
100 ccm Blut = 210,5 ccm = 632 mg Säure, entsprechend 338 mg NaOH.

XXX. 6. Mai. Derselbe Hund.
2 Uhr 30 Min. Ruheprobe.
4,4 ccm (von 4,7) brauchten 9,6 ccm Säure.
100 ccm Blut = 218,4 ccm = 655 mg Säure, entsprechend 350 mg NaOH.
2 Uhr 35 Min. Aufgeführt auf die Tretbahn. Steigung bergan 4° 6'; Tourenzähler 6173.
3 Uhr 45 Min. I. Probe. Tourenzähler 7312; Weg 3010,4 m.
Steigarbeit 6139,3 kgm, Wegarbeit 13149 kgm, Gesammtarb. 19288,3 kgm.
4,7 ccm (von 5,0) brauchten 9,4 ccm Säure.
100 ccm Blut = 200 ccm = 600 mg Säure, entsprechend 320 mg NaOH.
5 Uhr 5 Min. II. Probe. Tourenzähler 10206; Weg 10659 m.
Steigarbeit 21738 kgm, Wegarbeit 46558 kgm, Gesammtarbeit 68296 kgm.
4,6 ccm (von 4,9) brauchten 9,4 ccm Säure.
100 ccm Blut = 204 ccm = 612 mg Säure, entsprechend 326 mg NaOH.

XXXI. 7. Mai. Derselbe Hund (hat 12½ Uhr gefressen).
2 Uhr 55 Min. Ruheprobe.
5,2 ccm Blut + 45 ccm $MgSO_4$ sedimentiren 24 Stunden lang.

20 ccm abpipettirtes Serumgemisch brauchten 3,0 ccm Säure.
100 ccm = 15 ccm = 45 mg Säure, entsprechend 24 mg NaOH.
Der Rest (30,2 ccm) Cruorgemisch gut umgeschüttelt und titrirt. Verbraucht 7,5 ccm Säure.
100 ccm = 24,8 ccm = 74 mg Säure, entsprechend 40 mg NaOH.
Für die gesammten 5,2 ccm Blut sind also verbraucht 10,5 ccm Säure.
100 ccm = 202 ccm = 606 mg Säure, entsprechend 324 mg NaOH.
3 Uhr. Hund auf das Tretrad geführt. Steigung bergan 4° 25'; Tourenzähler 206.
3 Uhr 30 Min. Arbeit und Probe abgeschlossen. Tourenzähler 1303 Weg 2899,4 m.
Steigarbeit 6368,9 kgm, Wegarbeit 12664 kgm, Gesammtarb. 19032,9 kgm.
5,2 ccm Blut + 45 ccm $MgSO_4$ sedimentiren 24 Stunden lang.
20 ccm abpipettirtes Serumgemisch verbrauchten 3,1 ccm Säure.
100 ccm = 15,5 ccm = 47 mg Säure, entsprechend 26 mg NaOH.
Der Rest (30,2 ccm) Cruorgemisch gut umgeschüttelt und titrirt. Verbraucht 7,2 ccm Säure.
100 ccm = 23,8 ccm = 71 mg Säure, entsprechend 38 mg NaOH.
Für die gesammten 5,2 ccm Blut sind also verbraucht 10,3 ccm Säure.
100 ccm = 198 ccm = 594 mg Säure, entsprechend 318 mg NaOH.

XXXII. 10. Mai. Derselbe Hund nüchtern.
10 Uhr 15 Min. Ruheprobe.
5,0 ccm (von 5,5) verbrauchten 10,6 ccm Säure.
100 ccm Blut = 212 ccm = 636 mg Säure, entsprechend 340 mg NaOH.
10 Uhr 28 Min. Hund auf die Tretbahn geführt. Steigung bergan 4° 25'; Tourenzähler 2553.
11 Uhr 15 Min. I. Probe. Tourenzähler 3700, Weg 3031,4 m.
Steigarbeit 6830,2 kgm, Wegarbeit 13580,6 kgm, Gesammtarb. 20418,8 kgm.
4,8 ccm (von 5,3) brauchten 10,1 ccm Säure.
100 ccm Blut = 210,4 ccm = 631 mg Säure, entsprechend 336 mg NaOH.
1 Uhr. II. Probe. Tourenzähler 6574, Weg 10636 m.
Steigarbeit 23944 kgm, Wegarbeit 47649 kgm, Gesammtarbeit 71593 kgm.
4,7 ccm (von 5,2) brauchten 10,0 ccm Säure.
100 ccm Blut = 208,6 ccm = 626 mg Säure, entsprechend 334 mg NaOH.

Die angeführten Versuche zeigen übereinstimmend, dass bei reichlicher Fleischkost dem Hunde eine bedeutendere Widerstandsfähigkeit gegen die bei der Muskelarbeit entwickelte Säure innewohnt, denn im Durchschnitt war bei diesen Versuchen nur ein Abfall der Blutalkalescenz um etwa 1,6 pCt. zu constatiren.

Der bessern Uebersicht wegen stelle ich in Folgendem die in den Hundeversuchen gewonnenen Resultate zusammen.

No. des Versuchs.	Steig-arbeit. kgm	Weg-arbeit. kgm	Gesammt-arbeit. kgm	Arbeits-zeit.	Blut-alka-lescenz.	Nahrungs-weise.
XIII.	—	—	Ruhe	Ruhe	387	
	—	—	—	½ Std. horizontal	**349**	
XIV.	—	—	—	Ruhe	400	750 g Fleisch + 100 g Fett.
	—	—	—	35 Min. bergan	**340**	
XV.	—	—	—	Ruhe	410	
	—	—	—	35 Min. bergan	**326**	
XVI.	—	—	—	Ruhe	394	
	7538,6	8716,2	16254,8	35 Min.	**354**	
XVII.	—	—	—	Ruhe	368	
XVIII.	—	—	—	Ruhe	344	
XIX.	—	—	—	Ruhe	340	
	—	—	—	35 Min.	**294**	
XX.	—	—	—	Ruhe	354	
	—	—	—	40 Min.	**294**	225 g Reiss + 100 g Fett.
XXI.	—	—	—	Ruhe	350	
	27538	23315	50853	1 Std. 50 Min.	**328**	
	44930	38050	82980	2 - 45 -	**430**	
XXII.	—	—	—	Ruhe	372	
	5942,2	8366,6	14308,8	35 Min.	**294**	
	27513	38739	66252	2 Stdn. 20 Min.	**498**	
XXIII.	—	—	—	Ruhe	342	
	?	7934,3	?	2 Stdn. 5 Min.	**434**	
XXIV.	—	—	—	Ruhe	376	
	8478,8	9471,5	17950,3	30 Min.	**340**	750 g Fleisch + 100 g Fett.
	36033	40671	76704	2 Stdn. 25 Min.	**382**	
XXV.	—	—	—	Ruhe	356?	
	8334,8	9408	17742	33 Min.	**272**	
	33011	37255	70266	2 Stdn. 25 Min.	**348**	
XXVI.	—	—	—	Ruhe	334	
	22355	48168	70523	1 Stde. 50 Min.	**382**	
XXVII.	—	—	—	Ruhe	393?	300 g Reiss + 100 g Fett.
	3141,6	4943	8084,6	15 Min.	**320**	
	5234,4	8238	13472,4	26 -	**365**	
XXVIII.	—	—	—	Ruhe	329	
	1272,3	2002,2	3274,5	6 Min.	**320**	
	3378,9	5210,9	8598,8	16 -	**280**	
	6557,7	10320,7	16878,4	31 -	296	
XXIX.	—	—	—	Ruhe	320	
	10062	10803	20865	45 Min.	**338**	
XXX.	—	—	—	Ruhe	350	
	6139,3	13149	19288	1 Stde. 10 Min.	**320**	
	21738	46558	68296	2 Stdn. 30 -	**326**	2000 g Fleisch.
XXXI.	—	—	—	Ruhe	324	
	6368,9	12664	19032,9	30 Min.	**318**	
XXXII.	—	—	—	Ruhe	340	
	6830,2	13580,6	20410,8	47 Min.	**336**	
	23944	47649	71593	2 Stdn. 32 Min.	**334**	

Resumire ich jetzt die aus meinen Versuchen sich ergebenden Resultate, so lassen sich diese in folgenden Sätzen zusammenfassen:

1. Die Blutalkalescenz wird bei Fleisch- und Pflanzenfressern durch Muskelarbeit herabgesetzt.

2. Während es bei Pflanzenfressern mit Leichtigkeit gelingt, die Blutalkalescenz durch Steigerung der Muskelthätigkeit mehr und mehr herabzusetzen, tritt bei Fleischfressern nach einem — verhältnissmässig schnell erreichten — Minimum ein Regulationsmechanismus in Thätigkeit, der ein weiteres Absinken der Alkalescenz inhibirt.

3. Die Ernährungsweise ist von bedeutendem Einfluss auf die Blutalkalescenz des ruhenden und arbeitenden Thieres. Durch Beschränkung oder Entziehung der stickstoffreichen Kost gelingt es, den Fleischfresser dem Pflanzenfresser insofern ähnlich zu machen, als die Alkalescenzschwankungen bedeutendere werden. Eine Steigerung der Alkalescenzabnahme über ein gewisses Maass hinaus aber kann auf keinerlei Weise beim Fleischfresser erzielt werden.

Was die Erklärung dieser Resultate anlangt, so muss ich leider betonen, dass es mir aus äusseren Gründen nicht möglich gewesen ist, weitere Versuche nach dieser Richtung hin anzustellen. Die folgenden Erörterungen wollen deshalb mehr als Fingerzeige auf die verschiedenen Erklärungsmöglichkeiten, denn als stricte Beweise einer bestimmten Theorie aufgefasst werden.

Der Umstand, der von den in der Einleitung aufgeführten Forschern zunächst in's Feld geführt wurde, um den eigenartigen Unterschied im Stoffwechsel des Pflanzen- und Fleischfressers zu erklären, ist der dem letzteren zur Verfügung stehende Vorrath an labilem Alkali. Als solches vermutheten und erwiesen die genannten Forscher das Ammoniak, dessen Ausscheidung sie unter Säuredarreichung bedeutend gesteigert sahen. Dass eine ähnliche Rolle dieses Endprodukts der Eiweissspaltung auch zur Erklärung der von mir gefundenen Thatsachen heranzuziehen ist, dürfte bereits a priori sehr wahrscheinlich sein, besonders wenn man die Schwankungen in meinen Resultaten berücksichtigt, die durch den wechselnden N-Gehalt in der dargebotenen Nahrung hervorgerufen wurden. Allein ich muss zugeben, dass ein stricter Beweis für die angedeutete Behauptung nur durch quantitative Ammoniakbestimmungen im Harn des ruhenden und arbeitenden Fleischfressers gegeben werden kann, eine Versuchsreihe, auf welche später zurückzukommen ich mir vorbehalte.

Ein weiterer Umstand, der für die Erklärung der gefundenen Resultate, besonders des eigenthümlichen Alkalescenzminimums der Fleischfresser nicht von der Hand zu weisen ist, scheint mir die Zunahme der Concentration des Blutes bei der Muskelarbeit zu sein.

Wir wissen schon seit Ranke's[1]) Untersuchungen, dass das Blut während der Muskelthätigkeit an festen Substanzen zu-, an Wasser abnimmt. Diese Thatsache ist vielfach bestätigt worden[2]), und auch ich habe bei Blutuntersuchungen meines Arbeitshundes sowohl durch Blutkörperchenzählung, wie durch Bestimmung der Färbekraft und der Trockensubstanz eine der Muskelthätigkeit entsprechende Eindickung des Blutes constatiren können.

In Folgendem gebe ich einige der hierher gehörigen Daten:

Vers. XXVI. 1 ccm Blut der Ruheprobe enthält 4025000 Blutk.
1 - des nach Arbeitsabschluss gewonnenen Blutes enthält 7800000 Blutkörperchen.

- XXXII. 1 ccm des Ruhebluts enthält 4560000 Blutkörp.
1 - - Arbeitsbluts - 7800000 -

Versuch XXXIII. 0,940 g Ruheblut hinterlassen 0,169 g Trockensubstanz = 17,98 pCt.

11 Uhr wird der Hund auf das Tretrad geführt; Steigung 5° 35', Tourenzähler 8627.

Die Arbeitsprobe wird um 1 Uhr entnommen. Tourenzähler 12226, Weg 9512,2 m.

Steigarbeit 25218 kgm, Wegarbeit 41474 kgm, Gesammtarbeit 66692 kgm.
1,0315 g Arbeitsblut hinterlassen 0,2205 g Trockenrückstand = 21,37 pCt.
Also Zunahme des Trockenrückstandes um 3,39 pCt.

In ähnlicher Weise nun, wie die Alkalescenz einer alkalischen Salzlösung mit der wachsenden Concentration steigt,

1) Tetanus. 1865. S. 87.

2) s. z. B. J. Cohnstein und Zuntz, Pflüger's Arch. XLII. S. 330.

könnte man daran denken, die progressive Eindickung des Blutes für die mehr oder weniger vollständige Compensation der durch die Muskelthätigkeit gebildeten Säure verantwortlich zu machen. So erklärt sich vielleicht auch der eigenthümliche Befund, den Drouin (Op. cit. p. 98) wiederholt machte und den auch ich einmal zu beobachten Gelegenheit fand: dass nehmlich die Alkalescenz des Serums durch Muskelarbeit bedeutend herabgesetzt wurde, während die Alkalescenz des Gesammtblutes von den Ruhewerthen kaum abwich.

Eine dritte Möglichkeit, welche zur Erklärung der gefundenen Thatsachen herangezogen werden könnte, ist die Verschiedenheit in der Oxydationsgeschwindigkeit bei den verschiedenen Thierspecies. Wir haben uns vorzustellen, dass die bei der Muskelthätigkeit entstandenen sauren Umsatzprodukte im lebenden Organismus verbrannt werden, und der Gedanke, dass die Geschwindigkeit dieser Oxydation nach Ernährungsweise und Thierspecies verschieden sei, liegt nahe genug, wenn er auch — so weit mir bekannt — bisher noch nicht experimentell begründet worden ist.

Ob man nun derartige Differenzen in der Geschwindigkeit der Säureverbrennung für die Erklärung der von mir gefundenen Thatsachen verantwortlich machen soll, oder ob die früher erwähnten Punkte, die allmähliche Eindickung des Blutes oder der wechselnde NH_3-Gehalt des Fleischfresserorganismus hier von Einfluss sind, das bin ich zur Zeit noch nicht in der Lage zu entscheiden.

Vorstehende Arbeit war bereits abgeschlossen, als Dr. Adolf Löwy, der zu anderen Zwecken im Zuntz'schen Laboratorium blutalkalimetrische Untersuchungen anstellte, Beobachtungen machte und in einer vorläufigen Mittheilung[1]) veröffentlichte, welche die bisher übliche und auch von mir in Anwendung gezogene Titration deckfarbenen Blutes unzweckmässig erscheinen lassen.

Löwy constatirte, dass die bisher zur Verhütung der Blutgerinnung angewendeten üblichen Reagentien Natrium- und Magnesiumsulfat (besonders — was bei meinen Untersuchungen nicht

[1]) A. Löwy, Centralbl. f. klin. Med. 1892. No. 34.

in Betracht kommt — bei Eistemperatur) Veränderungen im Blute setzen, welche den im Leben bestehenden Diffusionsverkehr zwischen Blutkörperchen und Serum inhibiren und demgemäss zu niedrige Alkalescenzwerthe ergeben. Löwy empfiehlt daher bei der Alkalescenzbestimmung ausschliesslich lackfarbenes Blut zu verwenden und benutzt als zweckmässiges Reagens Glycerin oder Eiswasser. —

Lag auch das Wesentliche meiner obigen Versuche durchaus nicht in den gefundenen — und nach Löwy zu niedrig angesetzten — absoluten Zahlen, sondern vielmehr in den relativen durch Ruhe und Arbeit gefundenen Differenzen, so waren trotzdem Controlversuche mit der von Löwy angegebenen verbesserten Methode nöthig, um die Ergebnisse meiner Versuche beweiskräftig zu machen.

Es war zwar mit grosser Wahrscheinlichkeit anzunehmen, dass etwaige Fehler bei allen Versuchen in gleicher Weise sich geltend gemacht haben würden, so dass die relativen Verhältnisse kaum anfechtbar schienen; aus den oben angeführten Gründen aber stellte ich einige Controlversuche mit lackfarbenem Blute ruhender und arbeitender Thiere bei Fleisch- und Pflanzenkost an, deren Resultate ich im Folgenden kurz wiedergebe.

Versuch XXXIV. 4. August. Hund von etwa 25 kg Gewicht. Tägliche Nahrung 225 g Reiss, 100 g Fett.

Ruheproben.

a) 5,05 g Blut[1]) aufgefangen in $MgSO_4$ (Zimmertemperatur) verbrauchen 10,7 ccm Säure.

Also 100 ccm Blut = 224,7 ccm = 698 mg Säure, entspr. 372 mg NaOH.

b) 5,79 g Blut aufgefangen in destillirtem Wasser (Zimmertemperatur) verbrauchen 10,8 ccm Säure.

Also 100 ccm Blut = 197,7 ccm = 612 mg Säure, entspr. 327 mg NaOH.

c) 3,42 g Blut aufgefangen in Glycerin (Zimmertemperatur) verbrauchen 8,4 ccm Säure.

Also 100 ccm Blut = 260,4 ccm = 807 mg Säure, entspr. 430 mg NaOH.

1. Arbeitsproben. b' nach 5—10 Min., c' nach 10—15 Min., a' nach 15—20 Min. Arbeit auf dem Tretrade.

a') 5,05 g Blut aufgefangen in $MgSO_4$ verbrauchen 9,8 ccm Säure.

Also 100 ccm Blut = 206 ccm = 639 mg Säure, entspr. 339 mg NaOH.

[1]) Die Blutmenge wurde in diesem und den meisten folgenden Versuchen durch Wägung bestimmt, das specifische Gewicht wurde als 1060 angenommen und verrechnet.

b') 5,54 g Blut aufgefangen in destillirtem Wasser verbrauchen 10,0 ccm Säure.
Also 100 ccm Blut = 191 ccm = 592 mg Säure, entspr. 316 mg NaOH.
c') 5,19 g Blut aufgefangen in Glycerin verbrauchen 11,4 ccm Säure.
Also 100 ccm Blut = 236 ccm = 732 mg Säure, entspr. 390 mg NaOH.
2. Arbeitsproben nach 1 Stunde 10 Min. Arbeit auf dem Tretrade.
a'') 4,91 g Blut aufgefangen in $MgSO_4$ verbrauchen 10,7 ccm Säure.
Also 100 ccm Blut = 234 ccm = 725 mg Säure, entspr. 386 mg NaOH.
b'') 4,56 g Blut aufgefangen in destillirtem Wasser verbrauchen 9,4 ccm Säure.
Also 100 ccm Blut = 221 ccm = 685 mg Säure, entspr. 365 mg NaOH.
c'') Verloren.

Versuch XXXV. 6. August. Derselbe Hund. Ebenso ernährt.
Ruheproben.
a) 4,90 g Blut aufgefangen in $MgSO_4$ verbrauchen 10,5 ccm Säure.
Also 100 ccm Blut = 227 ccm = 694 mg Säure, entspr. 370 mg NaOH.
b) 5,65 g Blut aufgefangen in destillirtem Wasser (Zimmertemperatur) verbrauchen 10,2 ccm Säure.
Also 100 ccm Blut = 191 ccm = 592 mg Säure, entspr. 316 mg NaOH.
c) 4,34 g Blut aufgefangen in Glycerin (Zimmertemperatur) verbrauchen 10,5 ccm Säure.
Also 100 ccm Blut = 257 ccm = 797 mg Säure, entspr. 425 mg NaOH.
1. Arbeitsproben. b' nach 5 Min., c' nach 10 Min., a' nach 13 Min. Arbeit auf dem Tretrade.
a') 5,73 g Blut aufgefangen in $MgSO_4$ verbrauchen 10,8 ccm Säure.
Also 100 ccm Blut = 200 ccm = 620 mg Säure, entspr. 330 mg NaOH.
b') 5,68 g Blut aufgefangen in destillirtem Wasser verbrauchen 9,5 ccm Säure.
Also 100 ccm Blut = 179 ccm = 555 mg Säure, entspr. 296 mg NaOH.
c') 3,79 g Blut aufgefangen in Glycerin verbrauchen 6,8 ccm Säure.
Also 100 ccm Blut = 194 ccm = 611 mg Säure, entspr. 325 mg NaOH.
2. Arbeitsproben nach 1 Stunde 40—55 Min. Arbeit auf dem Tretrade.
a'') 4,03 g Blut aufgefangen in $MgSO_4$ verbrauchen 10,2 ccm Säure.
Also 100 ccm Blut = 269 ccm = 834 mg Säure, entspr. 443 mg NaOH.
b'') 4,63 g Blut aufgefangen in destillirtem Wasser verbrauchen 9,8 ccm Säure.
Also 100 ccm Blut = 227 ccm = 694 mg Säure, entspr. 370 mg NaOH.
c'') 3,12 g Blut aufgefangen in Glycerin verbrauchen 7,7 ccm Säure (einige rothe Gerinnsel!).
Also 100 ccm Blut = 261 ccm = 809 mg Säure, entspr. 431 mg NaOH.

Versuch XXXVI. 10. August. Derselbe Hund. Ebenso ernährt.
Ruheproben.
a) 3,83 g Blut in $MgSO_4$ auf Eis aufgefangen brauchen 7,0 cm Säure.
Also 100 ccm Blut = 194 ccm = 524 mg Säure, entspr. 279 mg NaOH.

b) 3,08 g Blut in $MgSO_4$ bei Zimmertemperatur aufgefangen brauchen 7,6 ccm Säure.
Also 100 ccm Blut = 261 ccm = 705 mg Säure, entspr. 376 mg NaOH.

c) 3,17 g Blut in destillirtem Wasser auf Eis aufgefangen brauchen 9,0 ccm Säure.
Also 100 ccm Blut = 302 ccm = 815 mg Säure, entspr. 434 mg NaOH.

d) 5,13 g Blut in destillirtem Wasser bei Zimmertemperatur aufgefangen brauchen 12,0 ccm Säure.
Also 100 ccm Blut = 249 ccm = 672 mg Säure, entspr. 358 mg NaOH.

e) 2,69 g Blut in Glycerin auf Eis aufgefangen brauchen 7,4 ccm Säure.
Also 100 ccm Blut = 291 ccm = 786 mg Säure, entspr. 419 mg NaOH.

f) 3,80 g Blut in Glycerin bei Zimmertemperatur aufgefangen brauchen 10,3 ccm Säure.
Also 100 ccm Blut = 287 ccm = 775 mg Säure, entspr. 413 mg NaOH.

1. Arbeitsproben nach 25—32 Minuten Arbeit auf dem Tretrade.

a') 5,89 g Blut in $MgSO_4$ auf Eis aufgefangen brauchen 9,0 ccm Säure.
Also 100 ccm Blut = 164 ccm = 443 mg Säure, entspr. 236 mg NaOH.

b') Verloren.

c') 5,96 g Blut in destillirtem Wasser auf Eis aufgefangen brauchen 13,0 ccm Säure.
Also 100 ccm Blut = 232 ccm = 626 mg Säure, entspr. 334 mg NaOH.

d') 4,30 g Blut in destillirtem Wasser bei Zimmertemperatur aufgefangen brauchen 9,3 ccm Säure.
Also 100 ccm Blut = 230 ccm = 621 mg Säure, entspr. 331 mg NaOH.

e') Verloren.

f') 5,44 g Blut in Glycerin bei Zimmertemperatur aufgegangen brauchen 12,5 ccm Säure.
Also 100 ccm Blut = 231 ccm = 623 mg Säure, entspr. 332 mg NaOH.

2. Arbeitsproben nach 2 Stunden bis 2 Stunden 10 Min. Arbeit auf dem Tretrade.

a'') 7,48 g Blut in $MgSO_4$ auf Eis aufgefangen brauchen 14,5 mg Säure.
Also 100 ccm Blut = 206 ccm = 556 mg Säure, entspr. 296 mg NaOH.

b'') 5,38 g Blut in $MgSO_4$ bei Zimmertemperatur aufgefangen brauchen 13,3 ccm Säure.
Also 100 ccm Blut = 268 ccm = 724 mg Säure, entspr. 386 mg NaOH.

c'') 7,38 g Blut in destillirtem Wasser auf Eis aufgefangen brauchen 19,3 ccm Säure.
Also 100 ccm Blut = 277 ccm = 750 mg Säure, entspr. 400 mg NaOH.

d'') Verloren.

e'') 5,77 g Blut in Glycerin auf Eis aufgefangen brauchen 15,7 ccm Säure.
Also 100 ccm Blut = 291 ccm = 786 mg Säure, entspr. 419 mg NaOH.

f'') 5,94 g Blut in Glycerin bei Zimmertemperatur aufgefangen brauchen 16,0 ccm Säure.
Also 100 ccm Blut = 286 ccm = 772 mg Säure, entspr. 411 mg NaOH.

Versuch XXXVII. 13. August. Derselbe Hund. Er hat seit dem 10. August täglich 2000 g Fleisch als Nahrung erhalten.

Ruheproben.

a) 5,62 g Blut aufgefangen in destillirtem Wasser auf Eis brauchen 20,1 ccm Säure (ziemlich reichliche Gerinnsel).
Also 100 ccm Blut = 380 ccm Säure[1]).

b) 4,43 g Blut aufgefangen in Glycerin bei Zimmertemperatur brauchen 16,5 ccm Säure.
Also 100 ccm Blut = 395 ccm Säure.

Arbeitsproben nach 20—25 Min. Arbeit auf dem Tretrade.

a') 3,94 g Blut aufgefangen in destillirtem Wasser auf Eis brauchen 14,8 ccm Säure.
Also 100 ccm Blut = 399 ccm Säure.

b') 4,42 g Blut aufgefangen in Glycerin bei Zimmertemperatur brauchen 17,2 ccm Säure.
Also 100 ccm Blut = 413 mg Säure.

Versuch XXXVIII. 17. August. Kaninchen von 1980 g,

9 Uhr 45 Min. 0,015 Morphin subcutan.

10 Uhr. Thier aufgebunden.

Ruheproben.

a) 3,10 g Blut in Glycerin aufgefangen brauchen 8,3 ccm Säure.
Also 100 ccm Blut = 285 ccm = 798 mg Säure, entspr. 425 mg NaOH.

b) 5,51 g Blut in Magnesiumsulfat (bei Zimmertemperatur) aufgefangen brauchen 14,2 ccm Säure.
Also 100 ccm Blut = 273 ccm = 764 mg Säure, entspr. 407 mg NaOH.

1. Arbeitsproben nach 4 Min. intermittirendem Tetanus.

a') 7,22 g Blut in Glycerin aufgefangen brauchen 13,0 ccm Säure.
Also 100 ccm Blut = 191 ccm = 535 mg Säure, entspr. 285 mg NaOH.

b') 5,17 g Blut in Magnesiumsulfat aufgefangen brauchen 10,3 ccm Säure.
Also 100 ccm Blut = 211 ccm = 591 mg Säure, entspr. 315 mg NaOH.

2. Arbeitsproben nach 8½ Min. intermittirendem Tetanus. (Zwischen erster und zweiter Arbeit 5 Min. Pause.)

a'') 5,61 g Blut in Glycerin aufgefangen brauchen 6,8 ccm Säure.
Also 100 ccm Blut = 129 ccm = 361 mg Säure, entspr. 192 mg NaOH.

3. Arbeitsprobe nach 5 Min. intermittirendem Tetanus. (Zwischen zweiter und dritter Arbeit 10 Min. Pause.)

a''') 5,57 g Blut in Glycerin aufgefangen brauchen 6,0 ccm Säure.
Also 100 ccm Blut = 115 ccm = 322 mg Säure, entspr. 172 mg NaOH.

Versuch XXXIX. Grosse helle Katze.

11 Uhr. Thier in gemischter Morphin-Chloroformnarkose aufgebunden.

[1]) Die Umrechnung in Lauge kann hier nicht vorgenommen werden, da versehentlich die — in ihrer Concentration wesentlich herabgesetzte — Weinsäure nicht austitrirt worden ist.

Ruheproben.

a) 5,65 g Blut in destillirtem Wasser auf Eis aufgefangen brauchen 11,6 ccm Säure.
Also 100 ccm Blut = 216 ccm = 583 mg Säure, entspr. 311 mg NaOH

b) 9,98 g Blut in Glycerin bei Zimmertemperatur aufgefangen brauchen 19,5 ccm Säure.
Also 100 ccm Blut = 208 ccm = 561 mg Säure, entspr. 299 mg NaOH.

Arbeitsproben nach einem 10 Min. dauernden, durch eine kurze Pause unterbrochenen intermittirenden Tetanus.

a') 9,30 g Blut in destillirtem Wasser auf Eis aufgefangen brauchen 18,8 ccm Säure.
Also 100 ccm Blut = 214 ccm = 578 mg Säure, entspr. 308 mg NaOH.

b') 4,46 g Blut in Glycerin bei Zimmertemperatur aufgefangen brauchen 8,9 ccm Säure.
Also 100 ccm Blut = 211 ccm = 570 mg Säure, entspr. 304 mg NaOH.

Im Folgenden stelle ich die Resultate meiner zweiten Versuchsreihe in tabellarischer Form übersichtlich zusammen:

Versuch XXXIV. Hund bei Reisskost.

	$MgSO_4$	Dest. Wasser (warm)	Glycerin
Ruhewerthe:	372 mg NaOH	327 mg NaOH	430 mg NaOH
1. Arbeit:	**339** - -	**316** - -	**390** - -
2. Arbeit:	**386** - -	**365** - -	— - -

Versuch XXXV. Hund bei Reisskost.

	$MgSO_4$	Dest. Wasser (warm)	Glycerin
Ruhewerthe:	370 mg NaOH	316 mg NaOH	425 mg NaOH
1. Arbeit:	**330** - -	**296** - -	**325** - -
2. Arbeit:	**443** - -	**370** - -	**431** - -

Versuch XXXVI. Hund bei Reisskost.

	$MgSO_4$ (kalt)	$MgSO_4$ (warm)	Dest. Wasser (kalt)
Ruhewerthe:	279 mg NaOH	376 mg NaOH	434 mg NaOH
1. Arbeit:	**236** - -	— - -	**344** - -
2. Arbeit:	**296** - -	**386** - -	**400** - -
	Dest. Wasser (warm)	Glycerin (kalt)	Glycerin (warm)
Ruhewerthe:	358 mg NaOH	419 mg NaOH	413 mg NaOH
1. Arbeit:	**331** - -	— - -	**332** - -
2. Arbeit:	— - -	**419** - -	**411** - -

Versuch XXXVII. Hund bei Fleischkost.

	Dest. Wasser (kalt)	Glycerin
Ruhewerthe:	380 ccm Säure	395 ccm Säure
Arbeit:	**399** - -	**413** - -

Versuch XXXVIII. Kaninchen (Pflanzenkost).

	Glycerin	$MgSO_4$
Ruhewerthe:	425 mg NaOH	407 mg NaOH
1. Arbeit:	**285** - -	**315** - -
2. Arbeit:	**192** - -	— - -
3. Arbeit:	**172** - -	— - -

Versuch XXXIX. Katze (Fleischkost).

	Dest. Wasser (kalt)	Glycerin
Ruhewerthe:	311 mg NaOH	299 mg NaOH
Arbeit:	**308** - -	**304** - -

Vergleicht man vorstehende Tabelle mit dem auf S. 351 publicirten Abschluss der ersten Versuchsreihe, so findet man zwar in den absoluten Werthen gewisse — wenn auch im Allgemeinen unbedeutende — Verschiedenheiten. In dem relativen Verhältniss der Ruhe- und Arbeitswerthe findet aber eine so auffallende Uebereinstimmung statt, dass an der Berechtigung der auf S. 352 mitgetheilten Schlüsse kaum mehr gezweifelt werden kann.

Zum Schlusse erfülle ich die angenehme Pflicht, Herrn Prof. Dr. N. Zuntz für die Anregung zur vorliegenden Arbeit und für die liebenswürdige Unterstützung bei der Abfassung derselben auch an dieser Stelle meinen aufrichtigsten Dank auszusprechen.

XVI.

Beitrag zum Studium der Rotz-Meningitis.

(Aus dem Pathologisch-anatomischen Institut des Prof. G. Martinotti an der Universität zu Siena.)

Von Dr. Alessandro Tedeschi.

Im letzten November secirte ich einen Fall von Rotz, den ich wegen seines Verlaufes und seiner Veränderungen für mittheilenswerth erachte.

Ein Packträger, T. G., war am 5. Mai 1891 auf die hiesige chirurgische Klinik wegen eines chronischen Abscesses am linken Schenkel aufgenommen. Der Abscess wurde geöffnet und unter antiseptischer Behandlung zur Heilung gebracht. Trotzdem bestand intermittirendes Fieber, so dass der Patient am 2. Juni 1891 nach der medicinischen Hauptklinik verlegt wurde; am 13. Juli 1891 kam er wegen Schmerzen im linken Bein nahe am Sprunggelenk wieder in die chirurgische Klinik. Die Schmerzen wichen weder den gewöhnlichen Mitteln, noch einer mercuriellen Behandlung, und auch das deutlich intermittirende Fieber hörte nicht auf.

Nachdem er das Krankenhaus verlassen hatte, sah er sich am 30. Juli 1891 gezwungen, in die Klinik zurückzukehren, weil er im linken Bein neben dem äusseren Malleolus einen tiefen Abscess hatte; dieser wurde geöffnet und Tibia und Fibula, welche ebenfalls erkrankt waren, wurden mit dem scharfen Löffel bearbeitet.

Das Fieber hörte auch nach dieser Operation nicht auf; mehrere kleine oberflächliche und tiefe Abscesse wurden sichtbar; es traten nervöse Symptome hinzu und der Tod erfolgte plötzlich am 15. November 1891, 7¾ Uhr Vormittags. Den folgenden Tag um 11 Uhr Vormittags machte ich die Obduction, deren wichtigere Punkte ich in Folgendem referire:

Der Leichnam ist sehr abgemagert. Man bemerkt eine tiefe, 4 cm lange Narbe an der inneren Fläche des linken Schenkels und eine verticale, 19 cm lange, in der Mitte fast vernarbte Wunde. Beim Sondiren der Wunde stösst man auf die nackte Oberfläche des Knochens. Nach dem Oeffnen der Wundränder sieht man, dass die äussere Fläche des Waden- und des Schienbeins ganz vor Kurzem abgekratzt ist. Die Haut enthält mehrere kleine Abscesse; die kleinsten sind miliar, die grössten haselnussgross. Beim tiefen Einschneiden in die Musculatur der Schenkel findet man mehrere Abscesse, von denen einige ziemlich umfangreich sind. Unter der Lederhaut findet man ebenfalls mehrere Abscesse. Das Knochengewebe des Schädeldaches ist normal. An der äusseren Oberfläche der Dura mater sieht man kleine Abscesse, welche in dem vorderen mittleren Abschnitt zahlreicher nach aussen hervorragen. Der Sinus longitudinalis enthält ein Coagulum mit kleinen, puriformen, der inneren Oberfläche anhaftenden Thromben. Die innere Fläche ist mit Blutungen durchsetzt und mit einem fibrinös-eitrigen Exsudat bedeckt.

Die Arachnoides ist hie und da verdickt und trübe. An der medianen Spalte sieht man beiderseits ziemlich grosse Abscesse. Die Gefässe und Nerven an der Basis sind unverändert. Auf den Schnittflächen des Gehirns bemerkt man nur einen geringen Grad von Hyperämie und Oedem. Die Untersuchung der Schleimhaut der Nasenhöhlen ergiebt keine Veränderung.

Herz von gewöhnlicher Grösse; Pericardium und Endocardium leicht verdickt; Klappen normal; Myocardium trübe und geschwollen.

Lungen sehr adhärent, voluminös, roth, ödematös.

Die Milz geschwollen; Kapsel gespannt; Pulpa brüchig, roth. Unter der Kapsel und in den mittleren Abschnitten bemerkt man kleine Abscesse.

Die Leber ist mit dem Diaphragma verwachsen; ihr Volumen normal, Consistenz vermehrt durch abnorme Entwickelung des interstitiellen Bindegewebes.

Die Nieren sind geschwollen; die Kapsel lässt sich leicht abziehen; Oberfläche glatt; Parenchym geschwollen, gelblich, trübe.

Blase, Genitalien und Darmkanal unverändert.

Bei der mikroskopischen Untersuchung des Eiters aus den in der Haut und aus den tiefer gelegenen Abscessen und des meningitischen Exsudates sieht man Bacillen, welche etwas breiter als Tuberkelbacillen sind, sich schwer färben und mit der Gram'schen Methode entfärben.

Von dem Eiter erhält man auf Agar-Agar und auf Kartoffeln Reinculturen. Die Culturen entwickeln sich in diesen Medien ziemlich langsam bei 37° C. In Gelatine wachsen sie bei gewöhnlicher Temperatur noch langsamer, bei 37° C. (verflüssigt) ziemlich gut und bilden dann einen grauweissen Niederschlag. Auf der Oberfläche von Agar-Agar mit Glycerin bildet sich bei 37° C. am dritten Tage ein breiter weisslicher Haufen von zäher Consistenz. Auf Kartoffeln entstehen kleine bräunliche, über die Oberfläche hervortretende Punkte, welche am fünften oder sechsten Tage eine charakteristische braune Farbe annehmen. Niemals entwickeln sich stinkende Gase. Der Bacillus ist sehr beweglich.

Diese Eigenschaften, sowie die histologischen, durch die Bacillen hervorgerufenen Veränderungen und die Erscheinungen, welche sich in empfänglichen Thieren (Meerschweinchen) nach der Impfung offenbarten, lassen keinen Zweifel, dass es sich um den Rotzbacillus handelt, was ausserdem durch die Vergleichung mit den Rotzculturen des Institutes bestätigt wurde.

Ich habe die Abscesse, die Milz, Leber, Nieren, Lungen und Dura mater frisch und nach Behandlung mit absolutem Alkohol untersucht.

Die Hautabscesse enthielten Eiterkörperchen und eine Detritusmasse aus abgestorbenen Zellen. Die Wand der Abscesse war bis zu einer gewissen Tiefe mit Leukocyten infiltrirt, welche zum grossen Theil abgestorben waren. Die Abscesse waren nicht exulcerirt; einige der oberflächlichsten hatten das Stratum papillare zerstört und das Stratum Malpighii ergriffen. In den

Schnitten konnte man sehr schwach gefärbte Bacillen in dem Centrum und in den dicken Wandungen sehen.

Die Veränderung der Milz bestand, wie man schon mit blossem Auge gesehen hatte, in einer acuten Anschwellung mit Vergrösserung der Follikel und der Production kleiner subcapsularer und centraler Abscesse, welche die Zeichen schwerer Mortification an sich trugen.

In der Leber, welche eine deutliche alte Hyperplasie des interstitiellen Bindegewebes erkennen liess, bestanden ausserdem frische Veränderungen, und zwar trübe Schwellung der Drüsenzellen. Einige von diesen befanden sich im Zustand der Fettmetamorphose, welche man, nach meiner Ansicht, eben so gut auf die Infection, als auf die chronische interstitielle Entzündung, zurückführen kann.

Die frisch untersuchten Nieren zeigten Schwellung der Epithelien, an einzelnen Stellen sehr schwere, bis zum fast vollständigen Verschluss der Harnkanälchen. In einzelnen Zellen sah man Vacuolen, in anderen, die mit Alkohol gehärtet und mit Saffranin (Martinotti) oder Dahlia (Berezotti) gefärbt waren, beobachtete man eine wahre Nekrose. Trotz sehr zahlreicher Präparate habe ich in der Leber und in den Nieren niemals Knötchen gefunden.

In den Lungen, welche hie und da Veränderungen im Anschluss an chronische Bronchitis und Peribronchitis darboten, traf ich eine ausgesprochene Hyperämie und kleine bronchopneumonische Heerde.

Die ziemlich dicke Dura mater war bedeckt von einer Schicht, in welcher ich mikroskopisch charakteristische Rotzbacillen sehen konnte.

Die Exsudatschicht bestand aus Fibrin und einer Masse von Leukocyten, von denen die meisten abgestorben waren.

Alle Organe und alle Körperflüssigkeiten untersuchte ich nach den bekannten bakteriologischen Methoden, jedoch ohne jemals andere Bakterien zu finden, als Rotzbacillen.

Meine anamnestischen Erkundigungen ergaben mit Sicherheit, dass man vor 7 oder 8 Monaten ein rotzkrankes Pferd in Siena getödtet hatte, welches zum Transport von Waaren diente und mit dem der G. T. wiederholt in Berührung gekommen war.

Es handelt sich also hier um einen Fall von chronischem Rotz, welcher, nach der klinischen Geschichte, mit einem tiefen Schenkelabscess begonnen hatte, an den sich eine Osteomyelitis der Tibia und Fibula, multiple Abscesse der Haut und des Unterhautfettgewebes, der Muskeln, der Milz und in letzter Linie eine acute Meningitis anschlossen.

Abgesehen von der Wichtigkeit, welche alle Fälle von menschlichem Rotz haben, hat der von mir beobachtete noch das Besondere, dass man 2 Veränderungen neben einander sieht, welche ziemlich selten sind: die Meningitis und die Osteomyelitis, die man wiederholt im Anschluss an eine Arthritis beobachtet hat, die aber nur Virchow[1]) als selbständige Affection beobachtet hat.

[1]) Virchow, Onkologie. Trad. franc. p. 54 u. 711.

Die Veränderungen des Nervensystems, welche auf die Rotzaffection bezogen werden, sind ziemlich wenig bekannt. Die erste Mittheilung dieser Art verdanken wir Virchow[1]); es handelte sich um eine Pachymeningitis externa. Dieser Beobachtung folgte diejenige von Coupland[2]), welcher in einem Fall von acutem menschlichem Rotz eine Veränderung des Centralnervensystems fand, die nach der Beschreibung des Autors eine Myelitis spinalis diffusa sein würde. Neuerdings hat Sanarelli[3]), beim systematischen Studium der Nervencentra von Thieren, bei welchen eine experimentelle Rotzinfection von Symptomen der Paraplegie gefolgt war, mehr oder weniger grosse Erweichungsheerde im Rückenmark gefunden, am häufigsten im Lendenmark, seltener im dorsalen, niemals im cervicalen Abschnitt. In diesen Erweichungen sah Sanarelli Infiltrationsheerde, welche den Charakter wahrer Rotzknoten hatten. Die Veränderung sass immer in der Umgebung des Centralkanals und betraf vorzugsweise die graue Substanz.

Mit den aus dem meningitischen Eiter, aus den tiefen und den Hautabscessen enthaltenen Culturen habe ich Experimente an Thieren angestellt und typische Rotzinfection erzielt. Ich habe ferner Rotz in die Hirnhäute und das Centralnervensystem von Meerschweinchen, Kaninchen, Ratte, Katze und Hund in der Absicht eingeimpft, die Meningo-Encephalitis und Meningo-Myelitis bei Rotz experimentell zu studiren und die durch diesen Fall erhaltenen Resultate zu vervollständigen, da der Fall sehr geeignet ist, die mit Prof. G. Martinotti[4]) über den Effect der Inoculation des Virus in die Nervencentra begonnenen Studien zu verfolgen.

Die Resultate dieser Untersuchungen werden in einer besonderen Arbeit niedergelegt werden.

[1]) Virchow, Specielle Pathologie und Therapie. Bd. II.
[2]) Coupland, Med. Times and Gazette. 1872.
[3]) Sanarelli, Sulla infezione morvosa. Siena 1889. p. 37.
[4]) Martinotti und Tedeschi, Untersuchungen über die Wirkungen der Inoculation des Milzbrandes in die Nervencentra. Centralblatt f. Bakt. und Parasit. 1891. Bd. X. No. 17.

Archiv
für
pathologische Anatomie und Physiologie
und für
klinische Medicin.

Bd. 130. (Zwölfte Folge Bd. X.) Hft. 3.

XVII.

Ueber acute Leukämie.

Von Prof. Dr. med. Hermann Eichhorst
in Zürich.

Wenn auch in der überwiegenden Mehrzahl der Fälle die Leukämie einen langsamen und chronischen Verlauf zeigt, so ist es doch seit langer Zeit bekannt gewesen, dass man bei ihr ab und zu Beobachtungen begegnet, in welchen sich in unzweideutigster Weise die Eigenschaften einer acuten Krankheit mit schnellem tödtlichen Ausgang erkennen lassen. Ebstein[1]), welcher vor drei Jahren das bisherige literarische Material über acute Leukämie zu sammeln versucht hat, vermochte 16 Fälle zusammen zu bringen, denen er eine eigene Beobachtung als siebenzehnte hinzugefügt hat. Hätte Ebstein seine literarischen Nachforschungen etwas genauer angestellt, so hätte es ihm kaum entgehen können, dass ausser den von ihm erwähnten Mittheilungen noch einige Arbeiten vorhanden sind, welche denn doch kaum mit Stillschweigen übergangen werden dürften. So theilt Paterson[2]) drei Erfahrungen mit, in welchen sich acute Leu-

[1]) W. Ebstein, Ueber die acute Leukämie und Pseudoleukämie. Deutsch. Arch. f. klin. Med. 1889. S. 343.

[2]) R. Paterson, Cases of acute leucocythaemia in connexion with pregnancy. Edinb. med. Journ. 1870. Cf. Virchow's Jahresber. 1870. Bd. II. S. 520.

kämie in der Schwangerschaft entwickelte und bei der einen Kranken am 11., bei der anderen am 14. Tage den Tod herbeiführte. Eine dritte Patientin genas, doch hat es sich bei dieser wohl kaum um Leukämie, sondern um Schwangerschaftsleukocytose gehandelt. Englisch[1]) ferner berichtet über eine Beobachtung von medullärer Leukämie, welche binnen 12 Tagen mit dem Tode endete. In Bezug auf diese Beobachtung will ich nicht versäumen hervorzuheben, dass dieselbe von einem der besten und zuverlässigsten Kenner des Blutes, nehmlich von Neumann[2]) als myelogene Leukämie anerkannt wird. Es würde sich demnach ergeben, dass die Zahl der bis zum Jahre 1889 bekannt gewordenen Fälle von acuter Leukämie nicht, wie Ebstein irrthümlich angiebt, 17 sondern 20 beträgt.

Aus den beiden letzten Jahren sind mir noch 6 neue Beobachtungen bekannt geworden, so dass das bis jetzt vorliegende kasuistische Material über acute Leukämie 26 Fälle umfasst. Westphal[3]) und Senator[4]) beschrieben je einen Fall; Obratzow[5]) veröffentlichte zwei Beobachtungen von acuter Leukämie und dazu kommt noch je eine Mittheilung von H. Leyden[6]) und Hinterberger[7]). Hinterberger freilich zählt aus früheren Jahren noch eine Beobachtung von Gottlieb[8])

[1]) J. Englisch, Ueber einen Fall von medullärer Leukämie. Anzeiger d. Gesellsch. d. Wien. Aerzte. 1877. No. 19. — Zur Lehre der medullären Leukämie. Mittheil. d. Wien. Medic. Doctorencolleg. Wien 1877. Cf. Virchow's Jahresber. 1877. II. S. 255.

[2]) E. Neumann, Ueber myelogene Leukämie. Berl. klin. Wochenschr. 1878. No. 6—10.

[3]) A. Westphal, Ueber einen Fall von acuter Leukämie. Münch. medic. Wochenschr. 1890. No. 1.

[4]) H. Senator, Ein Fall von Leukaemia acutissima. Berl. klin. Wochenschrift. 1890. No. 4.

[5]) Obratzow, Zwei Fälle von acuter Leukämie. Deutsche med. Wochenschrift. 1890. No. 50.

[6]) H. Leyden, Beitrag zur Lehre von der acuten Leukämie. Diss. inaug. Berlin 1890.

[7]) A. Hinterberger, Ein Fall von acuter Leukämie. Deutsches Arch. f. klin. Med. 1891. Bd. 48. S. 324.

[8]) R. Gottlieb, Ein Fall von ächter perniciöser, progressiver Anämie mit prämortaler Leukocytose. Wiener medicinische Blätter. 1886. No. 17 u. 19.

hierher, doch kann meines Erachtens kaum ein ernster Zweifel darüber aufkommen, dass es sich hier um eine prägnante Leukocytose handelte, welche während einer progressiven perniciösen Anämie zu Stande gekommen war. Zum Ueberfluss hat Gottlieb selbst seiner Erfahrung die hier vertretene Auffassung gegeben.

Im Folgenden möchte ich eine 27. Beobachtung von acuter Leukämie beschreiben, welche ich im Verlaufe des verflossenen Sommersemesters auf der Züricher medicinischen Klinik zu machen Gelegenheit hatte. Würde es sich einfach darum handeln, eine klinische Seltenheit an Zahl zu steigern, so würde ich mit der Veröffentlichung meiner Erfahrung zurückgehalten haben. Allein die Umstände liegen wesentlich anders, und es dreht sich hier um eine Beobachtung von grundsätzlicher Bedeutung für die in den letzten Jahren mehrfach erörterte Leukämiefrage. Meines Erachtens nehmlich lehrt die folgende Beobachtung ganz unzweifelhaft, dass es Fälle von reiner lienaler Leukämie giebt, ohne Betheiligung von Lymphdrüsen und Knochenmark, so dass jene Ansicht nicht zutreffend erscheint, nach welcher jede Leukämie mit Veränderungen im Knochenmark ihren Anfang nehmen soll.

Beobachtung.

Ludwig Stucki, 8 Jahre alt, aus Seebach bei Zürich. Auf die medicinische Klinik aufgenommen am 1. Juni 1892 und daselbst verstorben am 5. Juni 1892.

Anamnese. Die Anamnese ist bei der den Kranken begleitenden Mutter erhoben worden. Danach stammt Pat. aus gesunder Familie. Eltern und drei Geschwister erfreuen sich der besten Gesundheit.

Patient überstand vor einigen Jahren den Keuchhusten, war sonst immer gesund bis vor etwa 12 Tagen.

Am 21. Juni 1892 klagte der Kranke zum ersten Male über Schmerzen in der Herzgegend. Im Verlaufe des gleichen Tages erbrach er vier Male grosse Mengen blutig gefärbter Flüssigkeit. Der herbeigerufene Arzt fand eine Krankheit des Blutes als Ursache des geschilderten Ereignisses. Patient wurde sehr blass und bekam innerhalb kurzer Zeit eine deutliche Umfangszunahme seines Bauches. Auch stellte sich schnell eine auffällige Schwäche bei ihm ein. Auf wiederholtes Befragen giebt die Mutter mit aller Bestimmtheit an, dass sich das ganze Krankheitsbild unvermuthet und plötzlich entwickelt habe, und dass vor dem Auftreten des Blutbrechens nichts Besonderes an dem Kinde aufgefallen sei.

Das ärztliche Zeugniss (Dr. Rominsky in Seebach), welches der Kranke bei seinem Spitaleintritt mitbringt, lautet:

„Ludwig Stucki, 8 Jahre alt, von Oberurnen, Ct. Glarus, wohnhaft in Seebach, leidet an Leukämie; am 21. d. bekam er wiederholte, profuse Magenblutungen, welche eine hochgradige Anämie und nachher Ascites nach sich führten. Da die Eltern des Knaben in ziemlich dürftigen Verhältnissen leben, empfehle ich ihn zur sofortigen Aufnahme in's Kantonsspital."

Status praesens 31. Juni 1891.

Temperatur:	Morgens	11 Uhr	37,6° C.	Puls	132
	Nachm.	2 -	38,6 -	-	140
	Abends	6 -	38,1 -	-	132.

Mittelgrosser Knabe, mit Resten überstandener Rachitis an seinem Skelet. Fettpolster mässig entwickelt. Musculatur schlaff und dürftig.

Hautfarbe wachsbleich; auch die sichtbaren Schleimhäute sehr blass und nur schwach rosafarben.

Gesicht und Haut machen zwar einen gedunsenen Eindruck, doch ist man nicht im Stande mit Sicherheit Oedem nachzuweisen. Die Temperatur der Haut erscheint nicht erhöht. Puls sehr beschleunigt, klein, weich, aber regelmässig. Athmung nicht beschleunigt, fast rein costal.

Patient liegt auf dem Rücken, hat bisher keine andere Lage eingenommen und macht einen sehr müden und entkräfteten Eindruck. Er ist befangen und in der neuen Umgebung ängstlich und giebt keine besonderen Beschwerden an.

Der Gesichtsausdruck ist ruhig, etwas schläfrig. Skleren weiss. Conjunctiven ausserordentlich blass. Pupillen von gewöhnlicher Weite, beiderseits gleich und auf Lichteinfall schnell und ausgiebig reagirend.

Zunge und Mundschleimhaut, sowie Lippen erscheinen kaum blassrosa gefärbt. Zunge rein. Mandeln unverändert. Auf der Mundschleimhaut nirgends Blutungen. Uebrigens konnten auch am Auge keine Blutungen beobachtet werden.

Hals ziemlich lang. Keine Vergrösserung der Schilddrüse. Nirgends Schwellungen der Lymphdrüsen, namentlich nicht in der Achselhöhle, am Ellenbogen und in der Inguinalbeuge.

Brustkorb stark nach vorn vorgewölbt, das Brustbein dagegen nach einwärts gesunken. Die Intercostalräume lassen sich gut erkennen. Unten erscheint der Thorax nach aussen geweitet, indem die beiden Rippenbogen stark aus einander weichen.

Bei der Untersuchung der Luftwege fällt vorn nichts Besonderes auf. Hinten dagegen besteht beiderseits von der Spina scapulae an eine intensive Dämpfung, über welcher der Stimmfremitus oben abgeschwächt, unten aufgehoben und das Athmungsgeräusch nicht vernehmbar ist.

Der Spitzenstoss des Herzens ist im fünften linken Intercostalraum sichtbar und überragt ein wenig die linke Mamillarlinie nach aussen. Er ist nicht hebend und nicht verbreitert. Die Grenzen der grossen Herzdämpfung bewegen sich innerhalb folgender Linien: oberer Rand der dritten linken Rippe, oberer Rand der sechsten linken Rippe, Medianlinie, linke Grenze knapp 1 cm ausserhalb der linken Mamillarlinie.

Die Herztöne sind nur über der Tricuspidalklappe rein. Ueber den übrigen Herzklappen vernimmt man ein systolisches Geräusch, welches über der Herzspitze am lautesten und über der Aortenstelle am leisesten ist.

Die grossen Halsgefässe erscheinen nicht auffällig gefüllt und zeigen keine Pulsationen oder respiratorische Bewegungen.

Bauch stark nach vorn gewölbt. Nabel prominent. Betastung des Bauches ruft, auch wenn sie leise ausgeführt wird, überall leichte Schmerzhaftigkeit hervor. Man fühlt vortrefflich Fluctuation und findet in Rückenlage des Kranken Dämpfung über den Bauchdecken vom Nabel abwärts und seitlich bis fast an beide Mamillarlinien. Bei Lagewechsel tritt Verschiebung der Dämpfungsgrenzen ein.

Die grosse Leberdämpfung beginnt oben am oberen Rande der fünften rechten Rippe und überragt unten den rechten Brustkorbrand um 2 cm. Die obere Grenze lässt ergiebige respiratorische Verschiebungen erkennen. Der untere Leberrand ist fühlbar, glatt und ziemlich scharfrandig.

Unter dem linken Hypochondrium kommt ein weit in die linke Bauchhöhle hineinragender Tumor zum Vorschein, welcher schon durch seine zungenförmige Gestalt als stark vergrösserte Milz imponirt. Der Tumor fühlt sich hart an, erscheint stumpfrandig, auf seiner Oberfläche glatt, auf Druck nirgends auffällig empfindlich und erreicht mit seiner vorderen Spitze fast den Nabel. Am freien Rande lassen sich zwar keine Einkerbungen auffinden, doch macht der Tumor respiratorische Lageveränderungen, welche freilich keine sehr hochgradigen sind. Percutorisch kann man seine obere Grenze in der mittleren linken Axillarlinie im siebenten linken Intercostalraum feststellen und in der hinteren Axillarlinie an der achten Rippe. Druck auf die Nierengegend nicht empfindlich. Der rechte Leistenkanal ist für den kleinen Finger durchgängig, aber leer.

Patient hat 400 ccm Harn gelassen. Der Harn hat die Farbe Vogel 4 (rothgelb), ist klar, reagirt sauer, besitzt ein specifisches Gewicht = 1013 und enthält weder Eiweiss, noch Peptone oder Hemialbumose. Patient hat zwei dünne Stühle von gallig-gelber Farbe entleert. Kein Appetit. Kein vermehrter Durst.

Das aus der Fingerkuppe entleerte Blut sieht blass aus und zeigt mikroskopisch eine sehr bedeutende Vermehrung der farblosen Blutkörperchen. Mit dem Thoma-Abbé'schen Apparat zählt man in 1 cmm Blutes 1000000 rother und 88000 farbloser Blutkörperchen, es gestaltet sich also das Verhältniss = 11,4 : 1. Der Hämoglobingehalt wird mit Gowers' Hämoglobinometer auf knapp 25 pCt. berechnet. Die rothen Blutkörperchen sind etwas blass, hier und da von ungleicher Grösse, zeigen aber sonst nichts Besonderes. Kernhaltige rothe Blutkörperchen wurden nicht gesehen. Die farblosen Blutkörperchen haben annähernd die Grösse der rothen. Es werden nach der Methode von Gaule (Erhärtung in Sublimat und Alkohol und Färbung mit Hämatoxylin und Eosin) Trockenpräparate hergestellt. Auch auf solchen Präparaten kann man keine kernhaltigen rothen Blutkörperchen finden. Die farblosen Blutkörperchen sind von gleicher Grösse (7—8 μ) und Gestalt und zeigen 2—4 Kerne. Es wurden keine eosinophilen Zellen gesehen, trotz sehr sorgfältiger Untersuchung.

Druck auf die Knochen, so auf das Sternum und die Oberschenkel nicht empfindlich.

Ordo: Decoct. cort. Chinae 10,0 : 180
Acid. sulfuric. 2,0
Syrup. simpl. 20,0.
MDS. 2stündl. 10 ccm.

1. Juni 1892.	Temp.: 6 Uhr	37,0° C.	Puls	116.
	1 -	37,6 -	-	132.
	6 -	37,9 -	-	124.

Aussehen, Befinden und objective Veränderungen wie gestern. Patient liegt ruhig und meist mit geschlossenen Augen da und äussert keine besonderen Klagen. Er hat 8 dünne Stühle gehabt, von denen die letzten deutlich Blut enthielten. Bei dem Stuhl wurde zugleich der Harn entleert und konnte nicht aufgefangen werden. Blutbefund wie gestern.

Ordo idem.

2. Juni 1892.	Temp.: 6 Uhr	36,6° C.	Puls	120.
	1 -	38,1 -	-	128.
	6 -	38,4 -	-	132.

Ueber dem Oberlappen der rechten Lunge werden einzelne trockene Rhonchi gehört; sonst keine Veränderung. Patient hat im Verlaufe des Tages 14 dünne Stühle entleert, welche ausnahmslos reichlich mit frischem Blut untermischt waren. Der Harn ging mit dem Stuhl ab und konnte nicht gesondert aufgefangen werden.

3. Juni 1892.	Temp.: 6 Uhr	37,2° C.	Puls	124.
	1 -	37,3 -	-	128.
	6 -	37,2 -	-	132.

Um 10½ Uhr Morgens erbrach Patient 100 ccm einer blutigen Flüssigkeit, welche mit schwärzlichen Blutklumpen untermischt war. Er hatte 5 dünne blutige Stühle. Ausserdem konnten 100 ccm hellgelben Harns aufgefangen werden, welche kein Eiweiss enthielten und ein specifisches Gewicht = 1010 besassen.

Ordo: Eispillen und ausserdem Eisblase auf's Epigastrium.

4. Juni 1892.	Temp.:	Morgens 6 Uhr	36,8° C.	Puls	124.
		Mittags 12 -	35,8 -	-	132.
		Abends 6 -	35,7 -	-	132.

Patient sieht blasser und gedunsener als früher aus, ohne dass man Oedem der Haut sicher nachweisen kann. Die Haut fühlt sich kühl an. Puls regelmässig, aber jagend und kaum fühlbar. Bei der Untersuchung des Blutes fällt die Poikylocytose der rothen Blutkörperchen auf. Auch finden sich viele Mikrocyten, deren Grösse bis zu feinen gelblichen Tröpfchen herabsinkt. Der Kranke hat 6 dünne gelblich-gallige Stühle entleert. Harn = 600 ccm, Harnfarbe Vogel 3 (gelb), Reaction sauer, specifisches Gewicht 1013, frei von Eiweiss.

Ordo idem.

5. Juni 1892. Temp.: Morgens 6 Uhr 34,5° C. Puls 128.
Mittags 12 - 34,1 - - 124.

Der Knabe ist hochgradig collabirt und macht den Eindruck eines Verblutenden. Eine ophthalmoskopische Untersuchung wird unter solchen Umständen unterlassen. Ueber der Herzspitze hört man Galopprhythmus. Patient hat 400 ccm gelben und eiweissfreien Harns von 1012 specifischem Gewicht entleert. Der Harn enthielt 0,0457 pCt. Harnsäure oder 0,18 g in seiner ganzen Menge. Patient erhält Kampheröl subcutan, stirbt aber Nachmittags gegen 3 Uhr unter zunehmendem Kräfteverfall.

Sectionsbefund (Prof. Dr. Ribbert). 7. Juni 1892 10 Uhr Vormittags.

Schädel entsprechend gross, länglich-oval und symmetrisch. Oberfläche glatt. Der Schädel hängt mit der Dura ziemlich fest zusammen.

Sinus der Basis enthalten wenig Speckhaut und geringes flüssiges Blut.

Arterien der Basis fast leer, dünnwandig, nicht erweitert. Pia der Basis blass. Sinus longitudinalis enthält etwas flüssiges Blut.

Dura der Convexität feucht, blass, desgleichen die Pia der Convexität. Schädeldach dünn, leicht; wenig Diploë.

Seitenventrikel nicht erweitert, enthalten einige Tropfen dünner klarer Flüssigkeit. Ependym spiegelnd, glatt, nicht verdickt. Plexus fast blutleer.

Kleinhirn von guter Consistenz, fast blutleer, desgleichen die Grosshirnhemisphären, centrale Ganglien, Pons und Medulla. Nirgends capilläre Blutungen.

Nicht besonders gut ernährter kindlicher Körper, mit gelblicher Verfärbung der Haut, besonders des Abdomens. Bauchdecken ziemlich gespannt. Keine Oedeme.

Aus der Bauchhöhle entleert sich viel klare hellgelbe Flüssigkeit.

Panniculus adiposus sehr dünn. Musculatur nicht besonders blass, etwas feucht.

Darmschlingen aussen sehr blass, mässig weit; Darmwand dick. Därme nicht besonders aufgetrieben. Leber reicht bis zum Rippenbogen. Zwerchfellsstand beiderseits an der vierten Rippe.

Lungen ziemlich retrahirt. In beiden Pleurahöhlen gegen 100 ccm heller, klarer Flüssigkeit. Lungen beiderseits vollkommen frei.

Herzbeutel in gewöhnlicher Ausdehnung freiliegend; in ihm hellgelbe klare Flüssigkeit.

Herz ziemlich gross. Beim Anschneiden der Vorhöfe entleert sich wenig dünnflüssiges Blut. Kleine Speckgerinnsel im rechten Vorhof und rechten

Ventrikel. An den Klappen des rechten Herzens keine Veränderungen. Musculatur des rechten Herzens ziemlich blass. Im Conus arteriosus, weniger im Hauptttheil der Ventrikel fettige Degeneration. Im linken Vorhof und Ventrikel wenig Speckhaut. Mitralis und Aorta zeigen keine Veränderungen. Musculatur des linken Ventrikels blass. Unter dem Endocardium in grosser Ausdehnung fettige Degeneration. Auf dem Durchschnitt namentlich die inneren Muskelschichten fettig degenerirt, weniger die unmittelbar unter dem Epicard gelegenen.

Anfang der Aorta glatt und elastisch.

Linke Lunge entsprechend gross und ziemlich schwer. Pleura spiegelnd. Auf der Schnittfläche ist die Lunge sehr blutarm, schwach lufthaltig und in beiden Lappen sehr ödematös. Bronchiale Lymphdrüsen leicht schwarz pigmentirt, etwas ödematös, sonst unverändert. Schleimhaut der Bronchien blass und glatt.

Rechte Lunge fast noch blutärmer als die linke, sonst von gleicher Beschaffenheit. Schleimhaut der Bronchien blass und glatt. In den Bronchien etwas schmutzig-grauer Schleim.

Zungenschleimhaut und Oesophagus sehr blass. Eingang des Pharynx und Zäpfchen stark ödematös. Tonsillen von geringer Grösse.

In der Trachea etwas Schleim. Die Schleimhaut des Larynx ist etwas gequollen und blass, ebenso diejenige der Trachea. Die Glandula thyreoidea nicht vergrössert, blass, gallertig, ohne deutliche Veränderungen.

Milz beträchtlich vergrössert; 15 cm lang, 8½ breit und 3½ dick. Milzgewicht 223 g. Milzkapsel glatt. Das Organ von mässiger Consistenz, auf dem Durchschnitt von geringem Blutgehalt. Trabekel ausgesprochen netzförmig zusammenhängend, besonders in der Umgebung der dickeren Trabekel grau verfärbt. Follikel nicht besonders vergrössert, aber auch netzförmig angeordnet. Pulpa blassroth. Gewebe der Milz ziemlich fest. Im Hilus der Milz eine Lymphdrüse von Bohnengrösse und blassgrauer Beschaffenheit.

In der Umgebung des Pankreasschwanzes eine Anzahl ähnlich aussehender Lymphdrüsen.

Die linke Nebenniere zeigt keine Veränderungen.

Die linke Niere ist entschieden gross. Kapsel lässt sich leicht lösen. Organ blass. Substanz prall und fest, auf der Schnittfläche ausserordentlich blass, Rinde und Mark kaum von einander abgesetzt. Sonstige Veränderungen mikroskopisch nicht nachweisbar.

Rechte Nebenniere und Niere wie die linke.

Im Duodenum gallig-gelblicher Schleim.

Im Magen grössere Mengen dunkelrother, offenbar blutiger Gerinnsel und Speisereste. Schleimhaut des Magens in der Nähe der Cardia diffus geröthet. Im Uebrigen ist die Schleimhaut bis zum Pylorus blass. Magenwand, besonders die Schleimhaut, verdickt. Die Falten der Schleimhaut verstreichen auf Zug nicht. In der Schleimhaut sieht man eine Anzahl flacher, bohnengrosser Defecte mit weisslichem Grunde. In der Nähe der Cardia springen einzelne Stellen stärker hervor und auf der Höhe eines solchen Vorsprunges befindet sich ein Defect, auf welchem eine mit Blut versehene Oeffnung gelegen ist. Diese Oeffnung führt zu einem durch ein Blutgerinnsel verschlossenen Gefäss.

Schleimhaut des Duodenums blass, glatt, etwas dick. Hier und da sieht man ein Paar flache Wülste vorspringen. Ductus choledochus leicht durchgängig.

Bei Herausnahme der Leber ergiebt sich, dass die drei Theiläste der Pfortader durch adhärente, zum Theil graurothe Gerinnsel verschlossen sind; auch sonst noch einige Gefässe im Hilus, z. B. auch eine Arterie durch Thromben verschlossen.

Gallenblase enthält ziemlich dickflüssige Galle und zeigt sonst keine Veränderungen.

Leber von entsprechender Grösse. Oberfläche glatt. Organ ziemlich prall. Auf der Schnittfläche ist es sehr blass. Gewebe von gleichmässig hellgrauer Farbe. Die angeschnittenen Hauptäste der Vena portarum sind durch graue, zum Theil mit der Wand adhärente Thromben verschlossen, während die anderen Gefässe der Schnittfläche frei sind.

Mesenterium ist etwas gequollen. Die Venen des Mesenteriums sind bis zum Darm heran grösstentheils durch dunkle, blaurothe, zum Theil frische Gerinnsel verlegt.

Lymphdrüsen des Mesenteriums etwas vergrössert, feucht, von blassgraurother Farbe.

Im Dünndarm schleimiger Brei; im unteren Theil des Dünndarms blutig gefärbter Schleim. Im Dickdarm reichliche schwärzliche Kothmassen. Schleimhaut des Jejunum blass und etwas gequollen, theilweise deutlich ödematös. Aehnlich ist die Schleimhaut des Ileums bis zur Klappe. Schleimhaut des Dickdarms auch etwas gequollen, besonders nach abwärts etwas ödematös. Sonstige Veränderungen in der Schleimhaut nicht zu erkennen.

Pankreas von derber Consistenz.

Der Hauptstamm der Vena portarum durch ein schwarzrothes, der Wand adhärentes Gerinnsel verlegt.

Harnblase stark gefüllt mit trübem Harn. Schleimhaut der Blase blass und glatt.

Prostata nicht vergrössert. Schleimhaut des Rectums etwas gequollen, blass und glatt.

Hoden ohne besondere Veränderungen.

Am rechten Augenhintergrund keine Veränderungen, ebenso am linken.

Mark des Sternums von blassgraurother Färbung, ebenso dasjenige der Rippen. An dem Mark des rechten Femur keine Veränderungen.

Anatomische Diagnose. Leukämische Schwellung der Milz. Pfortaderthrombose. Ascites. Defecte des Magens mit angeätzter Vene. Oedematöse Schwellung der Magen- und Darmschleimhaut. Hydrothorax. Lungenödem. Ausgedehnte fettige Degeneration des Herzens. Hochgradige Anämie aller Organe.

Vorausgesetzt, dass die im Vorhergehenden mitgetheilte Beobachtung als Leukämie anerkannt wird, und ich wüsste kaum, welche begründeten Bedenken sich gegen diese Auffassung erheben sollten, so würde der Zeitraum zwischen den ersten krankhaften Erscheinungen und dem tödtlichen Ausgange nur eine Dauer von 14 Tagen erreicht haben. Mit ganz besonderem Nachdruck hat Hinterberger darauf aufmerksam gemacht, wie ausserordentlich häufig, fast regelmässig bei acuter Leukämie Verschwärungen an dem Verdauungsapparat angetroffen werden, und bei dem gewiss gerechtfertigten Bestreben, die Leukämie den Infectionskrankheiten zuzurechnen, liegt der Gedanke nicht allzufern, ob nicht von diesen Wundflächen aus die Infectionserreger den Zugang in den Körper gewannen. Zunächst bestätigt auch unsere Beobachtung wieder das Zusammentreffen von acuter Leukämie mit Verschwärungen am Verdauungsapparat, hier mit Geschwüren auf der Magenschleimhaut. Bei der Section hatte ich den Eindruck, dass von diesem Geschwür aus die verbreitete Thrombose der Pfortader den Ausgang genommen hatte. Woher nun das Geschwür, darüber freilich bin ich ausser Stande eine bestimmte Meinung zu äussern. Eben so wenig gelang mir der Nachweis von Spaltpilzen bei der mikroskopischen Untersuchung der Organe und bei Züchtungsversuchen mit Blut.

Begreiflicherweise sind Beobachtungen von acuter Leukämie ganz besonders geeignet, die Erscheinungen der Krankheit in möglichster Reinheit zu studiren, denn wenn sich das Leiden über Monate und Jahre hinzieht, so ist die Möglichkeit gegeben, dass sich noch viele andere Ernährungsstörungen und complicative Veränderungen in das Krankheitsbild eindrängen. Es kann daher kaum Wunder nehmen, dass bei unserem Kranken die Ausbeute bei der mikroskopischen Untersuchung der Organe eine sehr geringe war.

An der Milz fiel kaum etwas Anderes auf, als dass sich vielfach längs der grösseren arteriellen Gefässe körniges gelblich-bräunliches Pigment fand. Dasselbe war vorwiegend der Aussenfläche der Blutgefässe aufgelagert, doch konnte man sich an manchen Stellen nicht des Eindruckes erwehren, dass hier und da die Gefässwand selbst mit körnigem Farbstoff infiltrirt war. Durch gelbes Blutlaugensalz und Salzsäure liess sich ebenso leicht als sicher der Nachweis führen, dass das Pigment eisenhaltig war. Es mag hier noch die Bemerkung Platz finden, dass es schon zwei Tage vor dem Tode aufgefallen war, dass die Milz an Grösse etwas abnahm, was in Anbetracht der starken Blutverluste durch den Magen kaum Wunder nehmen kann, und daher bot auch bei der Section die Milz eine blasse und derbe Beschaffenheit dar.

Bei der Untersuchung der Leber musste man sich von vornherein darüber klar sein, dass auf dieses Organ ausser der Leukämie noch die Pfortaderthrombose eingewirkt haben konnte. Nichtsdestoweniger waren die Veränderungen sehr unbedeutende. Sparsam und zerstreut zeigten sich in vereinzelten Leberläppchen die peripherisch gelegenen Leberzellen mit grossen Fetttröpfchen erfüllt. Andere Leberzellen waren theils diffus gelblich imbibirt, theils mit gelblichen Körnchen erfüllt. Mittelst der Reaction mit gelbem Blutlaugensalz und Salzsäure glückte es, hier und da in den Leberzellen Eisenreaction nachzuweisen. Nur sehr vereinzelt und nach sehr lang ausgedehntem Untersuchen wurden einige wenige Stellen entdeckt, an welchen das interlobuläre Bindegewebe deutlich verbreitert war. Hier traf man auch in unmittelbarer Nähe von Blutgefässen kleine Heerde von Rundzellen an.

Auch in der Niere, welche im Uebrigen unversehrt war, wurden einige wenige kleine Rundzellenheerde beobachtet. Dieselben hatten sich theils auf der Grenze zwischen Mark- und Rindensubstanz in unmittelbarer Nähe von grösseren Gefässen gebildet, theils kamen sie dicht neben Malpighischen Knäulen zu liegen.

Der Herzmuskel bot stellenweise vorgeschrittene Verfettung der Muskelfasern, sonst nichts Besonderes dar.

Ein besonderes Interesse musste sich an die Untersuchung des Knochenmarkes knüpfen. Mein College, Herr Professor Ribbert, hat sich derselben unterzogen und mich zu der Erklärung ermächtigt, dass sich an demselben nicht die allergeringsten Veränderungen nachweisen liessen. Und so gewinnt unsere Beobachtung dadurch eine grundsätzliche weittragende

Bedeutung als sie lehrt, dass es Fälle von reiner lienaler Leukämie giebt. Wenn sich auch in der Bauchhöhle vereinzelte Lymphdrüsen als unbedeutend vergrössert zeigten, so hatte wohl Niemand unter den bei der Section Anwesenden den Eindruck, dass es sich um eine leukämische Grössenzunahme, sondern um eine leichte Schwellung handelte, die mit der Pfortaderthrombose in Verbindung stand.

Aber auch in Bezug auf die acute Leukämie erweitert unsere Beobachtung die bisherigen Kenntnisse insofern, als Fälle von acuter lienaler Leukämie bis jetzt nicht beschrieben worden sind. Zwar scheint es, dass auch Zumpe[1]) eine gleiche Erfahrung mitgetheilt hat, doch wurde eine Untersuchung des Knochenmarkes nicht ausgeführt, und so fehlt selbstverständlich der sichere Beweis. Wir kommen also für die acute Leukämie zu dem Schluss, dass nach den bis jetzt vorliegenden Erfahrungen die acute Leukämie sowohl als reine myelogene (Englisch), als auch als reine lienale Leukämie (Eichhorst) auftreten kann, dass sie aber in der Mehrzahl der Fälle gemischter Natur ist.

[1]) C. Zumpe, Ein Fall von Leukämie mit acutem Verlauf. Arch. d. Heilkd. 1878. S. 473.

XVIII.

Ueber Hyalin, insbesondere seine Beziehung zum Colloid.

Von Dr. Paul Ernst,
Privatdocenten und Assistenten am pathologischen Institut in Heidelberg.

Es ist jedesmal ein erfreulicher und befriedigender Abschnitt in der Entwickelung einer wissenschaftlichen Frage, wenn es einem weiten Blick gelungen ist, verschiedene einzelne Dinge unter einem Gesichtspunkt zu betrachten. Das sind im Wandel der Forschung die Aussichtspunkte, wo man den gewonnenen höheren Standpunkt gewahr wird, von dem aus der Horizont sich erweitert, der Ueberblick allgemeiner wird und Manches im Zusammenhang und in seiner Zusammengehörigkeit einleuchtet, was vorher beim Vorübergehen nur in seiner Besonderheit und Einzelnheit auffallen konnte. Einen solchen umfassenden Blick hat nun v. Recklinghausen auf alle jene Substanzen geworfen, die vorher dem und jenem schon aufgefallen waren und in der Literatur unter den verschiedensten Namen auftauchen, die aber alle das Gemeinsame haben, dass sie wahrscheinlich Produkte einer regressiven Metamorphose, einer Degeneration, ihre ursprüngliche Gewebsstruktur verloren haben, dass sie von stärkerem Glanz, das heisst von stärkerem Lichtbrechungsvermögen sind, was denn die verschiedenen Autoren auszudrücken suchten mit „homogener und glänzender Beschaffenheit, glasiger Verquellung, hyaloider gallertiger Metamorphose, knorpel- und knochenartigem Aussehen“. Die Aehnlichkeit dieser Dinge mit jenen homogenen Füllselmassen der Schilddrüsen- und Eierstocksfollikel führte dazu, dass manche den für letztere seit Laennec gebräuchlichen Namen des Colloids auch auf jene Produkte ausdehnten, so dass Colloid eigentlich den ganz allgemein gehaltenen Sinn einer glasigen, homogenen, strukturlosen, stärker lichtbrechenden, zähflüssigen bis leimartigen, ja unter Umständen festen Substanz bekam. Andere zogen vor, den Begriff des Colloids jenem wirklich leimartigen Stoff zu reserviren, der den Ovarien, der Schilddrüse und gewissen Nierencysten eigenthümlich ist.

Aus dieser ungleichen Anwendung des Sprachgebrauchs stammt manche Ungenauigkeit und manche Verwirrung. Nahm man den Begriff des Colloids in der weitesten Fassung, so mussten jene Substanzen, die auf's Neue die Aufmerksamkeit auf sich gelenkt hatten, in eine besondere Rubrik verwiesen, in einer Unterabtheilung vom Colloid abgetrennt, aber doch unter ihm subsumirt (subordinirt) werden. Fasste man Colloid in der engeren zweiten Bedeutung, so musste neben ihm in ebenbürtiger schwesterlicher Stellung die neue Rubrik der hyalinen Substanzen ihren Platz finden, so wie es für amyloid schon geschehen war. Aus dieser Dehnbarkeit des Begriffes Colloid erklärt es sich, dass er das eine Mal alle hyalinen glasigen Substanzen mit bezeichnen hilft, das andere Mal eine ganz specielle, eng umgrenzte Bedeutung hat. Innerhalb der allgemeinen grossen Klasse der Colloide die speciellere Unterabtheilung des „Hyalin" geschaffen, definirt, umgrenzt und bestimmt zu haben, ist von Recklinghausen's Verdienst. Er schuf damit eine Abtheilung, die dem Amyloid coordinirt zur Seite stand und vereinigte darin eine grosse Anzahl von meist degenerativen Stoffen, die wohl da und dort als Einzelobjecte gelegentlich auch früher schon aufgefallen und beschrieben worden waren, die unter den verschiedensten Namen in der Literatur zerstreut liegen, wie wir gesehen haben, die aber noch Niemand vorher unter einen Hut zu bringen vermocht hatte. Das war der dankenswerthe Schritt, den auf der Naturforscherversammlung 1879 in Baden v. Recklinghausen that. Seither freilich hat man nun fast den Eindruck bekommen, dass des Guten vielleicht etwas zu viel geschehen, dass im löblichen Bestreben, Verschiedenes zusammen und einheitlich aufzufassen vielleicht die Grenze um ein weniges überschritten worden und so heterogene Dinge unter einem Dache vereinigt worden wären, die einer Verschmelzung widerstreben und lieber getrennt blieben. Ich kann diese Vermuthung um so getroster äussern, als ich sie mit von Recklinghausen's eigenen Worten stützen kann. In dem Capitel seiner allgemeinen Pathologie, worin zum ersten Male in abgerundeter und erschöpfender Weise die Hyalinfrage abgehandelt wird, sagt der Autor auf S. 405: „Diese physikalischen und chemischen Eigenschaften des Hyalins sind auch nicht geeignet, dasselbe als einen richtigen organischen Körper in chemischem Sinne zu charakterisiren. Es ist vielmehr noch ungewiss, ob nicht Zusammensetzungen, Mischungen verschiedener Körper vorliegen, und ob die geschilderte Substanz in allen Fällen identisch ist.“ Und ferner auf Seite 407: „Vermuthlich werden in der Zukunft diese sklerotischen Bindegewebsbündel von dem richtigen Hyalin auf chemischem Wege zu sondern sein.“ „Vielleicht existiren Uebergänge zwischen diesem Fibrin und dem Hyalin, wie ja auch dafür schon Thatsachen sprechen, dass zwischen dem Hyalin einerseits, dem Amyloid und dem Schleim andererseits keine absolute Grenze zu ziehen ist.“ Diese Geständnisse wären leicht zu vermehren.

Es handelt sich also hier um ein Gebiet, das nicht scharf umgrenzt ist, und man wird daher nach allen Richtungen hin Grenzstreitigkeiten zu befürchten haben. Der berufenste Schiedsrichter darüber, die physiologische Chemie, sagt nun gar nichts, lässt uns völlig rathlos. Deshalb müssen wir vorläufig auf eigenen Füssen stehen und sind befugt, mit unseren Mitteln den Streit zu schlichten, wenn wir auch dabei auf den späteren Spruch des höheren Richters nicht ein für alle Mal verzichten mögen.

Ein solches Mittel nun, das auch in unseren Händen zu einem Ziele zu führen versprach, schien sich in jener Reaction darzubieten, die ich ausführlich in meinem Aufsatz über Psammome besprochen habe. Nach den dort mitgetheilten Erfahrungen war die nächste Aufgabe, ihre Leistung durchzuprobiren an Allem, was hyalin heisst. Doch das ist nicht wenig. Ein flüchtiger Blick auf das erwähnte Capitel v. **Recklinghausen's** lehrt, dass fast kein Gebiet unserer Wissenschaft von der Hyalinfrage ganz unberührt bleibt und die einfache Folge davon ist, dass es einem allein ganz und gar unmöglich ist, die gestellte Aufgabe zu vollster Befriedigung zu lösen. Sind aber Aufgabe und Thema grenzenlos, so muss man sich selbst künstliche Grenzen abstecken und Einschränkungen auferlegen. Immerhin haben weit über 100 Objecte aus verschiedensten Gebieten untersucht werden können. Jene nothwendigen Schranken sind also nicht leichtfertig gezogen worden. Es ist doch immer ein Material, auf dessen Grund einige allgemeine Schlüsse aufgebaut werden dürfen. Andererseits bleiben naturgemäss so viele Lücken, von denen manche nur innerhalb des Specialgebiets ausgefüllt werden können und die fast eben so viele Arbeitsthemata abgeben.

Die Methode.

Was die technische Ausführung der Methode anbelangt, so kann ich auf die ausführliche Mittheilung der Methode van Gieson's verweisen, die ich jüngst gegeben habe. Sie hat ihre unbestrittenen Vorzüge und ich habe ihr viel zu danken, sie hat aber auch ihre Nachtheile und ist nichts weniger als eine ganz exacte Reaction. Ich kann mir denken, dass trotz meiner Empfehlung sie manche Enttäuschung bereitet. Um sie richtig zu würdigen, würde ich rathen, sie erst an Strumen zu versuchen, woran sie auch ohne Zweifel ihre besten Triumphe feiert. Um ihr einen Platz unter den Schwestermethoden anzuweisen, möchte ich sie etwa neben die Weigert'sche Fibrinmethode stellen, doch so, dass sie bescheiden etwas hinter ihr zurücksteht. Zu dieser Rangordnung berechtigt sie manche Aehnlichkeit. In einer fibrinösen Pneumonie deckt Weigert's Methode so tadellos und vollkommen das Fibrin auf, dass wir ihr ohne Weiteres den Rang einer mikrochemischen Reaction zuzuerkennen geneigt sind. Sehen wir aber in anderen Präparaten Kerne und Bindegewebsbündel sich immer und immer nicht entfärben wollen und den violetten Farbstoff festhalten, sehen wir in Strumen die colloiden Inhaltsmassen der Follikel sich auf's Schönste danach färben, bedenken wir, dass sie eine vorzügliche Bakterien- und sogar Fadenpilzfärbung ist, so werden wir auf einmal stutzig und gerathen in Zweifel an ihrer Specifität. Aber deswegen werden wir sie doch nicht missen wollen. Wo sie fädige Dinge oder solche, die aus fädigen offenbar entstehen oder ihnen analog sind, nachweist, da werden wir eben doch mit grösster Wahrscheinlichkeit Fibrin vermuthen dürfen, wie ich es für die Nieren jüngst unternommen habe[1]). Wo Dinge sich ähnlich färben, die sicherlich doch anderer Natur sind, wie das Colloid

[1]) „Ueber die Natur der Nierencylinder", wird in Ziegler's Beiträgen, Bd. XII. erscheinen.

der Schilddrüse, nun, da ist das Unglück auch nicht gross, denn da haben wir denn eben eine andere Methode, die hülfreich einspringt, um vor Verwechslung zu hüten, wie zum Beispiel die unserige in diesem Fall. Wer von den Färbungsmethoden unerbittliche Consequenz fordert, und jede kleine Abweichung ihnen als Schuld ankerbt, dem ist es auch nicht zu verargen, wenn er sich den Färbekünsten gegenüber ablehnend und feindlich verhält. Dann wüsste ich überhaupt keine Methode, die diesen hohen Anforderungen gerecht würde. Die Weigert'sche Markscheidenfärbung? Was färbt sie nicht Alles, von rothen Blutkörpern ganz abgesehen. Die Gram'sche Methode etwa, die Hornsubstanz und Kerntheilungen so gut wie Bakterien färbt? Was haben alle diese Dinge mit einander zu thun? Und andererseits in ihrem eigensten Wirkungskreis, innerhalb der Bakterien, versagt ihr Dienst so oft. Wird man sich getrauen, den Amyloidnachweis mit Methylviolett vollkommen zu nennen? Doch gewiss nicht. Wer nun diese Unzulänglichkeit weniger in den Methoden sucht, als vielmehr in der gewiss sehr schwankenden und unbestimmten chemischen Zusammensetzung der fraglichen Substanzen und in der mangelnden Abgrenzung derselben unter einander, wer, eingedenk, dass von chemischer Seite schon dreierlei Arten von Fibrin aufgestellt worden sind, auch innerhalb des Amyloid, des Hyalin und wie diese Dinge alle heissen, verschiedene Abstufungen und Uebergänge anerkennt, wer schon zufrieden ist, wenn er aus diesem Chaos unbekannter Stoffe gewisse Typen herausgreifen kann, dem empfehle ich die Methode als eine Bereicherung unserer histologischen Technik. Wer sie nicht schablonenmässig übt, sondern schonend für jeden einzelnen Schnitt und jedes einzelne Object variirt und ausprobirt, der wird seine Freude daran erleben. Aber sie will Spielraum haben, sie will individualisirt sein, da eben immer der richtige Zeitpunkt der Entfärbung abgewartet sein muss. Wie die Weigert'sche Fibrinfärbung bietet sie am geeigneten Object Bilder, deren Genauigkeit und Farbenschönheit alles Zutrauen einflössen und die grössten Hoffnungen erwecken. Im folgenden Text sind ausschliesslich solche Bilder ausgewählt, und die unscharfen, verwischten sorgfältig vermieden. Ich gestehe, dass ich damals nach den ersten überraschenden Proben, als ich sie zum Werkzeug wählte, eine noch grössere Meinung von ihr hatte, als jetzt, da ich sie aus der Hand lege. Aber ich gebe mich auch mit den Resultaten zufrieden, die hinter den Erwartungen zurückstehen.

Es kommt ziemlich viel auf die Ausführung an. Man darf mit Hämatoxylin stark färben, besser freilich mit verdünnter Lösung als mit concentrirter. Aber auch die letztere schadet an nicht zu dicken Schnitten nichts, weil die Pikrinsäure immer noch mit der Differenzirung fertig wird. Darin liegt ein kleiner Nebenvortheil. Wir haben im Institut auf ganz anderen Gebieten die Erfahrung gemacht, dass durch die Möglichkeit stark zu färben und nachher durch die Differenzirung doch ein verständliches Bild zu erhalten, kleinste Kernpartikelchen und Chromatinbestandtheile sich besser nachweisen lassen, als bei einfacher Hämatoxylinfärbung. Aber in dieser nicht indifferenten Wirkung der Pikrinsäure liegt auch andererseits die Gefahr, die Kernfärbung ganz zu verlieren, wenn der Schnitt zu lange darin verweilt. Es bedarf dann eines langen Auswässerns, um die Kernfarbe wieder hervorzurufen. Der lange Aufenthalt im Wasser birgt seinerseits wieder die Gefahr, dass alle Gelb- und Rothfärbung von Pikrinsäure und Säurefuchsin verloren gehe. Man hat eben, wie man sieht, die Doppelwirkung der Pikrinsäure, die differenzirende des Säureprincips und die Gelbfärbung nicht ausser Acht zu lassen. Wirken nun auch die beiden Quoten nicht auf dieselbe Substanz und nicht geradezu antagonistisch, so müssen sie doch gegen einander abgewogen werden, und darin beruht vielleicht, wie mir scheint, die Tücke der Methode. Auf alle Fälle wird man rascher zum Ziele kommen, wenn man kurz auswässert und nicht etwa abwartet, bis das sofort sich roth färbende Waschwasser wieder gelb wird. Eine halbe Minute etwa genügt. Dann in Alkohol differenzirt sich der Schnitt noch etwas, ohne viel Farbe zu verlieren und von blossem Auge kann man den richtigen Grad der Färbung bald beurtheilen. Dinge, die in dem Folgenden orangeroth bezeichnet werden, nehmen eine Mischfärbung an von beiden Farben, während das, was ich eben hauptsächlich Hyalin nennen möchte, sich nur dem Säurefuchsin, nicht aber der Pikrinsäure zugänglich erweist. Aus dieser Differenz sind die Schlüsse abgeleitet, die den folgenden Betrachtungen zu Grunde liegen. Man möge beachten, dass in der Methode eigentlich 2 Reactionen verborgen stecken.

Wenn ich noch mit einem Wort den Vortheil der Fuchsinfärbung vor der bisher ziemlich allein herrschenden Methode, mittelst Eosin zu färben, hervorheben soll, so möchte ich dem Fuchsin eine sorgfältigere und feinere Election einräumen. Ohne Wahl färbt Eosin eigentlich Alles, was nicht Kern heisst, aber ebenso gut wie Hyalin eben auch Amyloid, auch schleimige Dinge, auch faserige Bestandtheile des Stromas. Fuchsin ist ungleich viel wählerischer, und hebt Unterschiede hervor, die das Eosin unbarmherzig ausgleicht.

Hyalin in der Schilddrüse. Seine Beziehungen zum Colloid.

Untersuchungsobject: Struma colloides et cystica [Struma gelatinosa (Virchow) hypertrophia parenchymatosa et gelatinosa (Wölfler)]. 31jährige Frau, Struma seit 11 Jahren, operirt in der chir. Klinik 30. Mai 1891.

Schon bei ganz schwacher Vergrösserung fallen zwei grundsätzlich ganz verschiedene Farbentöne in's Auge. Ein Orangeroth mit mehr oder minder starkem Vorherrschen eines gelben Tones und ein leuchtendes Fuchsinroth, das gegen Purpur hinneigt. Beide Farben können abgestuft werden und ihre Intensität hängt nach dem, was in der Einleitung über die Ausführung der Reaction gesagt worden ist, von dem längeren oder kürzeren Auswaschen im Wasser, weniger vom längeren oder kürzeren Aufenthalt in Alkohol ab. Wie verschieden abgestufte Färbungen aber auch vorliegen mögen, immer bleibt der Unterschied zwischen beiden Farben gleich consequent und eindeutig. Orangeroth erscheint Alles, was im engern Sinn Colloid heisst, das will sagen, der homogene Inhalt der Bläschen oder Säckchen oder Follikel, das Erzeugniss der epithelialen Zellen, gleichviel ob wir dasselbe gewissermaassen als ein Exsudat der Zellen oder als ein Degenerationsprodukt, entstanden aus einer colloiden Metamorphose der Zellen, auffassen. Da wir in den Follikelzellen die Abkömmlinge des ausgestülpten Epithels der Rachenhöhle, Abkömmlinge des inneren Keimblattes zu erblicken haben, ist an ihrer epithelialen Natur nicht zu rütteln. Wie immer nach verschiedenen Auffassungen Colloidtropfen in den Follikeln aus Zellen entstehen mögen, als Produkte epithelialer Zellen sind sie anzusehen. Das wollen wir festhalten. Purpurroth dagegen erscheinen nur Gewebebestandtheile ausserhalb der Follikel. War die orange Farbe auf intrafolliculäre Gebilde beschränkt, so ist der purpurrothen nur extrafolliculäres Feld angewiesen. Dieser Satz erleidet keine Ausnahme, wie verschieden auch die Intensität der Färbung in den einzelnen Präparaten sein mag. Nur der Vollständigkeit wegen erwähne ich eine dritte Farbe von untergeordneter Bedeutung. Fleischfarben im Sinne der Hautfarbe könnte man sie bezeichnen. Sie deckt mehr oder weniger breite Flächen zwischen den Follikeln, ist homogen, nur selten leicht faserig, von spärlichen Capillaren durchzogen und entspricht der myxomatösen Grundsubstanz, die je nach dem Grade der Degeneration mit fibrösem Gewebe vermischt, so häufig in Strumen angetroffen wird, wie eine Durchsicht der Wölfler'schen Tafeln eindringlich lehrt (Fig. 11. 18. 19. 23. 24. 25). Freilich kann ich mich des Eindruckes nicht erwehren, dass Wölfler an einigen Orten von myxomatöser Substanz spricht, wofür ich lieber Hyalin sagen möchte und finde den Beweis in der Figur 10 eines fötalen Adenoms, dessen Grundsubstanz er als Hyalin bezeichnet, dem er aber den Namen Adenoma myxomatosum tubulare giebt. Ihm ist eben Hyalin eine blosse Eigenschaft der myxomatösen Substanz, ein Beiwort im Sinne von homogen, während mich die mikrochemische Reaction zu einer grundsätzlichen Trennung der beiden Begriffe zwingt. Es freut mich gerade an einem so sprechenden Beispiele den Fortschritt, den die Reaction ermöglicht, erläutern zu dürfen. Der Unterschied zwischen diesen beiden Substanzen wird uns andern Orts noch beschäftigen. Für diesmal war es mir blos darum zu thun, der Möglichkeit zu gedenken, in einem und demselben Präparat dreierlei verschiedene Substanzen aufzudecken und deutlich von einander zu unterscheiden, nehmlich Colloid, Hyalin und myxomatöses Gewebe.

Um zu unserem eigentlichen Thema, dem Colloid zunächst zurückzukehren, glaube ich auch bezüglich seiner Bildung der Reaction einige Einsicht zu verdanken.

Bekanntlich haben die Ansichten hierüber mehrfache Wandlung erfahren. Fasste man früher den colloiden Inhalt der Bläschen als ein Exsudat auf, als ausgeschwitzte plastische Lymphe (woher Philipp von Walter's Bezeichnung der Struma lymphatica stammt), so war man später geneigt, einer Colloidmetamorphose, einer directen Umwandlung der ganzen Zellen in Gallertkörner das Wort zu reden. Virchow hat sich zu Gunsten der ersteren und älteren Ansicht entschieden, freilich mit dem Zusatz, dass Colloid weder ein einfaches Exsudat, noch ein besonderer Körper sei, sondern aus der Zusammenwirkung von Eiweiss, Natron und Kochsalz entstehe, was er in der That durch künstliche Erzeugung von Colloidkörnern glaublich machte. Aus dem exsudirten Eiweiss würden erst durch den Contact mit Alkalien und Salzen die Gallertkörner entstehen, gleichsam als Concretionen. Die Anhänger der zweiten Ansicht haben gelegentlich zellige Einschlüsse im Colloid zu ihren Gunsten verwenden wollen. Abgesehen aber davon, dass man derartige Uebergänge von Zellen in Tropfen alsdann häufiger antreffen müsste, komme ich zu der Ueberzeugung, dass jene Einschlüsse wenigstens zum grossen Theil auf Trugbildern beruhen. Mir scheinen die meisten Zellen, die in den Colloidklumpen zu liegen vortäuschen, in dieselben eingebettet und eingedrückt, wie ein Bleikügelchen in weiches Wachs. Darin bestärkt mich das Profilbild, denn in der Randpartie, die angenagt erscheint, wie ein Knochenbälkchen mit lacunären Erosionen, sitzt dann und wann eine Zelle, nicht anders als ein Osteoklast in der Lacune. Denkt man sich diese eingefasste Zelle von der Fläche gesehen, so muss sie den Schein erwecken, als sässe sie mitten im Colloid drin. Durch die Schrumpfung im Alkohol hat sich das Colloidklümpchen gar nicht etwa concentrisch überall von der Wandung abgelöst, sondern ist ausnahmslos mit etwa einem Dritttheil der Circumferenz am Epithelsaum haften geblieben und hat sich vom übrigen Umfang retrahirt; da finden sich nun auch die ausgesprochensten becherförmigen Lacunen, die nichts Anderes sind als die bisherigen Lager, die Ausgüsse gewissermaassen der Epithelzellen. Oft genug scheinen die Zellen in jene Lücken hineinzupassen nach Form und Grösse als wie in ein Futteral. Und nun muss ich bekennen, dass mir ein guter Theil jener

Vacuolen, von denen die Colloidklumpen oft durchsetzt sind, als die Flächenansicht jener wandständigen becherförmigen Lacunen erscheint. Diese sogenannten Vacuolen sind auch selten perforirende Löcher, wie mit dem Locheisen ausgeschlagen, sondern meist nur Grübchen, die an Fingereindrücke in Wachs erinnern. Diese Verhältnisse wird man, wie mich dünkt, am gefärbten Präparat eher gewahr und darum möchte ich diesen Gewinn ebenfalls der Färbungsmethode gutschreiben. Aus dem Gesagten geht aber hervor, dass die Secret- oder Exsudatmasse die Zellen völlig umfliesst und umspült, was denn auch in kleinen Follikeln, in denen es zur Retraction noch nicht hat kommen können, deutlich nachweisbar ist und was ja auch das feste Haften einer Randpartie bei der Retraction verständlich macht. Und daraus geht wieder hervor, dass es sich um eine directe Umwandelung der Zellen nicht handeln kann, dass diese im Gegentheil lange Zeit in ihrem Secret eingebettet und erhalten bleiben. So haben wir als Nebengewinn eine Bestätigung der alten, neuerdings von Virchow wieder angenommenen und vertheidigten Ansicht von der Bildung der Colloidkörner, gegenüber der von Frerichs, Ecker, Rokitansky, Förster u. A. vertretenen und neuerdings von Gutknecht adoptirten.

Ich will übrigens nicht zu einseitig den einen Modus betonen, wie denn auch Virchow beide Möglichkeiten offen lässt, dass die eiweissartige Masse, die in den Zellen erzeugt werde, theils aus ihnen austrete, theils durch Zerfliessen der Zellen freiwerden möge. In dieser Fassung ist der Gegensatz auch nicht so schroff, wie er manchmal wohl hingestellt wird.

Diejenige Substanz aber, die ich dem Colloid gegenüber als hyalin ansprechen muss, ist extrafolliculär gelagert und purpurroth gefärbt, und zwar entschieden und eindeutig. Auf den ersten Blick und mit schwächster Vergrösserung ist sie vom Colloid zu unterscheiden, ganz abgesehen von der topographischen Vertheilung. Bekanntlich giebt es eine Struma amyloides, die Beckmann Wachskropf nannte. Hat nun Virchow davor gewarnt, Amyloid und Colloid zusammenzuwerfen, wie es wohl früher geschehen ist, so möchte ich eben diese Bitte folgerichtig auch auf die hyaline Degeneration ausdehnen, die viel grössere Analogien mit der amyloiden als mit der colloiden Substanz aufweist. Beide, amyloide und hyaline Form, kommen neben frischem Gallertkropf vor, beide Stoffe gehen von den kleineren Gefässen des interfolliculären Stromas aus, beide stellen nur secundäre Veränderungen präexistenter Kropfknoten dar, beide haben mit den epithelialen Zellen der Follikel nichts zu thun, sondern entstehen irgendwie um die Gefässe im Bindegewebe, das ja ursprünglich die Aufgabe zu übernehmen hatte, die Gefässe zwischen die cylindrischen Stränge und seitlich abgezweigten Knospen der epithelialen Anlage hineinzuführen. Um ein Produkt des Bindegewebes handelt es sich bei beiden und nicht des Epithels. Diesen Gegensatz müssen wir entschieden bei Betrachtung eines differenzirten fertigen Gewebes, das schon lange der Stufe der embryonalen Entwickelung entwachsen ist, festhalten, obgleich ich wohl weiss, dass er zu allen Zeiten hat verwischt werden wollen. Aber um accessorische Nebenschilddrüsen, wie die Glandula supra- und praehyoidea und ähnliche Vorkommnisse zu erklären, haben wir nicht mehr mit Frerichs, Heschl und Foerster[1]) nöthig, die Matrix der neuen Follikel in's Bindegewebe zu verlegen, also gleichsam eine Heteroplasie anzunehmen, sondern finden in der Entwickelungsgeschichte und in der räumlichen Wanderung dieser Theile die natürlichsten und ungezwungensten Aufschlüsse.

Die ferneren Geschicke, denen die Intercellularsubstanz anheimfallen kann, werden von den verschiedenen Autoren sehr verschieden gewürdigt. Virchow nennt unter den Veränderungen, unter denen sich der Faserkropf bildet, die Induration im Sinne der Scirrhositas älterer Schriftsteller, ferner die Sklerose, die zu einem weisslichen knorpelartigen Aussehen führt, die Verkalkung, die hauptsächlich fibröses und sklerotisches Gewebe befällt und zwar oft als dichte gleichmässige hyaline Verkalkung, wobei er das Wort hyalin einfach im Sinne des glänzenden und homogenen braucht. Endlich erwähnt er die amyloide Entartung, die auf die Gefässe lange Zeit beschränkt, den Boden für Verkalkung abgeben kann. Es ist dies gerade eines

[1]) Wölfler's Auffassung von der Bildung der neuen Follikel aus embryonalen Bildungszellen unterscheidet sich natürlich von der Ansicht der genannten Forscher trotz oberflächlicher Aehnlichkeit in dem wesentlichsten Punkte.

der seltenen Beispiele für Verkalkung der Amyloidsubstanz, die aus theoretischen Gründen eigentlich viel häufiger zu erwarten wäre, wenn man die Prädisposition des verwandten Hyalins für die Aufnahme von Kalksalzen im Auge behält[1]). Hyaline oder myxomatöse Umwandlung der Intercellularsubstanz in unserem Sinne erwähnt Virchow noch nicht. Wie sich Wölfler zu dieser Frage stellt, habe ich schon flüchtig angedeutet. Er unterscheidet Induration und fibröse Degeneration und lässt die erstere aus einer weichen hyalinen exsudat-ähnlichen amorphen Substanz hervorgehen. Er weist dem hyalinen Gewebe eine vorbereitende Rolle zu, indem er es als Mutterboden für regenerative Vorgänge, d. h. Entwickelung von Drüsengewebe sowie für degenerative Vorgänge, d. h. Verkalkung bezeichnet. So schwer verständlich mir die erstere Bestimmung des Hyalins zu sein scheint, so lebhaft begrüsse ich den zweiten Theil der Auffassung, die durchaus derjenigen analog ist, die ich für die Entwickelung der Psammome vertheidigt habe. Wie schon bemerkt, benennt Wölfler eine seiner Formen Adenoma myxomatosum, indem er eine Bezeichnung W. Müller's adoptirt, der eine schleimig gallertige Grundsubstanz gefunden hatte. Wölfler hält nun ausdrücklich eine solche hyaline, dem Knorpel viel ähnlichere Masse für durchaus nicht identisch mit dem Colloid innerhalb der Drüsenblasen. In dieser Auffassung begegnen wir uns, wie man sieht, vollkommen, nur unterscheidet Wölfler zu wenig genau zwischen hyalinem und myxomatösem Gewebe; es ist vielmehr bei ihm hyalin eine Eigenschaft des myxomatösen Gewebes. Diese beiden Dinge aber grundsätzlich zu trennen, ermöglicht mir eben nur die chromochemische Reaction. Gutknecht spricht von der colloiden Entartung des Stromas als von einer häufig vorkommenden, aber bisher wenig berücksichtigten Veränderung. Er sieht den „höchsten Grad der hyalinen Degeneration in der vollständigen Umwandlung in blasses, schwach glänzendes Colloid". Hier vermisse ich eine Trennung von Hyalin und Colloid, da eben hyalin auch nur als Beiwort des Colloids gebraucht wird. Dieser verwischten Begriffsbestimmung gegenüber kann ich meinen Standpunkt nicht scharf genug präcisiren. Colloid, Hyalin und Mucin sind 3 verschiedene

[1]) Vergl. „Ueber Psammome". S. 246.

Stoffe, deren jeder in anderer Weise chromochemisch reagirt, die alle drei neben einander in einem und demselben Präparat vorkommen und darin von einander mit hinreichender Schärfe unterschieden werden können.

Die Vertheilung des Hyalins in dem ersten und verhältnissmässig einfachsten Fall geschieht auf zweierlei Weise. Einmal in Bändern, die den hyalin degenerirten, gequollenen und ihrer faserigen Streifung verlustig gegangenen Bindegewebsbündeln entsprechen, mögen dieselben glatt und gerade gestreckt oder lockig und wellig sein. Da und dort sind nur einzelne Bündel betroffen, und hängt auch die Intensität der Farbe vom Grade des Auswaschens ab, was ich nicht läugnen will, so hat man in jedem Fall doch ein scharfes und präcises Bild; man ist im Klaren, wie weit die Degeneration reicht. Da ist nichts Ungenaues und Verschwommenes. Bald ergreift die Degeneration grössere Flächen, die theils noch Andeutungen an ihre ehemalige fibrilläre Struktur tragen, theils als homogene, strukturlose Areale erscheinen. Eine Lieblingsstelle hyaliner Degeneration ist die unmittelbare Umgebung der kleinen Gefässe, und wie ich einige Male gesehen, auch der Nerven. In diesem Zusammenhang sei noch festgestellt, dass die Colloidfärbung viel zäher haftet, viel dauerhafter ist als die Hyalinfärbung. Es kann fast alle rothe Farbe aus dem Schnitt ausgewaschen sein, immer noch sind die Colloidkugeln der Follikel orangeroth. In einer andern Struma (einer 40jährigen Frau, die am 30. Mai 1891 operirt wurde und seit 15 Jahren bestand) beherrscht die hyaline Degeneration der Gefässwandungen das ganze mikroskopische Bild in einer Weise, wie man es nur noch etwa bei Geschwülsten zu sehen gewohnt ist. Dafür tritt die Colloidbildung ganz in den Hintergrund und fehlt fast ganz, wenigstens in dem Theil der Struma, der gerade zur mikroskopischen Untersuchung herausgeschnitten worden war. Die Follikelbläschen und Stränge sind dünn, einzelne fast solid. Die hyalinen Bänder machen sich so breit, dass jene epithelialen Stränge sich kaum zwischen ihnen durchschlagen und durchwinden können. Diese Form hat sehr viel Aehnlichkeit mit der amyloiden. Wir begegnen also auch hier wieder der weitgehenden Uebereinstimmung hyaliner und amyloider Gefässentartung.

Diese Uebereinstimmung hat jedoch auch wieder ihre Grenzen. An grösseren arteriellen Gefässen sind Tunica media und intima meist unversehrt, abgesehen davon, dass ja natürlich endarteritische Prozesse sich sehr gern auch in Strumen etabliren. Erst die adventitiellen Häute sind der hyalinen Degeneration verfallen. Die grosse Verbreitung solcher hyaliner Quellungen im Bereich der adventitiellen Häute nicht nur bei Strumen, sondern allerwärts hat mich anfangs stutzig gemacht und mir den Verdacht aufgedrängt, dass die Reaction hyalines Bindegewebe von gewöhnlichem faserigen und lockigen, namentlich aber von dem sehr verbreiteten sklerotischen Bindegewebe nicht genügend scharf unterscheiden lasse. Wäre dem so gewesen, so hätte man eben zur Unterscheidung immer noch die Strukturlosigkeit des Hyalins zu Hülfe nehmen können. Der Gewinn, den die Methode zur Differenzirung des Hyalins anderen homogenen Stoffen gegenüber geboten hätte, wäre immer noch schwer genug in die Wagschale gefallen. Nun hat mich aber die fortgesetzte Beobachtung gelehrt, dass Stroma, interstitielles Bindegewebe oder speciell bei der Struma interfolliculäres Gewebe gar nicht besonders geneigt ist, ohne weiteres Säurefuchsin aufzunehmen. Dies zeigt immer schon einen gewissen, wenn auch manchmal geringen Grad der Veränderung an. Da sind eben unzählig viele Uebergangsstufen eingeschaltet, denn es wird doch niemand glauben wollen, dass die hyaline Degeneration ganz plötzlich einen andern Stoff aus dem Gewebe macht. Sehen wir solche Uebergänge und Zwischenstufen beim Amyloid so oft, wie viel mehr werden wir sie bei dem so viel weniger ausgeprägten Hyalin zu erwarten haben.

In dieser eben entwickelten Ansicht bestärkt mich ein weiteres Präparat, das lehrreich und für die Werthschätzung der Methode wichtig ist. Es entstammt einer Struma colloides et cystica eines 22jährigen Mannes, die sich seit 10 Jahren allmählich entwickelt hatte und nun in der chirurgischen Klinik am 19. October 1891 operirt wurde. Mit Rücksicht auf die ungleichmässige Entwickelung und höckerige Beschaffenheit kann man sie als Struma nodosa bezeichnen und da ist es nun interessant, das ältere Grundgewebe, das colloidhaltige mehr oder minder ausgedehnte Bläschen in Hülle und Fülle trägt, zu vergleichen mit den jüngeren, eben erst gebildeten eingeschlossenen Knoten, die linsen-, bohnen-, haselnussgross da und dort in die von früher her degenerirte Schilddrüsensubstanz eingebettet sind. Diese Knoten entsprechen nun in ihrem histologischen Bau eher dem, was Wölfler Adenom nennt, als seiner Hypertrophie. Es sind zum Theil solide Zellstränge, zum Theil Schläuche durch mannichfaltige Anastomosen verbunden, fast noch ohne Colloidbildung in den Follikeln, die allerdings da und dort sich zu regen beginnt und namentlich mit stärkerer Vergrösserung in grösserer Verbreitung nachgewiesen werden kann, als man anfänglich geahnt hatte. Jedes einzelne Bläschen, oder jeder einzelne Zellstrang ist eingefasst von einem dünnen Bindegewebsbälkchen, das gewöhnlich eine Capillare führt. Es ist mir nun wichtig, dass diese feinsten interstitiellen Ausläufer des Bindegewebes vom Farbstoff nichts behalten haben. Erst ganze Gruppen von Follikeln, was Virchow Körner nennt, namentlich aber Läppchen, die Gruppen von Körnern bedeuten, sind da und dort von rothem Bindegewebe eingerahmt. Und je mehr dieses septirende eintheilende Bindegewebe seine ursprünglich doch jedenfalls faserige Struktur verloren hat, um so reiner roth ist es gefärbt. Das ist Hyalin. Mit Vorliebe umgiebt es hier auch wieder die Gefässe und dann in Form von breiten homogenen aufgelockerten, parallel verlaufenden Bändern den ganzen eingebetteten Secundärknoten wie eine Schale, ihn solchermaassen abgrenzend vom alten degenerirten Gewebe. Mag man der Billroth-Wölfler'schen Vorstellung von der Entwickelung solchen Gewebes aus embryonalen Zellen zustimmen oder nicht, ich begreife, dass man angesichts solcher Bilder auf jene Idee verfallen konnte. Nur meine ich, sie könnten durch eine rege, energische Proliferation der Follikel auch zu Stande kommen, ohne dass man gerade solche latent gebliebene, gewissermaassen schlummernde embryonale Keime anzunehmen brauchte. Das ältere Gewebe unterscheidet sich im Wesentlichen nicht von demjenigen der schon beschriebenen colloiden Strumen, nur ist es, wie einleuchten wird, wichtig, in einem und demselben Präparat zwei verschiedene Gewebstypen von Strumen vereinigt zu finden, weil damit kleine Zufälligkeiten, die durch die technische Ausführung der Methode bedingt sein können, wegfallen und dadurch die Vergleichung von Colloid und Hyalin an Sicherheit und Werth gewinnt. Der Colloidgehalt hat einen so dominirenden Einfluss auf die Färbung, dass colloidarmes und colloidreiches Gewebe schon bei Betrachtung mit blossem Auge sich in diesem Präparat scharf von einander abheben.

Es leitet uns dies Präparat unvermerkt über zu solchen Strumen, in denen jegliches Colloid fehlt, wie wir es an Schilddrüsen und Strumen der Neugebornen oft sehen. Als einen Vertreter dieser Gattung habe ich jene hereditäre und congenitale Struma untersucht, die in der Dissertation des leider seither schon verstorbenen O. Schenck eine eingehendere Würdigung erfahren hat. Der Fall verdient in unserem Interesse eine nochmalige Besprechung. Es handelt sich um ein Kind, das mit Struma zur Welt kam, dessen Mutter mit der Pubertät einen Kropf bekam, während die Grossmutter ihn erst nach der Verheirathung mit 20 Jahren acquirirte. Alle drei stammen aus kropffreier Gegend, was für die reine Heredität wichtig ist. In 8 Schwangerschaften schon war der Kropf der Mutter angeschwollen, nun aber, das 9. Mal (im 7. Monat) so, dass sie wegen Asphyxie tracheotomirt werden musste. Gefässreichthum der Struma, Verlagerung der Halsgebilde und Säbelscheidenform der Trachea bereiten bei der Operation unermessliche Schwierigkeiten. Fast in Agone, im letzten Moment kann die Trachea hoch oben eröffnet werden. Unterhalb der Stenose wird noch die tiefe Tracheotomie ausgeführt. In der dritten Nacht stirbt die Mutter und durch Kaiserschnitt wird das Kind lebend gewonnen. Trotz Einleitung künstlicher Athmung stirbt es bald. Beide Schilddrüsenlappen und der Isthmus sind auffallend voluminös. Bei der mikroskopischen Untersuchung ist in keinem Schnitt auch nur eine Spur von Colloid zu finden. Hingegen erwähnt Schenck, dass die im Isthmus verlaufenden Bindegewebssepta besonders stark verdickt seien und an einzelnen Stellen eine stärkere Lichtbrechung besässen. Im Uebrigen handelt es sich um reine Hyperplasie des Schilddrüsengewebes mit starker Gefässentwickelung. Der gänzliche Mangel an Colloid ist vielleicht aus der jugendlichen frühen Entwickelungsphase der Struma (7. Schwangerschaftsmonat) herzuleiten. Ich war zur Zeit der Abfassung genannter Dissertation noch nicht im

Besitz der Methode und konnte daher damals Herrn Schenck nicht darauf aufmerksam machen. Da ich aber nachträglich die Präparate auf Hyalin untersuchte, kann ich dasjenige, dessen stärkere Lichtbrechung Herrn Schenck aufgefallen ist, geradezu als Hyalin bezeichnen. Zwar ist es im Ganzen nicht viel und an den wenigen Stellen auf bindegewebige Septen beschränkt, die vielleicht einen grösseren Druck auszuhalten hatten, soweit man dies etwa mikroskopisch beurtheilen kann. So sind namentlich bindegewebige Züge zwischen Trachealknorpel und Struma, gerade in der Mitte des Isthmus, da, wo die Struma am straffsten sich über die Trachea spannt, hyalin degenerirt. Das Präparat, das in schöner topographischer Anordnung neben dem ganzen Querschnitt der Struma auch noch Trachea und Oesophagus, grosse Halsgefässe, quergestreifte Musculatur des Halses und Lymphdrüsen enthält, also eine ganze Anzahl zusammengesetzter Gewebe, ist auch in anderer Hinsicht für die Beurtheilung der Methode höchst lehrreich. Die hyaline Grund- und Intercellularsubstanz der Trachealknorpel färbt sich nicht. Die bindegewebige Submucosa der Trachea, die Schleimdrüsen, der Schleimbelag des Tracheallumens, die den genannten analogen Bestandtheile des Oesophagus, Mark der Lymphdrüsen und Hilusgewebe, so reich an Bindegewebe, Wandungen der grossen Gefässe und grösseren Nerven, Muskeln und intermusculäres Bindegewebe, Fettgewebe, das Alles färbt sich nicht. Solche Vergleiche haben mich doch dazu gebracht, den schon ausgesprochenen Verdacht, es möchte die Methode für Hyalin doch nicht so charakteristisch sein, zurückzuweisen und im Gegentheil bindegewebige Partien, die die Färbung annehmen, geradezu auf hyaline Entartung anzuschuldigen [1]).

[1]) Ich kann mir nicht versagen, einem Nebenbefund, der allerdings sonst nicht in diesen Zusammenhang passt, ein bescheidenes Plätzchen zu gönnen, da ich wohl anderswo nicht mehr darauf zurückkomme. Es finden sich nehmlich in der Speiseröhre in unregelmässigen Abständen Inseln von Flimmerzellen. Es entspricht der Schnitt einer Höhe, die unterhalb der unteren Grenze des Kehlkopfes liegt und dafür, glaube ich, ist dieser Befund immerhin bemerkenswerth und verdient festgestellt zu werden. Aus dem Zusammenhang des geschichteten Pflasterepithels, dessen Zellen noch sehr wenig abgeplattet sind, erheben sich an der Oberfläche Reihen von 8 – 10 und mehr kubischen, ja sogar

Hyalin in Nieren.

Den Betrachtungen, die ich an die Untersuchung des Schilddrüsencolloids angeknüpft habe, möchte ich zunächst am liebsten Beobachtungen anreihen, die ich an Nieren gemacht habe; mit welchem Recht das geschieht, muss mit wenigen Worten erörtert werden. Schlagen wir uns zur Vereinfachung der Darstellung auf die Seite derjenigen, die nach der Entstehung die Harncylinder in Transsudations-, in Secretions- und in Zerfallscylinder und nach ihrem Aussehen in hyaline, wachsartige und granulirte scheiden, wobei die ausschliesslich aus rothen und weissen Blutkörpern oder aus Epithelzellen bestehenden natürlich nicht mit berücksichtigt sind. Die hyalinen Cylinder sind die Hauptvertreter der Transsudationscylinder. Wir werden in ihnen einen Eiweisskörper zu erwarten haben, der von dem des Blutplasmas wenig mehr unterschieden ist, als durch die Consistenz, die in Folge einer der Niere eigenthümlichen, vielleicht durch die Acidität des Harns bedingten Gerinnung eintritt. Inwiefern dieser Vorgang von der Fibringerinnung zu trennen sei, welch nahe Beziehungen andererseits zwischen Fibrin und diesen hyalinen Cylindern bestehen, wie manche hyaline Gebilde geradezu aus Fibrin umgeprägt und umgewandelt werden, habe ich an anderem Orte entwickelt, ohne mir einzubilden, damit die Herkunft aller hyalinen Cylinder klargelegt zu haben.

Da wir grössere Blutmengen und den Blutinhalt der Gefässe kein Fuchsin annehmen sahen, so werden wir auch keine Fär-

leicht cylindrischen Zellen mit Flimmerbesatz. Die einzelnen Reihen sind dann wieder von einander getrennt durch abgeplattete flimmerlose, wenig charakteristische Zellen. Die flimmerhaltigen und flimmerlosen Zellen vertheilen sich so, dass die ersteren wohl den grösseren Theil der Circumferenz in Anspruch nehmen. Ist es nun auch bekannt, dass die untere Grenze des Flimmerepithels im Cavum pharyngonasale individuell ganz verschieden liegt und bietet der Befund auch der genetischen Betrachtung und entwickelungsgeschichtlichen Erklärung gar keine Schwierigkeiten, so muss doch die Seltenheit der Thatsache zugegeben werden, da trotz aller individuellen Schwankungen in dieser Tiefe man doch wohl kaum mehr Flimmerepithel antreffen wird, das gewöhnlich schon im unteren Pharynxraum dem Plattenepithel weichen muss.

bung dieser hyalinen Cylinder erwarten, die ja auch gar nicht mit Beziehung auf die hyaline Degeneration in unserm Sinne so bezeichnet werden, sondern ihrer glasigen Beschaffenheit zu Liebe. Anders steht es mit den Secretionscylindern, die aus hyalinen oder colloiden Secrettropfen der Epithelzellen zusammenfliessen. Da aber nun diese vacuoläre oder blasige hydropische hyaline Entartung gerne bei acut entzündlichen Prozessen, die colloide Degeneration bei atrophischen vorkommt, so werden wir in diesem ausgiebigen Gebiet der Secretionscylinder, bei denen es sich allerdings um Produkte epithelialer Zellen handelt, hoffen dürfen, mit unserer Reaction manche färben und so von anderen unterscheiden zu können. An die colloiden wachsartigen Cylinder schliessen sich dann naturgemäss jene colloiden Massen in abgeschlossenen und erweiterten Harnkanälchen, in Colloidcystchen an. Da es sich bei diesen letzteren Vorgängen um eine nach Consistenz und Farbe, aber auch nach Herkunft und Entstehung ähnliche Substanz handelt, wie in den Follikeln der Schilddrüse, sind hier am ungezwungensten die Befunde an den Nieren angereiht worden.

Mit diesen hyalinen Produkten, die dem Colloid der Schilddrüse viel näher stehen, haben nach meiner Ueberzeugung jene hyalinen Degenerationen, die sich am Blutgefässapparat der Niere abspielen, gewiss nichts gemein als den zufälligen und rein äusserlichen Namen. Aber auch da giebt es verschiedene Dinge. Hyalin degenerirte einzelne Glomerulusschlingen, die Orth in Fig. 13 des Lehrbuchs abbildet, standen meiner Untersuchung nicht zu Gebote, dagegen natürlich die totalen hyalinen Degenerationen der Glomeruli in chronisch entzündlichen Nieren, von denen es Orth dahingestellt sein lässt, ob sie aus jenen partiellen hervorgehen. Während diese letzteren gequollen sind, sind jene collabirt; während letztere alle Kerne verloren haben, sieht man in jenen immer noch Kernreste. Auch ihr Verhalten dem Pikrocarmin gegenüber ist verschieden, kurz, „es scheint nicht nur genetisch, sondern auch chemisch und morphologisch verschiedene Formen von hyaliner Glomerulusdegeneration zu geben, welche aber bisher noch nicht genauer von einander getrennt worden sind“ (Orth, S. 155).

An die Spitze dieser Beobachtungsreihe kann ich auch wieder ein sprechendes Präparat stellen, das verschiedene bisher unter dem gemeinschaftlichen Namen „hyalin“ zusammengefasste Stoffe in sich vereinigt und dieselben in verschiedenen Farbentönen erkennen lässt unter Ausschluss technischer Unregelmässigkeiten oder Zufälle bei Ausführung der Methode. Es entstammt einer ganz typischen Schrumpfniere einer 79jährigen Frau. Vielleicht handelt es sich nicht um eine ganz reine entzündliche Form, da eine sehr verbreitete Endarteriitis fibrosa, Atherom mit Ulceration der Aorta, senile Atrophie der Organe darauf hinweisen, dass die Schrumpfung vielleicht zum Theil auf Arteriosklerose im Sinne Ziegler's zurückgeführt werden dürfte. Dass der entzündliche Antheil und der atrophische in Folge der Arteriosklerose schwer und nicht immer, namentlich nicht in ein und derselben Niere aus einander zu halten sind, ist bekannt genug. In dieser Niere nun also finden sich Gebiete nahe an der Oberfläche, die namentlich den Labyrinthen, aber gelegentlich auch einmal den Markstrahlen entsprechen und die in auffallender Weise an die geschilderten Strumabilder erinnern. Weite Harnkanälchen mit flachem, ganz abgeplattetem Epithel sind ausgefüllt von der homogenen colloiden Masse, die ziemlich genau so auf die Farbe reagirt, wie das Colloid der Follikel. Es besteht auch eine Neigung des Epithels, sich von der Tunica propria abzulösen und der Oberfläche der colloiden Cylinder bei der Retraction im Alkohol zu folgen, was dann die Aehnlichkeit mit jenen Bildern noch erhöht. Unmittelbar unter der Tunica albuginea liegen in unregelmässigen Abständen cystische Hohlräume, deren zwar stark abgeflachtes, aber deutliches Epithel ihre Entstehung aus dilatirten Harnkanälchen untrüglich beweist. Manche von ihnen sind ebenso gross, ja noch grösser als Glomeruli und daher von blossem Auge schon sichtbar. Uns interessirt aber besonders, dass ihr Inhalt in jeder Hinsicht auf's Genaueste mit dem der erweiterten Harnkanälchen übereinstimmt. In dem orangerothen Farbenton giebt es nun freilich viele Abstufungen, aber es besteht ein fast gesetzmässiges Verhältniss zwischen Farbenton und Grösse der Colloidmassen beziehungsweise der Weite der Lumina. Je weiter diese, desto dunkler jener. Mit anderen Worten: Je näher die Cylinder und Ausfüllungsmassen der wachsartigen oder colloiden Beschaffenheit kommen, je mehr sie jenen Körnern in Nierencystchen gleichen, die dem blossen Auge schon gelblich erscheinen, um so mehr gleicht ihre Reaction derjenigen des Schilddrüsencolloids. Viele von den mittleren und dickeren Cylindern sind deutlich concentrisch gestreift, also geschichtet. Von dem starken Farbenton nimmt nun die Intensität der Farbe durch alle Abstufungen ab im directen Verhältniss zum Kaliber, bis man schliesslich in Kanälchen, deren Epithel durchaus nicht so stark gelitten hat und gewiss noch functionsfähig gewesen sein kann, ganz farblose Cylinder antrifft mit zarten, aber ununterbrochenen Contouren und noch ungetrübterer, durchsichtigerer, homogenerer Beschaffenheit, als die stark gefärbten, wachsartigen. Ich möchte sie kurzweg homogene nennen, um hier den Ausdruck hyalin nicht brauchen zu müssen. Die beiden Gattungen in derselben Niere von einander zu trennen, geht manchmal nicht leicht an. Man muss dazu schon die leichten Sprünge und Einkerbungen in den Umrissen der wachsartigen Massen zu Hülfe nehmen, die eine grössere Sprödigkeit und Gebrechlichkeit verrathen. Prüft man nun die beiden Arten darauf, so wird die gehegte Vermuthung bestätigt. Die ungefärbten sind zarter, weicher und schmiegsamer in ihren Formen. Wo immer sie sich aber zu färben beginnen, da geschieht dies nicht in der Richtung des reinen Fuchsinroth, sondern gegen Braun und Orangeroth hin. Hie und da wurde ein gefärbter Kern von ungefärbten Mantelschichten umgeben gesehen, offenbar doch so zu deuten, dass ein älteres, liegen gebliebenes, eingedicktes und mit der Zeit wachsartig gewordenes Material von nachrückenden frischen Transsudaten oder Secreten umhüllt worden ist.

Im grellen Gegensatz zu diesen Cylindern und Füllselmassen, deren Verschiedenheiten in der Farbstoffaufnahme sich doch wenigstens in derselben Richtung bewegen und nur als graduelle zu deuten sind, erscheinen nun die hyalin degenerirten Glomeruli — es handelt sich meist um totale Entartung — fuchsinroth, also mehr purpurroth gefärbt. Wir begegnen also zwischen intratubulären Massen und Glomerulargeweben demselben Gegensatz wieder, den wir zwischen intrafolliculären Massen und dem zwischen den Follikeln gelegenen degenerirten Bindegewebe nothwendig aufstellen mussten. Auch hier haben wir es mit Theilen zu thun, die dem Blutgefäss- und Bindegewebsapparat angehören, sei es nun den Glomerularschlingen oder der Bowman'schen Kapsel. Die Analogie springt so sehr in die Augen, dass man versucht sein könnte, die ganz blass oder gar nicht gefärbten Cylinder als reine Transsudationscylinder, als rein filtrirte Eiweisskörper des Blutplasmas aufzufassen, die colloiden gefärbten dagegen lediglich als Produkte des Harnkanälchenepithels, die sich dem reinen Transsudat mochten beigesellt oder für sich allein die Cylinder zu Stande gebracht haben. Doch will ich in der Deutung dieser Verhältnisse nicht zu weit gehen und die Ausbeutung der Methode nicht auf Dinge ausdehnen, die etwas abseits von unserem Wege liegen. Nur auf die strenge und befriedigende Analogie im Verhalten epithelialer Erzeugnisse auf der einen, bindegewebiger Entartung auf der anderen Seite kann ich nicht eindringlich genug hinweisen.

In einem Glomerulus sind nur noch zwei Capillarschlingen mit ihren Kernen erhalten, alles andere ist mehr oder weniger homogen, je homogener desto stärker roth, am stärksten am Rande. An einer anderen Stelle sieht man das Vas afferens als ganz ansehnliches Gefäss sich mit seinen Kernen bis in die Mitte des Glomerulus verlieren. Rundum aber ist alles roth und hyalin. Von der Möglichkeit, einzelne Lappen oder Schlingen des Knäuels aus einander zu halten, ist keine Rede. An anderen Stellen wiederum scheint die Bowman'sche Kapsel den Anfang gemacht zu haben. Sie ist schon roth und homogen, während der Kapselraum noch nicht obliterirt, der Knäuel noch nicht degenerirt ist. Mit all diesen Einzelheiten will ich nur betonen, dass man der Vertheilung und Localisation des Hyalins folgen und sich über den Anfang und Ablauf des Vorgangs eine ungefähre Vorstellung bilden kann.

Von den untersuchten Nieren kommt der beschriebenen am nächsten eine kleine gelbe Schrumpfniere, offenbar entzündlicher Natur, aber doch mit so starken Gefässveränderungen, nicht nur innerhalb der Niere, sondern im ganzen Körper combinirt, dass es auch hier schwer zu entscheiden sein dürfte, welcher Antheil der Schrumpfung auf Kosten primärer Gefässerkrankung zu schieben sei. Der Contrast zwischen homogenen Cylindern und degenerirten Glomeruli ist derselbe wie in der anderen Niere; alles dort Gesagte wird hier bestätigt und kann deshalb übergangen werden. Nur gelingt es noch besser, in dieser Niere Stellen aufzufinden, in denen die Bowman'sche Kapsel verdickt und vorläufig hyalin degenerirt ist, während der Glomerulus selbst durchaus gesund erscheint. Dann darf erwähnt werden, dass namentlich in der Grenzschicht stellenweise hyaline Bändchen im Stroma zwischen Gefässen und Henle'schen Schleifen auftauchen, die in ihrer Farbe wiederum den grundsätzlichen Contrast gegenüber Cylindern in den Schleifenschenkeln wahren. Vor Allem aber interessiren die Gefässe. Wir finden die Erscheinungen der Endarteriitis productiva bis zur Verlegung und Verödung der Lichtung und daneben Periarteriitis. Da ist nun vor Allem die verdickte adventitielle Haut, die die hyaline Reaction angenommen hat. Die verdickte, oft ziemlich mächtige Muskelschicht nimmt den bräunlichen, wenig charakteristischen Farbenton an, den wir an glatten Muskelfasern im Verlauf dieser Beobachtungen gelegentlich getroffen haben. Hingegen ist die verdickte Intima meist, wenn auch nicht ausnahmslos, frei von hyalinen Einlagerungen, wiewohl man sie gerade da nach den Beschreibungen von Gull und Sutton finden sollte, die ja gerade bei Nephritis in der partiellen Einlagerung hyaliner Massen ausserhalb des Endothelröhrchens eine Theilerscheinung ihrer arterio-capillary-fibrosis erblicken wollen. Die Hauptveränderung im Sinne einer hyalin-fibrösen Degeneration finden übrigens ja sowohl die Engländer als auch Thoma im Gebiet der Adventitia, durchaus in Uebereinstimmung mit unseren Befunden. Dass übrigens die hyaline Degeneration hierbei nur eine untergeordnete, vielleicht secundäre Rolle spielen kann, beweisen mir Gefässdurchschnitte mit vollständig aufgehobenem Lumen, deren sämmtliche Häute verdickt, aber mit Ausnahme schwacher Andeutungen in der Adventitia noch kaum hyalin degenerirt sind.

Von Interesse musste auch die Untersuchung einer Glomerulonephritis sein. In unserem Laboratoriumsmaterial findet sich ein ausgezeichneter Fall von Abschuppung der Glomerulus- und Kapselepithelien und Bildung von ganzen Zellmenisken um den Knäuel herum. Es ist gelegentlich erörtert worden, ob die hyalinen Verdickungen der Bowman'schen Kapsel auf directe hyaline Umwandlung der proliferirten Kapselepithelien bezogen werden dürften. Wenn ich mir auf Grund dieses einen Falles, der schon Uebergänge zu atrophischen Knäueln aufweist, getrauen darf, ein Urtheil abzugeben, so möchte ich glauben, dass die Epithelien damit zunächst nichts zu thun haben, sondern dass die hyaline Degeneration die Kapsel selbst ergreift.

Es würde eine unnöthige Pedanterie bedeuten, wollte ich eine Reihe anderer Nieren, einzeln aufzählen und beschreiben. Sie bestätigen in den Hauptfragen alles, was an der Hand der wenigen, genau geschilderten gewonnen worden ist. Ueberhaupt muss ich mich darauf beschränken, einzelne Typen zur Illustration herauszugreifen.

Jüngst habe ich die Ansicht vertreten, dass manche fädige, aber auch viele hyaline Cylinder der alten Henle'schen Vermuthung gemäss aus ächtem Fibrin bestünden. Alles sprach dafür, dass solches Fibrin noch in der Niere selbst einer Umwandlung fähig sei. Diese Umwandlung bestand darin, dass die Fibrincylinder ihre Fibrinnatur verloren, oder wenigstens, genauer gesagt, die sinnenfällige Seite ihrer Fibrinnatur, die durch Weigert's Methode hervortritt, einbüssten. Es blieben nach dieser Metamorphose homogene Cylinder zurück, die man füglich hyalin nennen mag. Dabei fiel mir nicht ein, diesen Modus der Entstehung auf alle hyalinen Cylinder auszudehnen und etwa zu behaupten, jeder hyaline Cylinder müsste einmal früher oder weiter oben im Harnstrom die Fibrinphase durchgemacht haben.

Da aber andererseits die Möglichkeit der Entstehung hyaliner Cylinder aus Fibrin für mich feststeht, so musste ich darauf gespannt sein, wie solche hyaline Cylinder, denen man diese Abstammung aus dem Faserstoff noch ansieht, sich unserer Reaction gegenüber verhalten, mit anderen Worten, ob eine Wechselbeziehung festzustellen sei zwischen Weigert's und unserer Methode. Eine solche liess sich als Ablösung denken. In dem Augenblick, da die Masse Weigert's Färbung ablehnt, konnte sie anfangen, sich mit Säurefuchsin zu tingiren. Aber diese Verhältnisse erwiesen sich zu verwickelt und zu mannichfaltig, als dass ich hierin weit gekommen wäre. Von dünnen Serienschnitten wurde allemal der ungerade nach der einen, der gerade nach der anderen Methode behandelt, so dass es nachher wohl gelang, unter 2 Mikroskopen die identischen Gesichtsfelder, ja sogar die identischen Harnkanälchen aufzufinden und mit einander zu vergleichen. Alles aber, was ich daraus lernte, ist Folgendes: Alle Cylinder mit Fibrinnatur sind nicht so tadellos homogen und durchscheinend, wie die anderen. Mit einiger Uebung kann man einem ungefärbten Cylinder ansehen, ob er sich nach Weigert färben wird oder nicht. Das habe ich an einigen Exemplaren fertig gebracht. Diese färben sich auch nicht recht mit Säurefuchsin, so dass sich allerdings eine gewisse Succession der beiden Methoden hierin zeigt. Doch ist die Grenze nicht scharf gezogen. Cylinder, deren innerer Kern noch auf Fibrin reagirt, deren Mantel aber entfärbt ist, müssten ja dann folgerichtig in umgekehrter Weise auf die Hyalinfärbung reagiren. Und das geschieht nicht so exact, wie man es erwarten sollte. Aeltere wachsartige Cylinder, die ungefärbt schon gelblich erscheinen, reagiren nicht auf Fibrin, aber in der Regel auch nicht mehr auf Hyalin, es wäre denn, dass sie ein etwas dunkleres orangefarbenes Colorit annähmen. Zwischen den notorischen Fibrincylindern und den colloid-wachsartigen in der Mitte steht das grosse Contingent der sogenannten hyalinen im eigentlichen Sinne, die sich in ganz wechselnder Intensität zu der Hyalinreaction in der ausführlich geschilderten Weise bekennen, in dem Sinne nehmlich, dass sie sich von dem ganz anders gearteten Hyalin der Glomeruli und Kapseln grundsätzlich unterscheiden. Und eben darin sehe ich den Schwerpunkt dieses Abschnittes, dass ich zeigen kann, gleich benannte und der Gruppe des Hyalin einverleibte Dinge innerhalb der Niere seien verschieden und aus einander zu halten.

Darum, meine ich, ist mein Vorschlag nicht unberechtigt, die verschiedenen Dinge auch verschieden zu bezeichnen. Hyalin genannt zu werden verdient allein die Veränderung an den Glomeruli, da haben wir eine rothgefärbte — wenn man will, fuchsinophile — Substanz. Aber niemals färbt sich ein Cylinder so intensiv und deutlich roth, darum möchte ich eben für keinen einzigen Cylinder die Bezeichnung hyalin gelten lassen. Färben sie sich orangeroth, so soll man sie Colloid nennen, reagiren sie auf Fibrin, so gebührt ihnen der Name Fibrincylinder und das Contingent dazwischen kann man meinetwegen mit dem unverfänglichen Beiwort „homogen" belegen, aber nicht mit „hyalin", dem wir eben nach und nach etwas Farbe und Charakter verschaffen möchten.

Hyalin in Ovarien.

Ein weiteres Object, das zur Untersuchung herausforderte, war das Ovarium unter den verschiedensten pathologischen Verhältnissen. Wir können auch hier unseren Standpunkt festhalten und nach den Veränderungen des Stromas einerseits, des Follikelinhalts andererseits, beziehungsweise nach dem Inhalt der Cysten fragen. Bekanntlich hat dieser letztere verschiedene Beurtheilung erfahren. Seine oftmals schleimige und zähflüssige Consistenz liess von vornherein die Anwesenheit von Mucin erwarten, doch konnte dieses von Scherer durch Kochen mit wenig Essigsäure nicht nachgewiesen werden, hingegen wurde die zähflüssige Beschaffenheit von ihm dem Paralbumin und Metalbumin zugeschrieben. Gewiss vermuthet Cohnheim mit Recht, dass bei einer solchen erheblichen chemischen Veränderung der Eiweissstoffe die Epithelien der Cysten activ betheiligt gewesen sein müssen und so hätten wir es auch hier auf der einen Seite mit Erzeugnissen von Epithelzellen zu thun. Diese Auffassung hat auch Virchow gehabt, der die Gallertmassen geradezu als Secretionsprodukt der zelligen Auskleidung der Hohlräume anspricht. Er beschreibt ein Ovarialcystom unter dem Namen des Eierstock-Colloids, einer Bezeichnung, die von Laennec eingeführt worden sein soll und hält sein Colloid für gleichwerthig dem, was Scherer Metalbumin nannte. Ist nun hier ein Secretionsprodukt mit dem Namen Colloid bezeichnet worden, so hat es auch nicht an solchen gefehlt, die mit demselben Namen ein Degenerationsprodukt belegten. Slavjansky beobachtete bei atrophischen Zuständen der Follikel neben fettiger Metamorphose der Granulosazellen eine colloide Metamorphose derselben, woraus eine homogene, in Kalilauge lösliche und von Jod gelb gefärbte Masse entstehen sollte. Diese durch Zelldegeneration entstandenen Eiweisskörper sollen allmählich nach Eichwald's Untersuchungen in Schleimpepton, die transsudirten Eiweisskörper aber in Eiweisspepton übergeführt werden, woraus der Umstand erklärt werden soll, dass der Inhalt um so flüssiger, je grösser die Cyste ist. Man sieht, schon allein innerhalb der Follikel und Cysten des Ovariums sind Dinge mit Colloid bezeichnet, die wieder unter sich verschiedener Herkunft sein können.

Doch damit ist es nicht genug. Auch im Bindegewebe, im Stroma soll sich eine colloide Metamorphose abspielen, auf Grund deren Rindfleisch sogar eine besondere Form des Eierstock-Cystoids aufstellt. Ich glaube nun zwar freilich, dass jene Form identisch sei mit der heutzutage als myxomatöse Degeneration des Stromas aufgefassten, aber auch nach Abzug dieser Form bleiben im Stroma Veränderungen bestehen, die, wenn auch nicht als Colloid, so doch als Hyalin in unserem Sinne bezeichnet werden können. Ich erinnere z. B. an die Veränderungen der Follikelwand, der eigentlichen Theca folliculi, an Verdickungen der Tunica propria im engeren Sinne, die Slavjansky (S. 491) an Primordialfollikeln, an gereiften und zu Grunde gegangenen Follikeln und am Corpus luteum beobachten konnte und die er mit dem Namen der Sklerose bezeichnet. Unter diesem Titel geht aber Manches in der Literatur, was v. Recklinghausen dem Hyalin beigesellt, was ich an dem specielleren Beispiel der Psammome ausführlich entwickelt habe. Mehr aber als Slavjansky's Beschreibung bestärken mich seine Abbildungen in der Berechtigung, jene Dinge zum Hyalin heranzuziehen. Auch die dicke Glasmembran an den Follikeln, deren gleichmässiges, durchscheinendes Aussehen Grohé beschreibt und auf seiner Tafel wiedergiebt, halte ich für ein Derivat des Stromas oder der Tunica propria, und nicht des eigentlichen Follikels. Am Eierstock nun fördert unsere Reaction nicht so klare und verständliche Bilder zu Tage, als ich erwartet hatte. Zum Theil kommt das daher, dass das straffe Stroma des Gewebes eine grosse Neigung hat den Farbstoff festzuhalten, was der Differenzirung Eintrag thut. Am wenigsten befriedigt die Färbung des Cysteninhaltes bei Cystadenomen. Von 2 verschiedenen nicht näher bezeichneten Ovarialcystomen unserer Sammlung, von einem Cystadenoma einer 53jährigen Frau und einem Cystadenom mit Degeneration der Epithelien und papillomatösen Wucherungen an der Innenfläche der Cyste, von einem typischen Cystadenoma papilliferum ist die dürftige Ausbeute folgende:

Meist färbt sich der Cysteninhalt, auch der feste kleiner Hohlräume nicht oder wenigstens nicht in irgend einer deutlichen und entschiedenen Weise. Es ist sehr oft ein unentschiedenes Gelb, das der Inhalt angenommen hat, aber dann ist, wie gewöhnlich derselbe auch nicht homogen, sondern krümelig, was zum grossen Theil Alkoholwirkung sein mag; es handelt sich dann nach der blossen Lichtbrechung und Consistenz schon nicht um eine Substanz, die bei Hyalin oder Colloid unterzubringen ist. Dagegen scheint sich aus dieser Substanz Colloid bilden zu können, denn nach der Mitte der Hohlräume, wo die krümelige Masse allmählich zu immer grösseren und grösseren Tropfen, schliesslich zu ansehnlichen Kugeln zusammenfliesst, da nehmen diese Confluenzgebilde zusehends eine immer deutlichere und schönere orangerothe Farbe an. Nun bekommen sie Farbe und stellen sich damit auf die Seite des Colloids im Sinne des Schilddrüsencolloids und der wachsartigen Nierencylinder. Ich muss übrigens gestehen, dass ich nicht ganz ins Klare gekommen bin, welcher der beiden Zustände der frühere ist. Die colloiden Tropfen finden sich nicht nur gegen die Mitte der Hohlräume, sondern auch an, auf, ja sogar vielleicht, ohne dass ich das bestimmt entscheiden möchte, in den Epithelzellen am Saum der Cyste. Eine Fülle von Mitosen spricht für rege Zellproliferation. An der Oberfläche des Saumes finden sich orangerothe Tropfen von der Grösse der Zellen, in einzelnen habe ich sogar Kerntrümmer das Hämatoxylin festhalten sehen. Dann gruppiren sich diese Tropfen zu Drusen und dann lösen sie sich in die krümelige Masse auf, die sich nun nicht mehr charakteristisch färben will. In dieser eben hergezählten Reihenfolge möchte ich mir auch die verschiedenen Stufen aus einander entwickelt denken; aber ich gestehe, dass das Material nicht ausreichend und nicht günstig genug, die Frage aber zu verwickelt ist, um darüber endgültig zu entscheiden. Das lässt sich nicht im Verlaufe einer so complicirten Reihe von Untersuchungen kurzer Hand episodisch abthun, sondern verdient eine besonders darauf gerichtete Aufmerksamkeit. Ich will es also bei dieser Andeutung bewenden lassen.

Zu exacteren Vorstellungen gelangte ich im Gebiet hyaliner Veränderungen im Stroma. Wo immer in der bindegewebigen

Gerüstsubstanz sich homogene, lichtbrechende glasige Stellen aufthun, da färben sie sich in der Weise unseres Bindegewebshyalins und nicht wie unsere Colloide, also purpurroth und nicht orangeroth. Solche Stellen habe ich nun in mehreren Cystadenomen gefunden und zwar in Form von bald parallel verlaufenden, bald fasciculär angeordneten, sich kreuzenden Bündeln und Balken, die auf beiden Seiten von langen Kernen flankirt sind und die normale und unveränderte Gefässe von allen Kalibern zwischen sich durchlassen. Ich muss hierbei betonen, dass ich diese Substanz immer nur solide Gebilde formiren sehe, niemals Lücken und Höhlen, die durch Erweichung entstanden wären. Doch findet sich eine myxomatöse Veränderung, die, wie man weiss, überhaupt im Ovarialgewebe sich gern breit macht, neben unserer hyalinen, aber deutlich von ihr geschieden, räumlich und tinctoriell, denn die myxomatösen Partien färben sich gar nicht. Da kommen nun Lücken vor und darum glaube ich eben, dass Rindfleisch's colloide Degeneration des Stromas als eine myxomatöse aufzufassen sei, eine Unterscheidung, die eben erst durch unsere Methode ermöglicht ist. Dafür, dass die Trennung bisher ungenügend war und ein Begriff stets für den anderen gebraucht wurde, wimmelt es in der Literatur von Beispielen, wovon ich aus dem Gebiet der Nomenclatur nur das eine erwähnen will, dass dasselbe, was Virchow Eierstockscolloid nennt, Waldeyer mit Myxoidcystom bezeichnet, obgleich Mucin, wie wir gesehen haben, nicht nachgewiesen werden kann. Das ist eben wiederum ein Punkt, wo die Methode die alten Grenzstreitigkeiten durch Festsetzung der Grenzpfähle entscheidet.

In einer anderen Form tritt Hyalin auf in chronisch entzündeten Ovarien. Ein solches Präparat von chronischer Oophoritis mit Vergrösserung der Organe und Cystenbildung, das bei einem 23jährigen Mädchen durch doppelseitige Castration gewonnen worden war, und ein anderes, das von einer 24jährigen Person stammte, waren Gegenstand der Untersuchung. In beiden Objecten finden sich neben cystisch erweiterten Follikeln da und dort glashelle, homogene, kern- und strukturlose Bänder. Sie sind maeandrisch gewunden und erinnern in ihrer Configuration auffallend an die Zeichnung der Oliven im verlängerten Mark. Diese nehmen den Farbstoff in schönster Weise auf.

Auch im Hämatoxylin-Eosin-Präparat nehmen sie nur Eosin an und heben sich dadurch von dem zellreichen Stroma sehr deutlich ab. Die Neigung der Ovarialgefässe, sich in korkzieherartige Windungen aufzurollen, könnte dazu verführen, die erwänten Bänder aus hyalin degenerirten Gefässen abzuleiten. Ich kann aber diesen Weg zur Erklärung nicht einschlagen, weil ich nirgends Zwischenstufen und Uebergangsformen sehen kann und weil auch in den Bändern keine Andeutung einer Lichtung zu sehen ist. Ich glaube vielmehr, dass man es hier mit den Ueberresten der involvirten geborstenen Follikel zu thun hat. Bekanntlich collabirt der Follikel nach dem Bersten, so dass die innere Schicht der Theka durch eine reiche Wucherung junger Bindegewebszellen an Dicke beträchtlich zunimmt. Diese Zunahme hört auch nach dem Bersten zunächst nicht auf, dauert im Gegentheil eine Weile fort und dann erst erfolgt die Rückbildung. Es scheint mir nun, dass jenes Band hyaliner Substanz der Rest der ursprünglichen Theka darstellt, mögen auch die meisten der jungen neugebildeten Zellen das Substrat zur Gewebsneubildung, also zu einer progressiven und productiven Metamorphose abgegeben haben. Wiederum hätten wir es also hier mit hyaliner Degeneration einer Gewebszone zu thun, die dem Bindegewebe entstammt und die dementsprechend auch in der mehr purpurrothen Modification erscheint. Mit dieser Auffassung stimmt Grohe's Beschreibung und Abbildung der Glasmembran eines fast vollständig zurückgebildeten Follikels gut überein. Ich bin überzeugt, dass der glashelle, eingekerbte und vielfach gewundene Rand seines Follikels genau so der Reaction gegenüber sich verhalten hätte wie die meinigen.

Nicht mit derselben Ueberzeugung, aber als Vermuthung möchte ich dies von den sogenannten colloiden Stellen aussagen, die Gabbett in nicht cystisch degenerirten, sondern einfach indurirten und geschrumpften Ovarien gesehen hat, und die er aus umgewandeltem Intercellulargewebe des Stromas ohne jegliche Betheiligung der Zellen sich entstanden denkt. Auch erwähnt er homogene Umwandlung der Media an den Arterien mit Wandverdickung und Verengerung des Lumens. Auch er sieht aus solchen hyalinen Umwandlungen des Stromas keine Cysten entstehen im Sinne Rindfleisch's, er giebt aber auch keine Beziehungen zu Graaf'schen Follikeln zu. Das macht mich stutzig, und lässt mir fraglich erscheinen, ob wir dieselben Dinge meinen.

Seine Beschreibung passt viel besser zu den hyalinen Bändern, die ich oben in den Septen der Cystadenome beschrieben und auch als Derivate der Intercellularsubstanz gedeutet habe. Die hyaline Degeneration der Gefässmedia aber, die Gabbett beschreibt, kommt mir hier ergänzend zu Hülfe, da es wohl blosser Zufall ist, oder am verhältnissmässig spärlichen Material liegt, dass ich sie gerade hier im Ovarium nicht gesehen habe, während der ganze Vorgang, wie aus dieser Arbeit noch zur Genüge hervorgehen wird, ja gerade mit Vorliebe an den Gefässen sich abspielt. Dass aber meine gewundenen Bänder zweifellos mit Graaf'schen Follikeln zu thun haben, geht aus andern Bildern untrüglich hervor, wo ein hyalines gefaltetes Band ein myxomatöses Centrum umschliesst, das nach seiner Grösse und Gestalt durchaus einem ehemaligen Follikel entspricht. Was übrigens die hyaline Degeneration der Gefässe betrifft, so könnte ich von Veränderungen an der Adventitia, in sofern man eine solche an den Ovarialgefässen unterscheiden kann, genug berichten, nur speciell die Media degenerirt gesehen zu haben, kann ich nicht behaupten. Zur Vervollständigung der Befunde an chronisch entzündlichen Ovarien muss ich noch anfügen, dass auch hier die andere, nach meiner Meinung colloide Modification von der orangerothen Nuance vertreten war, wiederum in Cysten und zwar in Form von Drusen und Tropfen, von denen letztere sich zum Theil an Epithelien anlehnten.

Wir dürfen demnach die natürliche und ungesuchte Unterscheidung zwischen glasig homogenen Degenerationsprodukten der Epithelzellen (Granulosazellen, Follikelepithel) einerseits und glasiger Aufquellung der bindegewebigen Theile andererseits auch auf diesem Boden aufrecht erhalten. Ohne diesen Unterschied besonders kräftig zu betonen, macht ihn Slavjansky thatsächlich doch auch, wenn er den degenerirten Follikelinhalt als Colloid bezeichnet, die Membrana propria aber nur als verdickten glänzenden Streifen beschreibt. Seine Studien und Abbildungen beziehen sich zumeist auf die Rückbildungsprozesse an Follikeln Neugeborner und ganz jugendlicher Mädchen, so dass er jenen gewundenen Bändern geborstener Follikel nicht begegnete. Die Verbreitung und Ausdehnung der colloiden Masse, das muss ich gestehen, hätte ich mir grösser vorgestellt. Aber es geht aus dem zwar spärlichen, aber immerhin positiven Befunde von colloiden Tropfen und Drusen hervor, dass diese Masse eben in dem Stadium, da sie in der bekannten Weise auf die Methode reagirt, nur vorübergehend verharrt, dass dies Stadium nur eine Durchgangsphase bedeutet, was uns in Anbetracht der eigenartigen chemischen Körper in diesen Substanzen nicht Wunder nehmen kann. So geringe Aufschlüsse uns die physiologische Chemie über diese Körper zu geben vermag, so weit sind wir immerhin, im Colloid des Ovarium eine anders geartete Substanz erblicken zu müssen als beispielsweise im Colloid der Schilddrüse. Es liegt ja auch schon der ganzen Unterscheidung der colloiden Substanzen, die wir hier vertreten, die stillschweigende Voraussetzung zu Grunde, dass man natürlich mit der specifischen Leistung, mit den eigenartigen Functionen dieser oder jener Epithelzellen rechnen müsse, eine Rücksicht, auf Grund derer man wiederum innerhalb der colloiden Substanzen, das heisst der epithelialen Erzeugnisse Unterabtheilungen vornehmen müsste. In diesem Zusammenhang mag es genügen, für das Colloid des Eierstocks wenigstens eine partielle Zugehörigkeit zu den übrigen gleichwerthigen und analogen Substanzen nachgewiesen zu haben. Jedenfalls ist es gelungen, worauf unsere Untersuchungen in erster Linie abzielen, dies Colloid auf's schärfste vom bindegewebigen Hyalin abzutrennen und abzugrenzen.

Hyalin in Geschwülsten.

In Geschwülsten der verschiedensten Art tritt Hyalin als secundäre Complication so häufig und in so grosser Verbreitung auf, dass es in diesem Zusammenhange wohl am häufigsten aufgefallen und beschrieben ist. Unzählige Mittheilungen beschäftigen sich nur mit der Verbreitung und Ausdehnung des Hyalins in Neubildungen und diese secundäre Degeneration ist schliesslich das Einzige, was die betreffenden Fälle der Mittheilung werth erachten lässt. Neben Lymphdrüsentumoren tuberculöser Natur, die ja doch nicht zu den Tumoren im eigentlichen Sinne gezählt werden sollten, sind es vor allem Sarkome und Myxome, denen eine hinzutretende hyaline Degeneration das abenteuerlichste Gepräge verleihen kann. Hier ist vor Allem an jene Gruppe hochinteressanter Geschwülste zu erinnern, die lange Zeit einer einheitlichen Auffassung sich nicht fügen wollte, sondern unter den verschiedensten Namen beschrieben und erklärt wurde. Henle's Siphonom, Friedreich's Schlauchsarcom, Tommasi's Schlauchkrebs, Billroth's Cylindrom, Foerster's Schleimcancroid, Meckel's Schlauchknorpelgeschwulst entpuppen sich trotz ihrer verschiedenen Deutung höchst wahrscheinlich als nahe Verwandte, als Glieder einer einheitlichen Gruppe, deren Verständniss uns Waldeyer und Kolaczek dadurch wesentlich erleichtert haben, dass sie sie von Angiosarcomen durch Hinzukommen einer hyalinen Degeneration ableiteten. Aber die Vertheilung dieses Hyalins kann eben so ungemein mannichfaltig sein, dass daraus die bunte Fülle von Formen entspringt, die die Autoren so sehr in Erstaunen und Verlegenheit versetzt haben. Aber auch bei epithelialen Geschwülsten ist hyaline Degeneration in auffallender Vertheilung gesehen worden.

Um bei Geschwülsten die Methode zu prüfen, gewissermaassen als Testobject für dieselbe, habe ich nun gern Exemplare ausgewählt, die ihre Geschichte haben, die früher schon von zuverlässigen Beobachtern beschrieben und veröffentlicht worden sind. Es ist dadurch eine grössere Garantie gegeben, dass der Begriff hyalin von mir nicht zu einseitig und etwa nach persönlichem Gutfinden und Ermessen, sondern in Uebereinstimmung mit andern gefasst werde. So konnte ich Hyaline untersuchen, die von Andern ebenfalls als Hyalin angesprochen worden waren. Hier verdient vor Allem jenes Epitheliom Erwähnung, das Martin Schmidt im hiesigen Institut untersucht und in Ziegler's Beiträgen (Bd. VIII) veröffentlicht hat. Da ich das Präparat kannte, musste ich, wie ein Blick auf seine Abbildung verständlich macht, auf den Ausgang der Reaction an diesem Object gespannt sein. Das Charakteristische des Falles liegt in wenige Worte zusammengefasst in folgenden Verhältnissen. In Form zweier flacher Knoten sitzt der Rückfläche der Ohrmuschel eine Geschwulst auf, die als plexiformes Epitheliom erkannt wird, weil ihre Zellen mit denen des Rete Malpighii in Zusammenhang stehen und weil die die Epithelzapfen und Züge umhüllenden flachen Zellen als Endothelien der präexistirenden Lymphgefässe beweisen, dass der plexiforme Habitus der Geschwulst von einem Einbruch der Geschwulstzellen in die Lymphgefässe und Fortwucherung in denselben herrührt. Das Gepräge der Geschwulst wird nun beherrscht durch eine hyaline Degeneration des Bindegewebes, die nicht da und dort regellos eingestreut ist, wie gelegentlich in den verschiedensten Geschwülsten, sondern nach einer gewissen Gesetzmässigkeit. Alle epithelialen Gebilde sind eingefasst von einem hyalinen Saum von annähernd gleicher Breite. Dass die hyaline Degeneration das Bindegewebe und nicht die Geschwulstzellen betroffen hat, beweist einmal der endotheliale Saum der hyalinen Bänder an der den Carcinomzellen zugewandten Seite und ferner ein fast regelmässig vorkommender Spaltraum zwischen dieser endothelialen Lymphgefässwandung und den wuchernden Carcinomzapfen. Darin beruht trotz weitgehender Aehnlichkeit der Struktur der Unterschied zwischen diesem Tumor und Köster's Cylindrom, deren hyaline Bildungen Köster aus Degeneration der von den Lymphgefässendothelien producirten Geschwulstzellen selbst hervorgehen lässt. Degenerirten nun die peripherischen Theile der Zellenzapfen, so mussten mit Zellen gefüllte Schläuche, degenerirten die Centren, so mussten von Zellen umgebene hyaline axiale Balken entstehen. Damit sind die zwei Haupttypen jener früher so räthselhaften, oft beschriebenen Geschwulstgattung dem Verständniss näher gebracht. In dem citirten Falle aber haben wir es mit hyalin bindegewebiger Herkunft zu thun und nicht mit degenerirtem Zellenmaterial.

Unsere Methode liefert nun von diesem Object ein Bild, von dessen Regelmässigkeit und Genauigkeit in der Farbenvertheilung man sich vielleicht gar keine genügende Vorstellung macht. Erst jetzt kommt die freilich noch nicht recht erklärte gleichmässige Breite der Säume recht zum Ausdruck. Schon von blossem Auge kann man das rothe Netzwerk wahrnehmen, das sich mit dem anderen plexiformen Gefüge der Geschwulstmassen verflicht und verfilzt. So exact färbt aber das Säurefuchsin innerhalb der Geschwulst Hyalin und eben nur dieses, dass man es hätte wagen können, nach Schmidt's Beschreibung das Ergebniss der Reaction geradezu vorauszusagen. Gegen die

Geschwulststränge, Endothelien und Spalträume hin ist der rothe Saum haarscharf begrenzt, genau umschrieben, denn da haben wir natürliche Greuzen, Gewebe verschiedener Dignität und Herkunft, die an einander stossen. Viel unschärfer sind die Grenzen nach dem bindegewebigen Geflecht zu. Zwar meine ich diese Unschärfe weniger im Sinne eines Verschwommenseins als vielmehr des Uebergangs hyalinen in nicht degenerirtes Gewebe durch Ausfaserung und Ausstrahlung feinster und gröberer Fäserchen und Zweige vom homogenen Saum in's spindelzellige Bindegewebe hinein. Man sieht, wie die hyaline Degeneration die einzelnen Fasern des Bindegewebes ergreift, die allmählich sich an einander legen und dann allerdings die Differenzirung in Fasern aufgeben und einen einheitlichen homogenen Saum bilden. Das Alles beweist von einer neuen Seite her die. von Schmidt vertretene und ganz gewiss zutreffende Ansicht von der bindegewebigen Natur dieses Hyalins. Ich kann die Bildung des Hyalins aus Bindegewebsfasern Schritt für Schritt, Faser um Faser verfolgen. Auch die grössere Ausdehnung der hyalinen Degeneration nahe am Ohrknorpel, die Schmidt erwähnt, wird von der aufdringlichen rothen Farbe in's hellste Licht gerückt. Der Ohrknorpel ist geradezu eingehüllt in eine mehrfache Schicht, seiner Oberfläche parallel verlaufender hyaliner Bänder. Ein Entartungsvorgang, der sich an den Epithelzellen abspielt, verdient noch eine kurze Erwähnung. Schmidt fasst sie als secundäre Erscheinung auf, und gewiss mit Recht. Sie erreicht niemals grössere Ausdehnung und verwandelt die Epithelzellen in eine homogene Masse; wenn Schmidt diese als hyaline Masse bezeichnet, so möchte ich diesen Namen wiederum nur im Sinne des homogenen gelten lassen, aber nicht zustimmen, wenn er diese Substanz mit den hyalinen Bindegewebssäumen in Beziehung setzen oder gar mit ihnen identificiren sollte. Denn niemals sehe ich die degenerirten Epithelpartien auch nur eine Spur Säurefuchsin annehmen, im Gegentheil scheinen sie sich eher aus dem Farbengemisch die Pikrinsäure ausgesucht zu haben. Allerdings sehe ich da und dort in Epithelnestern einen rothen Punkt oder auch grösseren rothen Fleck; manchmal auch rothe Septen, vielleicht verzweigt und fein allmählich auslaufend, doch muss ich sie alle als verschmächtigte, von Epithelzellen umwachsene Bindegewebsbündel ansprechen, wofür auch schon ein ganz schmaler, manchmal halbmondförmig umgreifender, manchmal concentrisch umfangender Spaltraum Zeugniss ablegt. So homogen wie Bindegewebshyalin ist auch das Degenerationsprodukt der Epithelzellen nie. Ich werde also auch durch dies Präparat dazu gedrängt, eine entschieden grundsätzliche Trennung der bindegewebigen und epithelialen Degeneration vorzunehmen, mögen sie im Uebrigen scheinbar mit Beziehung auf ihre Homogenität noch so viel Aehnlichkeit haben.

Freilich sind im Präparat nun noch andere Dinge durch Säurefuchsin gefärbt und hervorgehoben, die nicht zum Hyalin gezählt zu werden pflegen, die ich zum Theil als elastische Fasern, zum anderen Theil als sklerotisches Gewebe ansprechen muss, das bekanntlich in der Haut alter Leute — es handelt sich in unserem Fall um eine 76jährige Frau — nachgewiesen worden ist. Es sind dies parallel verlaufende wellige und lockige Fasern und Bänder, die unter dem Rete Malpighii zunächst parallel der Oberfläche, tiefer im Corium kreuz und quer verlaufen, die Talgdrüsen und Haarbälge einfassen und sich tiefer mannichfach durchflechten. In diesem Zusammenhang genügt der Hinweis, dass die Grenze zwischen Hyalin und Sklerose des Bindegewebes wohl nicht scharf gezogen werden kann. Es ist nur der Begriff der Sklerose des Bindegewebes ein ziemlich willkürlicher und dehnbarer, wenig genauer, so dass man mit Fug und Recht die Frage umdrehen könnte. Es müsste dann die Berechtigung nachgewiesen werden, Sklerose von der hyalinen Gruppe überhaupt abtrennen zu dürfen. So fasst v. Recklinghausen in dem oben citirten Satz die Sache an.

Ein ausgiebiges Material zur Anwendung unserer Hyalinfärbung bot sich in multipeln Sarcomen des gesammten Nervensystems, die Dr. E. v. Hippel im Institut untersuchte, worüber er jüngst berichtet hat[1]). In dem einen Tumor findet sich ausgebreitete hyaline Degeneration der Gefässwände mit Erhaltung des Endothelrohrs der Intima und des Lumens, in dem regelmässig rothe Blutkörperchen nachweisbar sind. In der Geschwulst des Plexus chorioides vereinigen sich fast alle die Bilder, die ich

[1]) E. v. Hippel, Deutsche Zeitschrift für Nervenheilkunde. Bd. II.

in verschiedenen Psammomen zerstreut gefunden und beschrieben habe. Die Reaction kann nicht schärfer sein. Nur hyaline Bänder, Balken, Kugeln sind roth gefärbt und nicht etwa alles Bindegewebe, das ja doch in diesen der Bindesubstanzreihe angehörigen Geschwülsten reichlich genug vertreten ist. Auch hyalin degenerirte Gefässwandungen finden sich hier. Und an Bestandtheilen des Plexus selbst kann man alle jene hyalin degenerirten Ausbuchtungen und Anschwellungen an den Zotten wiederfinden, die ich bei früherer Gelegenheit schon berücksichtigt habe.

Auch die Glutäalgeschwulst eines 70jährigen Mannes, die theils als Fibrosarcom, theils als Spindelzellensarcom bezeichnet werden kann, war ein willkommenes Object. Bald waren es feine hyaline Fascikel, die sich mit spindelzelligen Fascikeln durchflochten, bald waren es breitere hyaline Flächen, die das Fuchsin aufgenommen hatten. Auch hier handelte es sich um eine bindegewebige Geschwulst.

Bei intracanaliculären Fibromen der Mamma konnten interessante Unterschiede festgestellt werden zwischen hyaliner und myxomatöser Entartung. Ein reines intracanaliculäres Myxom, dasselbe, das von Dr. Jüngst[1]) beschrieben ist, liess mit Ausnahme schmaler bindegewebiger Septen kein Hyalin mittelst Färbung nachweisen. Diejenigen Stellen, die als solche mochten imponirt haben, erwiesen sich mehr zum Myxomatösen gehörig. Die myxomatösen Theile färben sich meist gar nicht oder schwach und unbestimmt und schmutzig. Zwei andere hierher gehörige Tumoren dagegen liessen myxomatöse Degeneration vermissen, dafür aber um so mehr hyaline Stellen innerhalb der intracanaliculär wuchernden Papillen finden. Merkwürdigerweise gehörten beide hyalinreichen 56jährigen Frauen an, während es sich bei den myxomatösen Formen um ein 17jähriges Mädchen und eine 46jährige Frau handelte.

Bei scirrhösen Brustkrebsen habe ich öfter mit der Reaction gute Resultate gehabt. Das homogene Bindegewebe, das die einzelnen zerstreuten, oft kleinalveolären Nester und Zellengruppen aus einander drängt und comprimirt, färbt sich oft ausgiebig. Aehnliches habe ich auch bei anderen Carcinomen gesehen, wo

[1]) Jüngst, Dieses Archiv Bd. 95.

bindegewebige Grundsubstanz in's Gedränge kommt und von den Nestern und Zapfen durchwachsen wird.

In einem gemischten Tumor der Glandula submaxillaris fand sich an Stelle des vermeintlichen Hyalin nur myxomatöses, aber allerdings homogenes Gewebe; die Reaction versagte jedoch.

In Lymphangiomen habe ich Hyalin innerhalb der Lymphräume niemals nachweisen können. Wo solches auftrat, da waren es immer die Septen, die wohl auch von Seiten der Lymphräume einen gewissen Druck auszuhalten hatten.

Zum Verständniss der Entstehung der sogenannten Cylindrome aus Angiosarcomen durch hyaline Degeneration, haben diese Untersuchungen nicht viel beitragen können. Ich habe kein Präparat wieder finden können, das auch nur annähernd so verständlich den Hergang aufdeckt, wie jenes Angiosarcom der Dura mater, das meine Untersuchung über die Psammome angeregt hatte. Da waren ganz sicher die Gefässwandungen selbst degenerirt; wo aber, und ich will dies Vorkommen ja nicht in Abrede stellen, peripherische oder centrale Säume von Geschwulstzellen selbst die glasige homogene Beschaffenheit annehmen, da sehe ich keine rechte Färbung zu Stande kommen, ein Beweis, wie verschiedene Prozesse auch hier unter dem gemeinsamen Namen hyaliner Degeneration an dem Zustandekommen des sonderbaren Bildes mitarbeiten.

Unserer Färbung zugänglich dagegen erweist sich die sogenannte hyaline Degeneration der Lymphdrüsen. Wenn man aber darauf ausgeht Lymphdrüsenhyalin auf diese Weise zu färben, so möchte ich rathen, in Alkohol und nicht etwa in Müller'scher Flüssigkeit die Objecte zu härten, da mir die letztere das Zustandekommen dieser Färbung zu beeinträchtigen scheint.

Um einen Augenblick noch beim lymphatischen Gewebe zu verweilen, möchte ich noch hinzufügen, dass auch in der Thymus eine eigenthümliche Färbung zu Stande kommt. Die Hill-Hassall'schen Körperchen nehmen einen, allerdings mehr orangerothen oder blutrothen Farbenton an, wie nicht zu verwundern ist, wenn diejenigen Recht haben, die darin die Reste der epithelialen Anlage wiederfinden.

In Muskeln sind auch verschiedene Degenerationen mit der Methode ganz gut nachzuweisen. Wachsartig degenerirte Muskeln nehmen eine rothgelbe Farbe an, der mehr rein gelben der gesunden Fasern gegenüber. Aber namentlich bei Muskeldegenerationen in der Nähe und Umgebung von Geschwülsten habe ich sehr verständliche und lehrreiche Bilder bekommen, die für Demonstrationen sich nicht übel eignen würden. Auch hier ist jedoch der Farbenton vom hyalin degenerirten Bindegewebe wesentlich verschieden.

Wenn ich nun aus allem die Summa ziehen soll, so müsste ich ein Bekenntniss ablegen über meine Ansicht die Stellung des Hyalins unter den pathologischen Degenerationen betreffend. Gehen wir von der Methode aus. Es ist an der Hand eines technischen Mittels nachgewiesen worden, dass einige Dinge, die unter gemeinsamem Namen bisher geführt wurden, sich einer Färbung gegenüber verschieden verhalten und daraus wird ihre Verschiedenheit in chemischer Beziehung abgeleitet. Ich weiss, dass schon dieser eine Schritt nicht von Allen gebilligt wird. Wer aber seine Berechtigung nicht zugiebt, muss auch Amyloid und Hyalin in einen Topf zusammenwerfen. Wer aber den Schluss zulässt, muss zugeben, dass es viele Hyaline (in dem bisher gebräuchlichen Sinne) giebt; wie viele? das wage ich nicht zu beantworten, aber jedenfalls mehr und verschiedenere, als die Arten des Fibrins und des Amyloids, vielleicht auch mehr, als es Arten des Schleimes giebt. Wenn wir aber diejenigen Hyaline, die am Schluss fast nur andeutungsweise erwähnt wurden (z. B. das Muskelhyalin), ausnehmen, so haben wir hauptsächlich zweierlei Arten, wenigstens in Ansehung ihres Verhaltens der Farbenreaction gegenüber, für manchen vielleicht ein äusserliches, unwesentliches, vielleicht zufälliges Merkmal. Von diesen 2 Arten konnte die eine (mit der orangerothen Mischfärbung) regelmässig von epithelialen Zellen abgeleitet werden, als deren Degenerations- oder Secretionsprodukt sie aufgefasst werden durfte. In dieser Richtung liegt das Schilddrüsencolloid, manche colloiden Nierencylinder und das Eierstocks-Colloid als diejenigen Beispiele, die uns hier am meisten beschäftigt haben. Die andere Richtung geht auf das Bindegewebe und den Blutgefässapparat zurück und sie ist recht eigentlich die Domäne unserer Reaction (insofern sie die rein fuchsinophile ist); denn alle jene schönen Demonstrationsbilder, von denen hier einen Begriff zu geben, versucht worden ist, stammen daher. Dahin gehören hyaline Degenerationen des interfolliculären Schilddrüsengewebes, dahin ferner hyaline Reste der Theka follicularis im Eierstocke, dahin mehr oder minder auch hyalin veränderte Glomeruli der Nieren, und dahin endlich auch die plexiformen, so zierlich angeordneten hyalinen Gitter in Geschwülsten, von denen jetzt und früher so klare Beispiele angeführt werden konnten. Das letztgenannte Contingent ist das grösste und wichtigste.

Frägt man nun, wie sich diese Anschauung mit v. Recklinghausen's Begriff des Hyalin vertrage, so meine ich, auf's beste. Denn er verwahrt sich ja mehrmals dagegen, dass er damit eine chemische Einheit meine. Hat er es gleich nicht gesagt, so ist er allerdings von Vielen so verstanden worden. Aber er giebt ja die Möglichkeit, auf chemischem und färberischem Wege weitere Sonderungen vorzunehmen, unumwunden zu. Und eben in der Richtung dieser Möglichkeit liegt mein Versuch. Wenn ich nun Umschau halte, so sehe ich freilich, dass dieser Versuch auch nicht mehr neu, auch schon einmal dagewesen ist. Denn wenn Klebs[1]) epitheliales Colloid von conjunctivalem Hyalin trennt, jenes auf secretorische, dies aber auf exsudative Vorgänge zurückführt, so kann ich mich ihm unbedenklich anschliessen mit der bescheidenen Freude, einer theoretischen Eintheilung praktische Unterlage und thatsächliche Stützen geworben zu haben.

Jedenfalls aber stimme ich darin mit Klebs überein und habe durch meine Resultate ein Recht dazu, dass man lieber den Namen Colloid in seiner specielleren Bedeutung lassen soll, was den Vortheil mit sich bringt, dass ganz von selbst der Begriff Hyalin auch enger umgrenzt und nur für die von mir skizzirte zweite Richtung angewandt wird. Die ganze Aenderung läuft auf eine engere Begriffsbestimmung hinaus. Der grossen ursprünglichen hyalinen Gruppe hat Weigert schon einige Ecken abgeschlagen durch den Nachweis, dass ein grosser Theil soge-

[1]) Klebs, Allg. patholog. Morphologie. II. Thl.

nannten Hyalins beim Fibrin unterzubringen sei. Und neben den erwähnten Einschränkungen hat Klebs die hellen Tropfen, die Henle und Koelliker aus Wanderzellen und Epithelien austreten sahen, in ein besonderes Fach verwiesen, weil sie Eosin und Säurefuchsin nicht annehmen. Wenn ich es unternehme, eine noch etwas engere Bedeutung des Begriffs (Hyalin) vorzuschlagen, so geschieht es aus Pietät für denselben. Ich weiss wohl, dass eine radicale Neigung besteht, ihn ganz aus der Welt zu schaffen, eben weil er geeignet ist, falsche Vorstellungen zu erwecken, als handelte es sich um chemisch einheitliche Substanzen, während er doch in der That und Wahrheit ein Sammelsurium von unzusammenhängenden Dingen ist. Um ihn zu retten, muss man ihn begrenzen. Ich glaube eben, dass es ein vergebliches Unterfangen wäre, einen so eingewurzelten und eingebürgerten Begriff plötzlich eliminiren zu wollen. Aber logische Gründe habe ich dagegen nicht.

Zu guter letzt muss ich noch anfügen, dass das hyaline Gebiet in meiner Fassung sowohl gegen die Nachbarschaft des Mucins als auch des Amyloid gut und scharf abgegrenzt ist, gegen Mucin durch dessen negatives Verhalten gegenüber Säurefuchsin, aber auch durch Hoyer's schöne positive Vorschläge, gegen Amyloid durch sein absolut negatives Verhalten meiner Reaction gegenüber, aber auch wie bisher durch seine eigenen Methoden des Nachweises.

XIX.

Ueber die Diagnose beginnender Flüssigkeitsansammlungen im Herzbeutel.

Von Wilhelm Ebstein in Göttingen.

Die durch Flüssigkeitsergüsse im Herzbeutel veranlassten Aenderungen des Percussionsschalles in der Herzgegend sind heut noch ein in vieler Beziehung umstrittenes Gebiet der physikalischen Diagnostik. Das cardinale Symptom für die Diagnose der Pericarditis liegt immer noch in der Auscultation. In der That ist das pericardiale Reibegeräusch ein gewöhnlich so charakteristisches Symptom, dass sein Auftreten nicht nur als grundlegend für die Diagnose der Pericarditis überhaupt, sondern auch für die Natur des Exsudats mit Recht angesehen wird. Es thut seiner Bedeutung auch keinen Eintrag, dass man es manchmal als bedingt durch Sehnenflecke, abnorme Trockenheit der Herzoberfläche, Tuberkeln u. s. w. beobachtet und beschrieben hat, ohne dass das bekannte materielle Substrat, die rauhen Faserstoffauflagerungen, bei der Leichenöffnung nachgewiesen werden konnten, dass ferner das Reibegeräusch keineswegs immer ein so charakteristisches Gepräge hat, um mit der erforderlichen Sicherheit als solches erkannt zu werden, und dass es endlich nur bei einer Art von Herzbeutelentzündung seine Entstehungsbedingungen findet. Jedenfalls aber wird ohne Weiteres zugestanden werden müssen, dass das pericardiale Reibegeräuch noch mehr als andere Reibegeräusche um deswillen ein besonders wichtiges diagnostisches Zeichen bei der Pericarditis ist, weil andere subjective und objective Symptome häufiger als bei anderen acuten Entzündungen seröser Häute theils völlig vermisst werden können, theils, wenn sie vorhanden, nicht eindeutig sind. Wir wissen, um für ersteres nur einige Belege anzuführen, dass acute — nur von solchen soll hier die Rede sein — fibrinöse Pericarditiden nicht nur schmerzlos und überhaupt ohne subjective Beschwerden auftreten und verlaufen können, sondern dass sie auch nicht von Fieber begleitet zu sein brauchen, — ich erinnere mich z. B. nur sehr weniger Fälle, wo bei den im Gefolge von chronischer Nephritis auftretenden Pericarditiden Temperaturerhöhungen nachweisbar waren — und dass nicht selten, wie wir es vor Allem beim acuten Gelenkrheumatismus beobachten, die mit dem pericarditischen Prozess etwa verbundene Erhöhung der Körpertemperatur in Folge der eingeleiteten Therapie, welche gleichzeitig antipyretisch wirkt, nicht zur Beobachtung kommt. Was den zweiten eben angeregten Punkt anlangt, dass die Symptome bei der Pericarditis keineswegs stets eindeutig sind, so bezieht sich dies in erster Reihe auf die Ergebnisse der Percussion. Bevor sie — so wird fast allgemein heut noch angenommen — typische und charakteristische Resultate liefert, muss der Erguss schon eine verhältnissmässig grosse Ausdehnung gewonnen haben. Es kann nicht die Aufgabe dieser Blätter sein, in denen ich wesentlich nur die Verwerthung der Percussion für die Diagnose beginnender, noch kleiner, nicht umfänglicher Flüssigkeitsansammlungen im Herzbeutel besprechen will, ausführlich auf die Lehre von der Percussion von Ergüssen in die Höhle des Pericardiums im Allgemeinen einzugehen. Indessen scheint es mir doch auch ad hoc nothwendig, hier etwas näher die historische Entwickelung der Lehre von der Percussion der Ergüsse im Herzbeutel zu berühren. Dieselbe ist überdies deshalb von einem allgemeineren Interesse, weil sie lehrt, dass mit der allmählichen Verfeinerung und Vervollständigung der Untersuchungsmethoden, auch die einzelnen dadurch zu eruirenden Thatsachen nach und nach, verhältnissmässig spät die uns hier interessirenden, feiner ausgearbeitet und besser begründet worden sind, wobei, wie wir sehen werden, gerade auch bei den Flüssigkeitsergüssen im Herzbeutel, dem Experiment und den Fortschritten der topographischen Anatomie ein wesentlicher Antheil gebührt. Die ersten Ergebnisse der Percussion von Herzbeutelergüssen finden sich in dem im Jahre 1760 erschienenen Inventum novum des Wiener Arztes Leopold Auenbrugger, des Erfinders der Percussion [1]). Er unterscheidet zwei Arten der

[1]) Auenbrugger, L., Neue Erfindung mittelst des Anschlagens an den Brustkorb als eines Zeichens, verborgene Brustkrankheiten zu entdecken. Deutsch von Dr. S. Ungar. Wien 1843.

Herzbeutelwassersucht, nehmlich die mehr wässriger und die mehr eitriger Natur und giebt an, dass der im normalen Zustande an der Stelle des Brustkorbs, unter der ein Theil des Herzens liegt, etwas matte Percussionsschall dabei bis zum Schenkelton gedämpft sei (cf. l. c. § 46). Auenbrugger hat also mit seiner Methode anscheinend nur bei den sehr hochgradigen Fällen lediglich eine Intensitätszunahme der gewöhnlichen Herzdämpfung finden können. Corvisart[1]), welcher auf die auch in Deutschland selbst fast ein halbes Jahrhundert völlig unbeachtet gebliebene grosse Erfindung durch seine Uebersetzung des Auenbrugger'schen Büchleins (1808) in's Französische, erst nachdrücklich hingewiesen und sie zu Ehren gebracht hat, förderte die Percussion der Herzbeutelergüsse selbst insofern, als er angiebt, dass der Schall über dem Hydropericardium, gleichgültig, ob der Kranke sitzt oder liegt, dumpf ist, und vorn und nach links, entsprechend der Ausdehnung des Ergusses, sogar völlig fehlen kann (l. c. p. 48). Indessen über die Verhältnisse bei der acuten Pericarditis, welche er nur 2—3mal nicht complicirt mit anderen Erkrankungen der Brustorgane u. s. w. beobachtet hat, war er ausser Stande, sich ein Urtheil bilden zu können (l. c. p. 7). Auch H. Laënnec[2]), der Entdecker der Auscultation, kam betreffs der Diagnose der Pericarditis im Allgemeinen nicht weiter und speciell betreffs der Ergebnisse der Percussion sagt er, dass dabei die Herzgegend in einigen Fällen einen matten Schall gäbe, am häufigsten sei dieses Zeichen aber nicht sehr deutlich (l. c. p. 455). Betreffs des Hydropericardiums, auf welches Laënnec im Allgemeinen die für die Pericarditis gültigen diagnostischen Anhaltspunkte angewendet wissen will, glaubt er versichern zu können, dass Ergüsse unter 1 Pf. niemals, dass dagegen solche, welche grösser als 2—3 Pf. sind, bisweilen der

[1]) Corvisart, J. N., Sur les maladies et les lésions organiques du coeur etc. 2me édition. Paris 1811.

[2]) Laënnec, H., Traité de l'auscultation médiate etc. 4. édition avec des notes de M. Laënnec par M. Andral. Bruxelles 1837. Auf S. 455 ist in einer Note die Bemerkung von Le Gallois mitgetheilt, dass Louis mittelst der Percussion Pericardialexsudate, welche nur 2 bis 3 Unzen betrugen, diagnosticirt habe, und dass diese Befunde durch die Section stets bestätigt worden seien.

Diagnose zugänglich sein werden (l. c. p. 458). Sehen wir von den wohl übertriebenen Angaben über die Ergebnisse der percutorischen Untersuchungen von Louis (s. Anmerk. 2 auf S. 420) ab, so werden wir doch anerkennen müssen, dass gerade, was die Verwerthung der Percussion auch für die Diagnose acut entzündlicher Exsudate im Herzbeutel anlangt, in Frankreich demnächst ein wesentlicher Fortschritt zu beobachten ist. Bouillaud[1]), welcher freilich dem rheumatischen Anschwellen des Herzens selbst einen Antheil an der zunehmenden Ausbreitung des dumpfen Schalles in der Herzgegend zuschreibt, sagt doch, dass er hauptsächlich von der Ausdehnung des Herzbeutels durch die ergossene Flüssigkeit herrührt. Was den Sitz der nach Bouillaud übrigens nur beim Bestehen eines hinreichend reichlichen Ergusses auftretenden Dämpfung anlangt, so bezeichnet Bouillaud als solchen manchmal das untere Drittheil und sogar die Hälfte des vorderen äusseren Theils der linken Brustseite. Bouillaud scheint also, im Gegensatze zu vielen späteren Beobachtern, anzunehmen, dass die pericardiale Dämpfung sich zuerst links unten bemerkbar macht. Bouillaud hebt zugleich hervor, dass man die Grenzen des matten Schalls bei Anwesenheit eines hinreichend reichlichen Ergusses durch Lageveränderung der Kranken verändern könne. Bei sehr mittelmässigem Erguss vermag man ihn nach Bouillaud bei gewöhnlicher Rückenlage der Patienten, wobei er die tiefste Stelle einnimmt, durch die Percussion kaum zu erkennen. Betreffs des Einflusses der Lageveränderung bemerkt Piorry[2]) unter Hinweis auf Bouillaud, dass man bei Anwesenheit einer mittleren Menge Flüssigkeit in der Herzbeutelhöhle bei rechter Seitenlage des Patienten am rechten Sternalrande, bei linker Seitenlage aber am linken Sternalrande im Niveau der vier ersten Rippen einen gedämpften Schall findet, was, wie manche andere Angabe Piorry's, sicher nicht als zutreffend erachtet werden kann. In Deutschland ist erst durch die bahnbrechenden Untersuchungen Jos. Scoda's auch die Lehre von der Diagnose der Flüssigkeitsansammlungen in der

[1]) Bouillaud, J., Die Krankheiten des Herzens, nach dem Französ. bearbeitet von Becker. I. Leipzig 1836. S. 249 u. 250.

[2]) Piorry, P. A., Traité de diagnostic et de sémiologie. I. Paris 1840. p. 108.

Herzbeutelhöhle in Fluss gekommen und, was er in dieser Beziehung gelehrt, ist im Wesentlichen bis in die neueste Zeit maassgebend geblieben. Uns interessiren hier nur seine die Percussion betreffenden Angaben. Scoda[1]) hat gefunden, dass sehr grosse Ergüsse, wo also die Menge der Flüssigkeit im Pericardium an 2 Pfund beträgt, ausgedehnt und intensiv den Schall dämpfen, und zwar in der Regel vom 2. linken Rippenknorpel bis zum unteren Thoraxrande und in der Breite von dem rechten Rande des Mittelstücks des Brustbeins bis in die Mitte der linken Seite. Die percutorischen Verhältnisse hält Scoda für die gleichen bei dem Pericardialexsudat und bei dem Hydropericardium. Im Uebrigen lässt sich die Lehre Scoda's dahin zusammenfassen, 1) dass, wofern die Lagerung der zwischen Herz und Brustwand gelegenen Lungenabschnitte normal ist, auch der Percussionsschall von dem normalen nicht abweicht, so lange das Exsudat im Herzbeutel nicht in grösserer Menge vorhanden ist, es könne dann ein halbes Pfund und mehr Exsudat im Herzbeutel sein, ohne dass die Dämpfung in der Gegend des Herzbeutels sich vergrössert, 2) dass, wenn, in Folge der Retraction der Lungenränder, das Herz in grösserer Ausdehnung der Brustwand anliegt, bei Exsudaten im Herzbeutel, welche nur einige Esslöffel betragen, der Percussionsschall in einer bedeutenden Ausdehnung ganz dumpf sein kann, 3) dass dann, wenn die Flüssigkeit im Pericardialsack in nicht bedeutender Menge angesammelt ist, dieselbe um die Basis des Herzens und den Ursprung der Aorta und Art. pulmon. nachweisbar ist, 4) dass, wenn das flüssige Exsudat aber in grösserer Menge vorhanden ist, es sich nicht blos um die Basis des Herzens und den Ursprung der Arterien befindet, und dass dann erst, zu der anfänglich, bei geringer Flüssigkeitsansammlung, im Längendurchmesser des Herzens vorhandenen Dämpfung auch eine grössere Dämpfung in der Breite des Herzens hinzutritt. Scoda's Begründung der von ihm aufgestellten Dogmen ist, abgesehen davon, dass das Herz specifisch schwerer sei als jede exsudirte Flüssigkeit und danach seiner Befestigung nach in dem durch Exsudat ausgedehnten Herzbeutel die tiefste Stelle einnehme, eine, wie wir bald sehen werden,

[1]) Scoda, J., Abhandlung über Auscultation und Percussion. 6. Aufl. Wien 1864. S. 308 u. 309, sowie S. 312.

anfechtbare; denn Scoda führt als Grund dafür an, dass geringe Mengen pericardialen Exsudats an der Basis des Herzens und dem Ursprung der Aorta und Pulmonalarterie sich ansammeln, weil der Herzbeutel entsprechend seiner Umschlagsstelle um die grossen Gefässe am nachgiebigsten sei, während das Herz den übrigen Theil des Herzbeutels ausfülle. Obgleich nun manche Autoren, — die wohl alle der Autorität Scoda's blind gefolgt sein dürften — wie z. B. Oppolzer — es als Gesetz ansehen, dass der Herzbeutel dort, wo die grossen Gefässstämme aus dem Herzen heraus und in dieses hereintreten, dem Herzen am schlaffsten anliegt, lässt Scoda in dieser Beziehung doch Ausnahmen zu, indem er zugiebt, dass der Herzbeutel, abgesehen von Verwachsungen, auch partiell oder im Ganzen erschlafft sein könne, wodurch das von ihm geschilderte Verhalten kleiner Pericardialexsudate modificirt werden könne. Soviel ich nun weiss, ist die von Scoda als Regel, von Anderen, wie Oppolzer, als Gesetz angenommene grössere Nachgiebigkeit des Herzbeutels an seiner Umschlagsstelle um die grossen Gefässe nicht erwiesen, im Gegentheil führt ein so zuverlässiger Gewährsmann wie J. Henle[2]) an, „dass in der Leiche das erschlaffte Herz, von dem gleich einem nassen Gewande dicht anliegenden, faltigen Pericardium umgeben sei, und einen Raum einnehme, dessen grösster Durchmesser sich von dem sternalen Ende der Mitte des zweiten Intercostalraumes der rechten Seite bis zum vorderen Ende des fünften Rippenknochens der linken Seite erstreckt". Dass diese faltige Beschaffenheit des Pericardiums eine Leichenerscheinung sei, ist nicht anzunehmen. Soweit ich die Literatur übersehe, ist auch thatsächlich von der Erklärung, welche Scoda für die erste Ansammlung pericardialer Flüssigkeit in der Gegend der Herzbasis — und zwar in parenthesi — gegeben hat, niemals Gebrauch gemacht worden. Demgegenüber sind einige andere Erklärungen für den Umstand, dass, wenn eine Vergrösserung der Herzdämpfung in Folge eines Ergusses im Herzbeutel nachweisbar zu werden anfängt, dieselbe zunächst an der Basis des Her-

[1]) Oppolzer, Vorlesungen über specielle Pathologie und Therapie, herausgegeben von v. Stoffella. Erlangen 1866. S. 11.

[2]) Henle, J., Handbuch der Eingeweidelehre des Menschen. 2. Aufl. Braunschweig 1873. S. 889.

zens auftritt, beigebracht worden. Leube[1]) führt in dieser Beziehung Folgendes an. Er meint, dass die entzündliche Flüssigkeit sich deshalb zunächst an der Basis des Herzens ansammle, theils, weil ihr Hinunterrinnen durch das Herz selbst verhindert wird, theils, weil der Theil der Flüssigkeit, welcher nach unten sich senkt, auf eine grössere Fläche sich vertheilt und, wenn es sich nicht um grössere Exsudatmengen handele, dem Nachweise sich entziehe. Der zweite Theil des von Leube vertretenen Satzes schränkt insofern den ersten Theil desselben wesentlich ein, als darin zugestanden wird, dass thatsächlich wenigstens ein Theil der entzündlichen Flüssigkeit sich nach unten senkt. In wie weit derselbe durch die Percussion frühzeitig entdeckt werden kann, davon soll später die Rede sein. Was den ersten Theil des von Leube aufgestellten Satzes anlangt, so wird, nachdem Leube selbst denselben in der angegebenen Weise eingeschränkt hat, eine Erklärung dafür zu geben sein, warum das Herz einen Theil der entzündlichen Flüssigkeit am Hinunterrinnen verhindern soll, einen anderen nicht. Eine solche Behinderung dürfte wohl, vorausgesetzt, dass keine Verwachsungen und Verklebungen das Heruntersinken der Flüssigkeit stören, zunächst erst dann eintreten, wenn der zur Verfügung stehende Raum in den unteren Theil der von dem faltigen Pericardium umgebenen Herzbeutelhöhle mit Flüssigkeit erfüllt ist. Bauer[2]) ist wohl der einzige, welcher insofern wenigstens eine vermittelnde Stellung einnimmt, als er geringe Exsudatmengen nicht allein oben am Ursprunge der grossen Gefässe, sondern auch gleichzeitig über dem Zwerchfellstheil der pericardialen Höhle sich ansammeln lässt. Völlig eigenartig und nur unter gewissen Voraussetzungen erklärlich ist die von v. Dusch[3]) gegebene Darstellung der Veränderung des Percussionsschalles bei entzündlichen Ergüssen im Herzbeutel, deren physikalische Erscheinungen auch er im Allgemeinen als die gleichen bezeichnet, wie die von serösen Ergüssen hervorgebrachten, insofern, als er angiebt, dass man nicht

[1]) Leube, W., Specielle Diagnose der inneren Krankheiten. 2. Aufl. Leipzig 1889. S. 44.

[2]) Bauer, J., in v. Ziemssen's Sammelwerk. VI. Bd. 2. Aufl. Leipzig 1879. S. 660.

[3]) v. Dusch, Lehrb. d. Herzkrankheiten. Leipzig 1868. S. 295 u. 324.

nur zuerst über der Herzbasis in der Gegend der grossen Gefässstämme eine grössere Ausbreitung des gedämpften Schalles wahrnimmt, welche durch die von der zunächst sich hier ansammelnden Flüssigkeitsmenge herrührende grössere Ausdehnung des Herzbeutels bedingt ist, und wodurch die „Herzleerheit und -dämpfung“ zunächst höher und oben breiter wird, während sie weiter unten noch unverändert bleibt, sondern dass auch die Gestalt der Herzdämpfung bei der Pericarditis zuweilen so verändert werden könne, dass sie ein Dreieck mit nach unten gerichteter, abgestumpfter Spitze darstellt. Man könnte sich solche Fälle höchstens nur dadurch erklären, dass durch partielle Verklebungen der Herzbeutelblätter der flüssige Antheil des Exsudats derartig vertheilt wäre, um solche und noch barockere Dämpfungen zu bewirken. — Einzelne Beobachter wie W. Stokes[1]), Friedreich[2]) u. A. haben sich übrigens gegenüber den geläufigen Anschauungen über die Aenderungen des Percusionsschalles bei Pericarditis mehr oder weniger zurückhaltend gezeigt. Dies gilt besonders von W. Stokes, aus dessen Darstellung nicht vielmehr als eine Zunahme der Dämpfung in der Herzgegend herauszulesen ist, während Friedreich in bemerkenswerther Weise über die Frage, wo ein pericardiales Exsudat durch Percussion zuerst nachzuweisen sei, hinweggeht. Erwähnen will ich hier noch die Zurückhaltung, welche sich L. Traube bei der Diagnose der Pericarditis auflegt. Er sagt: „Pericarditis ist bei Abwesenheit eines Reibungsgeräusches nur dann zu diagnosticiren, wenn der Schall auf dem Sternum intensiv gedämpft ist, und die Herztöne auffallend dumpf erscheinen“. — Es ergiebt sich aus den bisherigen Mittheilungen zur Genüge, wie viele streitige Punkte in der Lehre von der Percussion von Flüssigkeitsergüssen in der Höhle des Herzbeutels sind. Sie alle hier zu erörtern, würde mich von meiner heutigen Aufgabe zu weit abführen, indem der Zweck dieser Blätter, wie bereits angegeben

[1]) W. Stokes, Die Krankheiten des Herzens und der Aorta. Deutsch v. Lindwurm. Würzburg 1855. S. 34.

[2]) Friedreich, Krankheiten des Herzens. 2. Aufl. (in Virchow's Handbuch der spec. Pathologie). Erlangen 1867. S. 112.

[3]) L. Traube, Gesammelte Beiträge u. s. w. 3. Bd. Herausgegeben von A. Fraenkel. Berlin 1878. S. 253 (Notiz vom 30. April 1866).

wurde, lediglich die Schilderung der bei der Entwickelung von solchen Ergüssen auftretenden initialen percutorischen Symptome bildet. Meine eigenen Erfahrungen haben mit den herrschenden, von Scoda wohl zuerst vertretenen Ansichten, seit langer Zeit nicht übereingestimmt. Zunächst konnte ich mich nicht davon überzeugen, dass die in Folge von Flüssigkeitsergüssen im Herzbeutel auftretenden percutorischen Symptome zunächst an der Herzbasis wahrnehmbar werden, ferner war es mir auffällig, dass man bei Pericardialexsudaten in der Regel an der Basis des Herzens weit länger die pericardialen Reibegeräusche erheblich lauter, gleichsam oberflächlicher, hört, als an den unteren Partien des Herzens. Während an den letzteren Dämpfung und Resistenz zunehmen, pflegen die Reibegeräusche zurückzutreten, um wieder aufzutreten, wenn die Dämpfung und Resistenzvermehrung abnehmen. An der Herzbasis pflegt in diesem Zeitraume bei fehlender oder bei nur geringer Veränderung des Percussionsschalles das Reibegeräusch, häufig noch an Intensität zunehmend, fortzubestehen. Meine Beschäftigung mit der Lehre von der Herzresistenz unter normalen und pathologischen Verhältnissen, ferner auch weiter unten zu erörternde anatomische Erwägungen, trugen dazu bei, meine Zweifel an der landläufigen Annahme, dass die flüssigen Pericardialexsudate von oben nach unten wachsen, immer mehr zu bestärken und meinen eigenen Anschauungen mehr und mehr beim klinischen Unterricht Ausdruck zu geben. Als mir daher im Jahre 1879 die Arbeit von Rotch[1]) zu Händen kam, worin er den Mangel des lauten Percussionsschalles im fünften Intercostalraum rechterseits als ein diagnostisches Zeichen für Flüssigkeitserguss im Herzbeutel angab, begrüsste ich dieselbe als einen wesentlichen Fortschritt in der mich lebhaft interessirenden Frage. Rotch hatte sich derselben zugewandt, weil er Gelegenheit hatte, bei Leichenöffnungen zahlreiche Fälle von Flüssigkeitsansammlungen im Herzbeutel zu beobachten, welche mit Hülfe der seitherigen Bestimmungen der Dämpfungsgrenzen auch von sehr competen-

[1]) T. M. Rotch, M. D. (Boston), Absence of resonance in the fifth right intercostal space diagnostic of pericardial effusion. The Boston medic. and surgic. Journal. Vol. XCIX. 1878. No. 13 (26. Sept.) and No. 14 (3. Octbr.).

ten Diagnostikern nicht erkannt worden waren. Mir wurde die kleine interessante Arbeit als Berichterstatter für den Virchow-Hirsch'schen Jahresbericht bekannt, und habe ich über sie daselbst auch kurz referirt[1]). Es dürfte nicht unzweckmässig sein, hier meinen damaligen kurzen Bericht behufs der Orientirung des Lesers zu wiederholen. Dieser Bericht lautet: „Rotch stellte (im Laboratorium und unter Mithülfe von Prof. Bowditsch) eine Reihe von Versuchen an Leichen an, bei denen er in den Herzbeutel geschmolzene Cacaobutter von einem specif. Gewicht von 0,90 einbrachte und giebt die Resultate seiner Versuche in Diagrammen an. Dieselben betreffen sowohl reichliche als auch spärliche Ansammlungen im Pericardialsack. Das sechste Diagramm (enlarged heart) verglichen mit den vorhergehenden zeigt den Unterschied der Dämpfung rechts vom Sternum bei Herzvergrösserung und Flüssigkeitserguss im Pericardialsack. Schliesslich führt Verf. einige Beispiele von Kranken an, um den Werth der absoluten Dämpfung im 5. rechten Intercostalraum für die Diagnose zu zeigen."

So viel mir bekannt geworden ist, hat die Arbeit von Rotch, wenigstens bei uns in Deutschland keine weitere Beachtung gefunden und besonders auch keine Verwerthung in der ärztlichen Praxis. Ich selbst aber habe die von Rotch vorgeschlagene Methode nunmehr seit 12 Jahren geübt, habe sie je länger je mehr schätzen gelernt und mich durch ihre Uebung beim klinischen Unterricht genügend überzeugt, dass bei einigem Geschick und Fleiss auch unsere Studenten sich darin ebenso gut zurechtfinden können, wie mit allen anderen Aufgaben der Percussion. Ich hoffe also, dass dieser von Rotch wohl zuerst angegebene diagnostische Behelf, nachdem man sich erst von seiner Nützlichkeit überzeugt haben wird, auch in weiteren medicinischen Kreisen und beim Unterricht in der Percussion mehr und mehr gewürdigt werden wird. Ohne auf eine genauere Schilderung und Kritik der Experimente von Rotch hier näher einzugehen, will ich in diesen für die ärztliche Praxis bestimmten Blättern mich lediglich auf die Verwerthung der aus diesen Versuchen sich ergebenden Schlüsse für die Diagnostik der Pericardial-

[1]) Cf. Ebstein, Krankheiten des Circulationsapparats in Virchow-Hirsch Jahresbericht. XIV. Jahrg. Berlin 1880. S. 127.

exsudate beschränken. Ich bemerke, dass die nachfolgende Darstellung unter Zugrundelegung meiner eigenen Erfahrungen, welche ich mit der Rotch'schen Methode gewonnen habe, abgefasst worden ist. Ich habe vorhin bereits genauer die verschiedenen Ansichten und Meinungen erörtert, welche betreffs der Ergebnisse, die die Percussion von Flüssigkeitsergüssen im Pericardium lieferte, vorgebracht worden sind. Ich habe nicht nöthig, weitere derartige Belege hier anzuführen. Jedoch soll doch wenigstens kurz darauf hingewiesen werden, dass es für die meisten Aerzte immer noch als eine Art Gesetz gilt, dass die Flüssigkeitsergüsse im Herzbeutel bei der Percussion sich zuerst durch vergrösserte Dämpfung an der Basis des Herzens, d. h. entsprechend der Wurzel der grossen Gefässe des Thorax bemerkbar machen, und dass eine grössere Flüssigkeitsansammlung dazu gehört, wenn sie mittelst der Percussion erkannt werden soll. Die Gründe aber, warum die Flüssigkeiten, die sich im Herzbeutel entwickeln, zuerst im oberen Theil des Herzbeutels sich ansammeln und hier mittelst der Percussion zuerst sich ermitteln lassen sollen, sind für alle diejenigen Ergüsse, welche sich frei in der Höhle des Herzbeutels befinden und die nicht durch bindegewebige Verwachsungen oder faserstoffige Verklebungen abgekapselt sind, durchaus nicht verständlich. Die Richtigkeit dieser durch nichts bewiesenen Annahme ist, wie ich meine, durch meine obigen Angaben schon erschüttert worden. Widerlegt wird dieselbe, abgesehen von den Rotch'schen Versuchen, durch die Lagerungsverhältnisse des Herzbeutels, welche wir an der Hand der Giacomini'schen Schilderung uns in's Gedächtniss rufen wollen[1]). Der Herzbeutel hat eine pyramidale Form. Seine Basis ist nach unten und seine abgestumpfte Spitze nach oben gerichtet. Seine obere Grenze ist an der vorderen Fläche viel mehr als an der hinteren Fläche ausgedehnt. Vorn schlägt sich der Herzbeutel auf die Aorta. Das obere Ende des Herzbeutels entspricht der unteren Hälfte des Manubrium sterni und ist 15—18 mm von der Gabel des Brustbeines entfernt. Die Basis des Herzbeutels hängt fest auf dem Centrum tendineum des Zwerchfells. Sie erstreckt sich nach links, auch etwas darüber hinaus auf seinen musculösen Theil und correspondirt mit der Basis des Processus

[1]) Giacomini, Topografia del cuore. Torino 1886. p. 10.

xiphoides. Die Basis des Pericardiums, auf welcher die hintere Fläche des Herzens ruht, während seine vordere nach oben und vorn gelegen ist, liegt nicht auf einer horizontalen Ebene, sondern sie ist etwas schief nach links und unten geneigt und entspricht genau der Lage des betreffenden Theiles des Zwerchfells. Auf dem Brustkasten eines Cadavers gelingt es leicht in folgender Weise die Ausbreitung des Herzbeutels zu begrenzen. Wenn man durch den mittleren Theil des Proc. xiphoides unter einem Winkel von 15° von rechts oben nach links unten eine Linie zieht, so wird sie den Grad der Schiefheit anzeigen, welche die Basis des Herzbeutels hat. Indem man nun diese Linie 9—10 cm nach links und 4 cm nach rechts von der Medianebene verlängert, hat man annähernd den Querdurchmesser der Basis des Herzbeutels festgestellt. Errichtet man endlich von den Endpunkten dieser ungefähr den Querdurchmesser des Herzbeutels bezeichnenden Querlinie zwei convergirend nach oben verlaufende Linien, welche sich an der Gabel des Manubrium sterni spitzwinklig schneiden und schneidet diesen Winkel durch eine 15—18 mm von der Gabel des Manubrium sterni entfernt bleibende horizontale Linie ab, so haben wir damit eine Figur construirt, welche sich der Gestalt und Ausdehnung des Herzbeutels sehr nähert.

Es wird nun darnach gar keinem Zweifel unterliegen können, dass die dem Zwerchfell aufliegende Basis des Herzbeutels bei sitzender und aufrechter Stellung des Menschen den tiefsten Punkt des Herzbeutels bildet, und zwar liegt der linke untere Winkel der Herzbeutelbasis etwas tiefer als der rechte. Wenn man sich vorstellt, dass in der Höhle des Herzbeutels ein dünnflüssiger Erguss sich entwickelt, welcher, durch keinerlei sonstige pathologische Vorgänge am Herzbeutel, wie Verwachsungen, Verklebungen behindert, sich in dessen Höhle entsprechend dem in ihr durch Ausweitung des Herzbeutels entstehenden verfügbaren Raum frei bewegen kann, so wird, vorausgesetzt, dass auch sonst keine Verhältnisse sich finden, wie z. B. seröse Ergüsse in den Pleurahöhlen, welche selbstverständlich diese Untersuchungen des Herzbeutels stören können, erwartet werden dürfen, dass, wenn wir den betreffenden Kranken in stehender bezw. in sitzender Stellung untersuchen, der Flüssigkeitserguss des Herzbeutels zuerst an seinen abhängigsten tiefsten Partien, also an seinen unteren Theilen nachweisbar werden muss, und zwar wegen der eben angeführten Lagerungsverhältnisse des Herzbeutels etwas früher linkerseits als rechterseits. Dies ist auch thatsächlich so. Ich habe dies mehrere Mal bei Kranken feststellen können, bei welchen ein in Folge von Nephritis u. s. w. entstandener allgemeiner Hydrops sich auf die Pleurahöhlen wegen beiderseitiger chronischer adhäsiver Pleuritis nicht ausdehnen konnte, während dagegen ein Hydropericardium langsam und allmählich sich entwickelte. Die völlige Retraction des linken vorderen Lungenrandes gestattete hier mit voller Sicherheit festzustellen, dass zunächst sich links unten (cf. die Abbildung 1 bei a) lateralwärts von der in der ganzen Ausdehnung des Herzens nachweisbaren Herzdämpfung bezw. von dem sehr deutlich fühlbaren Spitzenstoss eine ausgesprochene Vergrösserung der Herzdämpfung percutorisch nachweisen liess, und zwar zweifellos etwas früher, bevor die für einen Erguss im rechten unteren Herzbeutelwinkel sprechende Dämpfung sich einstellte. Ich will an dieser Stelle gleich bemerken, dass die Feststellung des Beginnes solcher Flüssigkeitsergüsse im linken unteren Winkel des Herzbeutels mittelst der Percussion besondere Schwierigkeiten in allen den Fällen macht, wo hier die Lungen und nicht das Herz der Brustwand anliegen und zwar besonders auch mit Rücksicht auf den in nächster Nachbarschaft liegenden tympanitisch schallenden halbmondförmigen Raum. Der letzterwähnte Umstand ist der Erkenntniss der im linken unteren Herzbeutelwinkel sich entwickelnden Dämpfung meines Erachtens vornehmlich hinderlich. In den von mir darauf hin geprüften Fällen, waren die Verhältnisse für diese Untersuchung nicht nur besonders günstige, sondern, da ich diesem Punkte meine volle Aufmerksamkeit zugewendet hatte, verfolgte ich ihn auch bei allen diesen Patienten mit der peinlichsten Genauigkeit. In den meisten Fällen aber dürfte der percutorische Nachweis von beginnender Flüssigkeitsansammlung im linken unteren Winkel des Herzbeutels aus den angeführten Gründen nicht genau zu führen sein. Weit einfacher und der Untersuchung gut zugänglich gestaltet sich das Verhältniss in dem rechten unteren Winkel des Herzbeutels, wofern nicht in dem unteren Theil der rechten Thoraxhälfte den Schall völlig dämpfende andere Dinge, wie, um nur ein Beispiel anzuführen, rechtsseitige Pleuraexsudate vorhanden sind. Bekanntlich findet sich beim gesunden Menschen oberhalb der absoluten Leberdämpfung eine schmale Zone unvollständiger Dämpfung, die sogenannte relative Leberdämpfung. Sie beginnt im 4. Intercostalraum oder am oberen Rande der 5. Rippe und deckt sich im Wesentlichen mit der Zone, welche ich als Leberresistenz zu bezeichnen pflege. Ich finde sie gewöhnlich ein wenig höher hinaufragend als die relative Leberdämpfung. Es erklärt sich dies dadurch, dass die Leberresistenz ohne Hülfe des Percussionsschalles allein durch den Tastsinn bestimmt wird, und letzterer wohl gewöhnlich bei den Untersuchern feiner entwickelt zu sein pflegt, als das Gehör. Beide aber — die gewöhnliche Percussion wie die Palpation oder die palpatorische Percussion — bei welcher Gehör und Tastsinn verwerthet werden — ergeben, dass diese relative Leberdämpfung bezw. Leberresistenz unter normalen Verhältnissen medianwärts in der rechten Thoraxhälfte bis zum rechten Sternalrande sich erstreckt (cf. Abbild. 2 S. 438). Wenn nun ein Flüssigkeitserguss in der Höhle des Herzbeutels sich entwickelt, so tritt zuerst in dem am meisten medianwärts gelegenen Theile der relativen Leberdämpfung bezw. der Leberresistenz eine von der im rechten unteren Winkel des Herzbeutels angesammelten Flüssigkeit herrührende Dämpfung auf. Sie ist deutlicher und intensiver als die im Bereich der relativen Leberdämpfung sonst vorhandene. Es handelt sich um eine vollständige oder fast vollständige Dämpfung. Die Dämpfung ist um so vollständiger, je mehr die den Herzbeutel überdeckende Lungenpartie in Folge der Ausdehnung des Herzbeutels, welche durch die in ihm sich ansammelnde Flüssigkeit bedingt wird, sich retrahirt, je directer also und je praller mit Exsudat bezw. Flüssigkeit angefüllt, der rechte untere Winkel des Pericards, der Thoraxwand anliegt. Man kann daher Flüssigkeitsergüsse in der Herzbeutelhöhle der Regel nach zuerst durch die im 5. Intercostalraum am rechten Sternalrande auftretende Dämpfung nachweisen (cf. Abbildung 1 S. 432 bei b). Ich habe die Stelle am rechten Sternalrande, an welcher sich im Bereich der relativen Leberdämpfung bezw. Leberresistenz eine intensive, absolute oder fast absolute Dämpfung unter den erwähnten Umständen nachweisen lässt, als Herzleberwinkel bezeichnet. Wie sich aus

Abbildung 1 (Projectionsfigur der Fläche des Herzbeutels auf die vordere seitliche Wand des Thorax und zwar in Beziehung zu den Lungen- und Pleurarändern) entnehmen lässt, welche eine dem bereits vorhin citirten Werkchen von Giacomini über die Topographie des Herzens entlehnte Zeichnung, so weit es

Fig. 1.

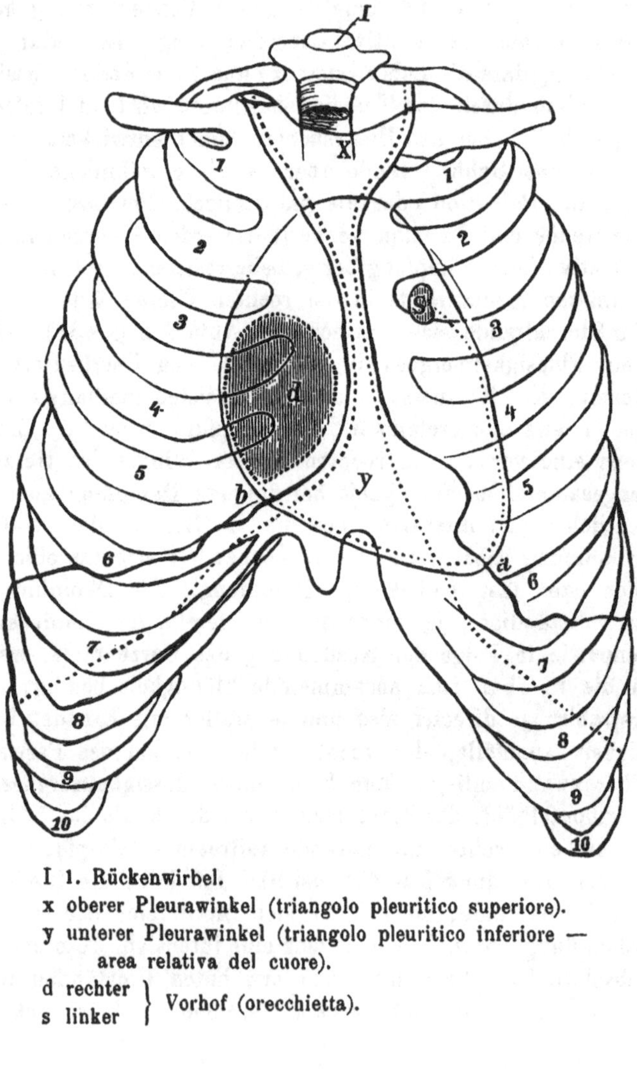

I 1. Rückenwirbel.
x oberer Pleurawinkel (triangolo pleuritico superiore).
y unterer Pleurawinkel (triangolo pleuritico inferiore — area relativa del cuore).
d rechter } Vorhof (orecchietta).
s linker }

für unseren Zweck nothwendig ist, schematisch wiedergiebt, ist dieser Herzleberwinkel nichts Anderes als die auf der vorderen Thoraxfläche einen spitzen Winkel, dessen Spitze medianwärts gekehrt ist, bildende Projectionsfigur des rechten durch Flüssigkeit ausgedehnten unteren Recessus des Herzbeutels. Obgleich der Name Herzleberwinkel gelegentlich auch für andere Stellen angewendet wurde, wo Herz und Leber mit einander in Berührung treten, so von Ad. Weil[1]) für die Stelle, wo der linke Leberlappen mit seinem lateralen Rande an die Herzdämpfung stossend, mit dieser einen mehr oder weniger stumpfen Winkel bildet, so habe ich ihn doch auch für den vorliegenden Zweck gewählt, weil er nicht nur kurz und bündig, sondern auch zweck- und sachgemäss ist und weil kaum zu befürchten ist, dass daraus Verwirrungen entstehen werden. Sollte dies dennoch der Fall sein, so würde man jedem Missverständniss durch die Bezeichnung „rechtsseitiger Herzleberwinkel“ vorbeugen können. Bis auf Weiteres wollen wir also den kürzeren Namen beibehalten und verstehen also unter Dämpfung im Herzleberwinkel eine Dämpfung, welche die Stelle b in Abbildung 1 einnimmt.

Ich habe vorhin bereits gesagt, dass die dem Zwerchfell aufliegende Basis des Herzbeutels bezw. der linke und demnächst der rechte untere Winkel seine tiefsten Punkte bei aufrechter oder sitzender Stellung des Menschen sind. Bei der liegenden Stellung bildet natürlich die hintere Wand des Herzbeutels unter normalen Verhältnissen seinen abhängigsten Punkt. Selbstredend wird unter pathologischen Verhältnissen bei Ansammlung eines beweglichen Ergusses in der Höhle des Herzbeutels sich dieses Verhältniss insofern ändern, als dann auch bei liegender Stellung des betreffenden Individuums die frei bewegliche Flüssigkeit im Herzbeutel, indem das schwerere Herz nach hinten sinkt, an erster Stelle an der Basis des Herzbeutels und zwar zunächst in seinem linken unteren Winkel, demnächst in seinem rechten, unteren Winkel sich ansammeln wird; woraus sich ergiebt, dass wir bei freibeweglichen Flüssigkeitsergüssen im Herzbeutel auch bei liegender Stellung der Patienten als regelmässiges Symptom, wofern nicht besondere störende Zwischenfälle vorhanden sind, eine deutlich ausgesprochene Dämpfung im

[1]) Weil, A., Handbuch und Atlas der topograph. Percussion. Leipzig 1877.

Herzleberwinkel, welche jedenfalls viel intensiver ist als die der sogenannten relativen Leberdämpfung als erstes Symptom bei der Percussion erwarten dürfen. In analoger, ja gleicher Weise wird sich dieses Symptom auch in denjenigen Fällen nachweisen lassen, bei denen es sich nicht um Ansammlung von seröser Flüssigkeit im Herzbeutel, um ein sogenanntes Hydropericardium, sondern um einen rein eitrigen Erguss im Herzbeutel, um ein sogenanntes Pyopericardium, handelt. Etwas schwieriger können sich die Verhältnisse bei der fibrinösen Pericarditis exsudativa gestalten, weil hier verhältnissmässig häufig der Fall eintritt, dass durch Verklebungen der beiden Herzbeutelblätter mit einander, der Flüssigkeitserguss seine freie Beweglichkeit in der Höhle des Herzbeutels einbüsst. Bekanntlich sind die entzündlichen Produkte bei der Pericarditis fibrinosa überaus faserstoffreich, und die Gefahr, dass dieser diagnostische Behelf im Stich lässt, müsste nach diesen Erwägungen gerade bei diesen pericardialen Entzündungen eine besonders grosse sein. Thatsächlich, wenigstens soweit meine Erfahrungen reichen, ist dies aber bei den acuten fibrinösen Entzündungen nicht der Fall. Wir haben in Göttingen verhältnissmässig oft Gelegenheit, besonders bei den im Gefolge des hier häufig vorkommenden Gelenkrheumatismus auftretenden Pericarditiden, derartige Beobachtungen zu sammeln und haben uns dabei thatsächlich ausreichend davon überzeugt, dass man zunächst das fibrinöse Exsudat durch das Auftreten der absoluten Dämpfung im Herzleberwinkel nachweisen kann, während sonst eine Vergrösserung weder der absoluten Herzdämpfung noch der Herzresistenz, welche letztere von uns stets festgestellt wird, noch nicht vorhanden ist. Natürlich giebt bei der fibrinösen Pericarditis diese Dämpfung im Herzleberwinkel keinen Aufschluss darüber, welchen Antheil daran der Flüssigkeitserguss und die geronnenen Fibrinausscheidungen haben. Bei dieser Gelegenheit will ich übrigens nicht verabsäumen, darauf aufmerksam zu machen, dass aus dem Nachweise einer mässigen Resistenz im Herzleberwinkel, welche hier an und für sich schon durch die normale Leber bedingt wird, nicht auf die Anwesenheit von Flüssigkeit im Herzbeutel geschlossen werden darf. Bei Pericardialexsudaten ist es ebenso wie bei serösen Ergüssen im Herzbeutel, nur unter bestimmten, bereits oben erwähnten

Eventualitäten möglich, den Beginn der Flüssigkeitsansammlung am linken unteren Herzbeutelwinkel bezw. hier früher als in dem rechten unteren Herzbeutelwinkel nachzuweisen. Dass bei massigen Exsudaten der percutorische Nachweis auch im linken unteren Recessus des Herzbeutels oft gelingt, ist seit langer Zeit bekannt. — Die Methode der Untersuchung des Herzleberwinkels ist eine verhältnissmässig einfache. Wir benutzen dazu kurze und schmale Plessimeter, welche nicht breiter und länger sein sollen, als die Dimensionen des normalen Herzleberwinkels. Wir gebrauchen solche Plessimeter, die aus Glas hergestellt sind, weil sie den Vortheil der Billigkeit mit der Möglichkeit, sie sicher zu desinficiren, vereinigen. Die Percussion auf der Dorsalseite der letzten Fingerphalanx, während die beiden anderen Phalangen im Gelenk zwischen 2. und 3. Phalanx dorsal flectirt in gestreckter Stellung gehalten werden, machen die Anwendung des Plessimeters entbehrlich. Was die Methode der Percussion anlangt, so benutzen und empfehlen wir, wie sich schon aus dem seither Mitgetheilten ergiebt, dazu nur die gewöhnliche Percussion. Ich führe aber auch noch die Ergebnisse der palpatorischen und die Combination der gewöhnlichen mit der palpatorischen Percussion an. Die gewöhnliche Percussion darf aus naheliegenden Gründen nicht allzu kräftig sein. Bei einer Percussion, welche kräftig genug ist, um die sogenannte relative Leberdämpfung zu ermitteln, bemerkt man beim Vergleiche der in ihren lateralen Partien vorhandenen mit der im Herzleberwinkel auftretenden Dämpfung sofort, wie bereits angegeben wurde, den Unterschied in der Intensität beider. Die palpatorische Percussion ergiebt bei Flüssigkeitsansammlung im rechten unteren Winkel des Herzbeutels für den untersuchenden Finger fast das gleiche Gefühl des vermehrten Widerstandes, welches er bei der palpatorischen Percussion der dem Rippenbogen direct anliegenden Leberpartie empfindet und ergiebt ein erheblich grösseres Resistenzgefühl als im Bereich der Leberresistenz, der sogenannten relativen Leberdämpfung. Untersucht man, während man den Kranken langsam ein- und ausathmen lässt, so findet man, dass bei der Einathmung, wo die Leberresistenz sich nach unten verschiebt und Dämpfung und Resistenz sich dementsprechend modificiren, dabei nichtsdestoweniger entsprechend dem Flüssigkeitserguss im rechten unteren Winkel des Herzbeutels eine Dämpfung bezw. Resistenzvermehrung im Herzleberwinkel bestehen bleibt, wenn sie auch etwas weniger intensiv ist, als bei der Exspiration und mittleren Zwerchfellstellung.

Die Ausübung dieser Untersuchungsmethode gehört freilich zu den feineren percutorischen Aufgaben, aber sie ist doch keineswegs schwieriger als eine grosse Zahl anderer Untersuchungsmethoden. Die praktische Bedeutung dieser Methode wird allein schon dadurch bewiesen, dass sie oft genug bei noch fehlendem Reibegeräusch auf die Anwesenheit einer Pericarditis hinweist. Ich will hier aber auf weitere Einzelheiten nicht eingehen. Zum mindesten sollte diese Methode in allen den Fällen benutzt werden, wo die ätiologischen Verhältnisse dazu auffordern. Da wir ja im Allgemeinen recht gut wissen, unter welchen Umständen und bei welchen Krankheiten das Auftreten von Ergüssen im Herzbeutel besonders zu gewärtigen ist, haben wir darin schon einen nicht zu unterschätzenden Anhaltspunkt, der freilich nicht untrüglich ist. Ich pflege demnach bei allen in dieser Beziehung diagnostisch nicht ganz klaren Fällen das Verhalten des Herzleberwinkels zu untersuchen. Wie wir nun auf diese Weise bei dem Beginn der Flüssigkeitsansammlung ermitteln können, wo dieselbe zuerst nachweisbar ist, ebenso vermögen wir nach dem Rückgängigwerden grösserer Flüssigkeitsansammlungen, welche oft ausgedehnte Dämpfungen im Bereich der Herzgegend machen und die normalen Grenzen des Herzbeutels gar nicht selten sehr erheblich überschreiten, mit Hülfe dieser Methode uns davon zu überzeugen, dass auch die Dämpfung in den unteren Winkeln des Herzbeutels bezw. im Herzleberwinkel am längsten bestehen bleibt, und erst dann völlig verschwindet, wenn die Heilung bis zur vollkommenen Resorption des Flüssigkeitsergusses bezw. des Exsudats gediehen ist. Abgesehen aber davon, dass durch dieses diagnostische Hülfsmittel die Anwesenheit von Flüssigkeit im Herzbeutel z u e r s t nachgewiesen werden kann, ermöglicht dieser Befund gewöhnlich auch die Diagnose in den Fällen, wo sie erfahrungsgemäss manchmal grosse Schwierigkeiten hat. Freilich ein unfehlbares diagnostisches Zeichen liegt hier ebenso wenig vor, wie wohl bei den allermeisten Hülfsmitteln, welche für die Diagnose der Krankheiten verwerthet werden. Es ist genügend bekannt, dass die differentielle Diagnose zwischen der Vergrösserung des Herzens selbst und Ergüssen in der Höhle des Herzbeutels auch für den geübten Untersucher recht schwer werden kann, und es ist ebenso bekannt, dass eine grosse Reihe von Hülfsmitteln angegeben worden sind, welche die Unterscheidung zwischen beiden ermöglichen, bezw. erleichtern sollen. Ohne die Bedeutung irgend eines dieser diagnostischen Behelfe irgendwie schmälern zu wollen, so ist doch die Dämpfung im Herzleberwinkel auch in solchen Fällen, wo es sich um die Unterscheidung zwischen Vergrösserung des Herzens selbst und Pericardialexsudat bezw. Flüssigkeit im Herzbeutel handelt, deshalb von entschiedener Bedeutung, weil, so weit bis jetzt ermittelt ist, die absolute Herzdämpfung zwischen 5. und 6. Rippe, auch bei intensiver Vergrösserung des rechten Herzens, den rechten Sternalrand nicht überragt. Die Abbildung 2 (S. 438), welche das Diagramm VI von Rotch wiedergiebt, wird dieses Verhältniss genügend erläutern. Da ich selbst nun keinen widersprechenden Fall seither beobachtet habe, habe ich keinen Grund, den von Rotch aufgestellten Satz zu bezweifeln, dass eine Dämpfung, die 2—3 cm vom rechten Sternalrande an in den 5. Intercostalraum hineinragt, als ein mit an Gewissheit grenzender Wahrscheinlichkeit für ein flüssiges Exsudat sprechendes Symptom anzusehen sei. Noch sicherer wird die Dämpfung im Herzleberwinkel für die Diagnose eines Flüssigkeitsergusses im Herzbeutel zu verwerthen sein, wenn sie sich gleichsam unter unseren Augen entwickelt. Dies zu beobachten ist gewöhnlich möglich, und zwar einfach aus dem Grunde, weil die entzündlichen wie nicht entzündlichen Flüssigkeitsergüsse im Herzbeutel zumeist bei acuten Krankheiten oder zum mindesten bei bettlägerigen Kranken auftreten, wodurch, wofern sie sich in regelmässiger ärztlicher Behandlung befinden, zu deren Untersuchung dem Arzte somit genügend oft Gelegenheit gegeben wird. Hierdurch ist der Arzt in der Lage, ältere Prozesse auszuschliessen, welche unter Umständen auch Dämpfungen in dem Herzleberwinkel bewirken können. Die von chronischen Lungenprozessen abhängigen Dämpfungen, welche an dieser Stelle auftreten, dürften meistentheils durch die Auscultation leicht erkannt, und dadurch diagnostische Irrthümer vermieden werden können. Es kommen aber

Fig. 2.

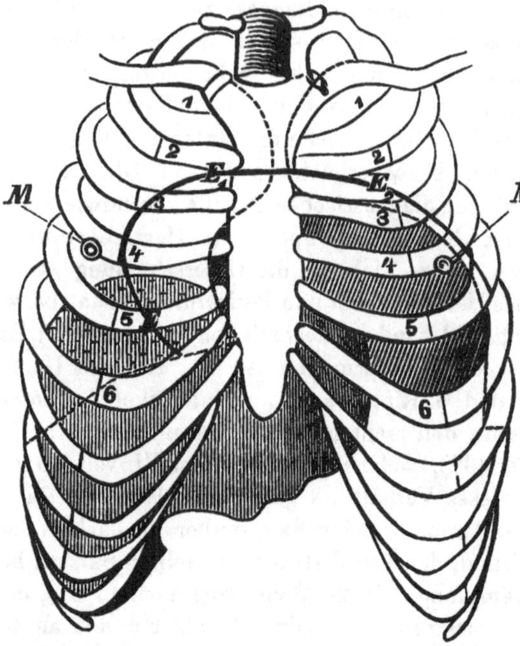

////// absolute Dämpfung des vergrösserten Herzens.
relative Leberdämpfung (bezw. Leberresistenz).
absolute Leberdämpfung.
E, E_1, E_2 relative Dämpfung (bezw. Herzresistenz) des vergrösserten Herzens.
- - - - Lungengrenze.
M Brustwarze.

auch chronisch verlaufende entzündliche Prozesse am Herzbeutel bezw. den benachbarten Pleurapartien mit Schwartenbildungen vor, welche gelegentlich dick genug werden, um bei genügender Retraction der Lunge auch eine Dämpfung im Herzleberwinkel bedingen zu können, ohne dass ein Flüssigkeitserguss oder frische Entzündungsprodukte im Herzbeutel vorhanden sind. Ich habe einen solchen Fall beobachtet, welcher die 65jährige Zimmermannswittwe Mahlmann betraf, welche am 30. März 1890 in die Klinik aufgenommen wurde und dort am 4. Mai 1890 verstorben ist. Hier wurde die Dämpfung im Herzleberwinkel dadurch bewirkt, dass rechterseits, dem Sinus circularis entsprechend, in der vorderen Wand des Herzbeutels eine stark verkalkte Partie sich befand, an welcher Stelle auch eine feste Verbindung zwischen beiden Blättern des Herzbeutels bestand. Flüssigkeit war in seiner Höhle nicht vorhanden. Indessen gehören diese Dinge doch immerhin zu den seltenen Vorkommnissen. Andere, noch seltenere, als Curiositäten anzusehende, gleiche Percussionsresultate gebende Krankheitsprozesse will ich hier gar nicht erwähnen. Unter den acuten Prozessen, welche percutorisch dieselben Befunde geben, stehen wohl wieder die die Lungen, bezw. auch die Pleura betreffenden — im letzteren Falle gewöhnlich abgekapselten Exsudate — obenan.

Solche krankhafte Vorgänge werden gelegentlich grosse diagnostische Schwierigkeiten bereiten können. Während bei den pneumonischen Prozessen dies verhältnissmässig selten der Fall sein dürfte, lässt sich dies von abgesackten kleinen Pleuraexsudaten und ähnlichen Dingen weit eher erwarten. Es liegt auf der Hand, dass die im Herzleberwinkel mehr oder weniger schnell sich entwickelnden Dämpfungen, wofern sie, was das häufigste ist, von einem pericardialen Flüssigkeitsergusse herrühren, durch Ergüsse von verschiedener Beschaffenheit bedingt sein können. Um zu entscheiden, ob es sich um Hydropericardium, Hämopericardium oder Pericarditis, sei es eine fibrinöse oder eitrige, u. s. w. handelt, dazu brauchen wir nicht nur die Resultate der Percussion, sondern es genügt dazu häufig auch die Gesammtheit aller der Untersuchung des Herzens dienenden Untersuchungsmethoden nicht; wir bedürfen dazu ferner die Untersuchung des ganzen Körpers, und überdies müssen wir noch die anamnestischen Erhebungen, den Beginn und Verlauf der Krankheit, die subjectiven Klagen mit zu Hülfe nehmen, um zu der Klarstellung der Natur und Beschaffenheit der Flüssigkeit im Herzbeutel zu gelangen.

Als Rotch seine Methode veröffentlichte, verfügte er über nur wenige Beobachtungen am Krankenbett. Meine Darstellung gründet sich auf eine grosse Zahl von Fällen, welche ich im Laufe von 12 Jahren in meiner Klinik zu beobachten Gelegenheit hatte. Sie betreffen meist Pericarditiden, welche als Complication bei acutem Gelenkrheumatismus aufgetreten sind. Herr

Dr. Ayrer hat auf meine Veranlassung 49 solcher Beobachtungen aus den Journalen der Klinik excerpirt. Es würde ebenso ermüdend wie zwecklos sein, wenn ich auch nur im Auszuge alle diese Krankengeschichten mittheilen wollte. Es mag genügen, dass ich einige von ihnen hier folgen lasse.

Die erste Beobachtung betrifft den 18jährigen Arbeiter H. Tegt aus Grone, der in meiner Klinik vom 17. bis 26. Juni 1889 behandelt wurde. Diagnose: Acuter Gelenkrheumatismus. Pericarditis.

18. Juni: Sichtbarer Klappen- und Spitzenstoss. Der Spitzenstoss erreicht nicht die linke Mamillarlinie. Herzresistenz überragt den rechten Sternalrand um 2,5 cm und geht nach links bis zur Mamillarlinie. Herztöne dumpf. Systolisches Geräusch. Im Herzleberwinkel Dämpfung.

19. Juni: Ueber dem obersten Theile des Sternums und im 2. Intercostalraum links deutliches pericardiales Reiben. Im Herzleberwinkel keine Dämpfung mehr.

2. Beobachtung. Hermann Wolter, Stellmacher, 21 Jahre, aus Eberholzen bei Gronau a. L. Klinische Diagnose: Pleuritis duplex. Pericarditis. Behandlung in der Klinik vom 21. Juni bis 15. Juli 1889.

22. Juni 1889: Herzresistenz überragt den rechten Sternalrand um 4 cm, die linke Mamillarlinie um 3 cm. Leberdämpfung beginnt an normaler Stelle. Herzleberwinkel gedämpft. An der Wurzel der grossen Gefässe deutliches pericardiales Reiben.

24. Juni: Dämpfung im Herzleberwinkel kleiner geworden.... Ueberall deutliches pericardiales Reiben hörbar.

1. Juli: Herzleberwinkel noch gedämpft.

2. Juli: Herzleberwinkel frei.

3. Beobachtung. August Ditrich, 17 Jahre, Buchbinderlehrling aus Göttingen. Behandlung in der Klinik vom 13. Juni 1890 bis 17. Juli 1890. Klinische Diagnose: Rheumat. artic. acut. Pericarditis exsudat.

16. Juni.... Spitzenstoss intramamillär, nicht hebend; mässiger Klappenstoss. Herzresistenz überragt den rechten Sternalrand um 2 cm, geht links bis zur Mamillarlinie. Herzdämpfung nicht vergrössert. Systolisches Geräusch an der Herzspitze. Zweiter Pulmonalarterienton verstärkt. Am Ostium aorticum erster Ton sehr lang. An der Tricuspidalis erster Ton rauh. Herzleberwinkel gedämpft.

18. Juni. Herzleberwinkel gedämpft.

20. Juni. Herzleberwinkel vollständig gedämpft.

24. Juni. Dämpfung im Herzleberwinkel noch unverändert vorhanden. Ueber der Pulmonalis beim 2. Ton lautes Reiben.

29. Juni. Herzleberwinkel noch gedämpft, aber geringer.

3. Juli. Herzleberwinkel frei. Ueber der Arteria pulmon. ist noch Reiben zu hören.

4. Beobachtung. C. S., Dr. med., Arzt in M., 35 Jahre. Klinische Diagnose: Acuter Gelenkrheumatismus. Pericarditis. In klinischer Behandlung vom 17. März 1890 bis 29. April 1890.

19. März. Man hört über dem ganzen Sternum, am lautesten in der Gegend der Herzspitze deutliches pericardiales Reiben. Herzleberwinkel ist frei.

21. März. Pericardiales Reiben weniger laut. Im Herzleberwinkel geringe Dämpfung.

22. März. Im Herzleberwinkel etwas stärkere Dämpfung. Ueberall lautes pericardiales Reiben.

24. März. Dämpfung im Herzleberwinkel gering.

26. März. Dämpfung im Herzleberwinkel besteht noch schwach.

30. März. Ebenso.

6. April. Herzleberwinkel ist frei.

5. Beobachtung. Dieselbe betrifft die 19jährige Louise Günther, welche vom 31. December 1889 bis zum 11. März 1890 in meiner Klinik behandelt wurde. Die Diagnose war: Acuter Gelenkrheumatismus. Pericarditis exsudativa. Endocarditis. Der hier interessirende Theil der Beobachtung lautet:

1. Jan. 1890. Ueber dem Herzleberwinkel keine Dämpfung. Die Herzresistenz überragt den rechten Sternalrand in maximo um 2,5 cm und bleibt nach links 1 cm innerhalb der linken Mamillarlinie. Systolisches Geräusch an der Herzspitze. Keine deutliche Verstärkung des 2. Pulmonalarterientons.

8. Jan. 1890. Dämpfung im Herzleberwinkel. Im 2. Intercostalraum keine Dämpfung.

9. Jan. 1890. Dämpfung im Herzleberwinkel heut intensiver. Auch im 2. Intercostalraum links Dämpfung.

10. Jan. 1890. Die Herzresistenz reicht nach rechts im 3. Intercostalraum 3,5 cm, im 4. und 5. Intercostalraum 4—4,5 cm, in der Höhe der Leberresistenz 5 cm, nach links im 3. Intercostalraum 8,5 cm, im 4. Intercostalraum 9 cm, oberhalb des Zwerchfells 9,5 cm. Intensive Dämpfung im Herzleberwinkel und im 2. Intercostalraum.

11. Jan. 1890. Die Herzresistenz hat sich nach rechts hin ausgedehnt. Sie beträgt rechts im 3. Intercostalraum 4,5 cm, im 4. Intercostalraum reichlich 5 cm. In der Höhe der Leberresistenz 5,5 cm. Unreiner 1. Ton an der Herzspitze, klappender zweiter Pulmonalton.

14. Jan. 1890. Herzresistenz ist etwas kleiner geworden. Im Herzleberwinkel und im 2. Intercostalraum noch Dämpfung.

18. Jan. 1890. Dämpfung im Herzleberwinkel ist kleiner geworden. 2. Intercostalraum noch schwach gedämpft.

20. Jan. 1890. Geringe Dämpfung im Herzleberwinkel. Im 2. Intercostalraum keine Dämpfung.

22. Jan. 1890. Dämpfung im Herzleberwinkel, ebenso im 2. Intercostalraum links haben wieder zugenommen.

25. Jan. 1890. Von der Mittellinie des Sternum ist entfernt die Herz-

resistenz nach rechts im 2. Intercostalraum 5 cm, im 3. Intercostalraum 5 cm, im 4. Intercostalraum 9 cm. In der Höhe der Leberresistenz 8,5 cm. Systolisches Geräusch an der Spitze. Verstärkter 2. Pulmonalarterienton. Nie sind Reibegeräusche während der Beobachtung gehört worden.

30. Jan. 1890. Dämpfung im Herzleberwinkel und links oben zwischen 2. und 3. Rippe. Systolisches Geräusch, auch der 2. Ton ist nicht ganz rein.

5. Febr. 1890. Herzleberwinkel nicht gedämpft, auch keine Dämpfung im linken 2. Intercostalraum.

Ohne auf weitere Auseinandersetzungen hier näher einzugehen, zu denen betreffs des Ablaufs der Pericarditiden diese und ähnliche Fälle Veranlassung geben, will ich nur noch einige, die anatomische Controle der bei Flüssigkeitsergüssen im Herzbeutel auftretenden Dämpfung im Herzleberwinkel betreffende Bemerkungen hier zum Schluss hinzufügen. Zwar ist zu einer solchen Controle nur verhältnissmässig recht selten Gelegenheit geboten, und einiges hierher Gehörige wurde bereits angedeutet, indessen einige Ergänzungen scheinen mir für die Beurtheilung der Sache nicht unwichtig zu sein. Zunächst konnte ich mich mehrfach betreffs der serösen Ergüsse im Herzbeutel, in den Fällen, wo die Patienten starben, bevor die Flüssigkeitsansammlung eine grössere Ausdehnung erreicht hatte, von der Richtigkeit der während des Lebens festgestellten, bereits erörterten Untersuchungsergebnisse überzeugen. Was die entzündlichen Ergüsse des Herzbeutels anlangt, so wissen wir, dass glücklicherweise an frischen fibrinösen Pericardialexsudaten allein die Kranken sehr selten, und insbesondere nicht in den ersten Anfängen des Prozesses sterben. Ich habe nur einen Fall beobachtet, wo die Patientin erlag, nachdem das Exsudat, welches im Herzleberwinkel zuerst nachweisbar war, eine grössere Ausdehnung gewonnen hatte. Die Kranke war ein 14jähriges Tagelöhnerkind, Anna Wrede, welche vom 11.—22. April 1890 in meiner Klinik behandelt worden war.

Dass bei totaler adhäsiver Pericarditis an der Vorderfläche des Herzens die Diagnose eines Pericardialexsudates durch den Nachweis einer Dämpfung im Herzleberwinkel unmöglich gemacht werden kann, wurde schon vorhin erwähnt und zum Belege mag hier kurz folgender Fall angeführt werden. Er betraf einen 5jährigen Knaben Apel, welcher am 22. Januar 1889 mit den

Symptomen der Herzinsufficienz in meine Klinik aufgenommen wurde. Sein Radialpuls war sehr klein, unregelmässig, aussetzend, die Herztöne waren verhältnissmässig laut und rhythmisch. Die Untersuchung des Herzens mittelst der Percussion ergab eine ansehnliche Verbreiterung der Herzresistenz, welche nach rechts bis 2 cm von der Brustwarze sich erstreckte und nach links bis über die Mamillarlinie hinaus reichte. Im Herzleberwinkel, im 5. Intercostalraum am Rande des Brustbeins rechterseits war keine Dämpfung nachweisbar. Der Kranke starb am 4. Februar 1889. Die Section ergab einen sehr voluminösen Herzbeutel. An der Vorderfläche, besonders fest links, waren die Pericardialblätter mit einander verwachsen. Dagegen entleerten sich beim Einschneiden vom Diaphragma her etwa 100 ccm eines grüngelblichen, dicklichen, rahmigen Eiters. Dass in einem solchen Falle die Diagnose nicht richtig gestellt wurde, ist nicht dem Untersucher, noch weniger aber der Methode zur Last zu legen. Unsere Untersuchungsmethode setzt, wie jede andere, gewisse Bedingungen voraus, welche vorhanden sein müssen, wenn die Untersuchung im concreten Falle richtige Ergebnisse liefern soll. Fehlen diese, so wird diese ebenso wie jede andere Methode versagen müssen. Je häufiger die für die erfolgreiche Anwendung einer Untersuchungsmethode nothwendigen Vorbedingungen, d. h. je weniger sogenannte Fehlerquellen vorhanden sind, um so nutzbringender wird sie sein, vorausgesetzt, dass die Grundsätze, auf denen sie beruht, in anatomischer, physikalischer und logischer Beziehung nicht anfechtbar sind. Zu zeigen, dass in diesen Beziehungen unsere Methode mindestens so einwandsfrei ist, wie alle übrigen Methoden, die bei der sogenannten physikalischen Untersuchung angewandt werden, war die Aufgabe dieser Arbeit, und ich glaube, den Satz aufrecht erhalten zu dürfen, dass eine, besonders unter unseren Augen acut sich entwickelnde Dämpfung im Herzleberwinkel, d. h. am rechten Sternalrande, im 5. Intercostalraum, nachdem die in dieser Gegend gelegenen Abschnitte der Lunge und Pleura gesund befunden worden sind, mit einer an Gewissheit grenzenden Wahrscheinlichkeit auf einen Flüssigkeitserguss bezw. auf Exsudatbildung in dem rechten unteren Winkel der Herzbeutelhöhle zu beziehen ist.

XX.

Aus dem Laboratorium der Nassauischen Provinzial-Irrenanstalt Eichberg i. Rheingau.

Von Dr. Bernhard Feist.

I. Ein Fall von multiplen tumorartigen Missbildungen am Rückenmark eines Paralytikers.

(Hierzu Taf. X u. XI, Fig. 1—12.)

Die Beobachtung kommt von einem hereditär nicht belasteten Taglöhner im Bahndienst, der in Branntwein und in sexueller Beziehung vielfach Excesse verübt hatte, in seinem 46. Lebensjahre (1889) die ersten Erscheinungen der progressiven Paralyse bot und im Sommer des vergangenen Jahres an Erstickung starb, indem ihm ein grosses Fleischstück, das er gierig verschlang, in den Kehlkopf gerieth.

Die Section ward von mir vorgenommen und nach Eröffnung des Duralsackes fand ich am Rückenmark die zu schildernden Tumoren, über deren Natur ich bis zur mikroskopischen Bearbeitung im Unklaren blieb und von denen ich sofort die im Texte angegebenen Maasse nahm. Die Härtung und Untersuchungsweise des Rückenmarks — Hirnstamm und Gehirn sind noch nicht bearbeitet — geschah genau in derselben Weise mittelst Serienschnitten, wie ich es in meiner letzten Publication (Neurol. Centralbl. 1892. No. 15) beschrieben habe[1]).

Halsmark. Der Centralkanal ist nirgends deutlich ausgebildet. Er besteht nur aus einer Gruppe regellos neben einander liegender ovaler Zellen, ohne jede Andeutung eines epithelialen Verbands. Die Configuration der grauen Substanz ist stark alterirt in dem den zwei ersten Halsnerven entsprechenden Abschnitt, indem zahlreiche Bündel der weissen Substanz, besonders von den Seitensträngen aus in die graue Figur einbrechen, eine Strecke weit in auf- oder absteigender Richtung in ihr verlaufen, um dann wieder aus ihr auszutreten oder sich allmählich in ihr aufzulösen. Hierdurch ist der Rand der grauen Substanz vielfach wie angenagt und eine Strecke weit

[1]) Nur statt des Nigrosins ward eine Lösung von Black-blue von sehr geringer Concentration benutzt, in der die Schnitte 12—15 Stunden verblieben. Der benutzte Farbstoff hat den Vortheil, dass das Photoxylin (bezw. Celloidin) völlig ungefärbt bleibt (siehe Schmaus, dieses Archiv Bd. 122 S. 474 Anm.).

ist sogar das rechte Hinterhorn an seiner Basis völlig abgetrennt. Figur 1 veranschaulicht die geschilderten Verhältnisse. Das linke Hinterhorn reicht erst von der Höhe des 3. Halsnerven abwärts bis an die Pia heran, während die rechte Hinterhornspitze diese etwa 1 cm höher schon erreicht und nur hie und da auf eine kurze Strecke sich etwas von der Peripherie entfernt.

In den obersten Schnitten finden sich in und neben der grauen Substanz der Vorderhörner unregelmässig gestaltete grössere hyaline Flecken, die sich stark mit Carmin, Black-blue und Hämatoxylin gefärbt haben und sich mitunter in unmittelbarer Nähe von Gefässen finden. In der Nähe des 3. Halsnerven beginnt das linke Vorderhorn sich ventralwärts zu verlängern und nimmt allmählich bedeutend an Masse gegenüber dem rechten zu. Durch Anlagerung eines grossen Stückes hyaliner Substanz, das aber durch graue Substanz immer mehr verdrängt wird, an seine Spitze erreicht es die Pia, welche an dieser Stelle immer mehr verdünnt wird und in der Höhe des 4. Halsnerven einreisst. Zugleich nimmt der Querschnitt des Rückenmarks bedeutend zu und zwar besonders in dorso-ventraler Ausdehnung, in der es schliesslich 13 mm erreicht gegen 11 mm in frontaler Richtung. Die Configuration in dieser Höhe und die entstandene Verlagerung der grauen Commissur mit dem Centralkanal sucht Fig. 2 wiederzugeben, während Fig. 3 das makroskopische Bild des Rückenmarks in diesem Abschnitt von der ventralen Seite aus darstellt. Die grösste Ausdehnung der Rückenmarksdurchmesser und die Entstehung des Schlitzes in der Pia fallen zusammen, so dass der Eindruck entsteht, dass die Anschwellung des Rückenmarks an dieser Stelle den Schlitz der Pia bedingt habe. Dieser ist viel weniger breit als Fig. 3 ihn darstellt. Der hier gezeichnete Rand a entspricht einer ziemlich plötzlich eintretenden Verdünnung der Pia und der Rand b ihrem eigentlichen Aufhören. Somit ist der Schlitz nur etwa 7 mm lang und 3 mm breit, während die verdünnte Pia einen viel grösseren Raum einnimmt.

Der in Fig. 2 gezeichnete höchste Grad der veränderten Configuration nimmt nun wieder ab, indem das hier schon kleine Stück hyaliner Substanz, das aus der Pia hervorragt, verschwindet; die Insertion der grauen Commissur erst am linken, dann am rechten Vorderhorn sich mehr dorsalwärts schiebt und das linke Vorderhorn in Breite und Länge allmählich abnimmt, so dass 12 Millimeter nach Beginn der Veränderung das normale Bild und die normale Grösse des Querschnitts wieder eingetreten ist.

Bald beginnt aber eine weitere Missbildung sich bemerklich zu machen. Es handelt sich um einen Tumor, der sich in 19 mm Länge und 8 mm Breite an der linken Seite des Halsmarks zwischen den Ursprüngen des linken 6. und 7. Cervicalnerven befindet und hinter dessen unterem Drittel ein kleinerer, 6 mm langer und 4 mm breiter, durch eine schmale Spalte abgetrennter zweiter Tumor liegt. Die Arachnoidea zeigte nirgends eine Lücke, sondern zog mit einigen leichten Faltungen, durch die Tumoren vorgebuchtet, über diese hin. Nach Eröffnung des Sackes der Arachnoidea in der Gegend des Tumors liess sich jene leicht über dem Tumor verschieben und ohne jeglichen

Substanzverlust ablösen. Der Tumor selbst hob sich durch seine glänzende Oberfläche von dem Rückenmark ab. Er erschien mit diesem fest verwachsen, hatte eine bohnenförmige Gestalt und lag mit seiner ganzen Unterfläche dem Rückenmark fest auf. Die Untersuchung an Schnitten ergab, dass in dem dorsalen Theile des linken Seitenstrangs die Pia eine Lücke zeigte, durch welche etwas hochgradig degenerirte weisse Substanz ausgetreten war. Einige Schnitte tiefer geht ein Fortsatz des linken Hinterhorns in diese Fasermasse hinein; diese wächst bedeutend an und die Lücke in der Pia wird breiter. In den tieferen Abschnitten finden wir eine grosse Menge unregelmässig angeordneter grauer Substanz mit Ganglienzellen in dem Tumor, mit der das linke Hinterhorn in Verbindung tritt und die Gruppen von Zellen führt, die lebhaft an die Centralkanalzellen des eigentlichen Rückenmarks erinnern (Fig. 5; a), aber nicht mit diesen in Zusammenhang stehen. Der Tumor selbst zeigt nirgends eine Spur bindegewebiger Umhüllung; die Pia setzt sich nicht auf ihn fort. In seinem unteren Drittel erreicht er seinen grössten Querschnitt. Es ist hier an seiner dorsalen Seite ein kleines Dreieck, das aus weisser und grauer Substanz besteht und sich durch eine feine Spalte von ihm abgrenzt, aufgetreten: es ist dies der schon bei der makroskopischen Untersuchung bemerkbare kleinere Tumor. Weiter unten verschmelzen beide Tumoren mit einander. Da wo diese ihre grösste Mächtigkeit erreichen, beginnen die beiden Enden der Pia zusammenzurücken und bald ist der Tumor von dem Rückenmark völlig abgeschnürt.

Ohne Einfluss auf die Gestalt der grauen Figur des Rückenmarks ist aber das Auftreten des Tumors nicht geblieben. Etwa 8 mm unter der Ebene seines oberen Poles (Fig. 4) ist die graue Commissur nicht mehr zu finden. Sie ist hier verloren gegangen, nachdem sie einige Schnitte höher noch als eine kleine Insel grauer Substanz, die den Centralkanal führt, an der medialen Seite des schmalen linken Vorderhorns gelegen war. Das linke Hinterhorn ist hier sehr schmal, fast fadenförmig, während das rechte mit dem gleichseitigen Vorderhorn erst einen ventralwärts offenen, spitzen Winkel bildet und dann in fast rein frontaler Richtung zur Peripherie verläuft. Ausserdem finden wir an der Stelle, wo Tumor und Rückenmark in einander übergehen, mehrere kleine Felder grauer Substanz mit deutlichen Ganglienzellen, welche ihrer Lage nach zum Theil noch zu dem ergänzt gedachten Kreis der Pia gehören.

In der Ebene der Fig. 5 (2 mm unter Fig. 4) ist die graue Commissur wieder vorhanden, das linke Vorderhorn ist noch schmäler geworden und von seiner Basis geht ein eigenthümlich hakenförmiger Fortsatz in den linken Seitenstrang, der wohl einem Seitenhorn entsprechen soll. Das linke Hinterhorn ist ziemlich kräftig und stösst mit der grauen Substanz des Tumors zusammen. Diese Alterationen der grauen Figur finden sich aber nur in den der oberen Partie des Tumors entsprechenden Ebenen, in der Höhe seiner unteren Hälfte ist die Figur im Rückenmark völlig normal. Zwischen den beiden bisher geschilderten Abnormitäten (Fig. 2 u. Fig. 4) müsste normaler Weise das Maximum der Cervicalanschwellung liegen, nehmlich in der

Höhe des 5. oder 6. Halsnerven. Doch ist an dieser Stelle eine Vergrösserung der Durchmesser des Rückenmarks nicht zu constatiren; dieses hat hier ganz gleichmässig cylindrische Gestalt. Es liegt demnach nahe, eine der beiden abnormen Stellen als Aequivalent der Intumescenz anzusehen. An der unteren tumorartigen Abnormität liegt die Anschwellung zu excentrisch und statt der in der Halsanschwellung anzutreffenden mächtigen Vorderhörner sehen wir hier eine Verkleinerung dieser Gebilde. Dagegen ist die obere Missbildung durch mächtige Vorderhörner und gleichmässigere Vergrösserung aller Durchmesser des Querschnitts ausgezeichnet, so dass wir diese Stelle als das etwas zu hoch gelegene morphologische Aequivalent der Halsanschwellung anzusehen berechtigt sein dürften.

Brustmark. In der Höhe des 1. Dorsalnerven geht von der Mitte der grauen Commissur in den rechten Hinterstrang ein grauer Fortsatz ab, der sich allmählich verlängert und die Grenze zwischen Hals und Körper des rechten Hinterhorns erreicht. Hierdurch wird ein Stück weisser Substanz durch graue Substanz allseitig abgeschlossen (Fig. 6). Das Schicksal dieses Bündels, das auf 2 mm Höhe caudalwärts zu verfolgen ist, ist nicht ganz klar. Es wird immer schmäler und verschwindet schliesslich spurlos, ohne dass wahrzunehmen ist, wohin die Fasern gerathen. Wahrscheinlich gehen solche allmählich einzeln in die graue Substanz über und entziehen sich so der Beobachtung. Kurz unter der Austrittsstelle des 7. Dorsalnerven liegt an der ventralen Fläche des Rückenmarks ein Tumor, der 13 mm lang und 6 mm breit ist. Ferner liegt in der Verlängerung dieses Gebildes ein zweites, fast gleich grosses (14 mm lang und 6 mm breit), von dem ersten durch einen etwa 3 mm breiten Zwischenraum getrennt (Fig. 7). In ihren Beziehungen zur Arachnoidea und zur Pia, sowie in ihrem Aussehen und ihrem Verhältniss zum Rückenmark stimmen diese beiden Tumoren sowohl unter sich als auch mit dem am Halsmark beschriebenen, bis auf die Lage, genau überein.

Auf den Schnitten erscheint der obere Tumor zuerst als ein Fleck grauer Substanz mit Ganglienzellen von degenerirten Fasermassen umgeben. Später treten zu diesem Fleck Faserbündel aus den Vordersträngen, die Pia durchbrechend heran. Die graue Commissur geht verloren, die Zellgruppe des Centralkanals legt sich an das linke Vorderhorn und verschwindet dann eine Strecke lang. Der Tumor selbst enthält stellenweise Zellgruppen, die der des Centralkanals sehr ähnlich sind und manchmal in den grauen Partien, manchmal frei in der weissen Substanz liegen. Die beiden Vorderhörner reichen in Fig. 8 mit ihren Spitzen nur bis an die Lücke in der Pia. In einer etwas höheren Ebene treten sie aber in den Tumor ein und stossen mit der grauen Substanz jenes stellenweise zusammen. Etwas unter der Ebene der Fig. 8 hängen sie in einigen Schnitten mit ihren Spitzen zusammen und tragen an der Vereinigungsstelle den Centralkanal. Fig. 8 stellt den Tumor ungefähr in seiner Mitte dar; einige Millimeter tiefer hat sich die Pia wieder geschlossen und der Tumor liegt wieder vor dem Rückenmark ohne Zusammenhang mit diesem.

Der untere Tumor erscheint wie der obere auf den Schnitten zuerst ausserhalb der Pia gelegen. Er besteht gleich zu Beginn aus Feldern von grauer Substanz mit Ganglienzellen und aus einer unregelmässig gestalteten Insel hyaliner Substanz, welche Gebilde alle in stark degenerirter weisser Substanz gelegen sind. Schon etwas früher als der Tumor auf den Schnitten erscheint, macht sich eine ziemlich bedeutende Asymmetrie der Vorderhörner geltend, indem das linke weiter ventralwärts rückt und mit seiner Spitze der Pia immer näher kommt. Kurz nachdem der Tumor vor der Pia erschienen ist, tritt ein weisser Faserzug direct vor dem linken Vorderhorn durch die Pia in den Tumor ein und stellt die Verbindung zwischen diesem und dem Rückenmark her. Bald darauf tritt auch die Spitze des linken Vorderhorns durch die geschaffene Lücke in der Pia und vereint sich mit der grauen Substanz des Tumors. Fig. 9, die diese Verhältnisse darstellt, zeigt ferner, wie die graue Commissur mit der linken Vorderhornspitze fest zusammenhängt und also ganz schräg von rechts hinten nach links vorn verläuft. Die Centralkanalzellgruppe ist weit gegen die Pialücke hin vorgeschoben.

In einer etwas tieferen Ebene ist die Verbindung der grauen Commissur mit dem linken Vorderhorn durch einen von den Hintersträngen her gegen den Tumor vorrückenden und in diesen später auch einbrechenden Faserzug gelöst; das linke Vorderhorn wird immer kleiner und geht bis auf einen geringen Rest zurück, während an der Spitze der lang ausgezogenen grauen Commissur eine Ganglienzellgruppe auftritt, die in den Tumor hineinragt und mit dessen grauer Substanz zusammenstösst.

Bald darauf verschwindet in der grauen Commissur die Centralkanalzellengruppe. Schon vor deren Verschwinden und nach diesem treten mehrere starke Zellgruppen in der grauen Substanz des Tumors auf, die den in den anderen Tumoren beschriebenen und den den Centralkanal vertretenden ganz ähnlich sehen, jedoch mit den letzteren nirgends zusammenhängen.

Kaum ist die graue Commissur — wie geschildert — mit der grauen Substanz des Tumors zusammengestossen, so zieht sie sich wieder dorsalwärts zurück, diese Verbindung aufgebend; dringt aber 1½ mm tiefer nochmals vor und stellt für etwa ½ mm Höhe den Zusammenhang mit der grauen Substanz im Tumor wieder her. Nun tritt sie definitiv zurück, lehnt sich wiederum — immer noch ohne Centralkanalzellen zu führen — an die Spitze des inzwischen mächtiger gewordenen linken Vorderhorns an, nimmt etwas unter der halben Höhe des Tumors — ebenso wie die übrige graue Figur des Rückenmarks — ihre normale Lage und Gestaltung an und führt nun auch wieder die Centralkanalzellen. In dieser Höhe schliesst sich auch die Pialücke und der Tumor, von nun an allmählich bis zu seinem Aufhören an Grösse abnehmend und vielfach die Anordnung seiner Felder aus grauer Substanz wechselnd, liegt wieder ausserhalb des eigentlichen Rückenmarks.

Ausser diesen zwei tumorartigen Missbildungen finden wir am Dorsalmark noch eine ganz ähnliche dritte, die an Grösse alle übrigen übertrifft, da sie 28 mm lang und 12 mm breit ist. Dieser Tumor liegt an der linken Seite des Rückenmarks zwischen dem Ursprung des linken 10. und 11. Dorsalnerven. Die vorderen und die hinteren Wurzeln des ersten dieser Nerven laufen bis zu ihrer Vereinigung, die unterhalb des Tumors stattfindet, über dessen freie Oberfläche, die zur Aufnahme dieser Nervenstränge ziemlich tiefe Rinnen aufweist, wie dies auch an den Schnitten (s. Fig. 10) deutlich sichtbar ist.

Das Verhalten des Tumors zur Pia und Arachnoides, sein Aussehen u. s. w. stimmt mit dem der übrigen Tumoren völlig überein. In den höchsten Schnitten erscheint er als ein kleines Feld gelatinöser Substanz mit einer Epithelzellgruppe, von degenerirter weisser Substanz umgeben. Etwas tiefer erst tritt eigentliche graue Substanz auf, in der in einer 2 mm tieferen Ebene Ganglienzellen erscheinen. In einer 7 mm unter der obersten Kuppe des Tumors gelegenen Ebene tritt dieser mit den Elementen des Rückenmarks in Verbindung, indem durch eine Lücke der Pia lateral vom linken Vorderhorn ein horizontal verlaufender Faserzug, in dem viele Fasern mit besonders kräftigen Axencylindern sich befinden, in den Tumor eindringt. Dieser hat hier fast seine grösste Mächtigkeit erreicht und umgreift das Rückenmark von der linken Hinterhornspitze bis in die Gegend des rechten Vorderstrangs. 3 mm tiefer erscheint er in seinem grössten Querschnitt und reicht noch etwas über die Grenze zwischen rechtem Vorder- und Seitenstrang hinaus.

Etwa 2 mm über dem Auftreten der Pialücke etablirt sich eine Asymmetrie der Vorderhörner, indem das rechte schmäler wird und weiter nach vorn reicht als das linke. Bei Beginn der Pialücke dagegen ist das linke zu einem ganz schmalen Stiele ausgezogen, der mit seiner etwas kolbigen Spitze ein wenig in den Tumor hineinragt (Fig. 10). Gleichzeitig sind hier die Centralkanalzellen verschwunden und das linke Hinterhorn erscheint sehr schmal. Zu beachten ist in dem Tumor in Fig. 10 die ausserordentlich mächtige langgestreckte Epithelzellgruppe, die in einigen Millimetern Höhe sichtbar bleibt.

Sehr bald reisst der Stiel des linken Vorderhorns und seine Ganglienzellen führende Spitze verschwindet im Tumor schnell. Jetzt treten noch stärkere Alterationen der grauen Rückenmarksfigur auf. 1 mm tiefer als Fig. 10 zeigt sich das stark angeschwollene rechte Hinterhorn, das Vorderhorn derselben Seite gleichsam mit sich fortreissend, ebenso wie das linke Hinterhorn nach der Lücke in der Pia convergirend, diese fast erreichend. Das rechte Vorderhorn löst sich nun von seinem Hinterhorn ab und verschwindet, indem es rapid an Grösse abnimmt. So besteht die graue Figur im Rückenmark 11 mm unter der oberen Kuppe des Tumors nur noch aus den beiden, nach der Pialücke hin convergirenden Hinterhörnern. Interessant ist, dass in dieser Höhe der Tumor selbst sehr arm an grauer Substanz ist. Einige Schnitte tiefer schliesst sich die Pialücke, die im Ganzen in etwa 5 mm Länge bestanden hat und höchstens 2—2½ mm Breite aufwies Die Hinterhörner rücken nun bald in ihre normale Position und nehmen ihre regelmässige Gestalt an, vorn durch etwas gelatinöse Substanz, die wieder Centralkanalzellen führt, verbunden. An diesem Torso der grauen Figur fangen auch wieder schnell die Vorderhörner sich zu entwickeln an. Zuerst erscheint das linke als kleine Zacke der Basis des linken Hinterhorns aufgesetzt; in etwas tieferer Ebene macht sich in analoger Weise das rechte bemerklich. Beide wachsen allmählich ganz aus und ihre endgültige Gestalt ist die für das untere Dorsalmark charakteristische. Der Tumor zeigt ausser der oben erwähnten Epithelzellgruppe nirgends Besonderheiten. Nachdem die Pia geschlossen ist, wird er bis zu seinem Ende immer kleiner. Bemerkenswerth ist nur, dass die graue Substanz des Rückenmarks mit der des Tumors nicht in directe Verbindung tritt, was bei allen bisher geschilderten Tumoren der Fall gewesen war.

Lendenmark. In der Mitte dieses Rückenmarkabschnittes beginnt eine bedeutende Verschmälerung der Hinterhörner, besonders des rechten, aufzutreten. Stellenweise sind diese durch sich einschiebende weisse Substanz von der übrigen grauen Figur abgetrennt, so dass nur noch ihre gelatinöse Spitze erkennbar bleibt. Die graue Commissur ist hier verschwunden: Hinter- und Vorderstränge gehen ohne Grenze in einander über. In einigen Schnitten ist die Zellengruppe des Centralkanals in einem kleinen gelatinösen Fleck im linken Hinterstrang; etwas tiefer (Fig. 11, Höhe des 3. Lumbalnerven) liegt diese Zellgruppe in einer kleinen gelatinösen Brücke, die Spitze und Basis des rechten Hinterhorns verbindet. Einige Schnitte tiefer ist diese Brücke verschwunden und es macht sich eine bedeutende Asymmetrie der mit der übrigen grauen Figur ihrer Seite zusammenhängenden Hinterhörner geltend, indem das rechte äusserst unförmig erscheint und das linke schmäler als normal ist. Die graue Commissur tritt hier wieder an ihrer richtigen Stelle mit dem Centralkanal auf, ist hier aber sehr breit, so dass der Hinterstrang sehr reducirt wird und durch die Asymmetrie der Hinterhörner ein ganz eigenartiges Querschnittsbild zeigt.

Etwa 2 mm tiefer hat sich zwischen Basis und Spitze des linken Hinterhorns ein eigenthümliches Stück grauer Substanz mit multipolaren Ganglienzellen eingeschoben, das sich durch schwächere Granulirung und Färbung, sowie durch eine feine spaltartige Begrenzung von dem übrigen Hinterhorn abhebt. Allmählich treten in diesem Feld immer mehr Fasern auf, bis es fast ganz als ein wohl abgegrenztes Stück degenerirter weisser Substanz erscheint. Etwas tiefer verlieren sich die Fasern, das Feld hat einen mehr gelatinösen Charakter, nimmt dann wieder Ganglienzellen auf und zeigt so den ursprünglichen Charakter (Fig. 12).

Alsdann rückt es mehr der Medianebene zu, wird grösser und schiebt sich, während die Spitze des linken Hinterhorns sich mit dessen Basis auf normale Weise wieder verbindet, durch eine Lücke der Pia, die sich schnell in der ganzen Breite der Hinterstränge aufthut, gleichzeitig mit einem medialen starken Fortsatz des rechten Hinterhorns und einem Theile der Hinterstränge. Hinter der Pialücke befindet sich ein Tumor, dessen oberster Theil schon vor dem Erscheinen der Pialücke an mehreren Schnitten sichtbar war und in welchen sich die erwähnten, aus dem Rückenmark ausgetretenen Theile einstrahlen. Die Schilderung dieses Tumors, der der dorsalen Fläche des Conus medullaris auflag, kann ich nicht in der Vollständigkeit geben, wie bei den übrigen, da derselbe während des häufigen Wechselns der Härtungsflüssigkeiten sich vom Rückenmark loslöste und in viele kleine Stücke zerfiel. Er war mit zahlreichen tiefen Kerben und Spalten versehen und machte den Eindruck eines Conglomerats einzelner kleiner Tumoren. Er hatte eine Länge von 17 mm und eine grösste Breite von 12 mm; makroskopisch zeigte er dieselben Beziehungen zum Rückenmark und dessen Häuten wie die übrigen Tumoren. An der Pialücke und über dieser war, wie geschildert, nur ein kleiner Rest des Tumors zu sehen. In welcher Längsausdehnung die Pialücke bestand, weiss ich nicht anzugeben, da die tiefsten Schnitte, die ich anfertigte, dieselbe noch weit offen zeigen. Die Stücke, in die der Tumor zerfallen war, habe ich zusammen auf einen Kork geklebt und geschnitten. Sie bestanden aus grauer Substanz mit Ganglienzellen, degenerirten weissen Fasermassen und zeigten auch Epithelzellgruppen, gerade wie die höher gelegenen Tumoren dieses Rückenmarks und hatten offenbar keine bindegewebige Umhüllung.

Nachdem wir die congenitalen Missbildungen geschildert haben, müssen wir noch einen kurzen Blick auf die histologischen Veränderungen werfen, die die Krankheit in dem Rückenmark verursachte.

Halsmark. In der grauen Substanz sind die Gefässe nicht vermehrt und ohne Abnormitäten des Inhalts und der Wandungen. Die Ganglienzellen zeigen vielfach Pigmenteinlagerungen, haben den Farbstoff stark aufgenommen und lassen meist die Granulirung des Zellkörpers vermissen, auch die Kerne heben sich nur sehr unvollkommen ab oder sind gar nicht zu erkennen. Viele der Zellen haben nur schlecht entwickelte Fortsätze. In dem obersten Abschnitte des Halsmarks finden wir eine starke Neurogliawucherung in den Goll'schen Strängen in netzförmiger Anordnung. In den Maschen dieses Netzes liegen meist normale Fasern. Nur in dem ventralen Theile sind in diesem Abschnitte die Nervenfasern gegen die Netzbalken schlecht abgegrenzt, da die ersteren vielfach Zeichen des Zerfalls (krümelige Markscheide und gequollene blasse Axencylinder) aufweisen. Besonders stark ist der Unterschied zwischen der ventralen und dorsalen Partie der Goll'schen Stränge in der Höhe des 2. Halsnerven ausgebildet, wo eine scharfe Grenze zwischen den beiden Gebieten zu bemerken ist, indem das ventrale ausserdem noch viele Gefässe enthält, um deren Querschnitte horizontal verlaufende schleifenförmige Faserzüge sich winden, wodurch ein sehr verwickelter Faserverlauf entsteht.

In den Keilsträngen finden wir hier viele degenerirte Nervenfasern, aber nur geringe Neurogliawucherung. Der Faserverlauf ist auch hier durch zahlreiche mächtige Schleifenzüge um die etwas vermehrten Gefässe an vielen Stellen recht verwirrt.

In dem mittleren und unteren Drittel des Halsmarks ist das Netz der Neuroglia nicht mehr zu sehen. In den ganzen Hintersträngen besteht hier ein ziemlich beträchtlicher Faserzerfall, der nur den dorsalsten Abschnitt und die Wurzelzonen verschont.

Die Vorderseitenstränge zeigen in den dem 2. und 3. Halsnerven entsprechenden Ebenen in Folge vieler Faserschleifen um Gefässe einen complicirten Faserverlauf. Weiter unten finden wir diese Schleifen in geringerer Zahl und Ausdehnung nur noch in dem dorsalen Abschnitt der Seitenstränge. Der vielen, in die graue Substanz eindringenden Faserzüge ist oben schon gedacht worden. Weitaus die meisten Fasern sind normal, doch finden sich zahlreiche, in Degeneration begriffene über die ganzen Vorderseitenstränge verstreut, einzeln oder in kleinen Gruppen. Die hinteren Nervenwurzeln zeigen in den meisten Bündeln vereinzelte degenerirte Fasern, während solche in den vorderen Wurzeln nur in wenigen Bündeln und hier nur in ganz geringer Zahl anzutreffen sind. Bindegewebe und Gefässe sind in den Wurzeln nicht vermehrt.

Brust- und Lendenmark. Die graue Substanz und ihre Ganglienzellen zeigen dieselben Veränderungen wie im Halsmark und auch annähernd in dem gleichen Grade. Zwischen dem 2. und 5. Dorsalnerven begegnen wir vielfach eigenthümlichen, scharf begrenzten, unregelmässig gestalteten Partien in den Vorderhörnern, besonders in dem linken. Diese Partien erscheinen völlig homogen und haben den Farbstoff stark aufgenommen (bei Weigert'scher Färbung sind sie intensiv gelb). Nur hier und da ziehen kleine capillare Gefässchen (Böhmer's Hämatoxylin) oder einzelne feine Markfäserchen (Weigert's Methode) durch diese hyalinen Flecken. In der Höhe des 3. Dorsalnerven setzen sich an einer Stelle diese Flecken von der Spitze des linken Vorderhorns ventralwärts etwa 2 mm weit in die weisse Substanz hinein fort, während in der Ebene des 5. Dorsalnerven vom rechten Vorderhorn aus einige, schon makroskopisch sichtbare gleichartige Heerde lateralwärts sich in die weisse Substanz vorschieben und stellenweise die Pia erreichen. Die Degeneration in der weissen Substanz betrifft auch in Brust- und Lendenmark nur die Hinterstränge in erheblicherem Grade. Im Dorsalmark erscheint sie weniger intensiv als im Halsmark und betrifft besonders die ventrale Partie. Die Peripherie und die Wurzelzonen bleiben gänzlich verschont. Im Lendenmark ist sie wieder stärker und erreicht in dessen caudalstem Abschnitt einen recht beträchtlichen Grad. Ein starkes positives Hervortreten von gewucherter Neuroglia, wie im obersten Halsmark, ist hier nirgends zu bemerken. Die vorderen Wurzeln zeigen, je weiter abwärts wir gelangen, eine ganz geringe Zunahme der vereinzelten degenerirten Fasern; in den hinteren Wurzeln dagegen nimmt die Degeneration der Fasern bedeutend zu, so dass in den Bündeln der hinteren Lenden- und Sacralnervenwurzeln etwa $\frac{1}{3}$—$\frac{1}{2}$ aller Fasern deutliche Zeichen des Zerfalls zeigen; jedoch sind das Bindegewebe und die Gefässe gänzlich unbetheiligt an diesem Prozess.

Die Arachnoidea zeigt, wo sie an den Präparaten erhalten ist, viele runde Zellkerne und ist etwas verdickt, besonders in der Gegend der Hinterstränge.

Die Pia zeigt ausser den geschilderten Lücken nichts Auffälliges in ihrem Bau. Nur ist vielfach zu beobachten, dass einzelne kleinste Faserbündel aus der weissen Substanz des Brust- und Lendenmarks fast in allen Höhen und an allen Stellen der Peripherie sich zwischen ihre Schichten hineindrängen und kürzere oder längere Zeit in diesen nach oben oder unten verlaufen. Andere, meist etwas stärkere Nervenbündel durchbohren die Pia gänzlich und laufen eine Strecke weit an ihrer Aussenfläche hin, mitunter als kleine weisse Felder im Subarachnoidealraum sich darstellend. Es liegt hier offenbar eine Art Uebergang zu den eigentlichen grossen, tumorartigen Missbildungen vor. Es gelingt besonders gut bei Anwendung der Weigert'schen Methode diese Fasern in und ausserhalb der Pia zu veranschaulichen.

II. Beitrag zur pathologischen Anatomie der Puerperalpsychosen.

(Hierzu Taf. XII. Fig. 13 — 14.)

Frau N., Arbeitersfrau, geboren am 23. October 1869, stammt von Eltern, die in einem nicht näher in den Papieren angegebenen Grade von Verwandtschaft standen. Die Mutter der Frau N. soll an Epilepsie gelitten haben. Frau N. hat als Mädchen die Schule in normaler Weise durchgemacht. Vor der Ehe war sie in sexueller Beziehung etwas ausschweifend, auch wurde sie öfters betrunken gesehen, ohne dass sie jedoch eine Gewohnheitstrinkerin war. Im Jahre 1890 kam sie mit ihrem zweiten ehelichen Kinde nieder — wann das erste geboren ward, konnte ich nicht in Erfahrung bringen. In der dritten Woche nach dieser zweiten Entbindung soll sie plötzlich wie toll geworden sein und unzusammenhängende Sachen gesprochen haben; dieser Anfall hat nur eine halbe Stunde gedauert.

In den ersten Tagen des Juni 1891 gebar Frau N. zum dritten Male; am 13. Juni wurde sie plötzlich sehr aufgeregt, schwatzte wirres Zeug, fing an zu schreien und ward schliesslich so rasend, dass die Leute sie binden mussten. Am folgenden Morgen war sie ziemlich ruhig, erkannte ihre Umgebung, behandelte aber ihren Mann sehr geringschätzig und gab sich in ihren Reden vielfach mit anderen Männern ab. Seit dieser Zeit liegt die Kranke theils ruhig, theils lärmend „wie rasend" im Bett, schimpft auf ihren Mann und spricht von allem Möglichen, ohne jedoch nur einen Satz klar zu Ende zu bringen. Oefters lag sie, namentlich wenn sie vorher recht gerast hatte, wie ohnmächtig da.

Seit dem 13. Juni hat die Milchsecretion aufgehört. In den letzten acht Tagen hat der Ernährungszustand sehr abgenommen.

So viel war aus dem Attest und aus den Papieren zu entnehmen, mit welchen die Kranke am 2. Juli 1891 in die hiesige Anstalt gebracht wurde. Ich lasse nun in Kürze unsere Krankengeschichte folgen.

4. Juli. Hochgradig unrein und voller Läuse. Blaue Flecke auf der Haut in Folge des Bindens zu Hause und da sie dort mehrfach aus dem Bette gefallen sein soll. Es besteht ein Zustand grosser Erregung. Pat. läuft sinnlos umher, geht an Alles heran, zupft und reisst an ihren Kleidern, schwatzt dabei völlig verwirrt, producirt beständig abgebrochene Reden und Worte, knüpft an den Wortlaut gestellter Fragen oder an eigene Reminiscenzen und Einfälle an oder an zufällige Gehörs- und Gesichtseindrücke aus der Umgebung. Alles wird mit heiserer Stimme vorgebracht. Am Tage muss Pat. vielfach festgehalten, Nachts isolirt werden. Körperlich sehr heruntergekommen, äusserst abgemagert. Untersuchung wegen der Unruhe unmöglich. Graciler Bau, Schädel mesocephal, Gesicht etwas livid, Herztöne rein. Gröbere Innervationsstörungen bestehen nicht. (Morphium und Chloral.)

20. Juli. Zeitüber unverändert. Hochgradig verwirrt in Handlungen und Reden. Letztere knüpfen mit Vorliebe an Gegenstände der Umgebung an. So bei Anblick der Schlüssel des Arztes: „Gieb die Schlüssel her, ich muss aufschliessen, Alles aufschliessen, meinen Kleiderschrank, da sind meine Sachen drin u. s. w.“ Messung der Temperatur, die oft erhöht schien, nicht möglich. Grösstentheils isolirt, sonst — wo möglich — zu Bette gehalten. Schlaf und Nahrungsaufnahme unregelmässig, aber im Ganzen genügend. Ernährungszustand schlecht, bedeutende Abmagerung. Lippen stark cyanotisch; Zucken um die Mundwinkel, besonders um den linken. Lässt Koth und Urin unter sich gehen. Bei grosser Unruhe öfters 0,02 Morphium innerlich. Oft Frösteln und Zähneklappern.

27. Juli. Unverändert. Vorgestern etwas ruhiger, so dass die Lungen percutirt werden konnten. Complete Dämpfung der rechten Lungenspitze. Athemgeräusch ist nicht zu untersuchen.

31. Juli. Ueber der gedämpften Partie leichtes Bronchialathmen. Sonst unverändert; fast dauernd isolirt.

13. August. An beiden Lungenspitzen und rechts hinten unten gedämpften Schall. Der Percussionsschall ist nirgends ganz normal. Besonders links oben knarrende Athemgeräusche, ausserdem noch an mehreren Stellen. Pat. ist äusserst abgemagert, trotz im Allgemeinen genügender Nahrungsaufnahme. Erregung und Verwirrtheit halten an, so dass Pat. fast dauernd isolirt sein muss. Morphium und Chloral.

17. August. Pat. ist etwas ruhiger und kann bei Tage ausserhalb der Zelle sein. Verwirrtheit anhaltend. Schwäche sehr gross, besonders Nachmittags.

18. August. Nachts ruhig gewesen. Liess Koth und Urin unter sich. Morgens bei der Reinigungsprocedur mehrere bedrohliche Schwächeanfälle, erholt sich aber wieder etwas und kann etwas Frühstück zu sich nehmen. Exitus lethalis 9½ Uhr Vormittags. Die nach 24 Stunden vorgenommene Section ergab an dem Gehirn und seinen Häuten, sowie an dem Rückenmark nichts Auffälliges. Das Gehirn wog 1260 g. Das ganze Centralnervensystem ward in dünne Lösung von Kalium bichromicum gelegt, hierin lege artis gehärtet und dann mit Alkohol im Dunkeln nachbehandelt.

Rechte Lunge verwachsen; im Oberlappen eine grosse Caverne; die beiden anderen Lappen zeigen theils miliare Tuberkel, theils käsige Infiltration.

Linke Lungenspitze mit grösseren und kleineren tuberculösen Heerden durchsetzt; haselnussgrosse Caverne daselbst. Kleines Cystchen in der Marksubstanz der linken Niere, zwei derartige Cystchen in der Marksubstanz der rechten Niere; sonst sind die Nieren normal.

Sero-fibrinöser Erguss in die Peritonäalhöhle. Mesenterialdrüsen vergrössert, vielfach verkäst. Im Darm viele tuberculöse Geschwüre in gürtelförmiger Anordnung. An den übrigen Organen nichts Auffälliges.

Zwecks mikroskopischer Untersuchung ward das ganze Rückenmark zu einer fortlaufenden Schnittserie verarbeitet, wobei jeder vierte Schnitt genommen wurde. Die angewandten Methoden waren dieselben, wie ich sie bei der vorstehenden Arbeit anwandte.

Im Halsmark zeigt die graue Substanz eine normale Configuration, sie enthält nicht mehr Gefässe als gewöhnlich und das Fasernetz in ihr ist gut entwickelt. An einigen Stellen sind die adventitiellen Scheiden der grösseren Gefässe an und in der grauen Commissur, sowie in der Basis der Vorderhörner etwas erweitert und mit geronnener Lymphe erfüllt. In der Höhe des 3. Cervicalnerven ist eine kleine frische Hämorrhagie in eine solche erweiterte Gefässspalte direct vor der rechten Hälfte der grauen Commissur erfolgt. Es ist an den Schnitten leicht nachzuweisen, dass das zerrissene Gefäss — eine Arterie — aus der vorderen Längsfissur stammt, sich in die rechte Commissurhälfte einsenkt und hierin caudalwärts verläuft.

Der Centralkanal besteht aus einer Gruppe von Epithelzellen, die zerstreut gelagert, keine Andeutung von epithelialem Verband zeigen und nirgends ein Lumen begrenzen. In einigen Schnitten des obersten Halsmarkabschnittes fehlt die Zellengruppe des Centralkanals gänzlich, während in den höchsten Schnitten, die mir zur Verfügung stehen, zwei derartige Gruppen in der hier sehr mächtigen grauen Commissur bestehen. Die zwei Gruppen liegen hinter einander; die vordere befindet sich an der normalen Stelle, die hintere ist bedeutend stärker und liegt scharf den Hintersträngen an. Die Ganglienzellen liegen vielfach in Retractionslücken, die jedoch nie eine besonders starke Breite aufweisen. Die Fortsätze der Zellen sind oft kümmerlich entwickelt, die Granulirung des Zellprotoplasma hat meist einer homogenen intensiven Färbung Platz gemacht, die Kerne sind schlecht oder gar nicht zu erkennen und oft giebt nur das stark tingirte Kernkörperchen den Ort an, wo der Kern zu suchen ist. Die Contouren der Zellen sind oft eckig und einwärts gebogen, nicht selten ist eine Zelle in einen kugligen oder ovalen, stark gefärbten homogenen Klumpen verwandelt, von dem gar keine oder ganz unscheinbare Fortsätze abgehen. Pigment konnte ich in den Zellen nur sehr selten nachweisen. Dagegen fand ich häufig Schatten, d. h. fast ungefärbte Ganglienzellen, die sich ohne den schwach gefärbten, stärker lichtbrechenden Kern fast gänzlich der Beobachtung entziehen würden; hie und da war das Chromatin des Zellkörpers in grosse Bröckel zusammengeronnen, wodurch Bilder entstanden, die wohl als zur sklerotischen Degeneration der Ganglienzellen (Meynert) gehörig aufzufassen sind[1]).

In der Höhe, wo die Halsanschwellung am bedeutendsten ist, waren die Alterationen der Ganglienzellen viel seltener, besonders waren hier die Fortsätze zahlreich und kräftig gestaltet zu sehen und die Kerne hoben sich deutlicher ab. Die Vorder- und Seitenstränge zeigten im ganzen Halsmark keine Zeichen von Degeneration der Fasern oder von Vermehrung der Stützsubstanzen. Jedoch fiel mir ein Verhalten auf, das mir von der Regel abzuweichen scheint. Die genannten weissen Stränge haben nehmlich den ihnen sonst eigenthümlichen gelblichen Farbenton nur an einem ganz schmalen Raum an der Peripherie beibehalten, der vielfach Unterbrechungen zeigt. Die mehr central gelegenen Partien haben den Farbstoff stark aufgenommen, erscheinen also bei Carminfärbung intensiv roth und bei Blackblue stark in der Farbe der Neutraltinte. Dies kommt daher, dass die schmalen Fasern hier in ungeheurer Ueberzahl vorhanden sind und ihre Markscheide sich stark gefärbt hat. Auch von der relativ geringen Anzahl breiter Fasern zeigen sehr viele ihre Markscheide mehr oder minder gefärbt. Die Axencylinder sind aber in allen Fasern deutlich erhalten; bei Anwendung starker Systeme (Seibert Obj. V. Oc. 0) konnte ich mich hiervon auch bei den feinsten Fasern überzeugen. Ganz besonders stark war die ventrale Hälfte der Seitenstränge gefärbt.

In den Hintersträngen sind die Goll'schen Stränge degenerirt. An den meisten Fasern sind die Axencylinder stark gequollen und haben sich nur wenig oder gar nicht tingirt, ihre Markscheiden sind grösstentheils ganz zu Grunde gegangen oder noch im Verfall begriffen. Bis zur Austrittshöhe des 4. Cervicalnerven ist eine scharfe Grenze zwischen den in ihrer ganzen Breite degenerirten Goll'schen und den völlig normalen Keilsträngen zu sehen. Von da ab caudalwärts greift die Entartung auch auf die letzteren über und im tiefsten Abschnitt des Halsmarks erscheint die Degeneration gleichmässig auf die ganzen Hinterstränge ausgedehnt. Nur einzelne Fasergruppen in dem Winkel zwischen grauer Commissur und Hinterhorn zeigen noch normales Verhalten. Das Bindegewebe und die Neuroglia zeigen nirgends eine Andeutung von Wucherung; beide sind völlig unbetheiligt an dem degenerativen Prozess. Das ist meiner Ansicht nach auch der Grund, weshalb makroskopisch an den mit Carmin und Blackblue gefärbten Präparaten die degenerirten Hinterstränge nicht durch intensivere Färbung hervortreten. Bei der Zerlegung des chromgehärteten Rückenmarks in Stücke dagegen hoben sich die Hinterstränge deutlich durch hellere Färbung ab.

Die vorderen und hinteren Wurzeln zeigten eine intensive Tinction der Markscheiden mit Carmin und Blackblue und zwar sind es nicht nur die schmalen Fasern, die ja auch ganz normaler Weise den Farbstoff aufnehmen, sondern auch die meisten breiten. Die verschwindende Minderheit der breiten Fasern war ungefärbt geblieben, sehr viele hatten sogar sehr in-

[1]) Siehe Friedmann, Neurolog. Centralblatt 1891. No. 1. Fig. 17 u. 18.

tensiv gefärbte Markscheiden. Die Axencylinder waren fast überall erhalten und erwiesen sich von normaler Beschaffenheit. Nur wenige Fasern in den vorderen Wurzeln zeigten die Axencylinder blass und gequollen und nur von einem schmalen oder gar keinem Markring umgeben; in anderen war in dem dünnen Markring keine Spur von Axencylindern mehr nachzuweisen. In den hinteren Wurzeln war diese Degeneration der Fasern etwas häufiger anzutreffen, hielt sich jedoch auch hier immer in sehr mässigen Grenzen.

In der Höhe des 8. Halsnervenaustritts war die Degeneration der Fasern stärker ausgesprochen und zwar betraf sie hier alle vorderen und hinteren Wurzelbündel in gleich starker Weise. Die Weigert'sche Methode gab hier bei sehr vorsichtig differenzirten Präparaten einen sehr erheblichen Faserausfall, indem die Fasern mit fehlenden oder stark gequollenen Axencylindern nur als dünne blauschwarze Kreise erschienen.

Das Bindegewebe und die Gefässe zeigten in den Wurzeln keine Vermehrung, ebenso war an der Pia und an der Arachnoidea — wo letztere mitgeschnitten war — irgend etwas Auffälliges zu bemerken.

Dorsalmark. Der Centralkanal besteht aus einer Zellgruppe wie im Halsmark. Die Ganglienzellen der Vorderhörner in den höchsten Abschnitten zeigen sehr häufig die oben geschilderten Abweichungen von dem normalen Verhalten; im unteren und mittleren Abschnitte des Brustmarks sind diese Veränderungen viel seltener, aber doch überall vorhanden. Die Zellen der Clarke'schen Säulen zeigen in den verschiedenen Höhen keine Verschiedenheiten in dem Aussehen der Zellen. An den meisten sind die Fortsätze gut ausgebildet, doch ist nur selten der Kern deutlich sichtbar; der Pigmentreichthum ist entschieden stärker als in den Vorderhornzellen, aber er ist nirgends ein excessiver. Das Fasernetz ist weder hier, noch sonst in der grauen Substanz rareficirt.

In der Höhe des Ursprungs des 8. Dorsalnerven finden sich kleine, ganz homogene Flecke an der grauen Commissur und in den Vorderhörnern, die sich mit Carmin, Blackblue und Böhmer's Hämatoxylin stark gefärbt haben und bei Weigert's Methode gelb erscheinen. Neben dem in die vordere Längsfissur sich einsenkenden Gefäss liegt hier in der Tiefe der letzteren ein ganz ähnlicher, aber viel grösserer Fleck. Die kleinen Flecken in der grauen Substanz finden sich oft in der allernächsten Umgebung von Gefässen und umschliessen mitunter ein solches von kleinem Kaliber. Wir haben es hier wohl mit einer hyalinen Umwandlung des Inhalts der Saftspalten, die an diesen Stellen etwas erweitert sind, zu thun. In derselben Höhe ist an dem ventralsten Theile des rechten Vorderhorns eine ganz kleine Erweichungsstelle, die sich etwa 4 mm weit in cranio-caudaler Richtung verfolgen lässt.

Die Vorderstränge sind hier ebenso geartet wie im Halsmark. In der dorsalen Hälfte der Seitenstränge ist, je weiter wir in absteigender Folge die Schnitte durchmustern, eine um so grössere Anzahl von Fasern auf eigenthümliche Art verändert. Es liegen nehmlich in relativ grossen Lücken des Gewebes unregelmässig geformte, meist rundliche oder etwas kantige Gebilde, die sich vielfach mit Carmin, Blackblue und Böhmer's Hämatoxylin gut gefärbt haben, während andere dieser Art nur wenig von diesen Farbstoffen aufgenommen haben und blass granulirt erscheinen. Nicht selten lässt sich in diesen Gebilden ein meist etwas excentrisch gelegener, dunklerer Fleck wahrnehmen, der mit verwaschenen Contouren in den ihn umgebenden Mantel übergeht. Letzterer stellt die verbreiterte und in Zerfall begriffene Markscheide dar, während der centrale Fleck den gequollenen, in Entartung begriffenen Axencylinder darstellt. Der Durchmesser einer derartig entarteten Faser übertrifft meist den einer dicken normalen Nervenfaser um ein Beträchtliches. Bei der Weigert'schen Methode erscheinen die geschilderten Faserquerschnitte blassblau mit stärkerer Färbung der äusseren Contour und besitzen gewöhnlich ein gelblich gefärbtes Centrum. Die Masse der Seitenstrangfasern zeigt dieselben Verhältnisse wie im Halsmark. In der ventralen Seitenstranghälfte kommen die geschilderten entarteten Fasern nur ganz ausnahmsweise vor.

In den Hintersträngen finden wir direct hinter der grauen Commissur ein kleines Feld normaler Fasern, das caudalwärts langsam etwas zunimmt, aber keine stärkere Ausdehnung als etwa $\frac{1}{6}$ des sagittalen Durchmessers des Hinterstrangs erreicht. Ferner finden wir unmittelbar den medialen Seiten der Hinterhörner anliegend und zwar besonders in der Gegend der Wurzelzonen eine Anzahl normaler Fasern und auch der dorsalste Abschnitt der Hinterstränge lässt, je weiter caudalwärts, um so mehr normale Fasern erkennen, bis er schliesslich ganz normal erscheint. So ist der degenerirte Theil der Hinterstränge im unteren Drittel des Brustmarks allseitig von normalen Fasern umgeben und in diesem selbst nimmt die Zahl der vereinzelten normalen Fasern in absteigender Richtung etwas zu, so besonders zu beiden Seiten des Septum posterius sehen wir solche in Gruppen liegen. In der degenerirten Partie ist eine ganz leichte, strassenförmig angeordnete Wucherung der Neuroglia zu constatiren; in der übrigen weissen Substanz des Brustmarks ist hiervon nichts zu sehen, ebenso wenig ist das Bindegewebe vermehrt.

Die Wurzelbündel zeigen dieselben Erscheinungen, wie im Halsmark, nur in etwas intensiverer Art. Auch hier sind die hinteren Wurzeln stärker ergriffen als die vorderen, ferner die caudalen Partien etwas stärker als die proximalen.

Lendenmark. Die Ganglienzellen zeigen grösstentheils nur mässig entwickelte Fortsätze und undeutlichen Kern, sowie die übrigen oben beschriebenen Veränderungenen. Besonders auffällig ist die Häufigkeit der schattenartigen Zellen (siehe Friedmann, a. a. O. S. 10). Der Centralkanal zeigt in der Mitte des Lendenmarks eine sehr bedeutende Zunahme der Zahl der in mehrere grosse Gruppen gelagerten Epithelzellen. Die adventitiellen Gefässscheiden in der grauen Substanz sind vielfach erweitert und mit Lymphe gefüllt. Die Configuration der grauen Substanz weist eine eigenthümliche Abweichung auf, indem die Spitze des rechten Hinterhorns auf der Höhe der Lumbalanschwellung umgebogen erscheint und ihr lateraler dorsalster Theil eine Strecke weit der Pia anliegt, so dass das Hinterhorn einen nach aussen convexen Bogen an seiner medialen Seite beschreibt. An der Stelle, wo das Hinterhorn die Pia verlässt, ist diese durchbrochen und es ist etwas weisse Substanz des Seitenstrangs und ein grauer Ausläufer des Hinterhorns durch diese Lücke nach aussen getreten. Dieser Ausläufer, sowie die knopfförmige Anschwellung der Enden der durchbrochenen Pia schliessen die Annahme eines Artefactes aus (Fig. 13). Die Lücke in der Pia ist in 3,5 mm Höhe zu verfolgen, auch nach ihrer Schliessung bleibt die Configuration des rechten Hinterhorns in etwas anderer Weise bestehen und zwar behält bis zum caudalen Ende des Rückenmarks seine mediale Seite einen gestreckten Verlauf statt des normalen, nach innen convexen. Hierdurch kommt keine richtige Spitze am Hinterhorn zu Stande, dasselbe steht vielmehr mit breitem Fusse auf der Pia.

Die weisse Substanz weicht in keiner Weise von dem für das Brustmark geschilderten Verhalten ab. Die Hinterstränge enthalten auf kurze Strecken zwei kleine abgesprengte Flecken grauer Substanz mit einigen Ganglienzellen.

Die Degeneration in den hinteren Wurzeln hat bedeutend zugenommen, indem fehlende oder gequollene Axencylinder in viel grösserer Anzahl zu constatiren sind als in den höheren Abschnitten des Rückenmarks. Die gefärbten Markscheiden der dicken Fasern in allen Wurzelbündeln bei Carmin- und Blackblueprâparaten sind hier wie dort gleich häufig. Hochgradig sind die Degenerationen in den hinteren Wurzeln in keinem der Bündel. Es sind zwar viele Fasern befallen, doch ist die Intensität des Prozesses nicht sehr bedeutend. Fast alle Fasern haben nehmlich ihre Contouren gut bewahrt und lassen sich daher gut von ihrer Umgebung abgrenzen. In den vorderen Wurzeln sind die degenerirten Fasern kaum häufiger anzutreffen als in den analogen Wurzeln des Brustmarks. Sehr schön sind in der vorderen Wurzel des rechten 4. Lumbalnerven eine Anzahl von Ganglienzellen mit deutlichen Kernen und Fortsätzen zu sehen (Fig. 14), was ich des seltenen Vorkommens wegen hier erwähnen zu müssen glaube.

Medulla oblongata und Hirnstamm. Diese Gebilde wurden genau wie das Rückenmark zu einer fortlaufenden Serie jedes vierten Schnittes verarbeitet. Proximalwärts waren die letzten Schnitte aus der Gegend des Corpus subthalamicum und der hinteren Commissur des 3. Ventrikels.

Bei der üblichen Herausnahme des Gehirns geht regelmässig ein Stück des obersten Halsmarks oder des tiefsten Abschnitts des verlängerten Marks verloren; so zeigen die distalsten Schnitte, die ich von diesem Organe besitze, die Pyramidenkreuzung im vollen Gange und in den Goll'schen Strängen den Kern schon deutlich entwickelt. In den letzteren sehen wir eine Degeneration der Fasern gerade wie sie für das Halsmark in den entsprechenden Strängen beschrieben ist. Je mehr aber der Kern an Mächtigkeit zunimmt, um so mehr nehmen die veränderten Fasern ab. Da wo der Kern seine höchste Mächtigkeit erreicht und durch ein enges Netzwerk den ganzen Querschnitt des zarten Strangs einnimmt, vermochte ich mit Sicherheit keine degenerirten Fasern mehr nachzuweisen, sei es dadurch, dass die Beobachtung der Fasern durch die überall sich durchschlängelnden Netzbalken zu sehr gehindert wird, oder sei es, in Folge der Unterbrechung, die die Fasern in den Ganglienzellen des Kernes erfahren.

Der Keilstrang hebt sich anfangs scharf durch seine völlig normalen Fasern von dem zarten Strang ab, später verliert sich diese Grenze immer mehr, je stärkere Ausdehnung die Kerne der Stränge erlangen.

Die Ganglienzellen der Kerne zeigen nichts Auffälliges und ihre Zahl scheint nicht vermindert.

Das Einzige, was mir in dem ganzen Hirnstamm als von der Regel abweichend auffiel, waren Fasern in dem Querschnitt der Vorderstranggrundbündel, die eine völlige Uebereinstimmung mit denjenigen zeigen, welche ich in der dorsalen Hälfte des Seitenstrangs im Dorsal- und Lendenmark antraf. Sie liegen hier wie dort zerstreut und einzeln in relativ grossen Lücken, deren Breite ungefähr dem Durchmesser der Fasern gleichkommt. Sie treten da zuerst auf, wo die sog. obere Pyramidenkreuzung beginnt. In etwas höherer Ebene finden sich eben solche Fasern in der dorsalen Substantia reticularis alba unter den longitudinal verlaufenden Constituenten derselben, die ja zum grössten Theil als Fortsetzung der Vorderstranggrundbündel aufzufassen sind. Sehr bald werden diese Fasern immer seltener, um ziemlich schnell völlig zu verschwinden.

Besondere Aufmerksamkeit richtete ich auf die Verhältnisse der Schleife als Fortsetzung der Hinterstränge, ohne jedoch etwas von der Norm Abweichendes an ihren Fasern entdecken zu können.

Ferner wurde eine Anzahl von Schnitten aus den beiderseitigen Sehhügeln, Linsenkernen und Corpora striata hergestellt; jedoch fand ich hier alles von normaler Beschaffenheit.

Endlich wurden aus fast allen Windungen beider Grosshirnhemisphären, sowie aus dem Kleinhirn Stichproben entnommen und die davon hergestellten Schnitte mit denselben Färbungsmitteln wie das übrige Centralnervensystem behandelt. Das Einzige, was hier von dem normalen Befund abwich, waren nicht selten anzutreffende frische Blutaustritte, meist nur aus einigen wenigen gut erhaltenen rothen Blutkörperchen bestehend, welche in die adventitiellen Scheiden der kleinen Gefässe erfolgt waren, die der direct unter der grauen Substanz gelegenen weissen Markmasse angehören. Höchst wahrscheinlich haben wir es hier mit agonalen Blutaustritten zu thun. Die Pia mater, die stets in Zusammenhang mit der Hirnrinde geschnitten wurde, zeigte keinerlei Anomalien.

Leider wurden keine peripherischen Nervenstämme der Leiche entnommen, so dass ich über deren Beschaffenheit nichts auszusagen vermag.

Ich gelange nun zur Besprechung der Stellung des geschilderten Krankheitsfalles im psychiatrischen System.

Das Bild war das einer maniakalischen Verwirrtheit, wie wir sie im Puerperium häufig entstehen sehen.

Läge der eigenthümliche Befund im Rückenmark nicht vor, so würden wohl von keiner Seite Zweifel an dieser Diagnose zu hegen sein. So aber ist es immerhin möglich, eine rapid verlaufende Dementia paralytica anzunehmen. Da die somatische Untersuchung bei der lebhaft erregten Kranken nur eine mangelhafte sein konnte, so kann ich keine symptomatische Stütze für eine derartige Auffassung beibringen. Gegen eine solche spricht aber das jugendliche Alter, das angeblich plötzliche Auftreten der Krankheit, zumal im Puerperium, das ja sonst nur ein geringes ätiologisches Moment für die progressive Paralyse bietet. Der negative Befund im Gehirn, besonders in der Hirnrinde, spricht weder für noch gegen die Annahme einer Paralyse. Neigen wir uns zu dieser, so lehrt uns der geschilderte Fall, den Verdacht auf diese verhängnissvolle Krankheit auch bei schweren Deliriumzuständen junger Wöchnerinnen zu hegen und bei lethalen Ausgängen durch sorgsame mikroskopische Untersuchung des Centralnervensystems festzustellen, ob wirklich nur eine sog. functionelle Psychose vorgelegen hat.

Jedoch auch die Annahme einer gewöhnlichen Puerperalverwirrtheit mit dem hauptsächlichen Befunde einer Degeneration der Hinterstränge steht nicht unerklärbar und unvermittelt da.

Wir wissen, dass Intoxicationen verschiedener Art zu schweren anatomischen Läsionen im Rückenmark, besonders in den Hintersträngen führen können und gerade für die Puerperalpsychosen sind von russischen Irrenärzten [1]) als ätiologisches Moment giftige Stoffwechselprodukte (Toxine), welche durch den veränderten Chemismus in der Schwangerschaft und im Puerperium entstehen, herangezogen werden. Besonders in unserem Falle, wo durch Tuberculose und hochgradige Inanition das Nervensystem functionell wie anatomisch, vielleicht durch neuritische Prozesse geschädigt worden sein kann, ist das toxische Moment zur Erklärung des Gesammtkrankheitsbildes heranzuziehen, wie dies ja Wagner [2]) für alle acuten Psychosen zu thun geneigt ist. Schultze [3]) hat bei Fällen von Schrumpfniere Quellung der Axencylinder im Rückenmark gefunden. In unserem Falle

[1]) Neurol. Centralbl. 1892. No. 15. S. 492.
[2]) Jahrbücher für Psychiatrie. X. Bd. Hft. 2 u. 3.
[3]) Centralbl. für Neur. 1884. No. 9.

erwies sich aber die Rinde der Nieren als normal und im Mark derselben fanden sich nur kleine Cystchen, so dass die Alterationen im Rückenmark nicht auf eine Complication von Seiten dieser Organe bezogen werden können.

Ich betone noch, dass ich mir wohl bewusst bin, wie leicht es sich im vorliegenden Falle um einen zufälligen Befund handeln kann und bin weit entfernt, weittragende Schlüsse aus einem einzigen Befunde zu ziehen.

Zum Schlusse bleibt mir noch die angenehme Pflicht, meinem hochverehrten Chef, Herrn Sanitätsrath Director Dr. Schröter für die gütige Erlaubniss zur Veröffentlichung der Fälle, sowie Herrn Carl Mohr für die wesentliche Unterstützung bei der Anfertigung der Präparate meinen verbindlichsten Dank auszusprechen.

XXI.

Beiträge zur pathol. Anatomie der Papillome und papillomatösen Krebse von Harnblase und Uterus.

Von W. Kürsteiner,
Arzt aus St. Gallen.

(Hierzu Taf. XII.)

Das Berner pathologische Institut kam kurz nacheinander in den Besitz von drei Blasenpapillomen, den sogenannten Zottenkrebsen der älteren Autoren. Zwei Fälle (No. 1 und 2) hatten den grossen Vorzug, dass sie hier im Spitale operirt wurden und darum auch ganz frisch in den Spiritus gelegt werden konnten; Maceration wie sie in der Leiche in der Blase so constant sich ausbildet, war also hier ausgeschlossen. Das dritte Papillom, welches zu gleicher Zeit zur Section kam, zeichnete sich schon makroskopisch gegenüber dem gewöhnlichen Bilde der Zottengeschwulst der Harnblase durch die gleichmässige Grösse der Zotten aus, so dass es etwa am meisten an das Narbenpapillom der Haut erinnerte, während sonst die Zottengeschwülste als grosse, sich stark verästelnde Bäume geschildert werden. Diese Fälle bildeten den Ausgangspunkt meiner Untersuchungen und da während denselben in einer Leiche einer an eitriger Cholecystitis verstorbenen Frau zufällig eine ganz ähnlich gebaute Geschwulst der Uterusschleimhaut aufgefunden wurde, so zog ich auch diese in den Bereich meiner Untersuchungen.

Es war aber noch ein anderer Gesichtspunkt, welcher Herrn Prof. Langhans bewog, mir das Thema zur Bearbeitung vorzuschlagen. Die Coccidienfrage in epithelialen Geschwülsten ist ja in den letzten Jahren auf das intensivste angeregt und gefördert worden. Langhans selbst hat schon im Jahre 1886 in Dr. Kaufmann's Verletzungen und Krankheiten der männlichen Harnröhre und des Penis (Deutsche Chirurgie von Billroth und

Lücke 1886 S. 167) in den epithelialen Feldern eines Carcinoms der Cowper'schen Drüsen rundliche Körper beschrieben, deren Grösse von der eines Kernes bis zu der einer grossen Vacuole variirt, mit einer dicken, für Kernfärbung zugänglichen Membran umgeben, mit körnigem, leicht gelblichem Inhalt; die grösseren dieser Gebilde sind oval, selbst länglich, schlauchförmig und verästelt; der Inhalt nimmt keine Kernfärbemittel wie Boraxcarmin, Hämatoxylin an.

Er bespricht die drei Möglichkeiten, dass es sich hier um eine Umwandlung der Kerne oder um umgewandelte Vacuolen handelte und hebt noch hervor, dass auch fremde Gebilde vorliegen könnten, den Psorospermienschläuchen analog, ohne aber irgend wie eine Entscheidung geben zu wollen.

Für die Papillome ganz besonders schien es nicht unwahrscheinlich, dass hier Parasiten in Betracht kommen sollten, mehrere Gründe lassen sich dafür anführen; ich gehe hier nicht auf die Warzen der äusseren Haut ein, deren Contagiosität immer noch nicht streng bewiesen ist, aber ich darf wohl erinnern an die Coccidien der Kaninchenleber, welche charakteristische, papillöse Geschwülste in den Gallengängen veranlassen; diese Coccidien sitzen nur in den Epithelien und man wird sich von der Entwickelung der Papillome die Idee machen dürfen, dass zunächst die Epithelien zur Wucherung angeregt werden und erst secundär in die papillären Auswüchse derselben das bindegewebige Stroma einwuchert; diese Idee widerspricht allerdings der noch jetzt allgemein verbreiteten, nach welcher in den Papillomen die bindegewebige Wucherung das Formgebende und Primäre ist, das Epithel nur secundär emporgehoben wird. Indessen haben auch andere Forscher Zweifel an dieser Ansicht erhoben; Eberth[1]) z. B. hält es in einem von ihm und Kaltenbach beschriebenen Papillom der Tuben für sehr wahrscheinlich, dass zuerst das Epithel wuchert, in papillenförmigen, aber hohlen Bildungen sich erhebt und erst secundär die gefässführende, bindegewebige Axe hereinwuchert.

In Ovarialcystomen findet man sehr häufig gleiche Bildungen, welche sich nur in dieser Weise auffassen lassen. Ferner

[1]) Eberth und Kaltenbach, Zur Pathologie der Tuben. Zeitschrift für Geburtshülfe. XVI. 1889.

darf ich wohl im Anschluss hieran an jene seltsamen, infectiösen Cystome der Ovarialgegend erinnern, bei welchen die im Innern der Cysten wuchernden mit Flimmerepithel bedeckten Papillen die Wand perforiren und secundäre Bildung ganz gleicher Papillen auf der Aussenfläche der Cystenwand, sowie an der gegenüberliegenden Serosa des Beckens und derjenigen der umliegenden Darmschlingen veranlassen. Alle diese secundären Bildungen haben die gleiche Zusammensetzung wie die primären: ein Flimmerepithel auf der bindegewebigen Axe. Dass diese Papillenaxe von der Serosa stammt, ist wohl unzweifelhaft, aber mit der gleichen Bestimmtheit wird man auch die Flimmerepithelien von dem Ovarialtumor ableiten, und wie will man sich diese Bildungen anders erklären als durch die Annahme, dass zunächst das Flimmerepithel sich auf die Fläche der Serosa implantirte und zuerst in Form von hohlen Papillen emporwucherte, welche Papillen später von der bindegewebigen Axe ausgefüllt wurden.

Dies waren die Gesichtspunkte, von denen ich bei der vorliegenden Arbeit geleitet wurde. Ich will bemerken, dass ein positiver Befund nach dieser Richtung hin, wenn ich hier von einem positiven Befunde sprechen darf, da exacte Beweise noch nicht möglich sind, nur in zwei Fällen erhalten wurde (Fall 1 und 4), allein andererseits werden meine Beschreibungen immer noch Einiges nicht ohne Bedeutung bringen, zumal da in dem einen Falle von Blasenpapillom (Fall 3), sowie in dem Uteruspapillome die wirklich krebsige Natur des Tumors nachgewiesen werden konnte.

Bei allen Präparaten erfolgte die Härtung in Alkohol; nach der Einbettung in Celloidin wurden sie mit dem Thoma'schen Mikrotome in möglichst feine Schnitte zerlegt; die Schnitte hatten die Dicke von 0,010—0,015; zur Färbung wurde Hämatoxylineosin benutzt, zur Aufstellung Origanonöl, dem noch Eosin zugesetzt war. In dem Falle von Uteruspapillom wurde auch der weissliche, rahmige Inhalt des Uterus in Alkohol gehärtet und in gleicher Weise eingebettet und geschnitten.

In Betreff der Blasenpapillome verzichte ich auf eine längere historische Einleitung. Im Grossen und Ganzen sind ja die Anschauungen, welche über die Zottengeschwülste der Harnblase geherrscht haben, bekannt. In der früheren Zeit, in welcher man die Geschwülste ausschliesslich nach klinischen Gesichtspunkten betrachtete, wurden dieselben ohne weiteres als Zottenkrebse bezeichnet. Rokitansky selbst hat diesen Namen eingeführt. Seitdem wir aber durch die Untersuchungen Virchow's über die Natur des Krebses genauer unterrichtet wurden, hat die Anschauung über die pathologisch-anatomische Bedeutung dieser Zottengeschwülste geändert. Virchow[1]) selbst hebt in seinem grossen Geschwulstwerk die rein locale Natur derselben hervor; sie entstehen nach dem nur durch Auswachsen des bindegewebigen Stromas und des bedeckenden Epithels in das Harnblasenlumen, aber krebsige Infiltration der eigentlichen Schleimhaut findet sich nicht dabei. Diese Ansicht kann wohl als die allgemein herrschende angesehen werden; so ist denn auch die Angelegenheit von Klebs[2]) und in den letzten Jahren ebenfalls von Ziegler[3]) in dieser letztgenannten Weise dargestellt worden. Bei Orth[4]) dagegen finden wir die Angabe, dass gelegentlich auch unter dem Papillome es zu Einwucherung von krebsigen Elementen in das Bindegewebe, ja in die Muscularis kommen kann; Orth giebt eine Abbildung von Krebsalveolen in der Muscularis, welche von einfachem Cylinderepithel ausgekleidet sind; auch Küster[5]) giebt in seiner grossen Arbeit über Blasengeschwülste diese Möglichkeit zu, ohne aber eigene Beobachtungen anzuführen.

Erster Fall.

Es handelt sich um eine 64jährige Frau, welche im Inselspitale aufgenommen, beobachtet und operirt wurde. A. Bg. consultirte den 15. Sept. 1890 Herrn Prof Girard wegen bereits 8 Monate lang sich hinziehender Blasenschmerzen mit sehr frequent werdender, schmerzhafter Urinentleerung, ein Zustand, der sich trotz sorgfältigster Auswahl von Nahrung und Getränken zusehends verschlimmerte. Vor 3 Monaten trat Hämaturie auf und es dauerte von da ab die allgemeine Urinverfärbung immer an. Den 22. Sept. 1890 findet Herr Prof. Girard den Allgemeinzustand der Patientin sehr be-

[1]) Virchow, Die Geschwülste. 1875.
[2]) Klebs, Pathol. Anatomie. 1885.
[3]) Ziegler, ebenda. 1890.
[4]) Orth, ebenda. 1892.
[5]) Küster, Volkmann'sche Vorträge. No. 267/68.
[6]) Billroth, Pathol. Anatomie. 1889.

denklich, hochgradige Anämie und Schwäche; der Urin ist schwärzlich, fötid, ammoniakalisch, weist auf Blutdecomposition hin; in den Leisten und in den Fossae iliacae keine geschwollenen Drüsen; in der Familie nichts von Heredität für maligne Tumoren, nichts von Harnsteinen; die Wahrscheinlichkeitsdiagnose lautete: Blasengeschwulst papillomatöser Natur. Die cystoskopische Untersuchung anderen Tages ergab wirklich eine Geschwulst an der rechten, oberen, vorderen wie hinteren Blasenwand, nur die untere und linke Blasenwand war frei davon geblieben.

Bei der am 22. Sept. 1890 trotz hochgradigen Darniederliegens der Körperkräfte vorgenommenen Operation liess sich nach ausgeführter Sectio subpubica in der eröffneten Blase eine Tumormasse wahrnehmen von 2 cm Dicke und 15—20 cm Breitenausdehnung, mit mammelonirtem, villösem, kleinzottigem Aussehen. Mit der Cooper'schen Scheere wurde das Hauptsächlichste der Geschwulst entfernt, mit der Cuvette der Rest herausgekratzt und die ganze Wundfläche mit dem Paquelin cauterisirt, da die gefahrdrohende Anämie der Patientin eine längere Operation im Sinne der radicalen Exstirpation alles Kranken nicht mehr erlaubte. Blase und Bauchwand wurden geschlossen und es war der weitere Verlauf ein tadelloser. Den 7. Oct. gleichen Jahres war der Urin normal, die Miction ungestört, jedoch noch frequent; Ende October 10 Urinentleerungen während des Tages, 2 in der Nacht. Die recidivfreie Zeit dauerte bei gutem Allgemeinzustand 15—18 Monate und erst in der letzten Zeit, Mai 1892, erfuhr Herr Prof. Girard, dass wiederum leichte Hämaturie bei der Patientin zu Tage trete. Ich werde den Fall im Auge behalten und mir bei allfällig erneuter Operation frische Tumorstücke zu nochmaliger Untersuchung und zur Uebertragung auf Thiere erbeten.

Begreiflicherweise war es nicht möglich, an dem so mit der Cooper'schen Scheere vom Lebenden gewonnenen Präparate Schnitte zu erhalten, welche das Verhältniss der Neubildung zur eigentlichen Blasenwand klar darstellen; nur dasjenige, was als Geschwulst in die Blase hereinragte, wurde abgetragen. Bei schwacher Vergrösserung sieht man in allen möglichen Richtungen getroffene Zotten der verschiedensten Breite. Nur wenige sind in grösserer Ausdehnung längsgetroffen; an ihnen sieht man oft deutlich, wie feine Seitenästchen in regelmässigen Abständen im rechten Winkel abgehen. Ob die Länge der Zotten eine gleichmässige ist, lässt sich an unseren Schnitten nicht constatiren, da die Zotten bei der Härtung und Einbettung leicht sich in Windungen legen und durch diese verschiedene Lagerung auch in verschiedener Längenausdehnung vom Schnitte getroffen werden; einige der Seitenabzweigungen verästeln sich noch weiterhin spitzwinklig. An den grösseren Stämmen ist das Bindegewebe gut entwickelt, breit, deutlich aus feinsten Fibrillen zusammengesetzt, welche Eosin annehmen; zwischen denselben finden sich helle Spalten, welche wohl von Lymphe ausgefüllt waren; ferner finden sich längliche, ovale Kerne, von nicht bedeutender Grösse, welche in Spindelzellen liegen, und kleine, runde Kerne, die jedenfalls zum Theil einkernigen Leukocyten angehören und an manchen Stellen recht zahlreich sind; hin und wieder ist auch ein multinucleärer Leukocyt zu sehen. Nach dem Epithel hin liegen die Stromafibrillen in einem bald dünneren, bald breiteren Streifen zusammen, so dass ein schmaler, eosinrother Saum entsteht, welcher allerdings noch durch die Fussplatten der Epithelien verstärkt wird; die Blutgefässe sind zum Theil sehr weit, fast alle mit einem eosinrothen, schmalen Saum unter dem Endothel. Man sieht auch deutlich kleine Arterien; die Zahl der Gefässe ist auf Längsschnitten nicht sicher zu bestimmen. Neben relativ spärlichen Längsschnitten finden sich rundliche, kleinere und grössere Felder, von denen die kleineren Querschnitte der Zottenästchen, die grösseren solche der Zottenstämme darstellen.

Die grösseren Felder weisen zum Theil ziemlich viele Gefässe auf, 6—8; hie und da findet sich darunter auch ein Gefäss mit etwas dickerer, sklerotischer Wand, in welcher noch zahlreiche, längliche Kerne liegen; über das Stroma erhält man gegenüber den Längsschnitten keinen weiteren Aufschluss.

Die grösste Zahl der Querschnitte betrifft kleinere Zotten und wir haben hier zu unterscheiden, neben solchen mit lockerem Bau — andere, welche solid erscheinen, die ich als sklerotische bezeichne.

Diejenigen mit lockerem Stroma sind die wichtigereren und bilden die Mehrzahl, in ihnen bildet das Stroma den kleineren Theil und hat im Wesentlichen die gleiche Zusammensetzung wie an den grösseren; Lymphkörper finden sich zerstreut, wenig zahlreich; an einzelnen Feldern tritt die fibrillare Substanz sehr stark zurück und man hat eigentlich nur Gefässe vor sich, auf dessen Aussenfläche die Epithelzellen direct aufzusitzen scheinen; die Zahl der Gefässe ist verschieden, 2, 4, 6—8, und immer findet sich unter dem Endothel eine röthliche, nicht immer deutlich streifige Adventitia; Leukocyten sind auch hier vorhanden.

Die sklerotischen Felder sind schon bei schwacher Vergrösserung von den eben beschriebenen leicht zu unterscheiden; sie sind klein und bestehen fast nur aus einer stark eosinrothen, fast homogenen Substanz, in welcher längliche und auch rundliche Kerne liegen, die in verschiedener Richtung das Feld durchsetzen; in manchen der Felder, und zwar in den kleinsten, sieht man keine Gefässe; in den meisten allerdings sind Gefässlumina zu sehen, Capillaren mit Endothel oder auch nur die Lumina begrenzt direct von der rothen Substanz, ohne Endothel. Die sklerotischen Felder sind im Ganzen nur spärlich vertreten und liegen in einzelnen Gruppen zusammen, welche das Gesichtsfeld von Leitz 3 fast ganz erfüllen.

Diese beiden verschiedenen Arten von Zotten, die mit lockerem Bau, mögen sie breit oder schmal sein, und die sklerotischen unterscheiden sich auch hinsichtlich des sie bedeckenden Epithels. An den Zotten mit lockerem Stroma zeigt sich das bedeckende Epithel als ein verschieden hohes Cylinderepithel; an den sklerotischen Zotten ist das Epithel ein niedereres; viele dieser Zotten sind frei, während in den Zwischenräumen zwischen ihnen eine Menge von verschieden gestalteten Zellen liegen.

Das Epithel der Zotten mit lockerem Stroma bietet Unterschiede in der

Höhe, die sich wesentlich nach der Breite der Zotte richten; an den breiten ist es sehr hoch und an manchen scheint es geschichtet zu sein; an den schmalen dagegen ist es niedriger und deutlich einschichtig; an diesen letzteren ist die Form der Epithelzellen am leichtesten zu erkennen; die Zellen sind sehr schmal und hoch, sitzen mit einer etwas breiteren Fussplatte auf, welche durch stärkeren Glanz und stärkere Eosinfarbe sich auszeichnet und die, wenn die Zellen dicht zusammen stehen, zu einer continuirlichen, glänzenden Grenzlinie zwischen Epithel und Stroma zusammenfliessen; der daran sich anschliessende, basale, meist kernfreie Theil der Zelle ist schmaler, so dass zwischen dem eosinrothen Protoplasma der benachbarten Zellen helle Spalten sich finden; dann verbreitern sich die Zellen wieder; das freie Ende liegt nicht in gleicher Höhe. An vielen Stellen, die sehr fein geschnitten sind, wo nur eine Zelle in der Dicke des Schnittes sich findet, sieht man deutlich, dass das Protoplasma derselben im basalen, kernfreien Theile längsgestreift ist. Die feinen Streifen erscheinen rother als die körnige Masse zwischen ihnen; doch sieht man nicht immer gerade deutliche Linien, manchmal scheinen auch nur Körnchen in Längsreihen hinter einander zu liegen, oder die Linien erscheinen fein varicös; auch an der Fussplatte sieht man diese eigenthümliche Zeichnung, obgleich etwas schwieriger; sie löst sich manchmal deutlich in eine Reihe kleiner Pünktchen auf, welche die Enden der feinen Streifen des Protoplasmas vorzustellen scheinen; indessen sind die Linien des Protoplasmas doch zu wenig zahlreich, um die Pünktchen der Fussplatte zu erklären.

Die Kerne sind oval, ziemlich gross, entweder blass, etwa 2—3 mal länger wie breit oder schmal und dunkler, etwa um die Hälfte schmäler wie die anderen, aber von gleicher Länge; beide Formen sind bläschenförmig. An sehr vielen Stellen sieht man, dass der Kern neben den blauen Chromatinkörnchen auch einzelne, grössere, eosinrothe Kernkörperchen beherbergt und zwar sieht man die letzteren deutlich an allen Schnitten in Kernen mit wenig und sehr feiner Chromatinzeichnung. Die Kerne liegen in verschiedener Höhe, im Ganzen mehr in der Nähe des freien Endes; der schmale Theil der Zelle, welcher direct an die Fussplatte sich anschliesst, enthält in der Regel keinen Kern. An Stellen, wo die Epithellagen dicker sind, namentlich in den Stammzotten, scheint geschichtetes Epithel vorzuliegen; auch hier befinden sich die Kerne in allen möglichen Höhen, den basalen Theil der Zellen ausgenommen; man kann 6—10 Kernlagen über einander zählen. So nahe auch hier der Gedanke einer Schichtung liegt, so lässt sich dies doch an Schnitten nicht mit Sicherheit feststellen; jedenfalls aber finden sich vielfach Zellen, welche bei sehr geringer Breitenentwickelung von der auf dem Stroma aufsitzenden Fussplatte an bis auf die freie Oberfläche des Epithels sich verfolgen lassen; von einer wirklichen Schichtung, das heisst von Zellen, welche nicht dieses Verhalten zeigen, habe ich nichts deutlicher gesehen, von rundlichen, sehr spärlichen, erst später zu beschreibenden Elementen abgesehen; dagegen liegen in der Einbettungsmasse zwischen den Zotten viele kleinere Zellen von sehr unregelmässiger Gestalt; sie sind 3-,

4eckig, zackig, in lockerer Lage, manchmal auch dicht, nach allen Richtungen hin gleichmässig entwickelt, so dass man sie als cubische mit den mannichfaltigsten Variationen bezeichnen könnte.

Ganz anders ist das Bild, welches die Gruppen sklerotischer Zotten bei schwacher Vergrösserung darbieten; die meisten derselben scheinen kein Epithel zu haben, sondern frei zu liegen, an anderen ist nur relativ niedriges Epithel zu sehen, dagegen liegen zwischen ihnen zahlreiche Zellen, welche den eben beschriebenen, kleinen, unregelmässig gestalteten Zellen gleichen; bei starker Vergrösserung kann in der That an vielen von ihnen gar keine zellige Bekleidung erkannt werden; die äussere Lage ihrer homogenen Substanz enthält keine Kerne, bei anderen dagegen finden sich im Randcontour 2 oder 3 Kerne eingeschaltet, ganz unregelmässig vertheilt; wieder andere haben Epithelzellen, aber von der kleineren, unregelmässigeren Form, bald vereinzelt, durch zellfreie Partien der Oberfläche von einander getrennt, doch auch mehr in continuirlicher Lage. Da finden sich dann auch solche Zotten mit Cylinderepithel, dessen Zellen aber etwa nur ein Drittel so gross sind wie die kleineren Cylinderepithelien der Zotten mit lockerem Stroma; sie haben ein dichter gebautes, stark eosinrothes Protoplasma; der Kern liegt am freien Ende.

Zweiter Fall.

Juli 1889 ist an der hiesigen gynäkologischen Klinik von einer 39jährigen Frau folgende Krankengeschichte erhoben worden:

Als Kind und Mädchen litt Patientin an Bleichsucht, Magen- und Lungenbeschwerden; seit 9 Jahren ist sie verheirathet; 1886 abortirte sie; 4 Geburten waren normal, die Menses zeigten nichts Auffälliges; im Herbst 1888 wurde das Uriniren schmerzhaft; zuerst seien die Schmerzen zeitweise dagewesen, jetzt aber anhaltend und quälend; der Urin bekam nach und nach blutiges Aussehen und es stellten sich gleichzeitig Appetitlosigkeit, Schwäche und Schmerzen in der Blasengegend ein. Bei der inneren Untersuchung fühlte man rechts vom Uteruskörper von der Gegend des inneren Muttermundes nach vorn zum Blasengrund verlaufend einen bleistiftdicken, rundlichen, ziemlich weichen Strang, der empfindlich zu sein schien und als der Ureter dieser Seite gedeutet wurde; der Urin war trüb, eiterhaltig. Alle Therapie scheiterte. Der Blasenkatarrh und die zuweilen recht profusen Blutverluste durch den Urin wollten nicht sistiren; oft gleich nach stattgehabter Miction stellte sich ein krampfartiges Gefühl in der Gegend des Blasenhalses ein. Die mikroskopische Untersuchung des Urins zeigte viele rothe Blutkörperchen, spärliche Blasenepithelien und Eiterkörperchen, dagegen keine Zellen oder Gewebsfetzen, die auf eine Neubildung in der Harnblase hätten denken lassen können. Bei nochmaliger doppelter Untersuchung findet man rechts vorn vom Uteruskörper einen mandelgrossen, beweglichen, genau wie das Ovarium sich ausnehmenden Körper. Patientin kam zur Operation. Von der Vagina aus wurde die Blase eröffnet und beim Eindringen der Finger in dieselbe zeigte sich, dass der rechten Blasenwand ein mandelgrosser, weicher, sehr beweglicher Tumor gestielt aufsitzt. Die Geschwulst erwies sich als identisch mit dem Körper oder Strange, den man bei den vorangegangenen Untersuchungen gefühlt hatte, den man sich aber ausserhalb der Blase vorstellte. Mit der Kornzange wurde der Polyp gefasst, sein Stiel umschnürt und der Tumor in toto abgetragen, die Blase gespült und die künstliche Blasenscheidenfistel vernäht. Bei normalem Wundverlauf ging die Cystitis bis auf ein spärliches Sediment mit Eiterkörperchen und Blasenepithelien zurück. Patientin konnte mit blutlosem Urin entlassen werden.

Die Schnitte zeigen in allen möglichen Richtungen getroffene Zotten und Papillen; die Längsschnitte sind wenig vertreten, so dass man nur selten die Zottenform mit Stämmen und Aestchen deutlich zu sehen bekommt. Meist sieht man nur rundliche Felder, von verschiedenen Dimensionen, dicht zusammen liegend, so dass zwischen ihnen nur ganz schmale Spalten bleiben.

Die Axen der Zotten bestehen aus spärlichem, lockerem Bindegewebe; nur an der Zottenbasis wird das Stroma massiger und bildet einen breiteren Grundstock. Das mehrschichtige Epithel der Zotten bildet den hauptsächlichsten Theil der Neubildung; an den feineren Papillen macht das axiale Bindegewebe nur ein Fünftel aus, die Epithelbekleidung die übrigen vier Fünftel.

Bei starker Vergrösserung zeigt das Stroma der Zottenbasis eine feinfibrilläre, wellige Struktur, ist zellreich, enthält Spindelzellen oder deren ovaläre bis länglichen Kerne, daneben kleine rundliche Kerne, umgeben von ziemlich viel Protoplasma, so dass sich die Zellen grösser ausnehmen als einkernige Lymphkörper; auch finden sich im bindegewebigen Grundstocke zahlreiche Gefässe, unter anderem deutliche Arterien, ferner Spalten, welche ich für Lymphgefässe halte, und namentlich glatte Muskelfasern, die in Bündeln zusammen liegen und sich nicht nur in den Stämmen finden, sondern in schmäleren Bündeln auch bis in die feinsten Zotten hinein gehen; in den letzteren finden sich auch Gefässlumina in grosser Zahl und setzt sich mancherorts der Querschnitt fast nur aus Capillarlumina zusammen, deren Wand nach aussen hin das Zottenepithel direct aufzusitzen scheint.

Die Epithelbedeckung der Zotten grenzt sich überall deutlich ab vom axialen Stroma und ist fast durchweg sehr hoch. An den Papillen mit vollständig erhaltener Epithellage zeigt diese letztere bei starker Vergrösserung gleichsam 3 Schichten: in der ersten, dem Stroma zunächst gelegenen, sind die Kerne länglich, schmal, dunkler, mit reichlichen Chromatinkörnchen; die fast cylindrischen Zellen stehen senkrecht auf dem Stroma; ihr Protoplasma ist blass, die Zellgrenzen nicht deutlich; in der zweiten, mittleren Schicht werden die Kerne grösser, oval, selbst rund, sind blasser gefärbt, die Chromatinkörner liegen in weiteren Distanzen; die Zellen selbst sind polyedrisch, mit wenig Protoplasma und in der äussersten Epithelschicht stehen die Kerne wieder dichter und die Zellgrenzen werden deutlicher; die Zellkörper stellen kleinere Kugeln dar und diese reichen vielfach bis an die Oberfläche; nur an verhältnissmässig wenig Zotten findet sich an der Oberfläche eine einfache Lage von abgeplatteten Zellen.

Vereinzelt im Epithelgewirre finden sich einkernige Lymphkörperchen.

Neben diesen Zotten, welche weitaus die Mehrzahl ausmachen und ein lockeres Stroma mit hohem Epithel haben, finden sich noch einzelne, spärliche, kleine Gruppen von Zotten, in denen das Stroma sklerosirt erscheint; es ist nahezu homogen, enthält nur verhältnissmässig wenig längliche Kerne und von Gefässen ist gar nichts zu sehen oder man gewahrt nur die Lumina, jedoch ohne Endothel, während sonst an den Gefässen der übrigen Zotten die Endothelzellen vollständig deutlich und in normaler Lagerung sich befinden. Die Epithelbekleidung solcher homogen gewordenen Stromapartien weicht von den übrigen Bildern nur insofern ab, als in den Epithelzellen fast gar kein eosinrothes Protoplasma die Kerne umgiebt, dagegen sind die Zellgrenzen deutlich, so dass die Kerne in einem kleinen, hellen, polyedrischen Hofe liegen.

Dritter Fall.

Das Präparat entstammt einer 35jährigen Unverheiratheten, welche wegen Hämaturie im November 1888 auf die medicinische Klinik des Herrn Prof. Sahli kam.

Patientin, eine Uhrenmacherin, war schon als Kind von schwächlicher Constitution. Vor 10 Jahren bemerkte sie zum ersten Male Trüb- und Blutigwerden des Urins, ganz unabhängig von den Perioden; linksseitige Nierenschmerzen gesellten sich hinzu. Patientin wurde arbeitsunfähig und sehr schwach. Migräne, Erbrechen, Ohnmachtserscheinungen begleiteten das Blutharnen; Sehstörungen waren nie beobachtet worden. Es liegt keine hereditäre Belastung mit Blasensteinen vor. Die Mutter ist brustkrank. Patientin selbst hat chronischen Husten, schon mehrfach bemerkte sie Blut im Sputum, hatte Nachtschweisse und magerte ab. Bei Spitaleintritt zeigt Patientin ein blasses Aussehen, hat leichte Fiebertemperatur. Der Urin ist blutig, unangenehm riechend, enthält viele rothe, wenig weisse Blutkörperchen, viele Eiterkörperchen. Bei passender Diät und Spitalbehandlung gelingt es dem Blutharnen oft für Wochen Einhalt zu thun, ohne es aber vollständig bannen zu können. Das Urinbedürfniss wird frequenter; Blasentenesmus, Schmerzen vor, bei und nach dem Wasserlassen stellen sich ein; Palpation und Percussion der Blasengegend werden schmerzhaft; der Urin fliesst nur noch tropfenweise ab und unter heftigsten Schmerzen; sehr profuses Blutharnen wechselt mit zeitweilen geringer Hämaturie ab; Tuberkelbacillen und Cylinder sind keine zu finden im Urin. Die Menses sistirten. Temperatursteigerungen bis 39,5 begleiten eine immer manifester werdende Lungentuberculose. Patientin wird behufs eventueller Nephrectomie der chirurgischen Klinik übergeben. Die Endoskopie der Blase ergiebt als Wahrscheinlichkeitsdiagnose Diphtherie der Schleimhaut und es werden deshalb Injectionen von Arg. nitric. verordnet und innerlich Salol verabreicht. Eine acute Thrombose der rechten Vena cruralis führt den Exitus herbei. Die

Section ergiebt Phthisis pulmonum mit Tuberculose der Nieren. In der Harnblase finden sich dicke, schleimige, eitrige Massen, zum Theil sandig anzufühlen; die Schleimhaut ist ausserordentlich geschwollen, in Runzeln gelegt, in Wülsten emporzuheben; der erwähnte rahmige Inhalt ist ziemlich festhaftend auf der Blasenschleimhaut; nach Wegspülung sieht man zahlreiche Trübungen in der stark injicirten Schleimhaut; unter dem Wasserstrahle zeigt sich, dass die Wülste in Form einer 1 cm dicken senkrecht gestreiften Schicht sich abheben lassen und aus Zellen von gleicher Höhe sich zusammensetzen. Nur am Orific. urethrae sind freie Stellen der Schleimhaut. Im Nierenbecken war pyelitische Entzündung, fortgeleitet von der Cystitis her und die Nierentuberculose dieser Affection gegenüber als selbständige Erkrankung dieser Organe. Die mikroskopischen Schnitte lassen deutlich eine Muskelschicht und eine papillöse Schleimhautschicht unterscheiden; eine jede Schicht nimmt ungefähr die halbe Höhe des Präparates in Anspruch; nur an einer einzigen Stelle ist die Schleimhaut sehr dünn, so dass die Muskelschicht bis nahe an die Oberfläche reicht; es zeigt hier die restirende Schleimhautpartie ein nekrotisches Aussehen.

Die Papillen ziehen in nahezu parallelen Zügen empor und erreichen fast überall die gleiche Höhe, weshalb auch am frischen Präparate das sammtartige Aussehen der Neubildung auffiel. Unter dem einfachen Mikroskope setzt sich die Muskelschicht aus meist schräg getroffenen Bündeln glatter Muskelfasern zusammen; dieselben sind meist nur durch ganz schmale Züge von Bindegewebe von einander getrennt, unterscheiden sich also von dem normalen Verhalten nicht; an manchen Stellen aber liegen sie in weiten Abständen und zwischen ihnen finden sich breite Züge von Bindegewebe, in denen wiederum kleinere und grössere, rundliche, gebogene Felder durch ihren Kernreichthum auffallen, so dass sofort die Idee sich aufdrängt, es liege hier eine Infiltration des Bindegewebes mit einem Geschwulstgewebe vor.

Bei schwacher Vergrösserung, Leitz 3, sieht man, dass diese kernreichen Felder in kleinere Stränge zerfallen von der verschiedensten Form, im Ganzen schmal, so dass sehr grosse Aehnlichkeit etwa mit einem Scirrhus der Brustdrüse entsteht, nur dass die schmalen Zellstränge selbst dichter zusammenliegen; an einzelnen Stellen aber und namentlich mehr in der Tiefe (Fig. 1a) fallen sofort grössere Zellhaufen auf, die von rundlicher Gestalt in den Lücken des Stromas liegen und durch schmale Spalten von dem letzteren getrennt sind (Fig. 2), man erhält den Eindruck, dass diese Zellmassen in präformirten Hohlräumen liegen und da dieselben vom Stroma begrenzt sind und keine eigene bindegewebige Wand haben, so dürfte es sich wohl um Lymphgefässe handeln und dies wird bestätigt durch den Befund von weiten Kanälen mit deutlichem Endothel ohne bindegewebige Wand, welche in ihrem Innern, neben einigen multinucleären Leukocyten, eine grosse Zahl von locker liegenden, grossen, epithelähnlichen Zellen enthalten; auch in den Muskelbündeln selbst finden sich vereinzelt solche epitheliale Zellnester und sie sind auch hier scharf abgegrenzt, wie in Kanälen liegend. Die Muskelbündel selbst scheinen nicht hypertrophirt zu sein, die Muskelkerne sind in normaler Grösse und Vertheilung zu sehen.

Manche der oben erwähnten, grösseren, rundlichen, scirrhusähnlichen Felder entsprechen in ihrer Form und Grösse Gruppen von Muskelbündeln, die jetzt durch Krebsmassen ersetzt sind (Fig. 1); man sieht auch in ihnen hie und da noch ganz deutlich quer und schräg getroffene, kleinere Muskelbündel, welche durch die sich vordrängenden Krebszellstränge von einander getrennt werden.

Bei starker Vergrösserung gesehen sind die Kerne der besagten Nester und Züge rundlich bis ovalär, mit Kernkörperchen, welche Eosin annehmen. Die einzelnen Kerne stehen um Kernbreite von einander weg; das Protoplasma ist wenig ausgesprochen; es ist keine deutliche Zellgrenze zu sehen. Die äussersten Kerne an solchen Nestern sind abgeplattet und stehen parallel den Bindegewebszügen oder senkrecht auf denselben; hie und da sind auch die Zellnester in der Mitte locker, so dass die einzelnen Zellen mit ihrem eosinrothen Protoplasmaleibe deutlich sich abheben; namentlich fallen hier besonders grosse Zellen auf mit vielem, stark roth gefärbtem Protoplasma und einen verhältnissmässig grossen, gleichmässig mit Hämatoxylin dunkelgefärbten Kern, welcher sehr unregelmässig zackig gestaltet ist; manchmal erstrecken sich ganz deutlich linienförmige Fortsätze von dem Kern in das Protoplasma fort; auch in anderen Zellen zeichnen sich die Kerne durch besonders dunkle, gleichmässige Färbung aus und zwar sowohl Kerne von gewöhnlicher Grösse, wie auch kleinere; ferner finden sich nur vereinzelte Kerne, die multinucleären Leukocyten angehören.

Bei diesen Zellnestern kann es kaum ein Zweifel sein, dass es sich um epitheliale, also krebsige Elemente handelt, auch die Zellstränge derjenigen Partien, welche ich vorher als scirrhusähnliche bezeichnete, zeigen hie und da den gleichen Charakter, sind scharf gegen das Stroma abgegrenzt und haben auch manchmal die gleichen, dunklen Kerne; aber es ist dies allerdings nicht überall der Fall; an manchen Stellen sind die Zellstränge nicht scharf abgegrenzt, so dass der krebsige Bau nicht sofort erkannt werden kann.

Was die Schleimhautpartie anbelangt, so lassen sich schon unter dem einfachen Mikroskope leicht 2 Bilder von einander unterscheiden. Nur an wenigen Stellen findet sich ein Bild, welches dem im Sectionsprotocoll beschriebenen entspricht, die schmalen Papillen steigen hier dicht neben einander senkrecht auf, enden alle in gleicher Höhe mit einer kleinen, rundlichen, knopfförmigen Verbreiterung, aber man sieht sofort, dass namentlich in der Tiefe benachbarte Papillen durch schräg verlaufende Aeste zusammenhängen, so dass dadurch Maschen von recht erheblicher Grösse gebildet werden; die grössten derselben haben eine Länge von 3 mm und eine Breite von reichlich 1 mm.

An den anderen Stellen dagegen liegen die schmalen Bindegewebsbalken mehr schräg und selbst parallel der Schleimhaut und die Anastomosen scheinen reichlicher zu sein; diese Partien sind auch erheblich niederer wie diejenigen mit den senkrecht aufsteigenden Papillen. Ein weiterer Unterschied liegt darin, dass in jenen Partien die Zwischenräume viel mehr von Zellen ausgefüllt sind; in diesen dagegen sind viel weniger Zellen vorhanden. Höchst wahrscheinlich stellen jene Theile den wirklichen Bau des frischen Präparates dar, die anderen dagegen sind bei der Section durch Auffliessenlassen des Wassers bei Gelegenheit der länger dauernden Demonstration vor den Zuhörern ausgewaschen worden. Ich halte mich bei der Beschreibung zunächst an die ersteren Stellen.

Bei starker Vergrösserung betrachtet, setzt sich hier das Stroma der Papillen zusammen aus dicht stehenden Fibrillen, ist ungemein kernreich, von Spindelzellkernen und kleinen, rundlichen Kernen durchsetzt, welch letztere wohl einkernigen Lymphkörperchen angehören; feine, glatte Muskelfasern lassen sich als blassrothe Bündelchen bis in die Enden der Papillen auffinden und zwar nahezu gleichmässig im Stroma vertheilt, in der Mitte vielleicht dichter stehend als nach der Epitheldecke hin. Eigenthümlich ist an vielen, vielleicht an allen Zotten die Vertheilung der Blutgefässe; die grösseren liegen in den grösseren Stämmen in der Mitte, die Capillaren aber sind an einem grossen Theil der Zotten und namentlich auch gerade an den grösseren auf eine schmale Peripherie beschränkt, auf eine Zone, in welcher Capillarlumen dicht neben Capillarlumen sich findet, so dass das Bild ganz an den Durchschnitt einer Chorionzotte mit injicirten Capillaren erinnert; das Stroma ist hier auf ganz schmale Balken beschränkt. Manche Zotte, man sieht wenigstens hie und da einen Querschnitt von solchen, bestehen durchaus aus einem solchen gefässreichen Gewebe. Die oben erwähnten kolbigen Endanschwellungen zeichnen sich durch stärkere Eosinfarbe, geringe Zahl oder vollständiges Fehlen der Kerne, durch Verwaschensein der Zeichnung aus; man sieht die Lumina der Blutgefässe in ihnen nur noch ganz schwach angedeutet; offenbar handelt es sich hier um Nekrosen, welche auf die Einwirkung des Blaseninhaltes zurückzuführen sind.

Am Rande der Geschwulst findet sich in der Tiefe eine Stelle, wo die schönen Cylinderepithelien gut erhalten geblieben sind; ihre freien Enden liegen in einer Ebene, so dass man zur Annahme gezwungen ist, dass wirklich nur eine Schicht von Epithelzellen vorhanden war; an anderen Stellen dagegen enden die Epithelzellen in sehr verschiedener Höhe; hier lagen offenbar noch andere Zellen darüber. Das Epithel sitzt nur noch an wenigen Stellen in Form einer einzigen Lage auf; die meisten Zotten sind frei von demselben, dagegen sind die Zwischenräume zwischen den Zotten durch locker liegende Zellen erfüllt, welche offenbar das Zottenepithel darstellen; die Lockerung und Maceration derselben ist wohl nur als Leichenerscheinung aufzufassen. Weitaus die meisten der frei in den Maschen liegenden Zellen sind spindelförmige, zum grössten Theil sehr lang ausgezogen und schmal, nur zu kleinem Theil kürzer; ihr Kern ist immer deutlich bläschenförmig, gross und enthält zahlreiche Chromatinkörner; das Kernkörperchen wird meist durch die Chromatinkörner verdeckt; ist es deutlich sichtbar, in Form eines grösseren Kügelchens, so sieht man es von Eosinfarbe; Kernkörperchen von Hämatoxylinfarbe habe ich keine constatiren können. Ganz das Gleiche findet sich übrigens an den Kernen der in der Blasenwand eingelagerten Epithelnester, so dass hier nicht etwa eine Degeneration des Kernkörperchens durch Einwirkung des Harns vorliegen kann. Die spindelförmigen Epithelzellen sind 10-, ja 30mal länger als breit. Hie und da sieht man offenbar Querschnitte von dicht an einander gelegenen Spindelzellen, das heisst Gruppen von kleineren, polyedrischen Feldern, die fast ganz von den anscheinend rundlichen Kernen eingenommen werden; hie und da auch ein solches kleines, polyedrisches Feld ohne Kern, ein Bild, welches vollständig an den Querschnitt durch Bündel glatter Muskelfasern erinnert; nur dass die Dimensionen der Zellen und Kerne ein wenig grösser sind. Die Spindelzellen wiegen weitaus vor; viel spärlicher sind protoplasmareiche Zellen von mehr compacter Gestalt, wie es scheint voluminöser als die Spindelzellen, polymorph, im Ganzen aber 4eckig und etwas in die Länge gestreckt, so dass man manche derselben als kurze, aufgebauchte Spindeln bezeichnen könnte; ihr Kern ist breiter als der der Spindelzellen, oval, hell, blasser, enthält weniger Chromatinkörner; Kernkörperchen habe ich in diesen nicht deutlich gesehen; das Protoplasma ist feinkörnig; dann und wann liegen diese Zellen auch in kleinen Gruppen, 6—8 dicht beisammen, meistens sind sie aber ebenso von einander isolirt wie die Spindelzellen. Dann und wann sieht man in einer dieser Zellen unverkennbare Theilungsfiguren, wenigstens Doppelsterne an den beiden Enden einer länglichen Zelle gelegen, durch feine farblose Linien mit einander verbunden; in der Mitte zwischen den Doppelsternen ist eine leichte Einziehung der ganzen Zelle, an welcher man deutlich erkennt, dass diese Linien dichter zusammen treten.

Unter den polymorphen Zellen bemerkt man dann namentlich noch einige Elemente, welche etwas grösser sind wie die anderen, bei schwacher Vergrösserung schon durch stärkere Eosinfarbe ausgezeichnet, sowie durch einen besonders dunklen, eigenthümlich gestalteten, maulbeerförmigen Kern und ein grobkörniges Protoplasma; ich komme auf sie weiter unten bei Besprechung der Zelleinschlüsse zu reden.

Vorzugsweise die polymorphen Zellen zeigen auch Modificationen, die alle höchst wahrscheinlich entweder auf vitale Nekrose oder auf postmortale Maceration zu beziehen sind; in letzterer Weise können am besten aufgefasst werden jene Zellen, in denen das Protoplasma nicht mehr scharf begrenzt ist, blass wird, mit körniger Grenze; es nimmt an Menge ab und umgiebt schliesslich den Kern nur in Form eines undeutlichen und unregelmässig angeordneten körnigen Saumes; dann sieht man auch freie Kerne, deren Protoplasma also vollständig zerstört ist; die Kerne werden dabei blasser, verarmen, wie es scheint, an Chromatin und auch die Intensität der Färbung nimmt ab; hie und da finden sich auch Bilder, welche als farblose Kerne gedeutet werden können.

Ueber die Anordnung dieser Elemente lässt sich nur vermuthungsweise äussern, dass die mehr polyedrischen Formen die oberflächlichsten Lagen eines geschichteten Epithels gebildet haben möchten; es ist dies zunächst ein Schluss, welcher sich mit Wahrscheinlichkeit aus ihrer Form ergiebt und auch die Thatsache, dass gerade sie vorzugsweise die beschriebenen und als Maceration gedeuteten Erscheinungen darbieten, spricht ebenfalls für diese Auffassung.

Was die Spindelzellen anlangt, so liegen dieselben meistens ganz locker in den Zwischenräumen zwischen den Zotten und zwar fast ausschliesslich der Zottenaxe parallel; an wenigen Stellen sieht man auch noch, wenigstens die kürzeren dieser Zellen, in Verbindung mit Cylinderepithelien, die dem Stroma aufsitzen und zwar meist schräg aufsitzen, das freie Ende nach dem freien Zottenende zu gerichtet; zwischen den cylindrischen Zellenden schieben sich dann Spindelzellen ein, im Ganzen aber mehr kürzere und breitere, die schon den Uebergang zu den polyedrischen Zellen zu bilden scheinen.

Vierter Fall.

Papilloma carcinomatosum uteri.

Bei der Section einer im Schausaale des Inselspitals plötzlich verstorbenen 55jährigen Frau wurde ganz zufällig ein Papillom der Uterusschleimhaut vorgefunden. Die Frau war an den Folgen einer Cholelithiasis gestorben.

Als Papillom der Uterusschleimhaut möchte dies wohl der erste Fall sein; weder Ziegler in seiner pathologischen Anatomie 1890, noch Schröder in seiner Gynäkologie 1890, noch Pozzi in seinem Traité de Gynaecologie 1892, noch Zweifel in seiner klinischen Gynäkologie 1892 erwähnen das Papilloma uteri.

In Sachen des vorliegenden Präparates sagt das Sectionsprotocoll (1892) Folgendes: Beim Aufschneiden des Uterus quillt eine dickrahmige, weissliche Flüssigkeit hervor; auf der hinteren Uteruswand in der Nähe des Fundus sind geröthete, weiche Geschwulstmassen, bedeckt vom rahmigen Uterusinhalt; nach dem Abspülen dessolben löst sich die Tumormasse in stark geröthete, lange Zotten auf. Es sitzt die Geschwulst auf dem rechten Theil der hinteren Wand, erstreckt sich im Fundus bis zur linken Tube herüber; die Oeffnung der rechtsseitigen Tube ist von dem Tumor verdeckt und hier setzt er sich auch noch auf die vordere Wand fort. Nach unten geht er bis zur Gegend des inneren Muttermundes und hier findet sich an der hinteren Wand gleich oberhalb des Os uteri int. eine flache, markig aussehende Stelle von etwa 2 cm Länge und 1 cm Breite. Auf der Schnittfläche ist das Verhalten der dünnen Uteruswand gegenüber den Zotten undeutlich zu sehen. In der rechten Tube ist nichts von Papillombildung vorhanden.

Wir beginnen mit der Beschreibung der wirklich papillomatösen Schleimhaut als des höchsten und charakteristischsten Grades der Veränderung.

Mit dem einfachen Mikroskope gesehen, hebt sich deutlich die veränderte Mucosa von der Muscularis ab; die Grenzlinie beider ist fast geradlinig; die Papillen scheinen alle ziemlich in gleicher Höhe zu enden.

An der oberen Grenze der Muscularis sind zerstreut mehrere kleine, blaue Flecke, welche, wie die starke Vergrösserung zeigt, Haufen von einkernigen Lymphkörpern sind. Mit Leitz 3 sieht man deutlich, wie diese kleinen Heerde sich hie und da an weite Lumina anschliessen, an denen sich keine besondere Wand nachweisen lässt; es können Lymphgefässe sein. An einigen wenigen dieser Heerde ist schon bei schwacher Vergrösserung auffallend, dass sie im Inneren eigenthümlich locker gebaut sind und grössere Zellen zu enthalten scheinen; bei starker Vergrösserung bieten sich die letzteren in der That als polyedrische Zellen mit grossem, bläschenförmigem Kerne dar, welcher ein eosinrothes Kernkörperchen führt; sie sehen vollständig aus wie Epithelzellen und liegen locker durch einander, im Centrum des Fleckes fast allein; nach aussen mischen sich ihnen die Lymphkörper bei, an anderen Stellen treten diese centralgelegenen, grossen Zellen mit ihrem blassen Kerne erst bei starker Vergrösserung hervor und sind bei schwacher durch die Lymphkörper fast verdeckt; ferner sieht man an einem anderen Heerde, dass neben demselben eine undeutlich begrenzte Gewebsspalte sich in die Tiefe versteckt, bis an die Muscularis reichend, breit, wiederum mit den zum Theil sehr dicht gelagerten Zellen angefüllt und dieser Raum lässt sich nach oben in die interpapillären Spalten verfolgen; es ist also auch hier das Epithel in die Tiefe gedrungen, hat aber die eigentliche, obere Grenze der Muscularis noch nicht überschritten.

Von dem intermusculären Bindegewebe gehen Papillen aus, welche in regelmässigen Abständen ziemlich senkrecht in die Höhe steigen mit vielfachen Windungen, Biegungen und Knickungen versehen. Auch in diesem Papillome sieht man Anastomosen benachbarter bindegewebiger Papillenaxen, indessen doch im Ganzen selten; es werden so grössere Maschen abgeschlossen; einzelne Papillen aber scheinen nicht nur an der Basis zusammenzuhängen, sondern auch an ihren Spitzen. Das Stroma der Papillen wird in der Hauptsache gebildet von glatten Muskelfasern, die an ihren sehr langen, schmalen Kernen sehr leicht zu erkennen sind und ebenso wie die Bündel innerhalb der Muscularis aussehen; auch finden sich Kerne von einkernigen Lymphkörpern, stellenweise sehr reichlich; deutliches Bindegewebe findet man an den meisten dieser Capillaren nicht, auch Gefässe sind nur an wenigen sichtbar; die Enden dieser Papillen liegen, wie gesagt, ziemlich in gleicher Höhe, aber oberhalb derselben finden sich noch zerstreut in Celloidin Querschnitte von Papillen, die eine andere Zusammensetzung haben; sie sind ausgezeichnet durch einen ausserordentlichen Gefässreichthum, die Gefässe vom einfachen, doppelten, selbst vierfachen Lumen der Capillaren, von Endothel ausgekleidet, liegen sehr dicht neben einander, zwischen ihnen nur ganz schmales Stroma mit runden oder leicht ovalen, dicht stehenden Kernen; stäbchenförmige Kerne von glatten Muskelfasern sind nicht zu erkennen; diese Querschnitte haben verschiedene Dimensionen, die grösseren enthalten ein Dutzend und mehr Blutgefässdurchschnitte, die kleinsten nur 2; hier handelt es sich um wirkliche Auswüchse der Mucosa, während die unterliegende papillöse Partie durch Auffaserung der Muscularis entstanden zu sein scheint. An nur wenigen

Stellen sieht man auf diesen musculösen Zotten noch eine Lage von im Ganzen nur mässig grossen Cylinderepithelien; weitaus die grösste Menge der Zotten trägt nicht mehr das Epithel in situ, sondern die Zwischenräume zwischen Papillen sind von ziemlich dicht liegenden Zellen ausgefüllt und zwar in höherem Maasse als bei dem dritten Falle von Blasenpapillom, da bei der Section nicht mit der gleichen Gründlichkeit der Tumor ausgespült wurde; die meisten dieser Zotten haben nicht mehr deutliche scharfe Contouren; die Oberfläche des Protoplasmas ist körnig, zackig, unregelmässig gestaltet und das Protoplasma selbst in verschieden reicher Menge vorhanden, so dass auch post mortale Macerationsphänomene vorliegen; die Kerne sind etwas grösser als Kerne von farblosen Blutkörperchen, rund oder oval, höchstens doppelt so lang wie breit; die Form der Zelle ist nicht mit Sicherheit festzustellen, doch liegen, obgleich zwischen ihnen überall feinere und etwas grössere Spalten sich finden, die Kerne recht dicht um den einfachen, doppelten oder vierfachen Durchmesser von einander entfernt; die Zellen scheinen also im Ganzen nur klein gewesen zu sein, kleiner als die epithelialen Zellen, die wir oben in den Lymphspalten beschrieben haben. Hier und da, aber nur selten sind vereinzelte Kerne sichtbar, welche den doppelten Durchmesser haben und besonders intensiv gefärbt sind. Ganz andere Zusammensetzung haben die Partien, an welchen die Schleimhautwucherung etwas weniger hochgradig ist; hier sieht man gar nichts von senkrecht aufsteigenden Papillen, sondern die verdickte Schleimhaut, deren Oberfläche einfach gewölbt ist, wird gebildet von zahlreichen Hohlräumen, welche von cylindrischem Epithel ausgekleidet und nur durch schmale Septa von einander getrennt sind, namentlich findet sich dies in der Tiefe, während in der oberen Hälfte das Bild auf den ersten Blick nicht so deutlich ist und dabei fällt ferner sofort auf, dass unter dieser erkrankten Schleimhautpartie noch Drüsenlumina sich finden, welche vollständig den normalen gleichen.

Gehen wir bei der genaueren Betrachtung von der angrenzenden, normalen Schleimhaut aus; dieselbe ist, im Stroma wenigstens, nicht verändert, zeigt hier die eigenthümlichen rundlichen bis ovalen, dicht gelegenen Kerne; die sichtbaren Drüsenlumina sind mässig reichlich, rund, oval oder in die Länge gestreckt und immer mit dem Längsdurchmesser der Oberfläche parallel. An der geschwulstartigen Erhebung geht dann die oberflächliche Lage der normalen Schleimhaut allein in die Geschwulst über, die tiefere Lage dagegen, noch immer mit den ovalen, dicht gestellten Kernen und den lang gezogenen, in gleicher Richtung verlaufenden Drüsenlumina, setzt sich unter der Geschwulst fort; etwas weiterhin verliert sich aber mehr und mehr diese untere Schicht; die Drüsenlumina werden spärlicher und schwinden schliesslich. Was die Zusammensetzung der Geschwulst anlangt, so sieht man in der Tiefe Hohlräume, spaltförmig, weit; schon für das blosse Auge erhält die Partie ein fein poröses Aussehen; es setzt sich die Neubildung zusammen aus sehr verschieden gestalteten

Drüsenlumina von sehr verschiedener Weite; an ihren Wänden erheben sich wiederum Papillen von verschiedener Höhe und Gestalt; verästelte Papillen reichen in das Lumen herein, andere gehen quer durch, so dass auf diese Weise ganz grosse Räume wieder in viele kleinere und kleinste zerfallen, stets mit derselben Epithelbekleidung. Es sind Bilder, welche man in ähnlicher Weise in festern Partien von Ovarialcystomen sieht, die Stromabalken sind sehr schmal und entfalten zahlreiche runde und ovale Kerne, vollständig denen des normalen Stromas der Mucosa gleich, indessen auch längere, fast fädchenförmige Kerne, die jedoch zum Theil den Endothelien der ganz schmalen collabirten Blutgefässe angehören.

Die Cylinderepithelien sind ziemlich hoch, die Kerne in verschiedener Höhe angeordnet, so dass 2, 3 Lagen über einander zu liegen scheinen; die Kerne sind in einzelnen schmal und lang, in andern kürzer und breiter, mehr oval und in wenigen auch fast rundlich; an manchen Stellen ist das Epithel auch abgelöst und liegt in den Spalten mit anderen, kleineren Zellen, die den oben beschriebenen des papillösen Theiles gleichen, zusammen; in der untern, tiefern Hälfte ist dieser Bau deutlich, da überall Drüsenlumina sich finden, die zum grossen Theile schon mit blossem Auge als feine Poren zu erkennen sind, in der oberen compacten Schicht ist der gleiche Bau, nur sind viel zahlreichere Stromabalken vorhanden; die von Epithel ausgekleideten Hohlräume sind kleiner, ihre Lumina nur ganz schmal und man hat also hier eine viel stärkere gegenseitige Durchwachsung von Epithel und Stroma. Nach der Oberfläche hin wiegt das Stroma sogar vor, das hier überall die gleichen ovalen und runden Kerne des normalen Stromas der Mucosa enthält; auf der Oberfläche finden sich noch Cylinderepithelien und über denselben hier und da eine lockere Schicht der gleich zu beschreibenden, mehr polyedrischen, aber etwas kleineren Epithelzellen, welche die interpapillären Spalten in dem papillösen Theile anfüllen.

Nach dem papillösen Theile der Neubildung hin ändert sich die Zusammensetzung des Stromas; in den tieferen Partien treten an Stelle der ovalen Kerne, lange, stäbchenförmige Kerne, die offenbar glatten Muskelfasern entsprechen; dies beginnt da, wo die scheinbar normalen Drüsenlumina unter dem adenomatösen Theile verschwinden; auf diese Weise bereitet sich der Uebergang zu dem papillösen Partien vor; zugleich erfolgt auch eine Aenderung in der Configuration der Drüsenräume; sie verlieren ihre etwas rundliche Form, strecken sich mehr in die Länge, werden senkrecht gestellt; dabei fällt auf, dass wenn man die untere Grenze der veränderten Schleimhaut verfolgt, ein tiefes Eingreifen der epithelialen Wucherung in die Muscularis nicht sichtbar ist; überall, sowohl an den Theilen mit normaler Mucosa und denen mit adenomatöser, wie an den papillösen Partien erscheint die obere Grenze der Muscularis überall in einer Ebene gelegen und doch dringt offenbar die epitheliale Bildung in die Tiefe und die Muscularis wird in ihren obersten Schichten zur Bildung des Tumors aufgebraucht; es erfolgt dies aber nur ganz allmählich, so dass die Verschiebung der Grenze zwischen Geschwulst und Muscularis nach der Tiefe hin nicht deutlich zu erkennen ist, auch wenn man in dem papillösen Theile die musculären Stromata der Zotten zusammengelegt denkt, so würde dies doch nur eine ganz dünne Schicht ergeben, die nicht im Verhältniss steht zur Dicke der Uteruswand.

Bei der Schilderung des papillösen Theiles kann ich mich kurz fassen, da sich hier ähnliche Verhältnisse wiederholen wie in dem dritten Falle von Blasenpapillom; die Papillenstromata sind in den unteren Partien zu weit aus grösstem Theile aus glatten Muskelfasern und wenig Bindewebe zusammengesetzt; nur in den Spitzen treten sehr gefässreiche Partien auf, die hier ganz ebenso wie in dem erwähnten Blasenpapillome vollständig an den Durchschnitt durch quergetroffene Chorionzotten erinnern; die Capillaren sind freilich etwas weiter, an Querschnitten füllen sie zu 20—30 den Raum fast vollständig aus; Kerne von glatten Muskelfasern lassen sich hier nicht mehr in dem spärlichen Stroma erkennen, diese obersten Partien der Papillen scheinen nur aus einem Convolut von solchen Capillaren zu bestehen; nirgends sieht man wie in dem Falle von Blasenpapillom die Gefässpartie als eine peripherische Rindenschicht dem axialen bindegewebigen Stroma aufgelagert; die obersten Enden der Papillen sind auch hier vielfach nekrotisch, ohne Kernfärbung, mit undeutlicher Zeichnung, mehr homogen; nur an wenigen Papillen sieht man noch eine Lage von Zellen dem Stroma aufgelagert, deren Kerne alle senkrecht gestellt sind; sie scheinen cylindrisch zu sein, sind aber jedenfalls nur sehr klein, im ganzen kurz und namentlich schmal; dagegen sind, wie erwähnt, die interpapillären Räume ganz von locker liegenden Zellen angefüllt und diese haben im Ganzen einfache Form, sind polyedrisch, von mässiger Grösse, 4-, 5eckig, etwas länglich, jedoch nicht deutlich spindelförmig: Die Kerne gleichen sich, sind bläschenförmig.

Zu erwähnen ist ferner noch die Uebergangsfalte der Schleimhaut, da wo die an der hinteren Wand gelegene adenomatöse Partie in die mit dem Papillom besetzte vordere Wand übergeht; hier schiebt sich zwischen beide eine kleine Partie ein, an welcher die Musculatur bis an die Oberfläche reicht; ein kernreiches Schleimhautstroma mit Drüsen lässt sich nicht nachweisen, dagegen liegt direct auf der Muscularis eine Epithelschicht von im Ganzen cubischen, mässig grossen Zellen mit bläschenförmigem Kerne, welche vielfach durch besondere Zelleinschlüsse ausgezeichnet sind; sie enthalten grosse, runde Vacuolen, welche in ihrem Innern eine fast homogene Kugel zeigen, die sich mit Eosin färbt, aber keine weitere Zeichnung erkennen lässt; der Durchmesser dieser Kugeln beträgt das 2-, 3fache der Kerne von den Epithelzellen in der Nachbarschaft. Es ist möglich, dass diese Kugeln in gleiche Linie zu stellen sind mit den später zu beschreibenden Zelleinschlüssen, doch komme ich bei jenen nicht mehr auf sie zurück, sondern möchte sie nur hier kurz erwähnt haben.

In dem ebenfalls erhärteten, eingebetteten und fein geschnittenen, rahmigen Inhalt der Uterushöhle fanden sich neben kleinen Resten quer und schräg getroffener feinster Papillen mit ihrem Stroma und der Epitheldecke massenhaft grössere und kleinere Gruppen von Zellen und viele locker im Celloidin liegende Zellen; sie zeigen aber, im Vergleiche mit den in den Schnittpräparaten des papillösen Theiles der Neubildung interpapillär vorhandenen Zellen, keine Besonderheiten mehr, weshalb ich sie hier nicht wieder näher beschreibe. Auch nekrotische Zellen und Detritusmassen finden sich neben den Zellen.

Zelleinschlüsse.

Noch habe ich einiger Bildungen Erwähnung zu thun, die ich bisher unberücksichtigt gelassen; es handelt sich dabei um eigenthümliche Gebilde, welche zu den in den letzten 2 Jahren so viel besprochenen Zelleinschlüssen gehören. Gerade dieser Gesichtspunkt war es ja, von dem ich ausging, wie ich in der Einleitung auseinander gesetzt habe.

Im Falle 1 fielen mir schon bei mässiger Vergrösserung (Leitz 5) im Protoplasma der locker zwischen den Papillen liegenden Zellen Gruppen von eigenthümlichen Gebilden auf, die sich bei Betrachtung mit Oelimmersion $\frac{1}{16}$ Leitz auf den ersten Blick als etwas Fremdartiges präsentirten. Ich gehe von den auffälligsten dieser Gebilde aus; es sind dies eigenthümliche, im Protoplasma der polymorphen Zellen gelegene Gebilde von sehr regelmässiger Form, wenn sie etwas weiter aus einander liegen, rund oder oval; liegen sie dicht zusammen, so sehen sie polyedrisch aus, wie zusammengepresst (Figg. 5, 6, 7, 8). Das Protoplasma der Zellen zwischen ihnen ist auf ganz schmale Balken reducirt; die Gebilde bestehen aus einem peripherischen, hellen Saum und einem centralen, fast homogenen Körper, der die Eosinfarbe des umgebenden Protoplasmas annimmt. Die helle Zone wird nach aussen, wie es scheint, meist durch eine besondere Wand abgegrenzt, wenigstens sieht man keine scharfe, selbständige Linie, vielmehr erscheint das ganze Gebilde wie eine Vacuole mit einem besonderen Inhalte. Die Grösse dieser Vacuolen wechselt etwas und ist im Wesentlichen bedingt durch ihre Zahl. Am interessantesten sind wohl die Gebilde, wie sie in Fig. 3 dargestellt sind; man sieht hier in der Mitte eine grosse Protoplasmamasse mit Kern, welche neben einer grossen

Vacuole wohl 60 derartige Gebilde enthält, die ganz scharf eingestellt sind und den eben beschriebenen Bau zeigen und ausserdem auch noch etwa 20 helle Kreise, in welchen beim Schrauben der gleiche Inhalt zum Vorschein kommt; über 80 derartige Gebilde liegen also hier dicht neben einander und dazu ist zu bemerken, dass bei Tubusverschiebung immer neue und neue Gebilde dieser Art auftauchen, so dass ihre Zahl in dieser neuen Zelle wohl mehrere Hundert beträgt. Andere Zellen enthalten eine kleinere Zahl, 20, 30; hier finden sich auch noch etwas grössere, zusammenhängende Mengen von Protoplasma, während dasselbe in dem obigen Falle ganz gleichmässig auf feinste Balken reducirt ist; ihre Grösse beträgt 0,00815 mm; der Durchmesser der centralen Körper: 0,00326 mm. Ist nur eine geringere Zahl derselben in einer Zelle vorhanden, so nimmt ihre Grösse etwas zu, sowohl die Grösse der Vacuole, wie auch des centralen rothen Körpers (Fig. 5, 6, 7, 8) und es finden sich solche von verschiedenen Dimensionen in ein und derselben Zelle (Fig. 6 und 8); der centrale Körper wächst nicht in dem gleichen Maasse wie der Durchmesser der Vacuole, so dass in den grösseren sein Durchmesser nur etwa ein Viertel des Durchmessers der ganzen Vacuole beträgt. Irgend etwas, was Kernfärbestoff annähme, konnte ich in den centralen Körpern nicht erkennen.

Es finden sich auch Zellen, in denen rings um eine grössere Vacuole herum, 6—10 kleine liegen oder 2, 3—4 Vacuolen von doppeltem bis dreifachem Durchmesser der erstbeschriebenen kleinen, regelmässigen Gebilde, liegen bei einander; manche der Vacuolen gehen bis auf einen Durchmesser von 0,01304 mm hinauf. Mehr wie ein Körperchen befindet sich nie in einem solchen vacuolären Gebilde.

Das Protoplasma, in welchem diese Gebilde eingebettet sind, gehört, wie gesagt, einer Zelle an, die zum Theil gegenüber den andern sehr vergrössert ist und dies namentlich, wenn sehr viele der kleinen Vacuolen sich darin finden. Man sieht immer 1, 2 auch 3 Kerne, die nicht mehr deutlich bläschenförmig, sondern mehr gleichmässig dunkel gefärbt sind; auch ihre ovale Form hat sich verändert; die Kerne sehen sehr häufig zackig aus; sie machen den Eindruck als wären sie im Zugrundegehen begriffen. Häufig sind die Kerne von einer etwas grösseren Menge Protoplasma umgeben, so dass die oben beschriebenen Gebilde nicht dicht an den Kern heran reichen; in anderen Zellen dagegen liegen sie dem Kerne dicht an und namentlich diejenigen, welche sehr gross sind. Es liegen die betreffenden Zellen mit den seltsamen Einschlüssen zum grössten Theile zerstreut mit andern Zellen zwischen den Zotten; dagegen sieht man solche manchmal auch im Cylinderepithel, das dem Stroma noch aufsitzt; sie liegen hier zwischen den andern Zellen, wie ich es in Fig. 4 abgebildet habe. Jene besondere Zelle ist nur in ihrer nach dem Stroma hin gewandten Hälfte ganz von diesen Gebilden angefüllt; in der Mitte der Zelle ungefähr liegt der Kern, der sich durch sehr starke Tingirung und unregelmässige Oberfläche auszeichnet; die andere Hälfte der Zelle dagegen ist stark aufgehellt und enthält nur wenige jener Körper; es macht den Eindruck, als ob die anderen entleert worden wären.

Ausser diesen Bildungen finden sich noch ganz grosse, runde Vacuolen, von einem Durchmesser bis 0,015 und 0,02 mm. Sie liegen ganz allein in Zellen oder dann in Zellen, welche nebenbei noch die oben beschriebenen Gebilde enthalten, Fig. 3. Diese grossen Vacuolen sind scharf abgegrenzt und unterscheiden sich von den übrigen, abgesehen von ihrer Grösse, wesentlich dadurch, dass sie mehrere centrale Körper enthalten, die nur einen verhältnissmässig sehr kleinen Theil der Vacuole einnehmen; die Körper sind auch eosinroth, homogen, aber von unregelmässiger Gestalt und von sehr wechselnder Grösse. Die Kerne solcher Zellen mit grosser Vacuole sind zur Seite gedrängt und es gewinnt der Zellkörper so das Aussehen eines Siegelringes. Ob diese Vacuolen mit den erstbesprochenen Bildungen zusammenhängen, vielleicht Degenerationsformen darstellen, wage ich nicht zu entscheiden.

So seltsam sich diese Gebilde auch gegenüber den anderen Zellen ausnehmen, so sind doch Zellformen noch zu erwähnen, welche es möglich erscheinen lassen, dass die centralen Körperchen der Vacuolen aus dem Protoplasma der Zelle selbst hervorgehen; es fallen nehmlich noch Zellen auf, von im Ganzen compacter Form, die auf den ersten Blick vielleicht von den übrigen ähnlich gestalteten Zellen nicht zu unterscheiden sind; aber bei genauer Betrachtung mit sehr starker Vergrösserung sieht man an Stelle eines gleichmässigen, feinkörnigen Protoplasmas, das sich bei den übrigen Zellen findet, den Zellkörper hier eigenthümlich grobkörnig; und die groben Körner haben ebenfalls bei gewissen Einstellungen einen schmalen, hellen Hof; doch ist die Zeichnung etwas verwaschen, so dass man nicht sicher entscheiden kann, ob der helle, ringförmige Hof auch gerade bei genauester Einstellung sichtbar ist.

Viel weniger auffallend sind die Gebilde, welche ich im Uteruspapillome gefunden habe; da Aehnliches aber schon von Anderen beschrieben ist und die Frage, ob es selbständige Organismen sind oder nicht, dabei aufgeworfen worden ist, so will ich sie hier kurz erwähnen; häufig findet man in den Zellen grosse Vacuolen, den schon beschriebenen entsprechend, zum grössten Theil von einer centralen Kugel eingenommen, welche völlig homogen ist, mit Eosin sich stark färbt; an der Peripherie ist von der Vacuole nur ein schmaler, heller Saum übrig geblieben; die Grösse dieser Gebilde ist 0,01—0,02 mm; sie gleicht ungefähr den in Fig. 4 abgebildeten, sind aber nur vereinzelt und machen daher nicht einen so auffälligen Eindruck wie die früher besprochenen.

Ferner finden sich Körner, wie sie Podwyssozki und Sawtschenko[1]) in der eben erschienenen Arbeit in Fig. 7, 8, 10, 12 u. s. w. abbilden; kuglige oder längliche Körper, etwas kleiner wie farblose Blutkörperchen, scharf begrenzt, etwas glänzend, aber nicht bräunlich, sondern auffällig stark mit Eosin sich färbende, darin 1, 2, 3 ja 6 kleine Körperchen, welche mit Hämatoxylin intensiv sich färben, manchmal dicht neben einander stehen, jedoch auch mit Vorliebe an den entgegengesetzten Seiten. Deutliche Sichelform, wie sie die genannten Forscher in Fig. 13, 14 abbilden, konnte ich nicht constatiren.

Man könnte hier in erster Linie an farblose Blutkörper denken, aber sie sind kleiner; auch die Kerne sind kleiner als die Kerne der multinucleären Leukocyten, dabei, wie erwähnt, auch in sehr wechselnder Zahl, im Ganzen mehr an die Peripherie gestellt. Ich begnüge mich diese Unterschiede hervorzuheben, und damit auf diesen Befund aufmerksam gemacht zu haben.

[1]) Centralblatt für Bakteriologie. 1892. Bd. XI.

Da wir bei Noeggerath[1]) und in der Arbeit von Podwyssozki[2]) eine alles umfassende Aufzählung, Besprechung und Literaturangabe finden über das, was sich in Betreff der Zell- und Kerneinschlüsse im Laufe der letzten Jahre angesammelt hat, begnüge ich mich mit der Erwähnung derjenigen Befunde, die denen, welche ich in meinem ersten Falle beschrieben habe, gleichkommen.

Nils Sjöbrings[3]) Sporocysten Fig. 12, 13 kommen meinen Abbildungen der räthselhaften Zelleinschlüsse am nächsten; jedoch fehlt mir gegenüber seinen Gebilden erstens, wie es scheint, eine besondere Abgrenzung dessen, was ich als Vacuole bezeichnet habe, durch eine Membran, deren Existenz Sjöbring mit Bestimmtheit angiebt, zweitens die gebogenen Stäbchen im Innern der Vacuolen, welche Sjöbring wenigstens in einem bestimmten Stadium erkannt hat, und drittens die feine Membran, welche als Hülle die Gruppen von Sporen umgeben soll.

Einen mit Hämatoxylin färbbaren Kern hat auch Sjöbring in seinen Organismen auf keiner der Entwickelungsstufen feststellen können. Sjöbring hat solche Bildungen in 6 Mammakrebsen, ebenso in einem primären Leberkrebse und einem primären Prostatakrebs gesehen und hält er dieses Gebilde für entschieden parasitärer Art.

Die Abbildungen, welche Ribbert[4]) von solchen Gebilden aus einem Blasenkrebse giebt, sind nicht mit den meinigen übereinstimmend; er hat keine so regelmässigen Figuren, wie ich sie in Fig. 1—12 abgebildet habe, gesehen, und so erklärt es sich, dass er die parasitäre Natur leugnet und sie als umgewandelte, degenerirte Epithelzellen ansieht.

Grössere, vereinzelte Gebilde sind von vielen Forschern gesehen worden.

Ich begnüge mich mit der objectiven Schilderung meiner

[1]) Beiträge zur Structur und Entwickelung des Carcinoms. Wiesbaden 1892.

[2]) Podwyssozki und Sawtschenko, Kiew. Centralblatt für Bakteriologie und Parasitenkunde. 1892. Bd. XI. No. 18.

[3]) Fortschritte der Medicin. 1890. No. 14. S. 529. Ein parasitärer, protozoenartiger Organismus in Mammacarcinomen.

[4]) Ueber Einschlüsse im Epithel der Carcinome. Deutsche med. Wochenschrift. 1891. No. 42.

Befunde; in eine Discussion über die Bedeutung gehe ich nicht weiter ein, ist doch die Natur dieser Gebilde als selbständige Organismen mit Sicherheit wohl nur durch das Experiment festzustellen. Vorläufig können wir nichts Anderes thun, als das Vorkommen solcher Bildungen feststellen und die Orte angeben, an welchen diese sich finden.

Am Schlusse meiner Arbeit angelangt, erlaube ich mir meinem hochverehrten Lehrer, Herrn Professor Dr. Langhans für die gütige Ueberlassung des Untersuchungsmaterials, sowie für die zuvorkommende Unterstützung bei dem Zustandekommen dieser Arbeit meinen besten Dank auszusprechen. Den Herren Professor Dr. Sahli, Professor Dr. Müller, Professor Dr. Girard sei hier ebenfalls geziemend gedankt für die gütige Ueberlassung der betreffenden Krankengeschichten.

Erklärung der Abbildungen.

Tafel XII.

Fig. 1. Papilloma vesicae carcinomatosum. Fall 3. Vergr. Loupe.

Fig. 2. Krebszellnester aus der Tiefe der Blasenwand, dasselbe Präparat wie Fig. 1 aber Vergr. Leitz Objectiv 3, Ocular 1.

Fig. 3. Zelleinschlüsse in zerstreut zwischen Papillen liegenden Epithelzellen. Fall 1. Vergr. Leitz Oel-Immersion $\frac{1}{18}$, Ocular 1.

Fig. 4. Zelleinschlüsse im Cylinderepithel von Fall 1. Vergr. Leitz Oel-Immersion $\frac{1}{18}$, Ocular 1.

Fig. 5, 6, 7, 8. Zelleinschlüsse der grossen polymorphen Zellen, Fall 1. Vergr. Leitz Oel-Immersion $\frac{1}{18}$, Ocular 1.

XXII.

Ein Beitrag zur Pathologie der cystischen Erkrankung der Leber in Neugebornen.

(Aus dem Pathologischen Laboratorium des St. George's Hospital, London.)

Von H. D. Rolleston M. D., M. R. C. P.,

Lecturer on Pathology, St. George's Hospital, London.

und

A. A. Kanthack M. B., M. R. C. P.,

Medical Registrar und Tutor, Royal Infirmary, Liverpool, weiland John Lucas Walker Student in Pathology, Cambridge University.

(Hierzu Taf. XIII. Fig. 1—3.)

Das Vorkommen von Vacuolen in Leberzellen ist mehrmals beschrieben. Als Ursache dieser Erscheinung sind genannt worden: 1. die experimentelle Unterbindung des Gallenganges (Canalis, Gerhardt und Harley), 2. die Injection grosser Mengen von Salzlösung in die venöse Circulation (Raum), und 3. congenitale cystische Erkrankung der Leber (Pye-Smith, Hale White). Vor kurzem nun haben wir Gelegenheit gehabt, die Leber zweier Kinder, die bald nach der Geburt gestorben waren, zu untersuchen, und auf Grund unserer Beobachtungen sind wir zu dem Schlusse gekommen, dass in einigen Fällen wenigstens die Erscheinung von Vacuolen in den Leberzellen auf einer Dilatation der Gallencapillaren beruht.

Raum fand die Ursache der Vacuolen in einer ödematösen Durchtränkung der Leberzellen, bedingt durch die Injection grosser Mengen von Flüssigkeit in die Circulation, während Gerhardt in den Vacuolen Stadien einer hyalinen Degeneration der Zellen sah.

Unser erster Fall betraf ein Kind, welches im Alter von einem Monat unter den Symptomen einer typischen Urämie starb. Das Kind war seit seiner Geburt ödematös und ascitisch, und sein Harn enthielt grosse Mengen von Eiweiss. Bei der Obduction erwiesen sich das Gehirn, die Lungen, der Darm, die Milz und Lymphdrüsen, die Glandula thyreoidea, die Thymus und das Pankreas als augenscheinlich gesund und boten nichts Aussergewöhnliches dar. Die Harnblase und Ureteren waren gesund, während die Nieren zusammmen 160 g wogen. Die Nierenkapsel war leicht abschälbar, die Pelves waren normal. Makroskopisch sowohl als mikroskopisch zeigten die Nieren die typischen Veränderungen der bekannten congenitalen cystischen Erkrankung, wie sie vor Langem von Virchow beschrieben ist.

Makroskopisch schon sah man in der Leber, die sonst nicht vergrössert oder geschrumpft war und auch keine Spuren einer post mortem Zersetzung darbot, einige wenige, schwer bemerkbare Cysten, und ein Durchschnitt zeigte eine deutliche Zunahme des fibrösen Gewebes in den Portalgebieten. Druck auf die Gallenblase verursachte die Entleerung einer klaren und hellen Flüssigkeit in den Zwölffingerdarm. Die grösseren Gallengänge waren weder verengt noch sonst verändert. Leider unterliessen wir es, die Leber durch die Gallengänge zu injiciren. Sie wurde zum Zwecke der mikroskopischen Untersuchung in Müller'scher Flüssigkeit und Alkohol gehärtet, und theils mit dem Gefriermikrotom, theils nach Einbettung in Paraffin geschnitten, um möglichst dünne Präparate zu bekommen. Zur Färbung wurden Pikrocarmin, Hämatoxylin und Eosin benutzt.

Das Mikroskop zeigte eine typische vorgeschrittene biliäre Lebercirrhose, welche ihren Ausdruck in der Existenz von dichterem fibrösem Gewebe um die dilatirten Gallengänge fand (Fig. 2). In den Portalgebieten war die Menge des fibrösen Gewebes beträchtlich; es umschloss Verzweigungen der Arteria hepatica und der Vena portarum. Das fibröse Gewebe folgte von den Portalgebieten aus den Verästelungen der Gallengänge. Die Zahl der letzteren war bedeutend vergrössert, und wo die Bindegewebswucherung am meisten ausgeprägt und üppig war, da waren auch die Gallengänge in grösster Menge vorhanden. Alle Gänge waren erweitert, einige in hohem Maasse; sie waren jedoch sammt und sonders leer und enthielten weder Schleim, noch Galle, noch abgestossene Epithelzellen. Die grösseren Gänge waren von hohem Cylinderepithel ausgekleidet und hatten eine ächte, aus Bindegewebe bestehende Wandung; letztere jedoch war in den kleineren Gängen weniger deutlich und das Lumen derselben von mehr flachem oder kubischem Epithel begrenzt.

Um das Ganze kurz zu fassen, die Anordnung der Gänge und der Bindegewebswucherung entsprach dem, was man jetzt gewöhnlich „biliäre“ Lebercirrhose nennt, die in jüngster Zeit Janowski zum Gegenstande einer ausführlichen Arbeit gemacht hat. Unsere Befunde, was diesen ersten Fall betrifft, stimmen mit den seinigen überein, jedoch mit folgenden Ausnahmen:

1. Nekrotische Heerde waren nicht vorhanden.

2. Das Epithel der Gallengänge bestand aus einer einzigen, regelmässig angeordneten Schicht von Zellen.

3. Obgleich die Gallengänge bedeutend gewuchert waren, existirte doch nirgends das Bild eines tubulären Adenoms.

4. Die Gänge waren stets leer.

5. Eine rundzellige Infiltration um die Gallengänge oder Gefässe herum, oder in den Lobulis bestand nicht. Die Veränderung hatte längere Zeit bestanden und war „chronisch“, nach der üppigen Bindegewebsneubildung in der Umgebung der Gänge zu urtheilen.

6. Von einer Proliferation, Pigmentirung oder Atrophie der Leberzellen war nichts zu sehen.

In diesem Falle war die Cirrhose gewiss nicht durch eine Gallenstauung verursacht, im Gegentheil die Entzündung um die Gallengänge und die Wucherung der letzteren hatte wahrscheinlich begonnen zu einer Zeit, wo Galle noch nicht gebildet wurde. Der Grund der pathologischen und anatomischen Erscheinungen in ähnlichen Fällen ist, wie Janowski sagt, ein Räthsel.

Die meisten Leberzellen wiesen sogenannte Vacuolen auf. Letztere nahmen ungefähr den vierten oder fünften Theil einer Leberzelle ein. Minimale Vacuolen, wie sie Pye-Smith beschrieben und abgebildet hat, wurden nicht beobachtet, und wiederum wurde im Gegensatz zu Pye-Smith und anderen Forschern niemals mehr als eine Vacuole in einer Leberzelle gefunden. In vielen Fällen bedurfte es einer sorgfältigen Handhabe der Mikrometerschraube des Mikroskopes, um die Vacuolen sichtbar zu machen. Es war unmöglich, die Vacuolen mit Eosin oder mit irgend einem anderen Färbemittel zu färben.

Es scheint wahrscheinlich, dass in diesem Falle die Erscheinung der Vacuolisirung auf einer Erweiterung der kleinsten Gallencapillaren beruht, und zwar aus folgenden Gründen:

1. Die Vacuolen waren durchschnittlich von gleicher Grösse. Die Substanz der Leberzellen war nicht von mehreren, kleinen, runden Vacuolen durchlöchert, oder gar von einer einzigen grossen Vacuole verdrängt oder zur Seite verschoben, nach Art der Fettinfiltration. Fast in keinem Falle war der Nucleus der Zelle verschoben.

2. Anfangsstadien der Vacuolisirung existirten nicht, und Uebergangsformen von gesunden Leberzellen zu solchen mit Vacuolen waren nicht zu finden.

3. Die grosse Mehrzahl der Vacuolen war intercellulär. Um diese intercellularen Vacuolen herum, die nicht grösser waren, als solche, die scheinbar in den Zellen sich befanden, liessen sich niemals Leberzellenreste aufweisen.

4. Die Vacuolen, die auf den ersten Blick scheinbar in den Leberzellen ihren Sitz hatten, waren in manchen Fällen wirklich intercellular, wie eine genauere Untersuchung mittelst der Mikrometerschraube zeigte. Wiederum viele Vacuolen, die scheinbar in den Zellen sich befanden, lagen in einer anderen optischen Ebene, über oder unter den Zellen; sie waren somit möglicherweise intercellular.

5. Manche der intercellularen Vacuolen waren nicht rund, sondern mehr oval oder deutlich länglich (Fig. 1 a).

6. Manche der intercellularen Vacuolen konnten mit Leichtigkeit in eine Leberzelle, d. h. in intracellulare Vacuolen hinein, verfolgt werden, und auch umgekehrt.

7. In dem zweiten von uns untersuchten Falle — einem Falle von Icterus neonatorum, der am dritten Tage nach der Geburt tödtlich verlief — existirte, wie die anatomische Untersuchung zeigte, eine acute interstitielle Hepatitis, und ausserdem eine mehr oder weniger ausgesprochene „Vacuolisirung" der Leberzellen (Fig. 3a und 3b). Die „Vacuolen" waren auch hier inter- und intracellular, waren jedoch stets mit Galle gefüllt. In der reichlichen rundzelligen Infiltration in den Portalgebieten (Fig. 3 a) wurden hie und da die Anfangsstadien der Gallengangserweiterung wahrgenommen. Hier hatten wir es also mit einer acuten und frischen Cirrhose — besser vielleicht einer Entzündung — und einer Gallenstauung in der Leber zu thun, wie der Icterus bewies, obwohl der Ductus choledochus und die Gänge am Hilus durchgängig waren. Der Grund der Obstruction war somit wahrscheinlich in der Leber selbst zu suchen und muthmaasslich von der acuten interstitiellen Hepatitis abhängig. Die Stauung war auch für die Erweiterung der Gallencapillaren verantwortlich. Diese erweiterten Capillaren waren den oben beschriebenen Vacuolen sehr ähnlich, nur waren sie hier mit Galle gefüllt. In diesem Falle sind die „Vacuolen" zweifelsohne erweiterte Gallencapillaren, im Durchschnitte gesehen, und wir dürfen wohl mit einigem Rechte annehmen, dass auch in dem ersteren Falle die Vacuolen einen ähnlichen Ursprung hatten. Dort war die Cirrhose jedoch von längerer Dauer, und deshalb auch die Erweiterung der Capillaren eine mehr ausgesprochene. Es muss jedoch eingeräumt werden, dass im obigen Falle die Ca-

pillaren keine Galle enthielten. Dieser Umstand kann aber kaum als Einwand gelten, da es ja bekannt ist, dass in langwierigen Fällen von mechanischer Gallenstauung die erweiterten Gallengänge oft eine klare Flüssigkeit und keine Galle enthalten.

Zum Schlusse möchten wir noch bemerken, dass, soweit wir berechtigt sind, nach zwei Fällen zu urtheilen, es nicht ganz unwahrscheinlich ist, dass eine Lebercirrhose, wenn sie frühzeitig im intrauterinen Leben auftritt, zu einer congenitalen cystischen Erkrankung der Leber führen kann, gesetzten Falles, dass das Kind am Leben bleibt, während andererseits eine acute Entzündung oder Cirrhose im späteren Fötalleben oder gleich nach der Geburt zu einem tödtlich verlaufenden Icterus führen mag.

Literatur.

[1]) Canalis, Internationale Monatsschr. f. Anat. u. Hist. III. 1886.
[2]) D. Gerhardt, Arch. f. exp. Pharmak. u. Pathol. 1892. XXX. 1142.
[3]) Harley, Britisch Medical Journal. 1892. Aug. 20.
[4]) Raum, Archiv f. exp. Pharmak. und Pathol. 1891. XXIX.
[5]) Pye-Smith, Transactions of the Pathological Society London. XXXII. p. 112.
[6]) Hale White, eod. loco. XXXV. p. 214.
[7]) Janowski, Beiträge zur pathol. Anat. und allg. Pathol. XI. 3. 1892, wo auch eine ausführliche Literaturangabe zu finden ist.

Erklärung der Abbildungen.

Taf. XIII. Fig. 1—3.

Fig. 1a. Congenitale cystische Erkrankung der Leber. Schwache Vergrösserung. Hämatoxylin und Eosin. Zeigt das Vorkommen erweiterter Gallencapillaren. (Fall 1.)

Fig. 1b. Ebendasselbe bei starker Vergrösserung.

Fig. 2. Von demselben Falle. Zeigt ein Portalgebiet bei schwacher Vergrösserung. Erweiterte Gallengänge, von dichtem Bindegewebe umgeben; in letzterem Zweige der Vena portarum und der Arteria hepatica.

Fig. 3a. Icterus neonatorum. Schwache Vergrösserung. Zeigt ein Portalgebiet: ein grosser Zweig der Vena portarum, von Rundzellen umgeben; in der rundzelligen Infiltration befindet sich ein erweiterter Gallengang. (Fall 2.)

Fig. 3b. Von demselben Falle. Starke Vergrösserung. Erweiterte Gallencapillare, mit Galle gefüllt. g Gallengang. v Blutgefäss.

XXIII.

Ein Fall von Distomum lanceolatum in der menschlichen Leber.

Von Dr. L. Aschoff,

II. Assistenten am pathologischen Institut der Universität Strassburg i. E.

(Hierzu Taf. XIII. Fig. 4.)

Am 23. Januar 1892 fand in dem hiesigen pathologischen Institut die Section eines 15jährigen Knaben statt, welche Folgendes ergab:

Frische Laparotomiewunden in der Linea alba und in der rechten Ileocöcalgegend. Eitrige Perityphlitis, Perforation des Proc. vermiformis. Alte chronische peritonitische Verwachsungen der Därme. Kein Stein im Proc. vermif. oder in den eitrigen Massen. Schwellung der Schleimhaut im Dickdarm, keine Ulcerationen oder Knötchen, Pigmentirung der Follikel und der Peyer'schen Plaques im Dünndarm. Bronchopneumonische Heerde in den Lungen (Schluckpneumonie). Nichts von Tuberculose in den Lungen. In der rechten Niere Verkäsung einer Papille. Leber etwas braun, Zeichnung verwischt, Parenchym getrübt.

Die mikroskopische Untersuchung ergab in dem Käseheerd der rechten Niere zahlreiche Tuberkelbacillen und wahre Tuberkel im angrenzenden Parenchym. In der Darmschleimhaut, im Proc. vermiformis, in der Schleimhaut des Nierenbeckens, der Harnblase und des Ureters, so weit dieselben zu Untersuchung gelangten, keine Tuberculose. In dem Darm auch keine Parasiten oder Eier bei diesen Untersuchungen beobachtet. Dieser Umstand verdient Erwähnung, weil eine mehrere Wochen später aus anderen Gründen vorgenommene mikroskopische Untersuchung eines noch erhaltenen Leberstückchens als zufälligen Nebenbefund die Anwesenheit eines Parasiten in den Gallenwegen ergab. Leider war nur ein kleiner Bruchtheil des Parasitenleibes in diesem aufbewahrten Leberstück gerettet worden.

Die mikroskopischen Schnitte ergaben geringe Stauung und Pigmentirung der Leberzellen in den centralen Theilen der Acini, gar keine Veränderungen in dem periportalen Bindegewebe oder in den Gallengängen. Erst nach Anlegung einer grösseren Zahl von Schnitten stiess man auf einen erweiterten, mikroskopisch nur als solchen zu erkennenden Gallengang, ausgefüllt mit zahlreichen ovalen Eiern von gelblicher Farbe und besonderer Schale, die lebhaft an Distomumeier erinnerten. Diese Eier lagen jedoch nicht frei, sondern, wie weitere Untersuchung ergab, im Inneren eines Thierleibes, dessen Organe und äussere Begrenzung noch ziemlich genau festgestellt werden konnten, obwohl die Zellen wegen der etwas spät erfolgten Härtung stärker gelitten hatten.

Die äusseren Begrenzungen zeigten nicht einen runden, dem Gallengang angepassten Leib; derselbe erschien vielmehr gefaltet und zwar S-förmig gekrümmt, so dass nur Theile der Thieroberfläche mit dem Epithel des Gallenganges in Berührung traten. Die Leibesbedeckung besteht aus einer ganz dünnen, mit Carmin sich schwach röthlich färbenden, bei starker Vergrösserung streifig erscheinenden Substanz, unter der unregelmässig polygonale oder cylinderförmige, neben einander gestellte Zellen liegen und bereits den Zellleib mitbilden helfen. Aus ähnlichen polygonalen Zellen sind die Lücken zwischen den inneren Organen ausgefüllt. Spitzen oder Stacheln sind an der äusseren Bedeckung nicht wahrzunehmen, wie etwa bei Pentastomum. Zwischen den Zellen verläuft ein feines Netz von gelbgefärbten kleinsten Körnchen. Die Organe selbst zeigten in allen Schnitten eine bestimmte regelmässige Lagerung. In den ersten Präparaten waren nur zwei scharf hervortretende Gebilde wahrzunehmen, der Uterus und die Dotterstöcke. Ersterer, leicht erkenntlich an seinem Inhalt, einer sehr grossen Zahl von gelbgefärbten Eiern, nahm die Hauptmasse des Zellleibes und zwar die Mitte desselben ein. Ueber die histologische Struktur des Uterus und die Zellbekleidung der Wand ist wegen der starken Anhäufung der Eier kein sicheres Urtheil zu gewinnen, wenn auch zahlreiche Windungen, die sich gegenseitig decken, im Bilde deutlich hervortreten. In den beiden seitlichen Theilen des quer getroffenen Parasiten liegen die Dotterstöcke, deren Zellen zum grössten Theil von kleinen und grösseren gelben Dotterkugeln erfüllt sind, so dass oft der Kern völlig geschwunden zu sein scheint. Die Zellen setzen sich zu Drüsenkanälen zusammen. Zwischen den Dotterstöcken und dem Uterus findet sich noch ein schräg getroffenes Rohr, dessen Wand aus cubischen Zellen besteht. Ein Inhalt ist nicht nachzuweisen. Es entspricht wohl dies Gebilde dem Darmrohr, da sonst von einem Verdauungskanal nichts zu sehen ist. An weiteren Schnitten treten die Uterusschlingen mehr und mehr zurück und es erscheint genau central gelegen ein sehr zellreiches, drüsenartiges Organ ohne Verästelung, in welchem sich bei starker Vergrösserung grosskernige Zellen und zahlreiche Samenfäden nebst Uebergangsstadien nachweisen lassen, so dass die Diagnose des Hodens für dieses Gebilde gesichert ist. Die noch vorhandenen spärlichen Uteruswindungen sind seitwärts gedrängt, ganz peripherisch in dem glatten Leibe liegen noch Theile der Dotterstöcke.

Dieses war das Ergebniss der mikroskopischen Untersuchung an den noch erhaltenen Körpertheilen. Von dem Kopf und den Oeffnungen der Kanäle war nichts zu finden. Dass ein Parasit vorlag, war sicher. Indess fragte es sich, ob aus dem erhaltenen Körperrest die Diagnose der Art des Parasiten gestattet werden konnte. Der platte, blattförmige, in der Gestalt des S gekrümmte Körper erinnerte sofort an Distomum. Die verschiedenen Schnitte ergaben, dass die männlichen und weiblichen Geschlechtsorgane nicht gleichmässig durch den Hinterleib vertheilt, sondern mehr hinter einander gelagert sind. Die unpaare, nicht verästelte Anlage des Hodens und der einfache Darmschlauch beiderseits sprechen klar für Distomum lanceolatum. Die äussere Cuticularschicht ist glatt. Auch dieser Umstand spricht für Dist. lanc. Freilich könnten Stacheln vorhanden, aber verloren gegangen sein. Fast sicher gestellt wird diese Diagnose durch die Grössenverhältnisse des Thieres. Der Breitendurchmesser beträgt bei aufgerolltem Leibe an dem getroffenen Querschnitt ungefähr 2 mm. Die genaue Messung der Eier mit Schale ergab eine durchschnittliche Länge von 4,2—4,9 μ, eine Breite von 2,6—2,9 μ. Die Eier sind von einer ziemlich dicken Schale umgeben; im Inneren erkennt man vereinzelt deutliche Furchungskugeln. Ein Deckel ist an den völlig glatten Eischalen nicht sicher nachzuweisen.

Es genügen die vorliegenden Momente, um Distomum hepaticum, welches in der grossen Mehrzahl der Fälle in den menschlichen Gallenwegen aufgefunden wurde, auszuschliessen [Bostroem [1]), Sagarra [2])].

Von den anderen in Deutschland beim Menschen bisher beobachteten Distomen kommt daher nur Distom. lanc. in Betracht. Die Beschreibungen Leuckart's passen völlig auf die Organtheile des vorliegenden Thieres. Gleich gebaut ist von ausländischen Distomen nur das Dist. spathulatum. Dist. crassum scheidet wegen seiner Grösse, Dist. heterophyes wegen der symmetrischen Anlage des Hodens aus. Die Eier des Dist. spathulatum sollen jedoch nach allen Angaben sehr klein sein, höchstens 0,03 mm messen, was auf den vorliegenden Fall nicht zutrifft. So bleibt die Annahme, dass wir es mit Dist. lanc. zu thun haben, die wahrscheinlichste.

Auffällig ist, dass die Anwesenheit dieses geschlechtsreifen Distomum gar keine Veränderung an dem vorliegenden Theil des Gallenweges hervorgerufen hat. Weder ist an den eigentlichen Wohnraum des Parasiten eine besondere Schädigung des Epithels zu sehen, wie Anhäufung abgestossener Epithelien, Diapedese von Leukocyten oder von rothen Blutkörperchen, noch ist im übrigen periportalen Bindegewebe eine entzündliche Reaction

[1]) Bostroem, Ueber Distomum hepaticum beim Menschen. Deutsches Archiv für klin. Medicin. 1883. XXXIII. S. 557.

[2]) Sagarra, Un caso de distoma hepático en el hombre. Revista de med. y cirug. pract. 1890. XXII. Refer. Centralbl. für Bakt. u. Parasit. 1891. IX. S. 510.

zu finden. Nur in der Umgebung des grossen Gallenganges ist an einer Stelle eine dichtere Kernanhäufung zu sehen, die schon als ein abnormer Reichthum des Bindegewebes an Leukocyten gedeutet werden muss. Sicherlich sind die Entzündungserscheinungen sehr schwach. Freilich kann man nicht bestimmen, wie lange der Parasit in jenem Leberabschnitt sich aufgehalten hat. Zu erwähnen bleibt noch, dass in der Gallenblase makroskopisch sichtbare Parasiten nicht beobachtet wurden. Für eine Untersuchung der Galle auf Eier war es zu spät.

Die Krankengeschichte giebt gar keinen Anhalt für etwaige Beschwerden seitens der Leber. Der Knabe, der in seiner Jugend nur mit Arbeiten in den Weinbergen bei Bernhardsweiler i. E. beschäftigt war, soll stets gesund gewesen sein. Ein halbes Jahr vor seiner Erkrankung kam er nach Strassburg als Bäckerlehrling. Die Unterleibsbeschwerden traten plötzlich auf. Bei seiner Aufnahme in das Spital wurde die Diagnose auf Perityphlitis gestellt und der Kranke der chirurgischen Abtheilung überwiesen. Trotz der sofort vorgenommenen Operation trat der Tod am folgenden Tage ein.

In der Literatur sind nur 3 Fälle von Distomum lanceolatum beim Menschen bekannt [Buchholz, Chabert, Leuckart-Kirchner [1])]. Zweimal war die Gallenblase der Sitz der Parasiten, im Falle Chabert wurden die Würmer nach Darreichung eines Abführmittels entleert. In diesen Fällen, wie auch bei all denjenigen, wo Dist. hepaticum gefunden wurde, handelte es sich um die makroskopische Diagnose der Würmer in grösseren Gallenwegen oder der Gallenblase. Bei negativem makroskopischen Befunde ist ein mikroskopischer Nachweis der Parasiten in der Leber bisher nicht geliefert worden. Der obige Fall möge als Unterstützung der von Leuckart bereits erhobenen Forderung mikroskopischer Leberuntersuchung bei Verdacht einer Wurmerkrankung gelten.

Erklärung der Abbildung.

Taf. XIII. Fig. 4.

a Epithel des erweiterten Gallenganges. b Cuticula. c, c[1] Dotterstöcke. d Darmkanal. e Hoden. f Uterus mit Eiern. g Leukocytenanhäufung im Bindegewebe.

[1]) Leuckart, Die menschlichen Parasiten und die von ihnen herrührenden Krankheiten. 1863. I. S. 606.

XXIV.

Ueber den Einfluss des Chloroforms auf die Pepsinverdauung.

(Aus dem chemischen Laboratorium des pathologischen Instituts zu Berlin.)

Von Dr. med. A. Bertels aus Riga.

Auf Anregung des Herrn Professor Salkowski habe ich es unternommen, den Einfluss zu untersuchen, welchen der Zusatz von Chloroform zu künstlichen Verdauungsgemischen auf die eiweisslösende Wirkung derselben ausübt.

Nachdem Salkowski auf die bisher wenig beachteten antibakteriellen Eigenschaften des Chloroforms aufmerksam gemacht[1]), hat derselbe in einer beiläufigen Bemerkung auf die hemmende Wirkung hingewiesen, die dieser Körper auf die Thätigkeit auch der löslichen Fermente, insbesondere des Pepsins und des Labfermentes ausübt[2]). Eingehender ist diese Frage dann von Fokker behandelt worden, welcher, ohne die letzterwähnte Angabe Salkowski's zu kennen, zu demselben Resultat gelangt[3]). Ferner wird von Fokker in derselben Arbeit behauptet, dass das Chloroform auch die Umwandlung des Eiweiss in Syntonin durch Salzsäure hemme. Die Resultate der Einzelversuche, auf welche er diese Angabe stützt, sind aber zum Theil ganz widersinnig und beweisen daher nichts; so findet sich auf S. 96 folgender Passus: „Zwei Kölbchen, jedes 5 g Muskelfleisch und 50 ccm HCl 1 pCt. enthaltend, wurden, nachdem zu einem 1 ccm Chloroform zugesetzt war, während 20 Tage bei 37° gebrütet. Dann wurde mit Luftverdünnung filtrirt, eine Operation, welche zwei Tage dauerte. Das feuchte Filter ohne Chloroform wog 4,65, das andere 11,365 g". Nun kann die stärkste denkbare Wirkung des Chloroforms doch nur darin bestehen, dass, bei

[1]) Deutsche med. Wochenschr. 1888. No. 16.
[2]) Zeitschr. f. klin. Med. Suppl. zu No. XVII. 1890. Festschrift S. 77.
[3]) Fortschr. d. Med. 1891. No. 3.

völliger Lösung des Muskelfleisches im Controlversuch, eine vollständige Hemmung dieser Lösung in dem Versuche mit Chloroform stattfindet. Selbst diesen extremen Fall vorausgesetzt dürfte der Unterschied der beiden Filter mit dem Rückstande doch nicht mehr betragen, als die zur Verwendung gelangte Menge Muskelfleisch, also 5g; nach Fokker aber beträgt dieser Unterschied 11,365—4,65 = 6,715 g, also 1,715 g mehr als die höchste statthafte Menge, oder in einer Verhältnisszahl zur letzteren ausgedrückt 34,3 pCt. Das ist natürlich sehr viel mehr, als auf Rechnung gewöhnlicher Bestimmungsfehler gesetzt werden darf. Hierzu kommt noch, dass die Voraussetzung, die Syntoninbildung sei durch das Chloroform vollständig sistirt worden, höchst unwahrscheinlich ist; auch Fokker spricht ja immer nur von einer hemmenden, nicht völlig aufhebenden Wirkung. Giebt man aber eine auch nur theilweise Syntoninbildung in der Probe mit Chloroform zu, so wird der Fehler noch grösser.

Ganz ebenso liegen die Verhältnisse bei dem auf derselben Seite angegebenen Versuch, wo 5g Muskelfleisch zur Anwendung kamen und die ungelösten Rückstände nebst den Tüllsäckchen, in denen sie enthalten waren 20,35 und 27,55 g wogen. Differenz: 7,2 g; Fehler: mindestens 2,2 g = 44 pCt. Fokker hat augenscheinlich die Filter noch ganz feucht gewogen, ein Verfahren, welches unzulässig ist, da man nicht voraussetzen kann, dass der Wassergehalt des gewogenen nicht verdauten Rückstandes in den zu einander gehörenden Gegenversuchen derselbe ist; eine gefundene Differenz kann danach ganz oder zum grossen Theil auf Unterschieden im Wassergehalt beruhen.

Es erschien daher wünschenswerth, ähnliche Versuche auf's Neue anzustellen, und zwar sollte zunächst untersucht werden die Einwirkung des Chloroforms auf die eiweissverdauende Kraft des käuflichen Finzelberg'schen Pepsins. Als Verdauungsobject wurde flüssiges mit dem gleichen Volumen Wasser verdünntes Hühnereiweiss gewählt, in derselben Weise, wie Salkowski es in seinen Untersuchungen „über die Bindung der Salzsäure durch Amidosäuren“ [1]) in der Versuchsreihe V gethan hat. Der Eiweissgehalt desselben wurde durch Stickstoffbestimmung nach Kjel-

[1]) Dieses Archiv Bd. 127. 1892.

dahl ermittelt und in derselben Weise wurde nach der Digestion die Menge des verdauten Eiweiss, d. h. der Albumosen und des Pepton zusammen, nach Kjeldahl bestimmt.

Bezüglich der Einzelheiten der Stickstoffbestimmungen verweise ich auf die erwähnte Arbeit von Salkowski (S. 514). Kaliumpermanganat habe ich nie angewandt, freilich dauerte die Oxydation von 20 ccm unverdauter Eiweisslösung mit 10 ccm Schwefelsäure mindestens 6 Stunden.

Ich gehe nun zur Beschreibung der einzelnen Versuche über.

Zwei Gramm Pepsin werden durch Waschen mit Wasser von dem Milchzucker befreit, in einen Kolben gespritzt, mit 300 ccm Verdauungssalzsäure (10 ccm officineller Salzsäure auf 1 Liter) etwa 20 Stunden digerirt. Hierauf wird filtrirt, das Filtrat mit Verdauungssalzsäure auf 1 Liter aufgefüllt, 250 ccm davon mit Chloroform im Ueberschuss (20 Tropfen) kräftig geschüttelt; nach einigen Minuten setzt sich das überschüssige Chloroform am Boden der Flasche in Tropfen ab.

Das Weisse von 4 Eiern wird mit der gleichen Menge Wasser geschüttelt, mit Salzsäure neutralisirt, 2mal durch Leinewand colirt; die so erhaltene Eiweisslösung ist gleichmässig trübe, enthält keine sichtbaren Flocken. In 2 Portionen zu je 20 ccm wird die Kjeldahlbestimmung vorgenommen, 20 ccm werden mit 50 ccm Verdauungslösung in einem verkorkten Fläschchen zur Digestion gestellt (künftighin immer als Probe A bezeichnet), gleichzeitig mit einem zweiten Fläschchen, das ebenfalls 20 ccm derselben Eiweisslösung und 50 ccm der eine Stunde vorher mit Chloroform gesättigten Verdauungslösung (Probe B) enthielt. Die beiden Fläschchen wurden dicht neben einander in einen Wärmschrank gestellt, während der Digestion (die Dauer derselben betrug in diesem wie in den folgenden Versuchen, abgesehen von einzelnen besonders angegebenen Ausnahmen, 24 Stunden) mehrfach geschüttelt und ihre Plätze eben so oft gewechselt. Die Temperatur des Wärmschrankes war hier, wie auch späterhin, wenn nicht anders angegeben 39 bis 41 ° C.

Nach 24stündiger Digestion wurden die beiden Verdauungsgemische mit der vorher als erforderlich festgestellten Menge von 7,5 ccm $\frac{1}{2}$ Normalnatronlauge schnell hinter einander neutralisirt; schon hierbei war ein deutlicher Unterschied zwischen den beiden Proben zu bemerken: während in B auf Zusatz der Natronlauge eine dicke wolkige Trübung entstand, fehlte dieselbe in A fast vollständig. Die beiden Proben wurden nun, unter Zusatz von Essigsäure bis zur deutlich sauren Reaction und von 4 g Kochsalz zu jeder, auf dem Wasserbade erhitzt, wobei jetzt in A ein flockiger Niederschlag entstand, während in B wohl wegen der schon vorhandenen Trübung ein solcher nicht zu sehen war. Nach dem Erkalten wurde auf 200 ccm aufgefüllt, durch ein trockenes Filter filtrirt und in 50 ccm des Filtrates der Eiweissgehalt bestimmt, woraus sich durch Multiplication mit 4 die gesammte verdaute

Eiweissmenge berechnete. Genau genommen ist in 50 ccm allerdings etwas mehr, als der 4. Theil des gelösten Eiweiss enthalten, da zum Zustandekommen der 200 ccm nicht nur das gelöste, sondern auch das coagulirte Eiweiss beiträgt. Doch ist das Volumen des letzteren so klein, dass man es vernachlässigen kann.

Ich werde die Resultate dieses ersten Versuches im Zusammenhang mit denjenigen der beiden folgenden mittheilen, die im Wesentlichen nur Wiederholungen des ersten waren und schicke über dieselben noch Folgendes voraus.

Der für den ersten Versuch bereitete Vorrath von Pepsinsalzsäurelösung kam auch für den 2. und 3. Versuch in Anwendung, ebenso blieb die mit Chloroform geschüttelte Pepsinsalzsäure für die beiden folgenden Versuche dieselbe und zwar wurden die Verdauungslösungen behufs Anstellung des ersten Versuches an dem Tage ihrer Herstellung mit Eiweisslösung beschickt und zur Digestion gestellt, der zweite Versuch wurde 2, der dritte 6 Tage später angesetzt. Die Eiweisslösung wurde für jeden Versuch frisch bereitet.

Die Digestionsdauer betrug beim Versuch No. II ausnahmsweise nur 20 Stunden.

Die 3 ersten Versuche ergaben nun folgende Resultate:

No. der Versuche	Digestion begann nach der Bereitung der Verdauungslösung	1. Die zur Digestion gelangende Mischung enthielt Eiweiss g	2. Davon verdaut in A. g	3. Davon verdaut in B. g	4. Verhältniss der verdauten Menge zur ursprünglich vorhandenen in A. pCt.	5. Verhältniss der verdauten Menge zur ursprünglich vorhandenen in B. pCt.	6. Im Verhältniss zu A ist verdaut in B. pCt.
I.	0 Tage	1,076	0,892	0,665	82,93	61,79	74,51
II.	2 -	1,107	0,875	0,507	79,05	45,85	58,00
III.	6 -	1,137	0,857	0,017	75,38	1,54	2,04

Aus vorstehenden Zahlen ist Folgendes zu ersehen:

1. Die verdauungshemmende Kraft des Chloroforms tritt in jedem der 3 Versuche deutlich hervor.

2. Dieselbe steigt beträchtlich, je länger das Chloroform Zeit gehabt hat, auf das Pepsin einzuwirken. Dieses ergiebt sich schon aus der Vergleichung der Zahlen in Rubrik 5 mit denen in Rubrik 4, noch leichter durch einen Blick auf die Rubrik 6.

Diese Thatsache wirft ein Licht auf die Art und Weise, in welcher das Chloroform seine Wirkung ausübt; hier wären zwei Möglichkeiten denkbar: entweder verändert das Chloroform das Pepsin oder es wirkt schädlich auf den Fermentationsprozess ein; wäre ausschliesslich das letztere der Fall, so müsste es keinen Unterschied machen, ob das Pepsin vorher längere oder kürzere Zeit mit dem Chloroform in Berührung gewesen ist; da dieser Unterschied in meinen Versuchen aber ein sehr auffallender ist, so ist es einleuchtend, dass das Chloroform irgend eine Einwirkung auf das Pepsin haben muss; natürlich ist damit noch nicht ausgeschlossen, dass ausserdem vielleicht noch eine directe Beeinflussung des Fermentationsprozesses selbst stattfindet.

3. Es scheint auch aus Rubrik 4 eine Schädigung des Pepsins durch längeren Contact mit Salzsäure sich zu ergeben, eine Möglichkeit, auf die Salkowski in seiner oben erwähnten Arbeit („Ueber die Bindung der Salzsäure“ u. s. w. S. 512) aufmerksam gemacht hat. Zwar ist Versuch II mit Versuch I in dieser Hinsicht nicht vergleichbar, weil bei dem ersteren die Digestionsdauer eine kürzere war, wohl aber Versuch III mit Versuch I und ebenso Versuch III mit Versuch II, weil eine längere Digestionsdauer in letzterem ja nur einen noch höheren Procentsatz an verdautem Eiweiss hätte ergeben können, der Unterschied zwischen III und II sich also noch mehr hätte vergrössern müssen.

Es war nun meine Absicht, auch auf directem Wege festzustellen, dass die Chloroformwirkung in der That durch Schädigung des Pepsins zu Stande kommt. Zu diesem Zweck wurde, nachdem in der früher beschriebenen Weise eine neue Pepsinsalzsäurelösung hergestellt und ein Theil derselben mit Chloroform gesättigt worden war, nach einstündiger Einwirkung des Chloroforms, durch 60 ccm der Chloroformpepsinsalzsäure eine Stunde lang ein kräftiger Luftstrom vermittelst eines Saugapparates durchgeleitet; von der so bereiteten Lösung, die jetzt keine Spur von Chloroformgeruch mehr zeigte, wurden wieder 50 ccm mit 20 ccm Eiweisslösung zur Digestion gestellt (Probe C); ausserdem eine Probe mit genuiner und eine mit chloroformhaltiger Verdauungslösung. Liess sich jetzt, so war die Erwägung, eine verminderte eiweisslösende Kraft in C nachweisen, so war es bestätigt, dass das Chloroform das Pepsin als solches schädigt. Das Ergebniss war folgendes:

No. des Versuchs	Digestion begann nach d. Bereitung der Verdauungslösung	Die zur Digestion gelangende Mischung enthielt Eiweiss	Davon verdaut in			Verhältniss der verdauten Menge zur ursprünglich vorhand. in			Im Verhältniss zu A ist verdaut in	
			A.	B.	C.	A.	B.	C.	B.	C.
		g	g	g	g	pCt.	pCt.	pCt.	pCt.	pCt.
IV.	0 Tage	1,061	0,849	0,621	0,516	80,00	58,56	48,66	73,20	60,82

Es hat also in der That in Probe C eine Verdauungsbehinderung stattgefunden, doch ist es sehr auffallend, dass dieselbe so gross ist; in C hat das Chloroform nur eine Stunde eingewirkt, in B wirkt es ausserdem noch während der ganzen Digestionszeit, man sollte also erwarten, dass die hemmende Wirkung in B sehr viel grösser sein würde, als in C, statt dessen ist gerade das umgekehrte der Fall. Man musste also annehmen, dass das Durchsaugen von Luft schon an und für sich irgend einen schädlichen Einfluss auf das Pepsin hat. Um dieses direct zu erweisen, stellte ich den folgenden Versuch so an, dass ich ausser den 3 Proben A, B, C noch eine vierte D ansetzte, welche neben 20 ccm Eiweisslösung 50 ccm genuiner Verdauungslösung enthielt, durch die aber vorher in derselben Weise wie bei C Luft durchgeleitet worden war. In der That zeigte sich (Versuch V), dass die einfache Luftdurchleitung genügt um die Wirksamkeit des Pepsins abzuschwächen. Um diese Thatsache vollkommen sicher zu stellen, wiederholte ich den Versuch (VI), und als dieser keine Uebereinstimmung mit dem früheren zeigte, stellte ich noch 2 eben solche Versuche an (VII und VIII). Ich fand folgende Zahlen:

No. der Versuche	Digestion begann nach d. Bereitung d. Verdauungslösung	Die zur Digestion gelangende Mischung enthielt Eiweiss	Davon verdaut in				Verhältniss der verdauten Menge zur ursprünglich vorhand. in				Im Verhältniss zu A ist verdaut in		
			A.	B.	C.	D.	A.	B.	C.	D.	B.	C.	D.
		g	g	g	g	g	pCt.	pCt.	pCt.	pCt.	pCt.	pCt.	pCt.
V.	4 Tage	—	0,849	0,612	0,490	0,665	—	—	—	—	72,16	57,73	78,35
VI.	1 -	1,116	0,840	0,621	0,604	0,910	75,24	55,64	54,08	81,50	73,96	71,88	108,33
VII.	0 -	1,068	1,085	0,892	0,892	0,805	100,00	83,61	83,61	75,41	83,61	83,61	75,41
VIII.	2 -	1,080	0,892	0,787	0,700	0,770	82,68	72,95	64,84	71,34	88,24	78,43	86,27

In der Tabelle bedeutet, wie hier nochmals bemerkt werden soll, A Normalversuch, B Versuch mit Zusatz von Chloroform ohne Luftdurchleitung, C derselbe Versuch wie B, jedoch mit Luftdurchleitung; D derselbe Versuch wie A, jedoch mit Luftdurchleitung. In dieser Tabelle fehlt beim Versuch V die Angabe des Eiweissgehaltes der angewandten Lösung, weil die Kjeldahlbestimmung missglückt war. Im Uebrigen ist auffallend, dass in Versuch VI die Probe D keine verminderte, sondern im Gegentheil eine vermehrte Verdauung gegenüber dem Normalversuch A zeigt. Ich bin jedoch der Ansicht, dass hier irgend ein Fehler vorliegen muss, denn beim Neutralisiren nach beendeter Digestion zeigte sich auch hier, wie in allen früheren Versuchen, dass in B, C, D die auf Zusatz von Natronlauge entstehende Trübung bei Weitem stärker war, wie in A.

In Bezug auf Versuch VII ist zu bemerken, dass die Temperatur im Wärmschrank dies Mal eine abnorm hohe, 43°, daher in A sämmtliches Eiweiss verdaut war.

Bei der Kjeldahlbestimmung sind in VII, A sogar 0,017 g Eiweiss mehr gefunden worden, als in der ursprünglichen Lösung angegeben sind. Ich mache an dieser Stelle darauf aufmerksam, dass ich die Eiweissmenge, die mit dem Pepsin in die Verdauungsgemische gelangte, als nicht in Betracht kommend vernachlässigt habe; sie beträgt für jede Probe 0,013 g. Hier würden diese 0,013 g zur Erklärung obiger Differenz herangezogen werden müssen, der noch bleibende Rest von 0,004 g ist als Bestimmungsfehler aufzufassen. Bei der Berechnung des Procentsatzes an verdautem Eiweiss habe ich die 0,017 g nicht berücksichtigt, da es widersinnig gewesen wäre zu sagen, 101,69 pCt. der ursprünglichen Eiweisslösung seien verdaut.

Es fragte sich nun, ob die schädigende Wirkung der Luftdurchleitung nicht die einfache Folge davon war, dass der Verdauungslösung ein Theil der Salzsäure entzogen wurde; es war zwar nicht wahrscheinlich, dass aus einer so verdünnten Lösung bei der erwähnten Manipulation Salzsäure entweichen würde, ich habe aber trotzdem sowohl in reiner Salzsäure von der angegebenen Verdünnung, als auch in den von mir angewandten Pepsinsalzsäurelösungen, als auch in chloroformhaltigen Pepsinsalzsäurelösungen vor und nach dem Durchleiten von Luft den Salzsäuregehalt in folgender Weise bestimmt: Proben von je 10 ccm wurden mit einem Ueberschuss von NH_3 versetzt und die Lösung auf dem Wasserbade eingedampft; der in Wasser gelöste, neutral reagirende Rückstand mit einer Silberlösung, von welcher 1 ccm 0,002 g ClNa entsprach, titrirt, wobei als Indicator chromsaures Kali diente. Es ergab sich nun, dass die betreffenden Lösungen an wasserfreier Salzsäure enthielten:

		vor der Luftdurchleitung	nach der Luftdurchleitung
1.	Reine verdünnte Salzsäure	0,271 pCt.	0,273 pCt.
2.	Pepsinsalzsäure	0,265 -	0,270 -
3.	-	0,265 -	0,273 -
4.	Chloroformpepsinsalzsäure	0,263 -	0,185 -
5.	-	0,270 -	0,270 -
6.	-	0,266 -	0,273 -

Wie man sieht, ist nur ein Mal nach der Luftdurchleitung ein geringerer Salzsäuregehalt gefunden worden, die übrigen 5 Versuche ergeben eher eine ganz geringe Zunahme der Concentration (vielleicht in Folge von Wasserverdunstung beim Durchleiten von Luft, wenn man auf die geringen Unterschiede überhaupt etwas geben will). Die Abweichung in dem einen Fall ist offenbar auf einen Versuchsfehler zurückzuführen, vermuthlich war das Wasser im Wasserbade ausgegangen und durch die stärkere Erhitzung ein Theil des Ammoniumchlorid entwichen.

Da also eine Einwirkung der Luftdurchleitung auf den Salzsäuregehalt ausgeschlossen ist, so muss eine Veränderung des Pepsins angenommen werden; ob dieselbe durch den Sauerstoff der durchstreichenden Luft oder einen anderen Bestandtheil derselben zu Stande kommt und welcher Art sie ist, muss einstweilen dahingestellt bleiben.

Ich habe dann noch einige Versuche angestellt, um zu ermitteln, ob bei sehr langer Digestionsdauer auch mit chloroformhaltiger Verdauungslösung eine vollständige Verdauung zu erzielen ist. Es war dies insofern von Interesse, als aus früheren Versuchen (s. Salkowski „Ueber Bindung" u. s. w.) hervorzugehen scheint, dass je weiter vorgeschritten die Verdauung ist, desto mehr sich die Wirkung hemmender Momente verwischt, was man sich so erklären muss, dass von dem Momente an, wo in dem Controlversuch die Digestion ihr Ende erreicht hat, mit Nothwendigkeit sich eine Verminderung des Unterschiedes zwischen der verdauten Eiweissmenge des Controlversuches und des mit diesem in Vergleich gebrachten eintreten muss, falls nicht die digestive Kraft in letzterem, um diese Zeit schon völlig vernichtet ist. Wahrscheinlich wird aber der Unterschied sich in vielen Fällen schon vermindern, bevor die Verdauung im Controlversuch eine vollständige geworden ist, da die massenhafte Anhäufung von Verdauungsprodukten, und der geringe Gehalt an noch unverdauten Substanzen nur eine sehr langsam vorschreitende Wirkung des Verdauungsfermentes zulässt. Es wäre interessant den Gang der Differenz durch eine grössere Reihe von Versuchen festzustellen, ich habe mich damit begnügt die Menge an verdautem Eiweiss zu ermitteln nach einer Digestionsdauer, die die Gewähr zu geben scheint, dass eine weitere Verdauung nicht mehr stattfinden würde, nehmlich nach 9, 10 und 11 Tagen.

No. der Versuche	Digestion begann nach der Bereitung der Verdauungslösung	Digestionsdauer	Die zur Digestion gelangende Mischung enthielt Eiweiss	Davon verdaut in		Verhältniss der verdauten Menge zur ursprünglich vorhandenen in		Im Verhältniss zu A verdaut in B.
				A.	B.	A.	B.	
			g	g	g	pCt.	pCt.	pCt.
IX.	0 Tage	9 Tage	1,046	1,050	0,936	100,00	89,54	89,54
X.	0 -	10 -	1,046	1,076	0,954	100,00	91,21	91,21
XI.	0 -	11 -	1,225	1,155	0,534	94,21	43,57	46,21

Versuch IX und X sind mit denselben Verdauungslösungen und an demselben Tage zur Digestion gestellt worden, Versuch XI mit anderen Verdauungslösungen; es fiel mir nach dem Schütteln der für diesen Versuch nöthigen Pepsinsalzsäure mit Chloroform sofort auf, dass das überschüssige Chloroform sich nicht wie sonst in grösseren Tropfen am Boden der Flasche absetzte, sondern sich als feines weisses Pulver ausschied und dass die Flüssigkeit nicht klar wurde. Dem entsprechend findet sich auch eine Abweichung in dem Ergebniss dieses Versuches von dem der anderen. In IX und X hat in A die Digestion ihr Ende erreicht und dementsprechend ist in der That der Procentsatz an verdautem Eiweiss in B verhältnissmässig zu A grösser als sonst.

Die bisherigen Versuche sind alle mit Finzelberg'schem Pepsin angestellt; es fragte sich aber, wie weit die aus denselben gezogenen Schlüsse auch auf andere künstliche Verdauungsgemische übertragbar waren; um dies zu ermitteln, stellte ich nun auch eben solche Versuche mit dem Auszug einer frischen Schweinemagenschleimhaut an.

Am 13. Juli 1892 wurde die Schleimhaut eines Schweinemagens von der Musculatur abgeschabt, fein zerhackt, mit etwas Verdauungssalzsäure verrieben, durch Leinewand gepresst, der Rückstand mit einer neuen Portion Salzsäure verrieben u. s. f. bis im Ganzen 1 Liter Verdauungssalzsäure verbraucht war[1]). Zum Schluss wurde auch der Rückstand zu dem Auszuge hinzugefügt und darauf 22 Stunden bei Zimmertemperatur stehen gelassen; hierauf wurde zuerst durch Leinewand colirt, dann durch Papier filtrirt. Nachdem der erste Versuch, den ich mit einem Theil des Filtrates anstellte, durch ein Versehen unbrauchbar geworden war, schüttelte ich am 16. Juli die Hälfte des noch übrigen Theils des Filtrates mit Chloroform. Am 18. Juli leitete ich durch je 60 ccm des reinen und des mit Chloroform geschüttelten Schweinemagenextractes Luft durch und setzte mit den so hergestellten Lösungen in derselben Weise, wie früher Probe A, B, C, D zur Digestion. In 50 ccm des Schweinemagenextractes machte ich eine N-Bestimmung und da der mit Chloroform geschüttelte Theil des Auszuges klarer war als der nicht mit Chloroform behandelte, so glaubte ich, dass das sich zu Boden senkende Chloroform einen Theil des Eiweiss mitgerissen habe und bestimmte auch in der chloroformhaltigen Verdauungslösung das Eiweiss. Es ergab sich nun, dass der Eiweissgehalt in beiden Fällen ziemlich der gleiche war, nehmlich 0,512 und 0,525 g (in der Tabelle ist der Mittelwerth dieser beiden Zahlen benutzt). Durch diesen hohen Eiweissgehalt wird die für die Digestion bestimmte Eiweissmenge fast um 50 pCt. vermehrt, was für die Anstellung der Versuche natürlich nicht besonders günstig ist.

Als ich daher am 26. Juli einen zweiten derartigen Versuch vorbereitete, wobei ich im Allgemeinen ebenso wie das erste Mal verfuhr, habe ich den Rückstand nicht zum Extract hinzugefügt. Am 27. Juli wurde ein Theil des Filtrates mit Chloroform behandelt, durch einen zweiten Theil Luft durchgeleitet und Probe A, B, D zur Digestion gestellt; Probe C wurde diesmal fortgelassen, weil sie ja nur die combinirte Wirkung von B und D zur Anschauung hätte bringen können. In 50 ccm des Schweinemagenauszuges wurde wieder der Eiweissgehalt bestimmt, der sich diesmal in der That beträchtlich niedriger herausstellte.

Ich habe dann noch einen dritten eben solchen Versuch am 29. Juli zur Digestion gestellt, zu welchem der Rest desselben Magenauszuges benutzt

[1]) Das Durchdrücken durch Leinewand hat nur den Zweck, eine möglichst feine Vertheilung der Schleimhaut herbeizuführen.

wurde; da es aber der später filtrirte Theil desselben war (die Filtration hatte einen Tag lang gedauert), so wurde eine neue Kjeldahlbestimmung vorgenommen. Die Sättigung mit Chloroform hatte einen Tag vorher, die Luftdurchleitung am selben Tage stattgefunden.

Das Ergebniss war, dass weder durch Chloroform, noch durch Luftdurchleitung eine Beeinträchtigung der verdauenden Kraft stattgefunden hatte, wie ein Blick auf die Tabelle zeigt.

No. der Versuche	Die zur Digestion gelangende Mischung enthielt Eiweiss	Davon verdaut in				Verhältniss der verdauten Menge zur ursprünglich vorhandenen in				Im Verhältniss zu A verdaut in		
		A.	B.	C.	D.	A.	B.	C.	D.	B.	C.	D.
	g	g	g	g	g	pCt.	pCt.	pCt.	pCt.	pCt.	pCt.	pCt.
XII.	1,647	1,339	1,400	1,339	1,374	81,27	84,99	81,27	83,40	104,58	100,00	102,61
XIII.	1,260	1,024	1,155	—	1,024	81,25	91,67	—	81,25	112,82	—	100,00
XIV.	1,232	1,085	1,050	—	1,059	88,07	85,23	—	85,94	96,77	—	97,58

Es war also in allen Proben ziemlich gleich viel verdaut worden, nur in XIII ist auf Chloroformzusatz mehr verdaut worden, als ohne; um mich zu überzeugen, dass kein Fehler in der N-Bestimmung vorgekommen sei, machte ich in weiteren 50 ccm des noch vorhandenen Filtrates eine Bestimmung, die fast genau mit der ersten übereinstimmte; es muss also wohl durch ungleichmässige Bedingungen, die im Wärmschrank geherrscht haben, eine intensivere Verdauung in dieser Probe herbeigeführt worden sein. Im Versuch XIV habe ich die Digestion schon nach 21 Stunden unterbrochen, weil die Temperatur im Wärmschrank auf 42° gestiegen war und ich die erhöhte Temperatur durch eine kürzere Digestionsdauer compensiren wollte.

Der Unterschied zwischen den aus Finzelberg'schem Pepsin und den aus frischer Magenschleimhaut hergestellten Verdauungslösungen ist um so auffallender, als die mit letzteren angestellten Verdauungsversuche keineswegs weiter vorgeschrittene Verdauung zeigen, als jene; wäre dies der Fall, so wäre eine Verwischung der Unterschiede, die man zwischen den einzelnen Proben erwarten sollte, nach früher Gesagtem eher verständlich, so aber müssen wir vorläufig einen qualitativen Unterschied zwischen Finzelberg'schem Pepsin und dem im frischen Schweinemagen enthaltenen annehmen.

Ich hatte schliesslich auch die Absicht, die Fokker'schen

Angaben über die Hemmung der Syntoninbildung durch Chloroform nachzuprüfen, doch scheiterten die Versuche, die ganz analog den Verdauungsversuchen angestellt waren, vollständig daran, dass nach Ausfällung des Syntonins durch Natronlauge die hierauf folgende Filtration behufs Trennung des Syntonins von dem in Lösung gebliebenen unveränderten Eiweiss sich allzusehr in die Länge zog.

Ich fasse die Resultate meiner Arbeit in Folgendem kurz zusammen:

1. Chloroform übt einen schädigenden Einfluss auf Finzelberg'sches Pepsin aus, wenn aus letzterem hergestellte künstliche Verdauungslösungen mit demselben gesättigt werden.

2. Denselben Einfluss hat auch das Durchleiten von Luft.

3. In Verdauungslösungen, die aus frischer Schweinemagenmucosa hergestellt sind, ist weder durch Chloroform noch durch Luftdurchleitung eine ähnliche Wirkung zu erzielen.

Herrn Professor Salkowski spreche ich für die mir gewährte Anleitung auch an dieser Stelle meinen besten Dank aus.

Analytische Beläge.

Bei sämmtlichen Kjeldahlbestimmungen kam in die Vorlage Halbnormaloxalsäure, zur Neutralisation diente Halbnormalnatronlauge, als Indicator Rosolsäure.

Von der Eiweisslösung wurden immer 20 ccm zur Kjeldahlbestimmung genommen, nach vollendeter Oxydation aber auf 100 ccm aufgefüllt und in 25 ccm das Ammoniak bestimmt. Von der Albumosepeptonlösung dagegen wurde, wie schon erwähnt, von vornherein immer nur der vierte Theil zur N-Bestimmung verwandt.

Versuch I.

1. N-Bestimmung in 5 ccm Eiweisslösung = $\frac{1}{4}$ des Ganzen: zwei Bestimmungen: a) Vorgelegte Säure 20 ccm, Natronlauge verbraucht 13,8 ccm, also Eiweiss in 20 ccm 1,085 g. b) Säure 20 ccm, Lauge 13,9 ccm, Eiweiss in 20 ccm 1,067 g. Als Mittel aus a und b ergiebt sich 1,076 g.

2. N-Bestimmung in 50 ccm Albumoselösung = $\frac{1}{4}$ des Ganzen.

	Säure vorgelegt	Lauge verbraucht	Eiweiss im Ganzen (in 200 ccm)
in A:	10 ccm	4,9 ccm	0,892 g
in B:	10 -	6,2 -	0,665 -

Versuch II.

1. N-Bestimmung in 20 ccm Eiweisslösung (es war also in der gesammten zur Kjeldahlbestimmung genommenen Menge das NH_3 bestimmt

worden). Nur eine Bestimmung. Säure 30 ccm, Lauge 4,7 ccm, Eiweiss 1,107 g.

2. N-Bestimmung in 50 ccm Albumoselösung.

	Säure	Lauge	Eiweiss in 200 ccm
in A:	10 ccm	5 ccm	0,875 g
- B:	10 -	7,1 -	0,507 -

Versuch III.

1. N-Bestimmung in 5 ccm Eiweisslösung. Säure 14,3 ccm, Lauge 7,8 ccm, Eiweiss in 20 ccm 1,137 g.

2. N-Bestimmung in 50 ccm Albumoselösung.

	Säure	Lauge	Eiweiss in 200 ccm
in A:	10 ccm	5,1 ccm	0,857 g
- B:	10 -	9,9 -	0,017 -

Versuch IV.

1. N-Bestimmung in 20 ccm. a) Säure 30 ccm, Lauge 5,3 ccm, Eiweiss 1,081 g. b) Säure 30 ccm, Lauge 6,2 ccm, Eiweiss 1,041 g. Im Mittel Eiweiss 1,061 g.

2. N-Bestimmung in 50 ccm Albumoselösung:

	Säure	Lauge	Eiweiss in 200 ccm
in A:	10 ccm	5,15 ccm	0,849 g
- B:	10 -	6,45 -	0,621 -
- C:	10 -	7,05 -	0,516 -

Versuch V.

N-Bestimmung in 50 ccm Albumoselösung.

	Säure	Lauge	Eiweiss in 200 ccm
in A:	10 ccm	5,15 ccm	0,849 g
- B:	10 -	6,5 -	0,612 -
- C:	10 -	7,2 -	0,490 -
- D:	10 -	6,2 -	0,665 -

Versuch VI.

1. N-Bestimmung in 5 ccm Eiweisslösung. a) Säure 10 ccm, Lauge 3,75 ccm, Eiweiss in 20 ccm 1,094 g. b) Säure 10 ccm, Lauge 3,5 ccm, Eiweiss in 20 ccm 1,137 g. Im Mittel 1,116 g.

2. N-Bestimmung in 50 ccm Albumoselösung.

	Säure	Lauge	Eiweiss in 200 ccm
in A:	10 ccm	5,2 ccm	0,840 g
- B:	10 -	6,45 -	0,621 -
- C:	10 -	6,55 -	0,604 -
- D:	10 -	4,8 -	0,910 -

Versuch VII.

1. N-Bestimmung in 5 ccm Eiweisslösung. a) Säure 10 ccm, Lauge 3,85 ccm, Eiweiss in 20 ccm 1,076 g. b) Säure 10 ccm, Lauge 3,95 ccm, Eiweiss in 20 ccm 1,059 g. Im Mittel 1,068 g.

2. N-Bestimmung in 50 ccm Albumoselösung.

	Säure	Lauge	Eiweiss in 200 ccm
in A:	10 ccm	3,8 ccm	1,085 g
- B:	10 -	4,9 -	0,892 -
- C:	10 -	4,9 -	0,892 -
- D:	10 -	5,4 -	0,805 -

Versuch VIII.

1. N-Bestimmung in 20 ccm Eiweisslösung. a) Säure 30 ccm, Lauge 5,25 ccm, Eiweiss 1,083 g. b) Säure 30 ccm, Lauge 5,4 ccm, Eiweiss 1,076 g. Im Mittel 1,080 g.

2. N-Bestimmung in 50 ccm Albumoselösung.

	Säure	Lauge	Eiweiss in 200 ccm
in A:	10 ccm	4,9 ccm	0,892 g
- B:	10 -	5,5 -	0,787 -
- C:	10 -	6,0 -	0,700 -
- D:	10 -	5,6 -	0,770 -

Versuch IX.

1. N-Bestimmung in 5 ccm Eiweisslösung. a) Säure 10 ccm, Lauge 3,95 ccm, Eiweiss in 20 ccm 1,059 g. b) Säure 10 ccm, Lauge 4,1 ccm, Eiweiss in 20 ccm 1,032 g. Im Mittel 1,046 g.

2. N-Bestimmung in 50 ccm Albumoselösung.

	Säure	Lauge	Eiweiss in 200 ccm
in A:	10 ccm	4,0 ccm	1,050 g
- B:	10 -	4,65 -	0,936 -

Versuch X.

1. Versuch X wurde gleichzeitig mit Versuch IX angesetzt und es wurde zu beiden Versuchen dieselbe Eiweisslösung benutzt.

2. N-Bestimmung in 50 ccm Albumoselösung.

	Säure	Lauge	Eiweiss in 200 ccm
in A:	10 ccm	3,85 ccm	1,076 g
- B:	10 -	4,55 -	0,954 -

Versuch XI.

1. N-Bestimmung in 5 ccm Eiweisslösung. Säure 10 ccm, Lauge 3 ccm, Eiweiss in 20 ccm 1,225 g.

2. N-Bestimmung in 50 ccm Albumoselösung.

	Säure	Lauge	Eiweiss in 200 ccm
in A:	10 ccm	3,4 ccm	1,155 g
- B:	10 -	6,95 -	0,534 -

Versuch XII.

1. N-Bestimmung in 5 ccm Eiweisslösung. a) Säure 10 ccm, Lauge 3,5 ccm, Eiweiss in 20 ccm 1,137 g. b) Säure 10 ccm, Lauge 3,6 ccm, Eiweiss in 20 ccm 1,120 g. c) N-Bestimmung in 50 ccm Schweinemagenextract. Säure 20 ccm, Lauge 8,3 ccm, Eiweiss 0,512 g. d) N-Bestimmung in 25 ccm

Schweinemagenextract. Säure 20 ccm, Lauge 14 ccm, Eiweiss in 50 ccm 0,525 g. Eiweiss in dem Verdauungsgemisch (Mittelwerth) 1,647 g.

2. N-Bestimmung in 50 ccm Albumoselösung.

	Säure	Lauge	Eiweiss in 200 ccm
in A:	10 ccm	2,35 ccm	1,339 g
- B:	10 -	2 -	1,400 -
- C:	10 -	2,35 -	1,339 -
- D:	10 -	2,15 -	1,374 -

Versuch XIII.

1. a) N-Bestimmung in 5 ccm Eiweisslösung. Säure 10 ccm, Lauge 4 ccm, Eiweiss in 20 ccm 1,050 g. b) N-Bestimmung in 50 ccm Schweinemagenextract. Säure 10 ccm, Lauge 5,2 ccm, Eiweiss 0,210 g. Eiweiss in dem Verdauungsgemisch 1,260 g.

2. N-Bestimmung in 50 ccm Albumoselösung.

	Säure	Lauge	Eiweiss in 200 ccm
in A:	10 ccm	4,15 ccm	1,024 g
- B:	10 -	3,4 -	1,155 -
- D:	10 -	4,15 -	1,024 -

Versuch XIV.

1. a) N-Bestimmung in 5 ccm Eiweisslösung. Säure 10 ccm, Lauge 4,1 ccm, Eiweiss in 20 ccm 1,033 g. b) N-Bestimmung in 50 ccm Schweinemagenextract. Säure 10 ccm, Lauge 5,45 ccm, Eiweiss 0,199 g. Eiweissgehalt des Verdauungsgemisches 1,232 g.

2. N-Bestimmung in 50 ccm Albumoselösung.

	Säure	Lauge	Eiweiss in 200 ccm
in A:	10 ccm	3,8 ccm	1,085 g
- B:	10 -	4 -	1,050 -
- D:	10 -	3,95 -	1,059 -

XXV.

Ueber celluläre Vorgänge in Geschwülsten.

(Aus der Pathologischen Anstalt in Heidelberg.)

Von Dr. Vitalis Müller (St. Petersburg).

(Hierzu Taf. XIV—XV.)

Das Vorkommen der typischen Mitose, der bipolaren, wie multipolaren, sowohl bei entzündlichen Vorgängen, wie in Neubildungen, ist heutzutage eine allgemein anerkannte Thatsache, welche keiner weiteren Bestätigungen bedarf. Es ist sogar ein Versuch gemacht worden, den Reichthum einer Geschwulst an typischen Mitosen, ihre verschiedene Grösse und Anordnung für die Diagnose zu verwenden [Schütz[1])].

Dagegen sind die Abweichungen von der normalen Beschaffenheit der mitotischen Figuren, bezw. die Pathologie der Mitose, verhältnissmässig wenig studirt.

Der pathologische Zustand der Mitose kann sich, wie bekannt, in zweifacher Richtung manifestiren. Erstens sind es die Abweichungen vom normalen Chromatingehalt des Zellkerns und von der normalen Grösse der Chromosomen. Ich erlaube mir in dieser Beziehung an die Untersuchungen Pfitzner's[2]), Klebs'[3]) und Hansemann's[4]) zu erinnern. Wir unterscheiden demnach hypo- und hyperchromatische Mitosen, sowie Mitosen mit kleinen und grossen Chromosomen. Zweitens kann der krankhafte Zustand indirect sich theilender Zellen an einem fehlerhaften Verlauf einzelner Phasen der Mitose sich äussern. Hierher gehören Klebs' Karyoschisis, Hansemann's[5]) asymmetrische Kerntheilung. Alle diese anormalen Zustände der Mitose haben in den

[1]) Schütz, Mikroskopische Carcinombefunde. Frankfurt a. M. 1890.

[2]) Pfitzner, dieses Archiv Bd. 103.

[3]) Klebs, Die allgemeine Pathologie. II. Theil. Jena 1889.

[4]) Hansemann, dieses Archiv Bd. 123.

[5]) Hansemann, dieses Archiv Bd. 119.

Augen gewisser Pathologen eine grosse Wichtigkeit für die mikroskopische Diagnose maligner Neubildungen erlangt. So sagt Klebs: „es dürften solche abnormen Mitosen jedenfalls als ein Kennzeichen einer bösartigen Geschwulstentwickelung betrachtet werden und sollte in Zukunft niemals versäumt werden in schweren und zweifelhaften Fällen, wenn namentlich nur sehr geringe Partikeln zur Untersuchung gewonnen werden können, diese so zu behandeln, dass die Kerntheilungsbilder fixirt werden".

Hansemann sagt: „kein Krebs kommt ohne asymmetrische Mitose vor".

Die diagnostische Bedeutung der pathologischen, speciell der asymmetrischen Kerntheilung, schien mir demnach nicht von der Hand zu weisen, obwohl bereits eine Arbeit vorliegt, welche in dieser Hinsicht zu grosser Skepsis auffordert. Ströbe[1]) ist es nehmlich gelungen sowohl in Sarcomen, als auch in gutartigen Neubildungen und in normalem Gewebe asymmetrische Mitosen nachzuweisen.

Ungeachtet dieser wenig aufmunternden Befunde Ströbe's fühlte ich mich dennoch bewogen, noch einmal zu untersuchen, inwiefern die asymmetrische Kerntheilung für die mikroskopische Diagnose zu verwerthen sei. Herr Professor Arnold stellte mir mit grosser Freundlichkeit eine Reihe maligner und gutartiger Tumoren des Eierstocks, des Uterus und der Brustdrüse zur Verfügung. Darunter waren fünf Krebse des Eierstocks, fünf des Uterus, zwei der Brustdrüse, ein Sarcoma tubulare des Eierstocks, ein Riesenzellensarcom des Uterus, ein Angiosarcom der Brustdrüse, drei Cystadenomata ovarii, zwei Fälle von Endometritis corporis diffusa, zwei von Erosio portionis vaginalis, ein Fibroma intracanaliculare mammae.

Der grössere Theil der Tumoren war in Spiritus, ein kleinerer in Sublimatlösung, Platinchlorid und Flemming'scher Flüssigkeit gehärtet. Am besten bewährte sich die Fixirung in Sublimat und Spiritus absolutus. Die gehärteten Gewebsstückchen wurden in Xylol oder Chloroformparaffin eingebettet, in Serienschnitte zerlegt und mit Hämatoxylin-Eosin gefärbt.

[1]) Ströbe, Zur Kenntniss verschiedener cellulärer Vorgänge und Erscheinungen in Geschwülsten. Ziegler's Beiträge. 1891.

Während ich nach Asymmetrien suchte, machte ich zufällig einige andere Befunde, welche mir der Mittheilung werth scheinen.

Bei der Durchsicht meiner Präparate fielen mir nehmlich verschiedene atypische Figuren auf, welche ich mich gezwungen sehe, als eine ganz bestimmte Störung des Verlaufs der Mitose, und zwar der Metaphase, aufzufassen. Der Uebergang vom Monaster zum Diaster vollzieht sich hier vollkommen fehlerhaft. Dig Figuren 1—6 sollen diesen Prozess veranschaulichen.

Bekanntlich vollzieht sich die Metakinese normal auf folgende Weise. Nachdem die äquatoriale Umordnung der Schleifen vollendet ist, werden letztere durch eine fortgesetzte Contraction der Spindelmantelfasern nach den Polen zu aus einander gezogen. Die Contraction der Spindelfasern scheint vollkommen synchronisch und gleichmässig sich zu vollziehen und gehen in Folge davon die nach den Polen wandernden Chromosomenmassen in zwei symmetrischen Gruppen ab. Ganz anders dagegen gestaltet sich der Verlauf der Metaphase auf unseren Figuren. Auf Fig. 1 und 2 sehen wir kleinere Chromosomengruppen nach einem der Pole hineilen. Auf Fig. 3 sieht man am oberen Pole bereits eine grössere Masse Chromatin angesammelt und begiebt sich dahin noch ein weiterer schmaler Ring, aus Chromosomen bestehend. Am unteren Pole sieht man auch schon etwas Chromatin. Auf Fig. 4 ist die grössere Masse der Chromosomen des Monasters bereits nach den Polen zu als Diaster vertheilt; im Aequator sind aber noch einige Segmente zurückgeblieben. Jedoch auch solche kleine im Aequator zurükgebliebene Chromatinreste können sich noch weiter theilen und nach den Polen ihren Verlauf nehmen, wie solches aus Fig. 5 ersichtlich ist.

Alle diese Figuren zeigen meiner Meinung nach zur Genüge, dass hier der Uebergang vom Monaster zum Diaster nicht nach dem üblichen Schema erfolgt, indem die Chromosomen in mehreren Schüben nach einander zu den Polen gezogen werden.

Es scheint, als könnte der eben geschilderte Vorgang zuweilen auch zur Asymmetrie führen. Auf Fig. 6 wenigstens, wo eine solche abgebildet ist, sieht man am oberen Aster sehr deutlich, dass er aus zwei Portionen entstanden ist. Damit will ich aber durchaus nicht gesagt haben, dass alle asymmetrische Kerntheilungsfiguren auf diese Ursache zurückzuführen sind.

In den besprochenen Abbildungen 1—5 ist die achromatische Figur gut erhalten; darum war auch die angegebene Deutung nicht schwer zu machen. Letztere kann aber sehr gut auf manche karyokinetische Figuren mit schlecht oder gar nicht erhaltener Spindel angewandt werden. Anderenfalls würden solche schwer verständlich sein. Ich meine Fig. 11 und 12. Construirt man sich die Spindel hinein, so ist die Deutung im oben entwickelten Sinne einer fehlerhaften Metaphase nicht schwer. Auf Fig. 11 hätten sich dann bereits grössere Massen von Chromosomen vom Monaster nach beiden Polen hin abgetheilt. Man könnte annehmen, dass in der oberen Hälfte die Loslösung der Segmente aus dem Monaster vorläufig in zwei Schüben erfolgt ist. Einen ähnlichen Vorgang hätten wir auch auf Fig. 12, wo die obere Chromosomenmasse aus zwei Theilen besteht. Da aber, wie gesagt, die achromatische Spindel in diesen zwei Figuren nicht zu sehen ist, so möchte ich die angegebene Erklärung blos als eine Vermuthung hingestellt haben.

Es fragt sich nun, ob man alle oben besprochenen Figuren noch auf eine andere Weise deuten könnte, als ich es gethan. Ich denke, für Fig. 4 und 5 ist jede andere Deutung ausgeschlossen. Solche Bildungen, wie die plaques fusoriales Carnoy's[1]) oder Zwischenkörper Flemming's[2]), können von Hause aus ausgeschlossen werden. Letztere sind bekanntlich kleine walzenförmige oder runde Körper, welche gerade an der Abschnürungsstelle zweier Zellen gelegen sind. Nach Flemming sind diese Gebilde ächten Kernfärbemitteln nicht zugänglich. Es gelang ihm dieselben nur mit seinem Orangeverfahren zu tingiren. Solger[3]) dagegen sah die Zwischenkörper sich mit Saffranin färben, obwohl weniger intensiv, als das Chromatin. Offenbar haben wir auf Fig. 4 und 5 nichts mit diesen Zwischenkörpern zu thun, da die uns interessirenden Gebilde a a erstens deutlich aus Fäden bestehen, zweitens betreffs ihrer Lage durchaus nicht genau an die Abschnürungsstelle der beiden Zellen

[1]) Carnoy, La cytodièrese chez les arthropodes. La cellule. T. I.

[2]) Flemming, Neue Beiträge zur Kenntniss der Zelle. Archiv für mikrosk. Anat. Bd. 37.

[3]) Solger, Zur Kenntniss der Zwischenkörper sich theilender Zellen. Anatomischer Anzeiger. 1891. No. 17.

gebunden sind (Fig. 5), drittens sich mit Hämatoxylin ebenso intensiv färben, wie das übrige Chromatin.

Ebenfalls ausgeschlossen ist eine Unregelmässigkeit der Metakinese, welche zuerst von Rabl[1]) angedeutet und dann genauer von Schottländer[2]) beschrieben worden ist. Zwischen zwei schon getrennten Tochtersternen sieht man nehmlich nicht selten einen chromatischen Faden, welcher bald continuirlich von einem Aster zum anderen reicht, bald im Aequator eine Lücke zeigt, bald blos ein Mittelstück darstellt, welches mit den Tochtersternen nicht zusammenhängt. Nach Rabl und Schottländer sind es Fadenstücke, bei deren Schwesterhälften während der Metakinese die normale Wanderung und Einreihung unter die anderen verspätet. Das ist aber immer nur ein einzelner Faden; in unseren Fällen dagegen handelt es sich stets, wie Fig. 4 und 5 zeigen, um Fadenconglomerate, welche man im Aequator liegen sieht. Auf Fig. 4 kann man unter Anderem auch die eben besprochene Anomalie der Metakinese wahrnehmen. Von einem Aster zum anderen verläuft neben dem Fadenconglomerat im Aequator noch ein einzelner chromatischer Faden.

Bei der Deutung der Fig. 4 und 5 muss ich demnach bei der von mir angegebenen Meinung unbedingt verbleiben.

Wie steht es aber mit der Deutung der Fig. 1 und 2? Auf keinen Fall kann man sie als bereits vollzogene asymmetrische Theilung ansehen, da die Hauptmasse des Chromatins sich noch im Aequator befindet. Könnten aber die kleineren Chromatinmassen in diesen Figuren nicht als versprengte Schleifen gedeutet und die ganze Figur als noch in der Prophase sich befindend gedreht werden? Gegen eine derartige Auslegung spricht, meiner Meinung nach, der Umstand, dass in beiden Fällen die fraglichen chromatischen Schleifen ganz regelmässige Ringe bilden, welche den Spindeln aufsitzen. Ich kann sie mir nur auf die Weise entstanden denken, dass einige Spindelfasern gleichzeitig in stärkere Contraction gerathen sind und somit die Chromosomen nach den Polen zu gebracht haben. In Folge desselben Umstandes deute ich auch die Fig. 3 als eine in der Metaphase sich befindende Theilung. Der oberen Spindel sieht man eben

[1]) Rabl, Ueber Zelltheilung. Morphologische Jahrbücher. Bd. 10.
[2]) Schottländer, Archiv f. mikrosk. Anat. Bd. 31.

bei a solch einen Ring aus Chromosomen aufsitzen. Sollten es nur versprengte oder noch nicht zum Monaster in den Aequator angeordnete Schleifen sein, so würden sie auf keinen Fall regelmässige Ringe bilden. Solche, im Uebergangsstadium vom Knäuel zum Stern sich befindende Figuren sind übrigens hinreichend bekannt und unter anderen von Retzius[1]) und Flemming[2]) beschrieben. Flemming hat diesen Figuren eine besondere Aufmerksamkeit zugewandt. Nie aber kann man in seinen bezüglichen Abbildungen irgend eine Regelmässigkeit in der Anordnung der versprengten Schleifen constatiren. Auf Fig. 9 und 10 gebe ich solche, den Flemming'schen entsprechende, anscheinend unregelmässige Mitosen, welche ich mir im Uebergangsstadium vom Spirem zum Aster denke. Aehnliche Figuren findet man gar nicht so selten, sowohl in bösartigen, als gutartigen Neubildungen und braucht man ihnen keine pathologische Bedeutung zuzuschreiben. Ebenfalls hierher gehören meiner Meinung die von Klebs[3]) beschriebenen Mitosen mit unregelmässig angeordneten chromatinen Fäden, sowie diejenigen Formen, welche er als Karyoschisis bezeichnet. Es steht nichts im Wege, auch diese Formen als Uebergangsstadium vom Spirem zum Aster zu deuten. Aus diesem Grunde ist es aber unmöglich, diesen Figuren irgend einen diagnostischen Werth beizumessen, wie Klebs es wollte.

Um nun zu unseren Figuren 1—3 zurückzukehren, so könnten selbige noch als abortive Formen, bezw. als Degenerationserscheinungen des Kerns aufgefasst werden, da man zuweilen ähnliche Bilder bei degenerativen Zuständen des Zellleibes zu sehen bekommt. An den abgebildeten Zellen konnte man aber erstens nichts nachweisen, was als Entartungserscheinung des Zellleibes aufgefasst werden könnte; zweitens sind auch ganz regelmässige Mitosen nichts besonders Seltenes in degenerirenden Zellen.

[1]) Retzius, Studien über die Zellentheilung. Biologische Untersuchungen. Jahrgang 1881. Stockholm.

[2]) Flemming, Zellensubstanz, Kern- und Zelltheilung. Leipzig 1882. — Beiträge zur Kenntniss der Zelle. 1880. Th. II. — Neue Beiträge zur Kenntniss der Zelle. Archiv f. mikrosk. Anat. Bd. 37.

[3]) a. a. O.

Dieser Auseinandersetzung zu Folge glaube ich auch für die Fig. 1—3 meine Deutung aufrecht erhalten zu können.

Bis jetzt habe ich die hier beschriebenen Kerntheilungsfiguren, welche auf eine abnorm verlaufende Metaphase hinweisen, nur in Carcinomen gefunden. In den von mir untersuchten Fällen von Sarcom, Cystadenom und Endometritis fand sich nichts vor, was man in diesem Sinne deuten könnte. Doch will ich damit durchaus nicht behaupten, dass diese Anomalie, etwas nur für Carcinome Specifisches darstellt. Das von mir untersuchte nicht carcinomatöse (s. V. V.) Material ist eben nicht gross genug, um solch einen Schluss wagen zu können.

Im Allgemeinen scheinen die Figuren, welche auf eine unregelmässige Metaphase schliessen lassen, häufiger vorzukommen, als die Hansemann'schen Asymmetrien. Immerhin kostet es aber Zeit und Mühe, eine solche aufzufinden.

Ich erlaube mir an dieser Stelle noch meine Befunde betreffs der asymmetrischen Kerntheilungsfiguren mitzutheilen. Ich habe erstens unzweifelhafte Asymmetrien mit gut ausgesprochener achromatischer Figur (Fig. 6 u. 7) gefunden und zweitens zweifelhafte Asymmetrien, weil die achromatische Figur undeutlich, oder gar nicht zu sehen war (Fig. 8). Nehme ich diese beiden Arten zusammen, so muss ich sagen, dass es mir gelungen ist in jedem Falle von Carcinom mit zahlreichen Mitosen Asymmetrien aufzufinden. In zwei Fällen von Brustdrüsenkrebs, in welchen nur spärliche Mitosen vorhanden waren, habe ich die Asymmetrien nicht gefunden. Ich bin mir aber vollkommen bewusst, dass die zweite Art von Asymmetrie, auch sehr gut auf eine andere Art gedeutet werden kann, nehmlich als Uebergangsstadium vom Spirem zum Aster — im Flemming'schen Sinne. Die erste Art aber, mit deutlicher achromatischer Figur, war ich, wie gesagt, nicht so glücklich in allen Fällen von Carcinom mit zahlreichen Mitosen aufzufinden. Ja in den Fällen, wo man solche tadellose Figuren erwischt, ist es immer ein Befund, der recht mühsam und mit vielem Zeitaufwand zu machen war.

In Sarcomen habe ich zweimal Mitosen aufgefunden, welche mir als Asymmetrien imponirten. Da aber beide Male die achromatische Figur nicht zu sehen war, so habe ich kein Recht denselben nur eine ganz bestimmte Deutung zu geben.

In den gutartigen Geschwülsten habe ich keine Mitosen gesehen, die ich als asymmetrische Kerntheilungsfiguren deuten könnte. Doch muss ich sagen, dass sowohl in diesen letzteren von mir untersuchten Neubildungen, als auch in den Sarcomen, Mitosen überhaupt sehr spärlich vorhanden waren. Darum kann ich auch die Resultate meiner Untersuchungen nicht als eine Widerlegung der Befunde Ströbe's ansehen. Er hatte das Glück, gutartige Geschwülste und normales Gewebe mit zahlzeichen Mitosen zu untersuchen.

So lange die Ströbe'schen Ausführungen aber zu Recht bestehen, kann den asymmetrischen Kerntheilungsfiguren durchaus keine diagnostische Bedeutung zugemessen werden.

Ausser der asymmetrischen Kerntheilung sind von Hansemann auch die hypochromatischen, bezw. chromosomenarmen Formen als für Carcinom eigenthümlich hingestellt, indem er sagt: „die hypochromatischen Formen finden sich wahrscheinlich nur in Carcinomen“.

Diesem Ausspruche Hansemann's kann ich nicht beipflichten, da es mir wiederholt gelungen ist, in Angiosarcomen solche Figuren aufzufinden.

Es sei mir erlaubt, hier noch einen Befund zu verzeichnen, den ich mehrere Male bei Carcinom machte. Es betrifft das Knäuelstadium. Normal sind während des letzteren keine secundären Kerngerüstfäden, keine Nucleolen, noch Netzknoten mehr vorhanden: der chromatische Antheil des Kerns besteht lediglich aus primären Fäden von gleicher Dicke. In Carcinomen trifft man nun dann und wann ein Spirem, welches diesem Schema nicht entspricht, indem hier die chromatische Substanz nicht aus solchen vollkommen gleichmässigen Segmenten besteht, sondern vielfältig an den Fäden Verdickungen vorkommen. Solch ein Spirem ist auf Fig. 13 abgebildet. Wir hätten es somit mit einer abnormen Beschaffenheit der Chromosomen zu thun. Allerdings wäre die Möglichkeit zu berücksichtigen, dass es sich um Phasen der indirecten Fragmentirung handelt. Als Artefacta sind solche Figuren kaum anzusprechen.

Bei meinen Untersuchungen verschiedener Tumoren habe ich selbstverständlich die amitotische Kerntheilung, bezw. die directe Segmentirung und Fragmentirung, sowie auch die indirecte Fragmentirung nicht aus dem Auge gelassen. Die Controverse über die Bedeutung dieser Gebilde kann noch immer nicht als erledigt angesehen werden. Darum ist ein jedes Factum, welches irgend etwas in dieser Frage zur Klärung beitragen kann, von Interesse.

In allen von mir untersuchten Krebsen und Sarcomen habe ich, bald in grösserer, bald in kleinerer Zahl, Figuren, welche in diese Kategorie gehören, aufgefunden. In einem Tumor aber, einem metastatischen Ovarialcarcinom, waren indirecte Fragmentirungsfiguren in ganz ungewöhnlicher Menge vorhanden — ich konnte bis zu 13 im Sehfelde (Zeiss DD, Ocul. 4) zählen —, während von typischen Mitosen sich nur sehr wenige vorfanden. Diese Fragmentirungen waren durchaus nicht in allen Abschnitten des Tumors zu sehen. Im Gegentheil war es ein sehr kleiner Bezirk, in dem sie zu finden waren. Was man aber überall im Tumor sehen konnte, war eine hydropische Degeneration, von welcher hier mehr, dort weniger Epithelzellen befallen wurden. In dem Abschnitte des Tumors, wo die Fragmentirungen waren, konnte man die hydropischen Zellen ebenfalls sehr gut von den anderen, an welchen keine Entartungserscheinungen zu sehen waren, unterscheiden. Das Merkwürdige aber war, dass in vielen von diesen hydropischen Zellen der Kern, welcher sich stets an der Peripherie befand, ebenfalls an Grösse bedeutend zunahm und sein Chromatingehalt sich vermehrte. Solche Zellen sind in Fig. 19—21 abgebildet.

Es sah so aus, als wenn die Kerne der degenerirten Zellen ebenso in den Zustand der indirecten Fragmentirung übergingen, wie die Kerne der Zellen, deren Leib normal aussah. Ist es nun erlaubt, den umgekehrten Schluss zu machen und jedes Mal dort eine regressive Metamorphose der Zelle anzunehmen, wo der Kern die erwähnten Veränderungen zeigt, obwohl am Zellleibe keine degenerativen Erscheinungen zu sehen wären? Ich denke, wir haben dazu kein Recht, oder wir lassen uns eine Petitio principii zu Schulden kommen. Dass in unserem Falle indirecte Fragmentirungsfiguren sowohl in degenerirten, wie in normalen Zellen zu sehen waren, erkläre ich mir vielmehr auf folgende Weise. Sind in irgend einem Tumor zu einer gewissen Zeit die Ernährungsbedingungen der Art, dass die Zellen in den Zustand der Fragmentirung überzugehen gezwungen sind, so werden es nicht nur die normalen Zellen thun, sondern auch die mehr oder weniger degenerirten; sofern ihre Lebensfunctionen durch die Entartung nicht zu sehr beeinträchtigt worden sind, wird dieser Prozess, wenigstens in seinen Anfängen, zum Ausdrucke kommen. Jedenfalls ist die hydropische Degeneration an sich nicht im Stande den Kern in die indirecte Fragmentirung zu versetzen. Denn hydropische Zellen waren durch den ganzen Tumor zerstreut: eine Grössenzunahme des Kerns mit Vermehrung des Chromatins fand sich in solchen Zellen, wie gesagt, nur in demjenigen Abschnitte des Tumors, wo auch die Kerne der nichtdegenerirten Zellen sich in Fragmentirung befanden.

Durch die Untersuchungen Arnold's [1]), Tschetweruchin's [2]), Heidenhain's [3]) wissen wir zudem, dass auch ganz normal aussehende Mitosen in Zellen vorkommen, deren Leib bereits degenerative Erscheinungen zeigt. Es wird uns aber nie einfallen aus einer normalen Mitose auf eine Degeneration der Zelle zu schliessen.

Der Streit über die Bedeutung der amitotischen Kerntheilung ist, wie schon oben bemerkt, noch immer nicht zu Ende geführt. Es genügt in dieser Hinsicht an die Arbeiten aus ganz jüngster Zeit von Flemming [4]), Löwitt [5]), Ziegler [6]), Ver-

[1]) Arnold, Ueber Theilungsvorgänge an den Wanderzellen u. s. w. Arch. f. mikrosk. Anat. Bd. 30.

[2]) Tschetweruchin, Zur Frage über die Veränderungen des Zellkerns bei trüber Schwellung und fettiger Degeneration der Leber während des Abdominaltyphus. Dissertation. St. Petersburg 1889. (Russisch.)

[3]) M. Heidenhain, Ueber Kern und Protoplasma. Festschrift für Kölliker. Leipzig 1892.

[4]) Flemming, Ueber Theilung und Kernformen bei Leukocyten u. s. w. Arch. f. mikrosk. Anat. Bd. 37. — Ueber Zelltheilung. Verhandlungen der Anat. Gesellsch. auf der 5. Versamml. in München 1891.

[5]) Löwitt, Ueber Neubildung u. Beschaffenheit der weissen Blutkörperchen. Ziegler's Beiträge. Bd. 10. 1891. — Ueber amitotische Kerntheilung. Biolog. Centralbl. 1891.

[6]) Ziegler, Ueber die Bedeutung der amitotischen Kerntheilung. Daselbst.

son[1]), Frenzel[2]), Barfurth[3]), vom Rath[4]), Ziegler und vom Rath[5]), Eberth[6]), zu erinnern. Während die einen die amitotische Kerntheilung fast gleichbedeutend mit der typischen Mitose halten (Löwitt, Verson, Frenzel), schreiben die anderen ersterer einen degenerativen Charakter zu. Seine diesbezüglichen Ausführungen gründet Flemming theilweise auf die Resultate früherer Arbeiten[7]). Er sah, dass in gewöhnlichen Fettzellen, unter krankhaften und atrophischen Bedingungen, vielkernige Zellen, also durch Fragmentirung, entstehen können. Daraus schliesst er, dass die Fragmentirung immer ein Resultat der Zellendegeneration ist. Meiner Meinung ist das, wie ich oben ausführlich am ähnlichen Verhalten der hydropischen Zellen aus einander gesetzt habe, ein unrichtiger Schluss.

Die zweite Voraussetzung, aus welcher man den degenerativen Charakter der amitotischen Kerntheilung erschliesst, ist folgende. Den betreffenden Autoren ist es nehmlich gelungen, neben der Amitose, auch wenn sie sehr stark vertreten war, stets mitotische Kerntheilung aufzufinden und glauben sie, dass nur durch letztere lebensfähige Zellen entstehen können.

Ich muss gestehen, dass in den von mir untersuchten Tumoren, neben den Fragmentirungs- und directen Segmentirungsfiguren, auch wenn sie, wie in dem oben erwähnten metastatischen Ovarialcarcinom und einem Uterussarcom, ganz ungewöhnlich häufig zu finden waren, sich stets typische Mitosen vorfanden. In diesen zwei Fällen waren letztere freilich sehr selten. Wagt man aus derartigen

[1]) Verson, Zur Beurtheilung der amit. Kerntheilung. Biolog. Centralbl. 1891.

[2]) Frenzel, Zur Bedeutung der amit. Kerntheilung. Daselbst. — Die nucleäre Kernhalbirung. Arch. f. mikr. Anat. Bd. 39.

[3]) Barfurth, Zur Regeneration der Gewebe. Arch. f. mikr. Anat. Bd. 37.

[4]) vom Rath, Ueber die Bedeutung der amit. Kerntheilung im Hoden. Zoologischer Anzeiger. 1891.

[5]) Ziegler und vom Rath, Ueber amitot. Kerntheilung bei den Arthropoden. Biolog. Centralbl. 1891.

[6]) Eberth, Kern- und Zelltheilung während der Entzündung u. Regeneration. Festschrift für Rudolf Virchow. Bd. II. 1891.

[7]) Flemming, Ueber das subcutane Bindegewebe u. s. w. Dieses Archiv Bd. 56. — Weitere Mittheilungen zur Physiologie der Fettzelle. Arch. f. mikr. Anat. Bd. VII.

Befunden die Behauptung, dass die Amitose nicht zur Production lebenskräftiger Zellen bestimmt sein kann, so ist das immer nur eine Hypothese.

Ausser durch solche etwas willkürliche Schlussfolgerungen hat man die Hypothese über den degenerativen Charakter der Amitose noch durch reale Befunde an den bezüglichen Zellen zu stützen gesucht. Man hat gefunden, dass bei der Amitose die Zelltheilung sehr häufig unterbleibt; wenn sie aber vor sich geht, so ist die Zahl solcher Theilungen eine beschränkte. Weiter hat Flemming nachgewiesen, dass bei der Amitose eine Theilung der Attractionssphäre nicht erfolgt. Dieser Befund wäre wohl, sollte er sich bei weiteren Untersuchungen bestätigen, der weittragendste.

Durch die Untersuchungen von Meves[1]) und Heidenhain[2]) scheint sich aber neues Licht in die feineren Vorgänge bei der amitotischen Kerntheilung verbreiten zu wollen. Letzterem ist es sogar gelungen in mehrkernigen Zellen doppelte Sphären nachzuweisen und ausserdem hat er Befunde verzeichnet, welche darauf schliessen lassen, dass während der directen Theilung der Zelle eine Art von Spindelfigur zur Ausbildung kommt. Es ist zu erwarten, dass weitere Untersuchungen in dieser Richtung bei Vervollkommnung der Technik die Bedeutung der directen Kerntheilung sowie auch der indirecten Fragmentirung einstmals aufklären werden.

Die Frage über die Fragmentirung der Zellkerne steht in gewissen Beziehungen zu einer anderen — zu den parasitären Einschlüssen in Carcinomzellen —, insofern nehmlich letztere mit gewissen Phasen der ersteren verwechselt werden können.

Mit grosser Wahrscheinlichkeit kann man annehmen, dass eine derartige Verwechselung in einer Arbeit aus jüngster Zeit von Ruffer und Walker[3]) vorgekommen ist.

In Folge der Wichtigkeit dieser Frage sei es mir erlaubt

[1]) Mewes, Ueber amitot. Kerntheilung in den Spermatogonien des Salamanders. Anatom. Anzeiger. 1891. No. 22.

[2]) a. a. O.

[3]) O. Ruffer und H. Walker, Preliminary note on some parasitic protozoa found in cancerous tumours. Britisch Medical Journal. July 1892.

hier allgemein bekannte Thatsachen die Kernfragmentirung betreffend noch einmal vorzubringen. Wie seiner Zeit von Arnold[1]) nachgewiesen und später vielfältig andererseits bestätigt worden ist, trifft man in Riesenzellen mit indirecten Kernfragmentirungsfiguren im Protoplasma sehr häufig Kerne, von denen die meisten mit der Kernfigur in gar keinem Zusammenhange stehen, manche aber durch einen feineren oder dickeren Faden mit derselben verbunden sind. Oefters sind sie von einem lichten Hof umgeben. Zuweilen werden sie aber von einem Protoplasmasaum umgeben und sieht man in solchen Fällen vollständig ausgebildete Zellen im Leib der Riesenzelle liegen. Die Fig. 14—18 sollen zur Erläuterung des eben Gesagten dienen. Auf Fig. 14 sieht man mehrere kleine Kerne neben der grossen Kernfigur. Offenbar haben sie sich auf dieselbe Weise abgespalten, wie es der Kern a im Begriffe ist zu thun. Dasselbe gilt für die Fig. 15—16. Auf Fig. 17—18 sieht man neben der Fragmentirungsfigur mit einem Protoplasmasaum umgebene Kerne, also bereits vollkommen ausgebildete Zellen. Es steht nichts im Wege sich die Kerne dieser letzteren Gebilde, als durch Abspaltung von der grossen Kernfragmentirungsfigur entstanden zu denken. Arnold ist es zuweilen gelungen verbindende chromatische Fäden zwischen solchen kleinen secundären Zellen und der Kernfigur nachzuweisen.

Wie ich oben gezeigt habe, kommen indirecte Kernfragmentirungsfiguren nicht nur in normalen Zellen, sondern auch in degenerirten, speciell hydropischen vor. Die Abbildungen 19—21 sollen dieses veranschaulichen. Auf Fig. 20—21 sieht man im degenerirten Zellprotoplasma kleinere und grössere Kerne, von einem lichten Hofe umgeben, welche sich von der grossen Kernfigur abgespalten haben. Ich gestehe, dass es mir nicht gelungen ist in den hydropischen Zellen secundäre Kerne mit gut ausgebildetem Protoplasmasaum aufzufinden. Wir haben aber kein Recht anzunehmen, dass die hydropische Entartung des Zellleibes es ist, welche die weitere Entwickelung der abgespaltenen Kerne zu ausgebildeten Zellen verhindert. Denn im Pro-

[1]) Arnold, Beobachtungen über Kerne und Kerntheilungen in den Zellen des Knochenmarkes. Dieses Archiv Bd. 93. — Ueber Kerntheilung und vielkernige Zellen. Ebenda Bd. 98.

toplasma der anderen normalen Zellen unseres metastatischen Ovarialcarcinoms (von welchem auch die abgebildeten hydropischen stammen), waren ebenfalls keine solche endogen entstandene Zellen zu sehen (Fig. 17—18 entstammen einem Uteruscarcinom). Es wäre somit von Interesse zu erfahren, ob in hydropischen Zellen der Prozess der indirecten Fragmentirung sich so weit entwickeln kann, dass im Protoplasma secundäre vollkommen ausgebildete Zellen entstehen. Ich glaube die Abbildungen Ruffer und Walker's beweisen solches zur Genüge, — aber auch nichts Anderes.

Was sehen wir nun auf diesen Abbildungen? Es sind Zellen von verschiedener, zuweilen, wie auf Fig. 5, recht beträchtlicher Grösse. Die Zellkerne, welche sich stets an der Peripherie befinden, sind ebenfalls gross. Auf Fig. 5 ist der sichelförmige Kern sogar von ganz ungewöhnlich grossem Umfange. Nach den Zeichnungen zu urtheilen ist der Chromatingehalt der Kerne ebenfalls vermehrt. Fig. 3 und 5 lassen überhaupt keinen Zweifel darüber aufkommen, dass die Kerne sich in indirecter Fragmentirung befinden. Auf Fig. 3 ist der Kern bereits in vier Theile gespalten. Im Protoplasma sehen wir nun noch andere Gebilde, welche sich durch nichts von eben solchen auf unseren Fig. 17 und 18 an unterscheiden. Es sind kleine Kerne, von einem Protoplasmasaum umgeben. Eben diese Gebilde werden von Ruffer und Walker für Parasiten erklärt. Indem nun letztere in die Epithelzelle eindringen, sollen sie den Kern nach der Peripherie verdrängen, weiterhin eine Volumzunahme der Zelle, deren Degeneration und schliesslichen Zerfall bedingen. Auch wollen die Autoren gesehen haben, wie in solche Parasiten beherbergende Epithelzellen Leukocyten eindringen und über die Schmarotzer herfallen. Ruffer und Walker hatten ihre Präparate Metschnikoff gezeigt.

Zu diesen Ausführungen Ruffer und Walker's hätte ich nun Folgendes zu bemerken. Die vermeintlichen Parasiten sind, wie oben bemerkt, vollkommen identisch mit den auf Fig. 17 und 18 dargestellten Gebilden aa. Aus dieser Zeichnung ist es aber weiter ersichtlich, dass die fraglichen Gebilde durchaus kein Verrücken des Kerns an die Peripherie zu bedingen brauchen. Dieses Phänomen in den Präparaten Ruffer und Walker's muss also von einer anderen Ursache abhängen. Sieht man sich die eventuellen Zellen genauer an, so ist eine grosse Aehnlichkeit mit denjenigen unserer Fig. 19—21 unverkennbar. Meiner Ansicht nach ist es sehr wahrscheinlich, dass Ruffer und Walker hydropische Zellen, deren Kerne in indirecter Fragmentirung sich befinden, abgebildet haben. Folglich sind es nicht die vermeintlichen Parasiten, welche die Volumzunahme und schliesslichen Untergang der Zelle bedingen, sondern die hydropische Degeneration. Zeichnen wir uns in die Zellen Fig. 19—21 die Gebilde aa aus Fig. 17—18, so haben wir ganz getreue Copien der Abbildungen Ruffer und Walker's. Die Gebilde aa können aber unzweifelhaft Produkte der indirecten Fragmentirung sein. Darum sehe ich in den Abbildungen Ruffer und Walker's nichts Anderes, als den Beweis dafür, dass in hydropischen Zellen durch die indirecte Fragmentirung vollkommen ausgebildete secundäre Zellen endogen entstehen können, genau so wie dasselbe seiner Zeit von Flemming[1]) für die Fettzellen bewiesen worden ist.

Indem ich mich gegen die Auffassung Ruffer und Walker's auszusprechen genöthigt sehe, möchte ich auf keinen Fall so missverstanden werden, als wollte ich Alles, was in letzter Zeit als Krebsparasiten beschrieben worden ist, für Produkte der indirecten Fragmentirung erklären. Ich möchte nur darauf hinweisen, dass jedes Mal, bevor irgend ein Gebilde für einen parasitären Einschluss erklärt werden soll, man nicht unterlassen möchte, auch die indirecte Fragmentirung in Erwägung zu ziehen.

Auf die Möglichkeit einer derartigen Verwechselung hat schon Cornil[2]) hingewiesen. Seine Division indirecte irréguliere scheint vollkommen identisch mit Arnold's indirecter Fragmentirung zu sein.

Ganz in demselben Sinne hat sich auch Borrel[3]) ausgesprochen.

[1]) a. a. O.

[2]) Cornil, Mode de multiplication des noyaux et des cellules dans l'épithélium. Journal de l'anatomie et de la physiologie. 1891.

[3]) Borrel, Sur la signification des figures décrites comme coccidies dans les épitheliomes. Arch. de médecine exp. II. 1890. — De la division

Aus den Ausführungen Ficket's[1]), Ströbe's[2]), Steinhaus'[3]), Fabre-Domergue's[4]) und Noeggerath's[5]) ist es uns übrigens hinreichend bekannt, wie verschiedenen Ursprungs die vermeintlichen Krebszellenparasiten sein können, wie die verschiedenartigsten Degenerationsformen des Zellleibes und Zellkerns in dieser Hinsicht zur Verwechselung Anlass bieten können.

Zum Schluss möchte ich noch die angenehme Pflicht erfüllen, Herrn Geheimrath Prof. Arnold für das mir gütigst überlassene Material, sowie für manche durch Rath und That mir erwiesene Unterstützung zu danken.

Sämmtliche Figuren sind mit dem Abbé'schen Zeichenapparat bei Zeiss Oc. 12 Obj. 2 mm homog. Immersion gezeichnet worden.

Erklärung siehe im Text.

Nachtrag. Diese Arbeit war bereits niedergeschrieben, als ein neuer Aufsatz von Hansemann „Ueber die Anaplasie der Geschwulstzellen und die asymmetrische Mitose" in diesem Archiv Bd. 129 Heft 3 erschien. In dieser Schrift sucht Hansemann unter anderem Ströbe's Befunde zu widerlegen und beharrt auf seinem früheren Standpunkte, sowohl was die asymmetrische Kerntheilung, als auch die hypochromatischen Figuren anbelangt. Ströbe's Antwort dürfte jedenfalls von grossem Interesse sein.

Um etwaigen Missverständnissen betreffs meiner Befunde vorzubeugen, erlaube ich mir zu erklären, dass ich bei der Beurtheilung asymmetrischer Figuren allen Anforderungen Hanse-

du noyau et de la division cellulaire etc. Journal de l'anat. et de la physiol. 1892. No. 2.

[1]) Ficket, Ueber eigenthümliche Veränder. der Epidermis u. s. w. Centralblatt f. allg. Pathol. u. path. Anat. 1890.

[2]) a. a. O.

[3]) Steinhaus, Dieses Archiv Bd. 126 u. 127 und Centralbl. f. allg. Path. u. path. Anat. 1891.

[4]) Fabre-Domergue, Extrait des Comptes rendus des séances de la Société de Biologie. Séance du 23 avril 1891.

[5]) Noeggerath, Beiträge zur Struktur und Entwickelung des Carcinoms. Wiesbaden 1892.

mann's gerecht zu werden suchte, ja noch mehr: mir scheint, dass in solchen Zellen, wo eine Theilung des Zellleibes noch nicht vor sich geht, die Deutung auf asymmetrische Kerntheilung nur dann vollkommen einwandsfrei dasteht, wenn die achromatische Figur gut erhalten ist. Die Gründe dafür habe ich bei der Erklärung der Figuren 1, 2 und 8 ausführlich besprochen.

XXVI.

Kleinere Mittheilungen.

I. Ein neuer Fall von isolirter Lähmung des dritten Trigeminusastes mit Geschmacksstörungen.

Von Dr. Franz Ziehl in Lübeck.

In Bd. 117 S. 52 dieses Archivs beschrieb ich 1889 einen Fall von isolirter Lähmung des ganzen dritten Trigeminusastes, der abgesehen davon, dass derartige Fälle überhaupt nur sparsam in der Literatur verzeichnet sind, besonders deshalb einiges Interesse erregen musste, weil bei dem Kranken die Geschmacksempfindung am vorderen Abschnitt der einen Zungenhälfte erloschen war. Nicht lange darauf, im Mai 1891, hatte ich Gelegenheit einen ganz gleichen Fall zu beobachten, dessen Krankengeschichte hier jetzt in Kürze mitgetheilt sein mag, da meine Hoffnung, der Zufall könne mir noch weitere derartige Fälle in die Hände spielen, bisher wenigstens nicht in Erfüllung gegangen ist.

W. St., ein 50jähriger Bauunternehmer, nahm Ende April 1891 wegen rheumatischer Schmerzen im Rücken ein Dampfbad. Unmittelbar hinterher erlitt er eine Durchnässung und war in einem Bau heftigem Zug ausgesetzt. Noch am Abend des gleichen Tages spürt er ein eigenthümliches Ziehen in der rechten Schläfe, welches am folgenden Tag in Schmerzen übergeht, die bald unerträglich werden. Beim Rasiren bemerkt er eine Taubheit am Kinn und beim Essen Taubheitsgefühl an der rechten Zungenhälfte, die Speisen schmecken dort alle wie Stroh. Auch kann er mit der rechten Mundseite nicht gut kauen.

Status praesens am 10. Mai 1891: Stark herabgesetzte Sensibilität für alle Gefühlsqualitäten im Bereich des 3. Astes des Trigeminus der rechten Seite (Kinn, Zähne, Schläfe, Zunge), völlige Lähmung der rechtsseitigen Kaumuskeln (Temporalis, Masseter, Pterygoidei) mit Verlust der elektrischen Erregbarkeit, erhebliche Atrophie des Temporalis. Am vorderen Theil (etwa die Hälfte) der rechten Zungenhälfte ist die Geschmacksempfindung sehr mangelhaft, einige Stellen scheinen überhaupt nicht zu schmecken. Die hintere Partie und die linke Zungenhälfte hat normale Geschmacksempfindung. Im Bereich des 1. und 2. Trigeminusastes, sowie an den übrigen Hirnnerven ist nichts Abnormes nachweisbar. Auch im Uebrigen ist Pat. gesund.

Die sehr heftigen, die Nachtruhe völlig störenden Schmerzen im Auriculo-Temporalis verschwanden schnell nach dreitägiger Behandlung mit dem galvanischen Strom. Sensibilität und Geschmack waren nach etwa 2 Monaten wieder normal. Auch die Lähmung der Kaumuskeln verlor sich allmählich, nur der Temporalis war auch nach Verlauf eines Jahres noch völlig gelähmt und ganz atrophisch.

Dieser Fall gleicht so sehr dem früher von mir mitgetheilten, dass das dort über Diagnose und Sitz der Erkrankung erwähnte vollkommen hierauf Anwendung findet und daher nicht wiederholt zu werden braucht. Besonders interessant ist nun, dass auch hier wieder eine Lähmung der Geschmacksempfindung an der Zungenspitze nachweisbar war. Der Fall ist also in völligem Einklang mit der von mir a. a. O. vertretenen Anschauung, dass die Geschmacksempfindung für die Zungenspitze wenigstens beim Menschen durch den dritten Trigeminusast zum Gehirn verläuft. Ich habe daher der dortigen ausführlichen Begründung dieses Satzes nichts hinzuzufügen.

Noch immer findet sich in einem Theil der Hand- und Lehrbücher der Physiologie, z. B. auch in der neuesten Auflage desjenigen von Hermann, die Angabe, dass „nach dem jetzt vorliegenden, sehr reichlichen Untersuchungsmaterial“ der Glossopharyngeus ausschliesslich Geschmacksnerv sei; noch unwahrscheinlicher als eine ursprüngliche Geschmacksfunction des Facialis sei eine solche des Trigeminus. Es wäre wohl endlich an der Zeit, dass solche Angaben auf Grund des gerade in entgegengesetzter Richtung sehr reichlich vorliegenden Untersuchungsmaterials nicht immer noch fortgeschleppt oder wenigstens nicht mit solcher Sicherheit vorgetragen würden.

II. Russisches Hungerbrod.

Von Rud. Virchow und E. Salkowski.

1. Bericht von Rud. Virchow.

Bei einem Besuche des neuen Acclimatisations-Gartens in Moskau, einer höchst lehrreichen Schöpfung des Professor W. A. Tichamirow, wurde mir in einer der dortigen Sammlungen eine Art von Brod gezeigt, welches in den Districten an der Wolga während der letzten Hungersnoth von den armen Leuten gebraucht worden war. Ich erhielt ein Stück davon zu weiterer Untersuchung. Es ist eine ganz ausgetrocknete, schwärzliche Masse von torfartigem, fast verkohltem Aussehen, in der man allerlei Ueberreste von pflanzlichen Theilen erkennen kann. Der Angabe nach ist es aus den Samen von Chenopodium murale gewonnen worden, einem sehr gewöhnlichen Unkraut in der Nähe ländlicher Ansiedelungen.

Die von Hrn. Salkowski ausgeführte Analyse, welche im Anschluss hier mitgetheilt wird, hat ergeben, dass es sich um eine an Eiweiss und Fett sehr reiche Substanz handelt, welche, theoretisch und ohne Rücksicht auf etwaige andere, feinere Bestandtheile betrachtet, einen ungewöhnlich hohen Nahrungswerth besitzt und sich dadurch den so genannten Proteinmehlen anschliesst, die seit kurzer Zeit in den Handel gebracht werden. Ich verweise in letzterer Beziehung auf eine Mittheilung des Hrn. Dr. H. Nördlinger zu Bockenheim über die afrikanische Erdnuss (Arachis hypogaea), aus der eine Grütze hergestellt wird, die 47,26 pCt. Stickstoffsubstanz, 19,37 pCt. Fett und 19,06 pCt. stickstofffreie Extractivstoffe enthält und die als billigstes und zugleich kräftigstes Nahrungsmittel gerühmt wird. So hat also die bittere Noth die Menschen auf ein analoges Nahrungsmittel geführt, welches vor jeder Thür wächst.

2. Analyse von E. Salkowski.

Die Analyse ergab folgende Zusammensetzung. Zum Vergleich ist die mittlere Zusammensetzung von Roggenbrod nach König daneben gestellt.

100 Theile enthalten:

	I.	II. Roggenbrod
Amylum[1])	36,52	47,87
Eiweiss	11,79	6,02
Fett	3,79	0,48
Cellulose	15,06	0,30
Asche	23,08	1,31
Wasser	9,76	44,02
	100,00	100,00

Die Vergleichung wird dadurch erschwert, dass der Wassergehalt des vorliegenden Hungerbrods ein sehr geringer ist. Rechnet man die Zusammensetzung auf die Trockensubstanz um, so ergiebt sich:

	I.	II. Roggenbrod
Amylum	40,47	85,51
Eiweiss	13,07	10,75
Fett	4,20	0,86
Cellulose	16,69	0,54
Asche	25,57	2,34

Der Gehalt an Eiweiss ist ein auffallend hoher; es bleibt allerdings zweifelhaft, wieviel von demselben verdaulich ist, da das Eiweiss sicher zum grossen Theil in den Samenhüllen steckt. Verschiedene, von Dietrich untersuchte schwedische Brodsorten in Nothjahren zeigen eine ähnliche Zusammensetzung; zu allen diesen ist übrigens Roggen- oder Hafermehl mit verwendet worden.

[1]) einschl. Dextrin.

[2]) Die Asche ist nur zum kleinsten Theil in Wasser löslich (Alkalien), auch Salzsäure nimmt nicht viel davon auf, der grösste Theil besteht aus Thon und Sand.

XXVII.

Besprechung.

Das Gesetz der Transformation der Knochen von Dr. Julius Wolff, a. o. Prof. der Chirurgie an der Berliner Universität. Berlin, August Hirschwald, 1892. Mit 12 Tafeln. 152 Seiten. Gross-Folio.

Obwohl in den beiden letzten Jahrzehnten in Deutschland eine sehr grosse Anzahl von medicinisch-naturwissenschaftlichen Originalarbeiten theils in Zeitschriften, theils in Monographien veröffentlicht worden ist und manche davon bleibenden Werth hat, so gehören doch Untersuchungen wie die vorliegenden des bekannten Berliner Chirurgen Julius Wolff und Werke wie das seinige zu den seltensten. Nicht als ob die zwanzigjährige Mühe, die Gründlichkeit, die Beherrschung des Stoffs, die Reichhaltigkeit des überall klar gesichteten Thatsachenmaterials, die monumentale Ausstattung und technisch unübertroffene Ausführung der Abbildungen ihres Gleichen nicht fänden — was das Wolff'sche Werk auf eine höhere Stufe hebt, ist die Art wie es Thatsachen, neue und alte, aber missverstandene, nun richtig gestellte und dadurch auch neue, unter einander in einen festen Zusammenhang bringt ohne hypothetische subjective Zuthaten, und dann theoretisch verwerthet zur Erklärung des wunderbar zweckmässigen Baues unseres Organismus.

Dass es gerade die Knochen und deren Wachsthum sind, welche der Verfasser dieses grossartigen Buches bearbeitet hat, ist für die Förderung der von ihm angebahnten Forschungen besonders deshalb günstig, weil sie als starre Gebilde die grösste Dauerhaftigkeit besitzen und als das Gerüst des lebenden organischen Gebäudes dessen Grundlage bilden. Auch bietet die Mechanik der Struktur derselben, insbesondere die Architektur der Spongiosa, der mathematischen Analyse nicht so grosse Schwierigkeiten dar, wie die irgend eines anderen Gewebes, etwa des Muskel-, des Nerven-, des Narbengewebes.

Aber die principielle Bedeutung der Leistung Wolff's stützt sich durchaus nicht auf die Natur des von ihm, dem erfahrenen Operateur und Orthopäden, bevorzugten Objectes allein. Er spricht es selbst deutlich aus, dass schliesslich alle Theile des Körpers einem solchen Gesetze unterworfen sein müssen, wie seinem Transformationsgesetze die Knochen es sind. Diese Erkenntniss muss ich noch über die sonstigen neuen theoretischen und praktischen, d. h. therapeutischen Ergebnisse stellen, weil sie geeignet ist, dermaleinst in weitem Umfange das Handeln des Arztes auch bei inneren Krankheiten zu bestimmen, die Bestrebungen, Regenerationen herbeizuführen, methodisch zu machen, tausenderlei irrationelle Heilversuche zu verhindern und vor Allem weil sie für die Einsicht in das Werden der lebenden Körper überhaupt schon heute von unschätzbarem Werthe ist.

Wie jede hervorragende Entdeckung auf biologischem Gebiete, so hat auch diese ihre Geschichte. Aber die Anzahl der Vorgänger Wolff's, die er gewissenhaft alle aufzählt, ist eine kleine und die Hauptsache, die streng wissenschaftliche Begründung der Nothwendigkeit, sein Transformationsgesetz in die Physiologie und in die Praxis einzuführen, gehört ihm allein.

Nachdem Culmann, der geniale Begründer der graphischen Statik, bei der Betrachtung des Verlaufs der Spongiosabälkchen in verschiedenen Knochen, welche Hermann von Meyer 1867 der naturforschenden Gesellschaft zu Zürich demonstrirte, die Uebereinstimmung der von ihm damals Spannungstrajectorien genannten, jetzt als Druck- und Zugcurven bezeichneten Linien mit den Richtungslinien der Knochenbälkchen erkannt hatte, ist zwar von mehreren Anatomen, z. B. von Karl Bardeleben für die Wirbel (1874) und von Hermann von Meyer für verschiedene Knochen, die neue Analogie weiter verfolgt worden, aber Julius Wolff, der sich der brieflichen Mitarbeit Culmann's bei den mathematischen Vorausbestimmungen und nachträglichen Verificationen zu erfreuen hatte, bereicherte mehr als irgend ein anderer auch die Lehre von der normalen Knochenarchitektur. Denn er war es, welcher die rechtwinklige Kreuzung der Spongiosabälkchen als ein für alle Knochen gültiges Gesetz hinstellte, den neutralen Rälkchenverlauf in der neutralen Schicht des coxalen Femurendes entdeckte und die nach unten ausgeschweiften Druck- und Zugbälkchen in den Wandschichten der Markhöhlenoberfläche der Oberschenkeldiaphyse auffand.

Nach Feststellung alles dessen, was zur normalen Knochenarchitektur gehört, unternahm er es dann, die Transformationen der inneren Architektur bei pathologischen Störungen der äusseren Knochenform, sowie die secundären Umwandlungen der letzteren bei primär pathologischer Veränderung zu untersuchen, endlich auch die Umwandlungen der Architektur und der Form der Knochen bei pathologischen und experimentell herbeigeführten Störungen der statischen Inanspruchnahme der Knochen zu ermitteln.

Diese umfassende und eingehende Arbeit hat zu merkwürdigen und therapeutisch höchst wichtigen Ergebnissen geführt, die aber alle im Einklang mit der Graphostatik stehen. Dass die Knochenbälkchen da, wo sie in Folge einer eingetretenen Krümmung nicht mehr in Anspruch genommen werden, schwinden, dass gewisse Deformitäten nichts sind als der Ausdruck einer functionellen Anpassung der Knochenformen an die veränderte statische Inanspruchnahme des deformen Gliedes, dass namentlich da, wo die Inanspruchnahme in einer neuen Richtung stattfindet, auch neue Knochenpartikel gebildet werden und sich den Zug- und Druckcurven genau entsprechend anordnen — solche Thatsachen genügen schon, die weitreichende klinische Bedeutung der neu gefundenen Uebereinstimmung zwischen Natur und Technik erkennen zu lassen, welche besonders bei der Wolff'schen Behandlung des Klumpfusses auffallend schnell hervortritt.

Aber die Beurtheilung dieses Abschnittes der vorliegenden Arbeit fällt den Chirurgen zu und wird erst in einigen Jahren, wenn mehr Erfahrungen im Sinne Wolff's als bisher vorliegen werden, vollständig sein können.

Anders der theoretische Theil. Dieser steht der Kritik seitens der Biologen, auch wenn sie mit der praktischen Heilkunde keine Fühlung haben, sehr gut gerüstet gegenüber.

Die normale innere Architektur der Knochen entwickelt sich schon bei ihrer ersten Anlage intrauterin, ist also, da die Function fehlt, vererbt, wie z. B. das Auge. Die Ossification geht an jeder Stelle in einer anderen, für jede charakteristischen Richtung vor sich, indem die jeder eigenthümliche Architektur der knorpligen Anlage als erbliche Eigenschaft inhärirt. Das Fortbestehen der normalen Architektur bei fertigen Knochen dagegen und ihre Transformation bei Aenderung der Inanspruchnahme und der Knochenform ist abhängig von der Function. Dabei ist alle Stoffzunahme des Knochens und jeder Schwund ausschliesslich abhängig von den jeweiligen statischen Bedingungen, indem physiologisch, wie der Verf. sich ausdrückt, das Streben zur Erhaltung der Function, pathologisch das Streben zur Wiederherstellung derselben bestimmend ist.

Das Teleologische in dieser schon 1872 von Wolff gegebenen Erklärung ist nur scheinbar und liegt in dem Worte „Streben". W. Roux hat später in seiner bedeutungsvollen Schrift „Der Kampf der Theile im Organismus" (1881) den „trophischen Reiz der Function" als Erklärungsmittel sehr geschickt verwerthet. Wolff aber beweist auf Grund dieser (beiläufig zuerst von mir dargelegten) inneren Concurrenz mit der ganzen Kraft des mit seinem Gegenstande eins gewordenen Forschers, ebenso sicher auf klinischem, wie auf anatomischem und graphostatischem Wege, dass die Knochenform einzig und allein durch die statische Inanspruchnahme bestimmt wird. Die von Einigen als „Selbstvervollkommnung" und schon besser von Roux als „directe functionelle Selbstgestaltung des Zweckmässigen" bezeichnete functionelle Anpassung, deren Bedeutung ich übrigens schon viel früher in Wort und Schrift hervorhob und besonders in meinen Universitätsvorlesungen in Jena erläuterte, wird hier direct an einem typischen Beispiele bewiesen und zwar mit einer Klarheit und Sachlichkeit, welche mustergültig sind. Diese neue Lehre von der functionellen Knochengestalt erfordert natürlich die Beantwortung der Frage nach der Kraftquelle bei der functionellen Anpassung, welch letztere schliesslich als eine Arbeit im streng physikalischen Sinne erscheint. Die Ursache der merkwürdigen, bei veränderter statischer Inanspruchnahme eintretenden Modellirarbeit mit Fortnahme des nicht mehr Brauchbaren und neuem Aufbau von Brauchbarem nach den Postulaten der Culmann'schen Curven nennt Wolff zunächst im Allgemeinen „Transformationskraft". Er versteht darunter zwar eine „Naturkraft", lässt sich aber auf eine Bestimmung ihrer Beziehungen zu anderen Naturkräften nicht ein. Da er sie ferner in diesem Werk ausschliesslich als eine „therapeutische Kraft" und zwar eine „von unermesslicher Grösse" näher betrachtet, setzt er sich dem Vorwurf, sich von einer mystischen Anschauungsweise nicht ganz frei gehalten zu haben, nicht aus. So wie sie einstweilen hingestellt wird, hat die Wolff'sche Transformationskraft allerdings eine gewisse Aehnlichkeit mit der „Naturheilkraft“ oder vis medicatrix, auch vis reproductiva oder vis plastica der Alten, welche dadurch nicht geringer würde, dass man etwa das Wort Transformationsenergie an die Stelle setzte. Aber eine Kraft im physikalischen Sinne soll die Transformationskraft nicht sein trotz der etwas missverständlichen Sätze auf S. 96. Man vergleiche die Anmerkung S. 33. Der Verfasser schreibt für Chirurgen und nicht für Physiker.

Jedoch will ich mit ihm darüber hier nicht rechten. Wer eine wichtige, man muss sagen, grundlegende und weittragende Entdeckung macht, hat das Recht, die Ausdrücke zu wählen wie er will. So gut man von einer Zeugungskraft spricht ohne deren Beziehung zu allgemein anerkannten Energieformen zu erörtern, kann man die neue Transformationskraft gelten lassen — nur nicht als Naturkraft, welche jenen coordinirt werden dürfte. Denn sie ist selbst eine Resultirende aus den im lebenden Körper gerade so wie im anorganischen, jedoch mit anderen Folgen, weil im kleinsten Raume (im Protoplasma der Zelle), sich bethätigenden ursprünglichen Energien.

Es wäre unbillig, dem Praktiker, welcher die wissenschaftliche Welt mit einem so vorzüglichen Werke beschenkt hat, eine Willkür in der Theorie vorhalten zu wollen. Das Capitel über Fracturen ist auch in theoretisch-physiologischer Hinsicht ein Cabinetstück. Und in den letzten Abschnitten hat der Verfasser über die weit sein Fachgebiet hinter sich lassenden Ausblicke seiner Entdeckungen, ihre Beziehungen zur Descendenzlehre, zur Mechanik, zur Lehre von der „Organprojection“ u. a. m. in so ansprechender Weise sich geäussert, dass der Biologe zum mindesten so viel Anregung darin findet, wie der Chirurg in den vorhergehenden, zum therapeutischen Handeln auffordernden, ausführlich durchgearbeiteten Abtheilungen, welche der Praxis und damit der leidenden Menschheit ohne Frage in ausgedehntem Maasse zu Gut kommen werden.

W. Preyer (Berlin).

Berichtigung.

Seite 294 Zeile 13 v. o. lies: Chromatin statt Keratin

Inhalts-Verzeichniss

zu Bd. CXXI—CXXX des Archivs[1]).

I. Namen der Verfasser von Original-Aufsätzen.

[1]) Um unnöthige Wiederholungen zu vermeiden, werden die Citate nur für die Bände der 12. Folge gegeben. Für die Zahl der Gesammtreihe der Bände ist also jedesmal CXX hinzuzudenken.

II. Namen derjenigen Autoren, deren Arbeiten referirt oder besprochen wurden.

III. Sach-Register.

C.

D.

H.

I.

K.

L.

M.

R.

S.

T.

David Hansemann.

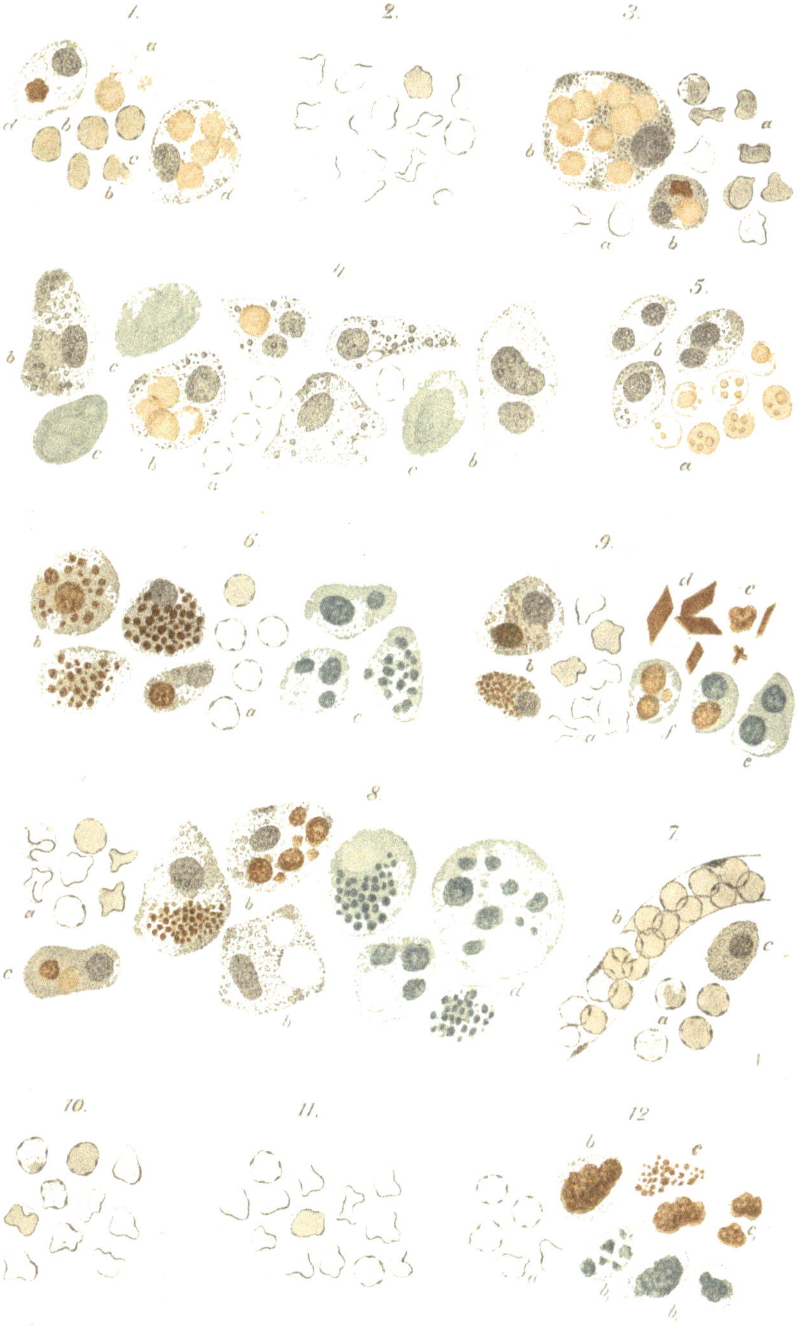

Alb. Schütze Lith. Inst. Berlin.

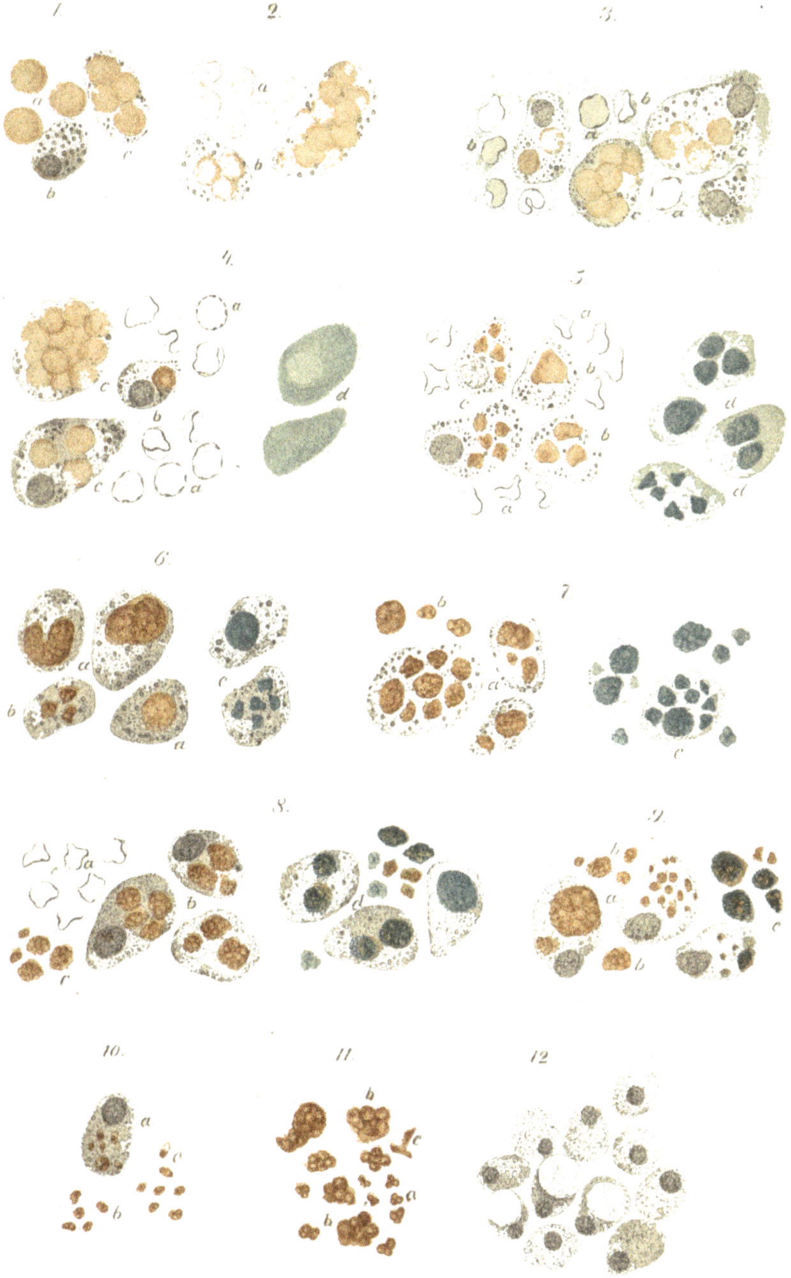
1.
2.
3.
4.
5.
6.
7.
8.
9.
10.
11.
12

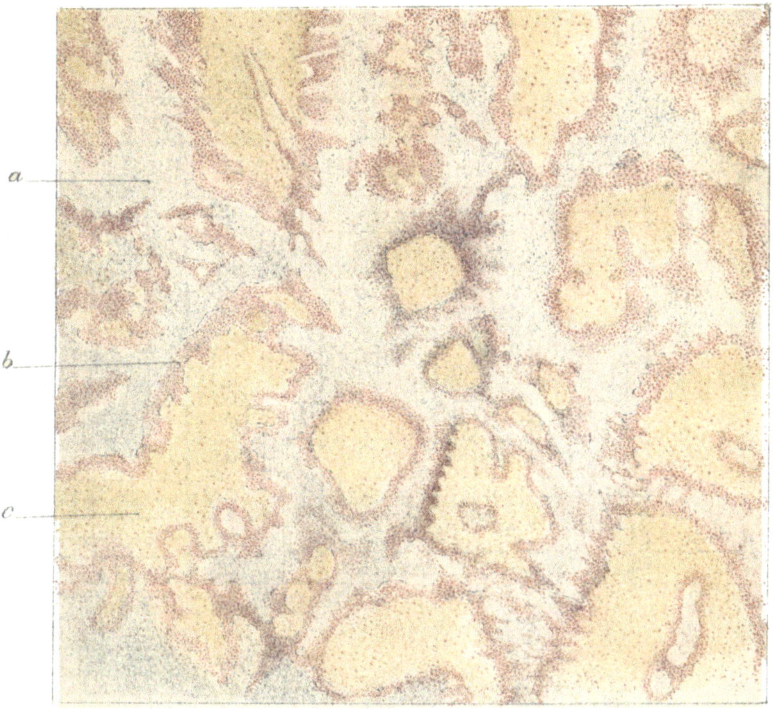

1.

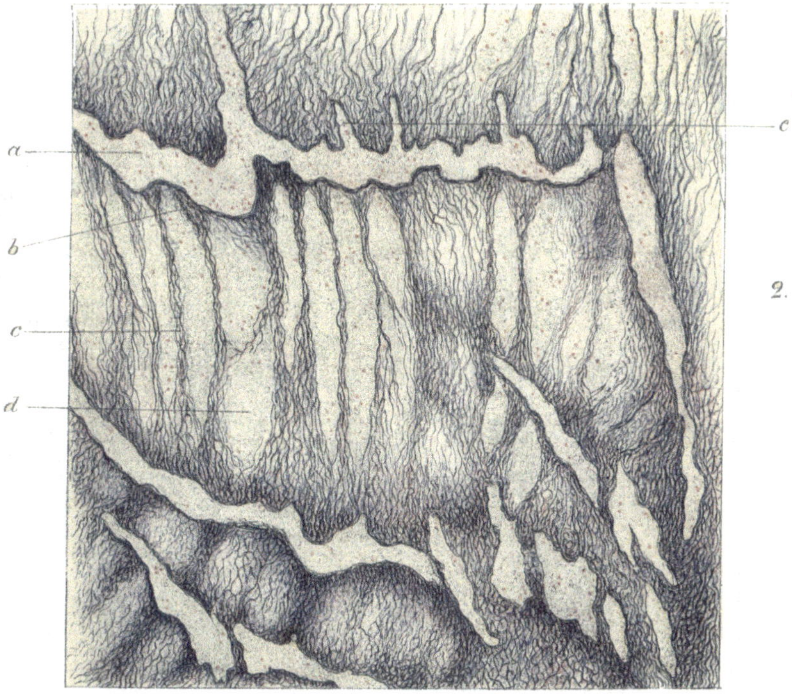

2.

E. Kreiz. del. Albert Schütze Lith. Inst. Berlin

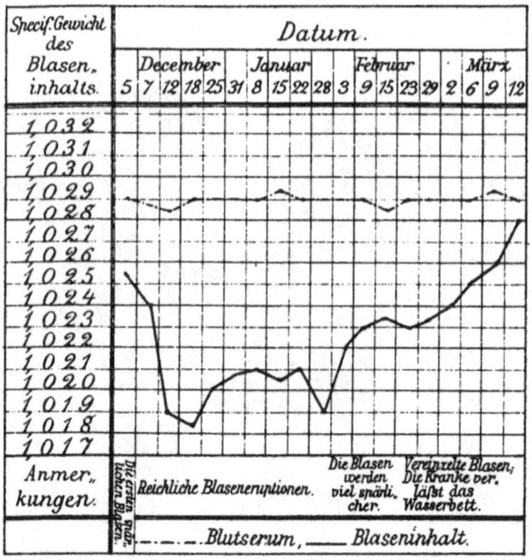
Specif. Gewicht des Blasen„ inhalts.
Datum.
December
Januar
Februar
März
5 7 12 18 25 31 8 15 22 28 3 9 15 23 29 2 6 9 12
1,032
1,031
1,030
1,029
1,028
1,027
1,026
1,025
1,024
1,023
1,022
1,021
1,020
1,019
1,018
1,017
Anmer„ kungen.
Reichliche Blaseneruptionen.
Die Blasen werden viel spärli„ cher.
Vereinzelte Blasen; Die Kranke ver„ läßt das Wasserbett.
Blutserum, Blaseninhalt.

I.

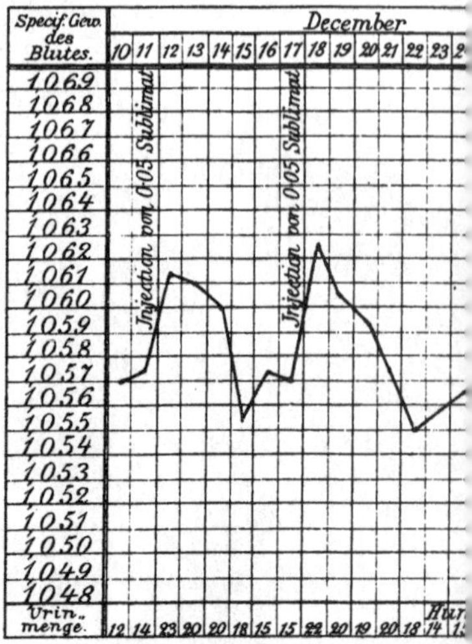
Specif. Gew. des Blutes.
December
10 11 12 13 14 15 16 17 18 19 20 21 22 23
1,069
1,068
1,067
1,066
1,065
1,064
1,063
1,062
1,061
1,060
1,059
1,058
1,057
1,056
1,055
1,054
1,053
1,052
1,051
1,050
1,049
1,048
Injection von 0·05 Sublimat
Injection von 0·05 Sublimat
Urin„ menge.
12 14 23 20 20 18 15 15 22 20 19 20 18 14

V.

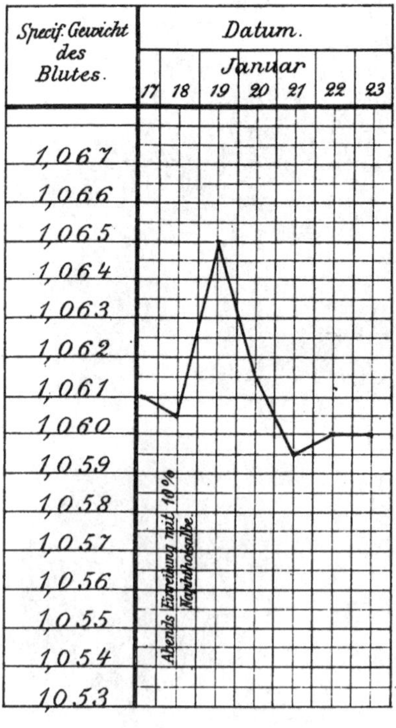
Specif. Gewicht des Blutes.
Datum.
Januar
17 18 19 20 21 22 23
1,067
1,066
1,065
1,064
1,063
1,062
1,061
1,060
1,059
1,058
1,057
1,056
1,055
1,054
1,053
Abends Einreibung mit 10% Naphtholsalbe.

IV.

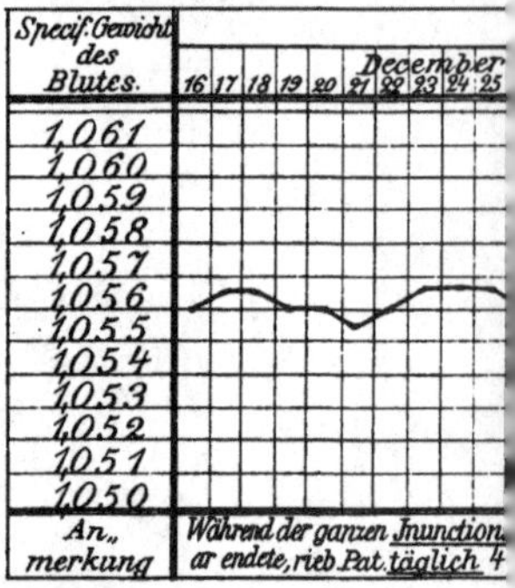
Specif. Gewicht des Blutes.
December
16 17 18 19 20 21 22 23 24 25
1,061
1,060
1,059
1,058
1,057
1,056
1,055
1,054
1,053
1,052
1,051
1,050
An„ merkung
Während der ganzen Inunction
ar endete, rieb Pat. täglich 4

VI.

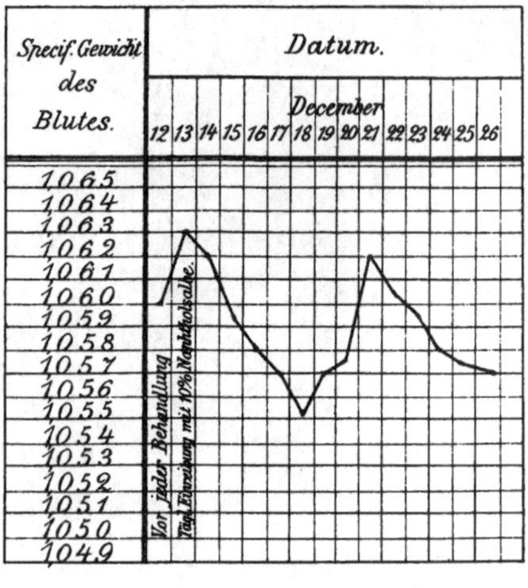
Specif. Gewicht des Blutes.
Datum.
December
12 13 14 15 16 17 18 19 20 21 22 23 24 25 26
1,065
1,064
1,063
1,062
1,061
1,060
1,059
1,058
1,057
1,056
1,055
1,054
1,053
1,052
1,051
1,050
1,049
Vor jeder Behandlung
Tägl. Einreibung mit 10% Naphtholsalbe.

Taf. IV.

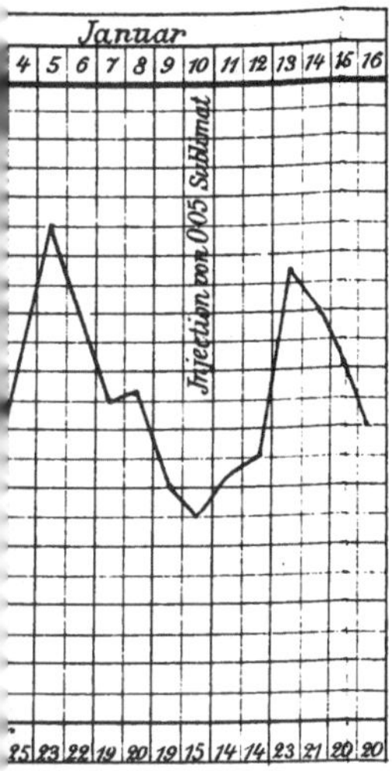

II.

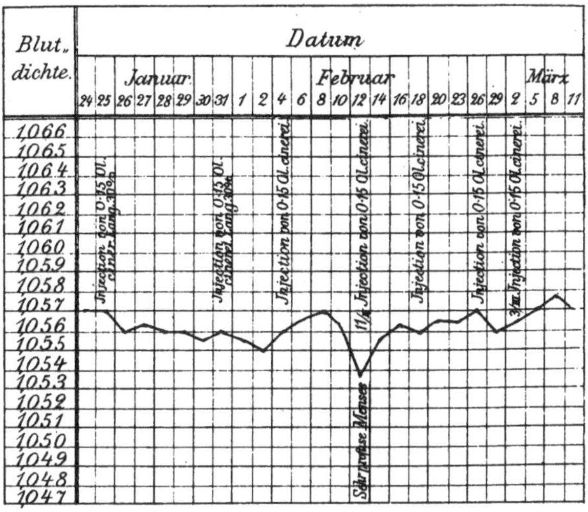

III.

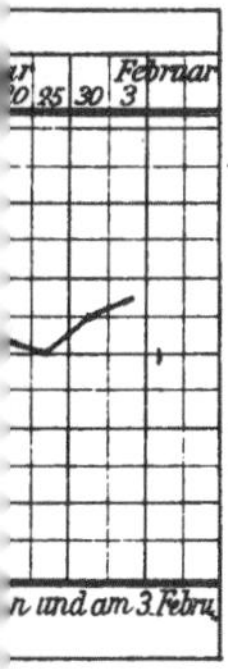

VII.

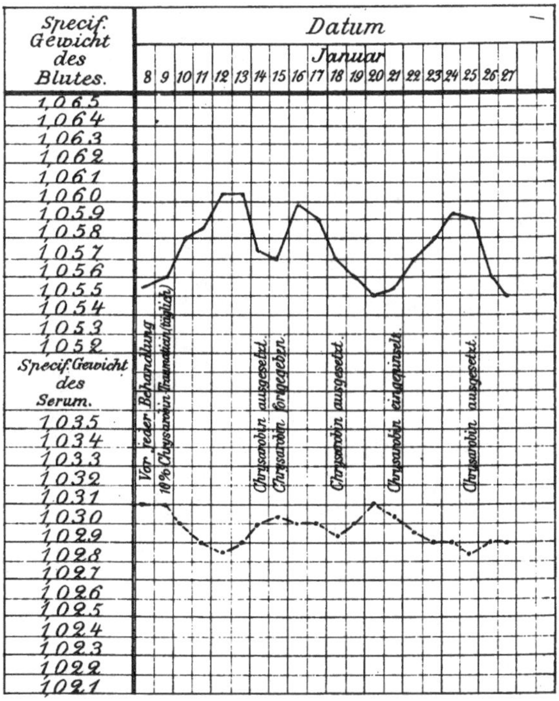

VIII.

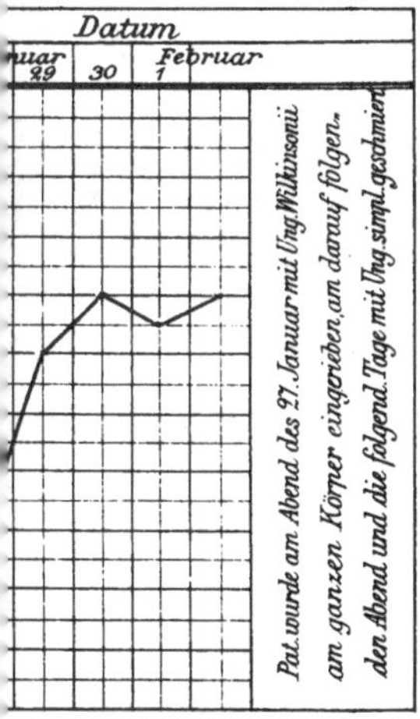

W. A. Meyn lith.

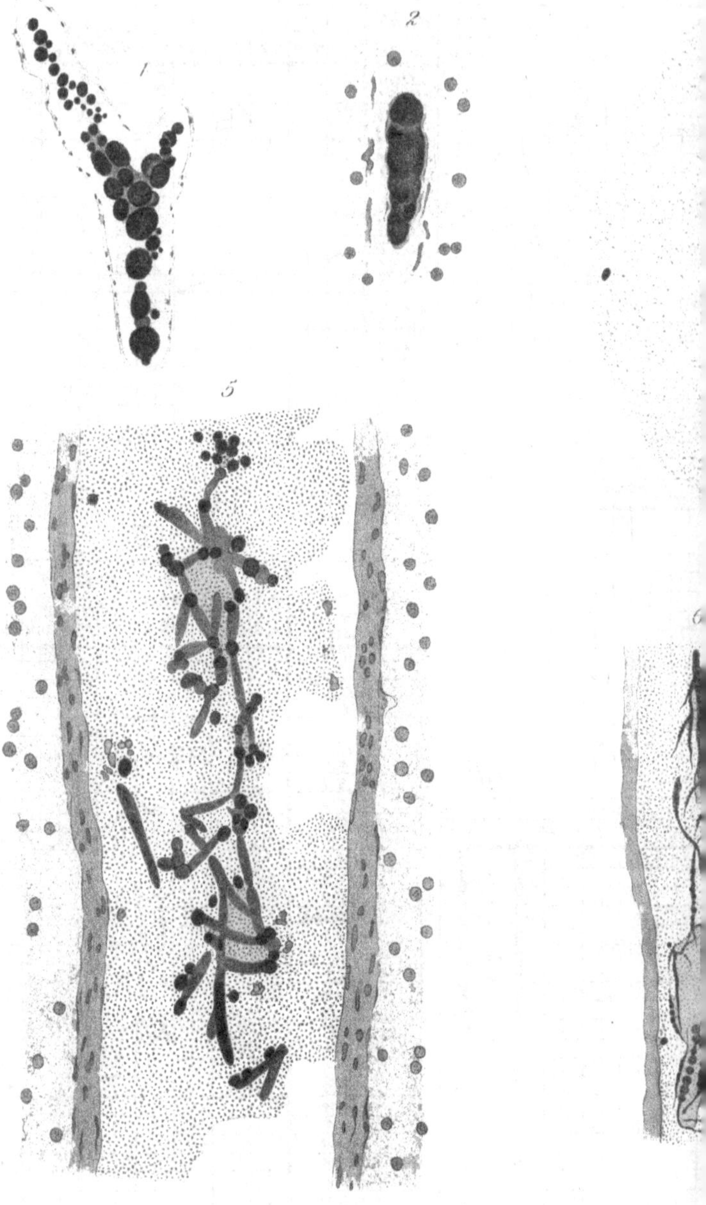

E. Kretz, del.

Taf. V.

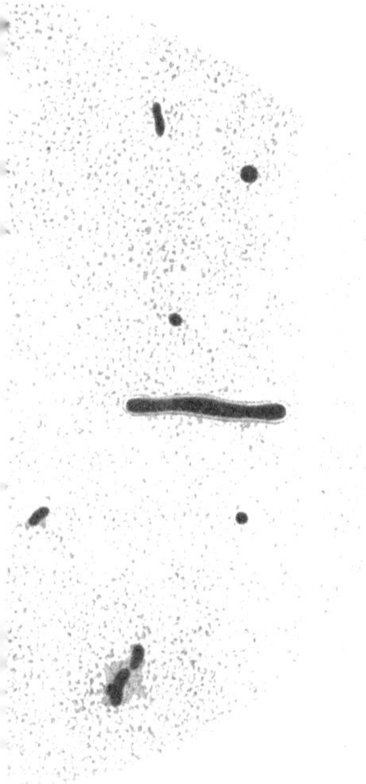

4

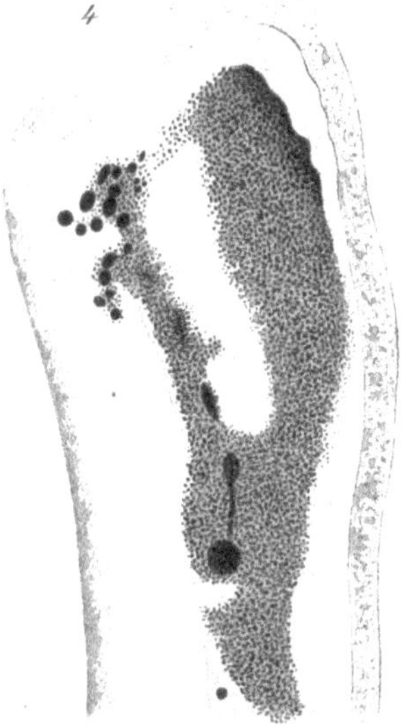

7

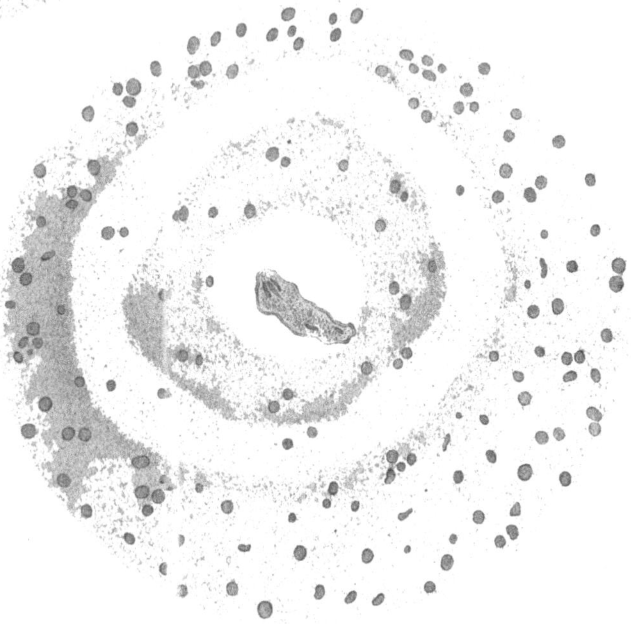

W. A. Meyn lith.

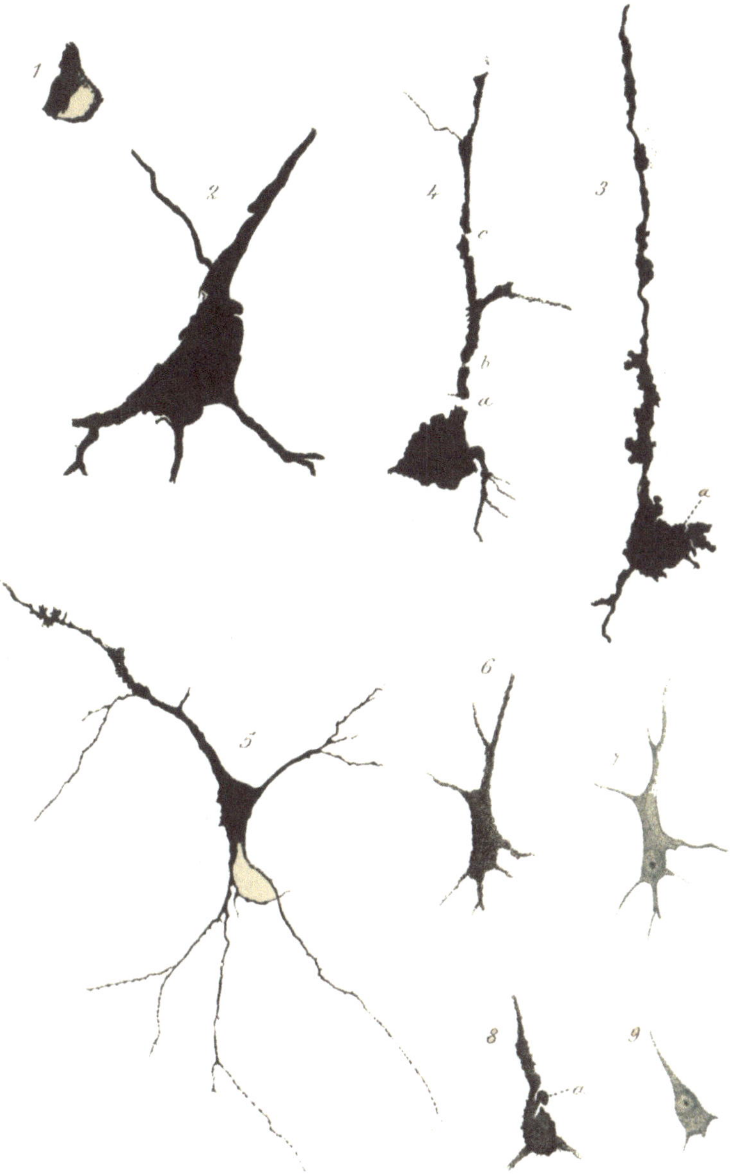

Fch. Schr[illegible] del. W. A. Meyn lith.

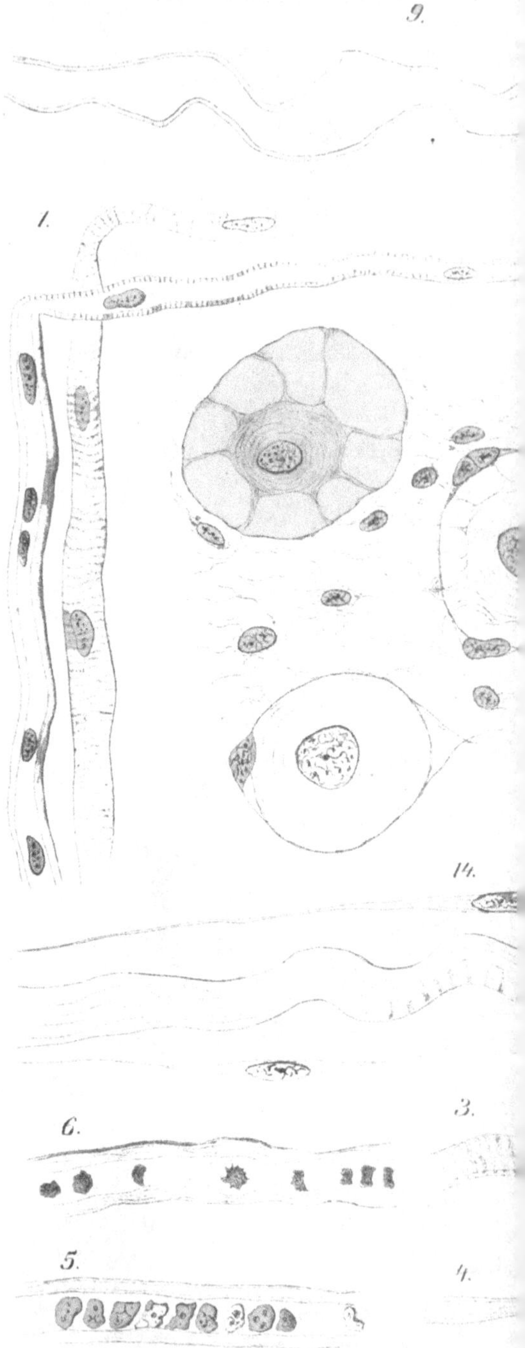
9.
1.
14.
3.
6.
5.
4.

Taf. VII.

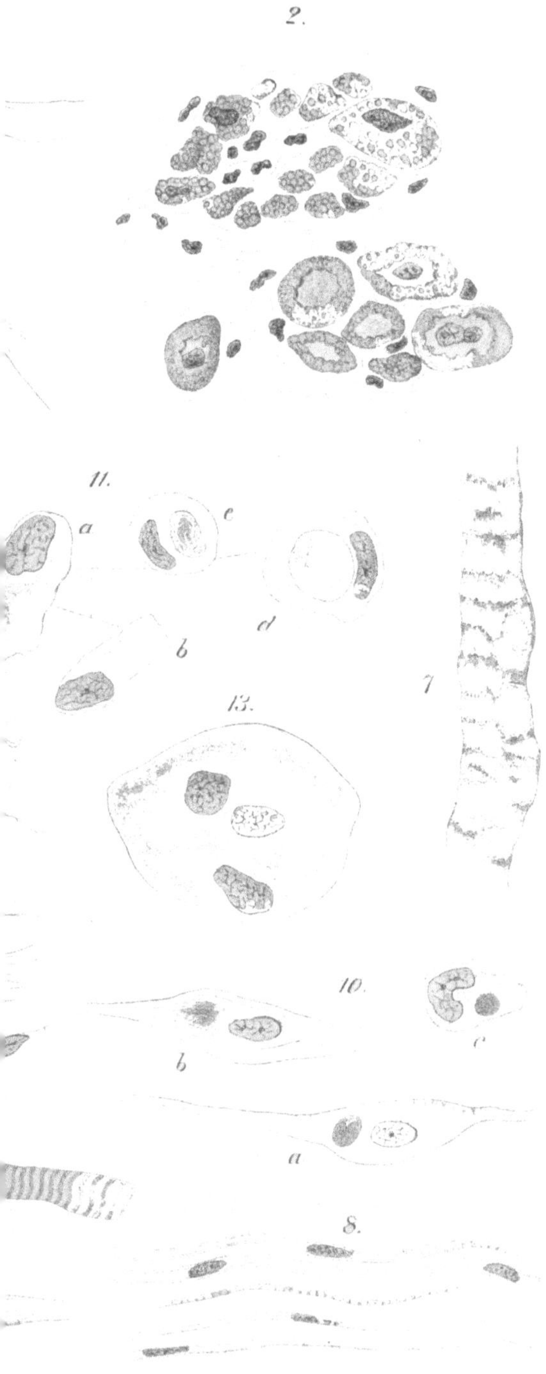

Alb. Schütze Lith. Inst. Berlin.

Virchow's Archiv, Bd. CXXX.

I.

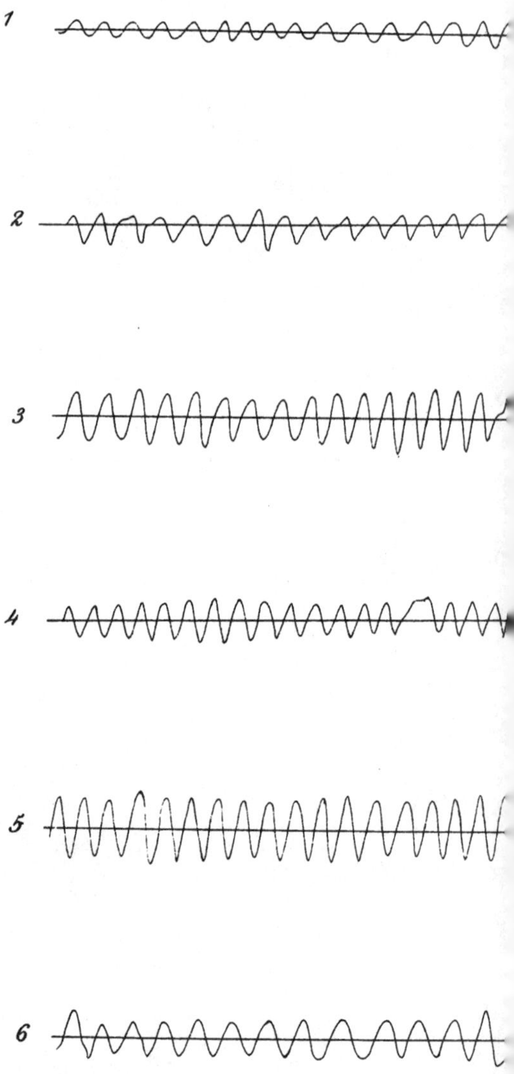

Autor del.

1.

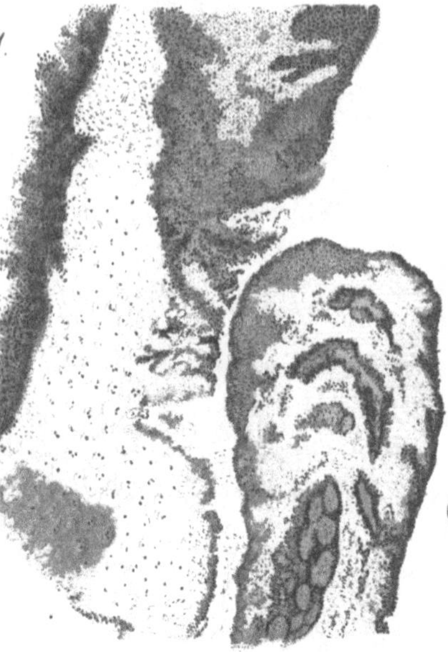

2.

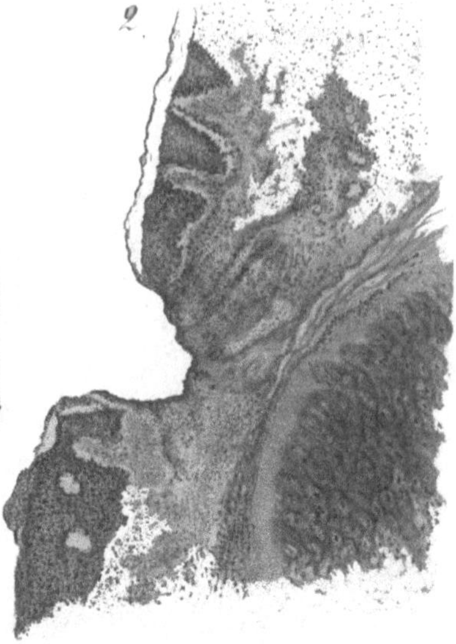

3.

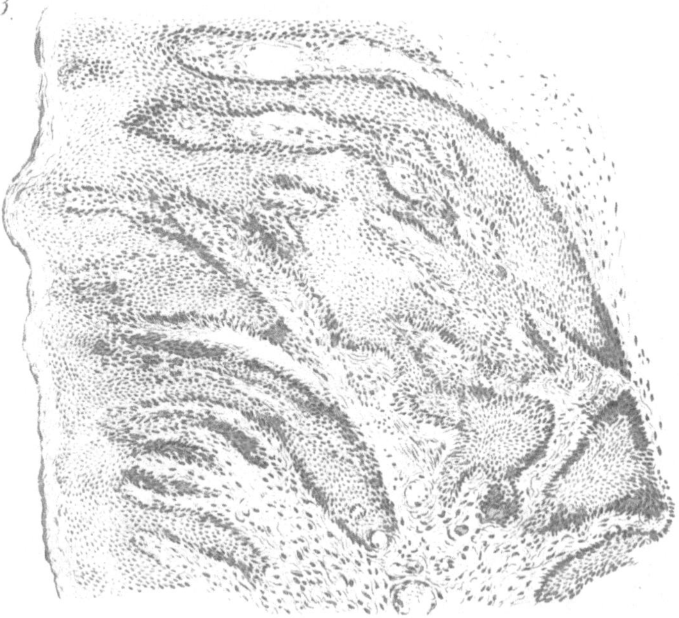

P. Guenther et V. Uvira del. W. Grohmann sc.

II. ⟵

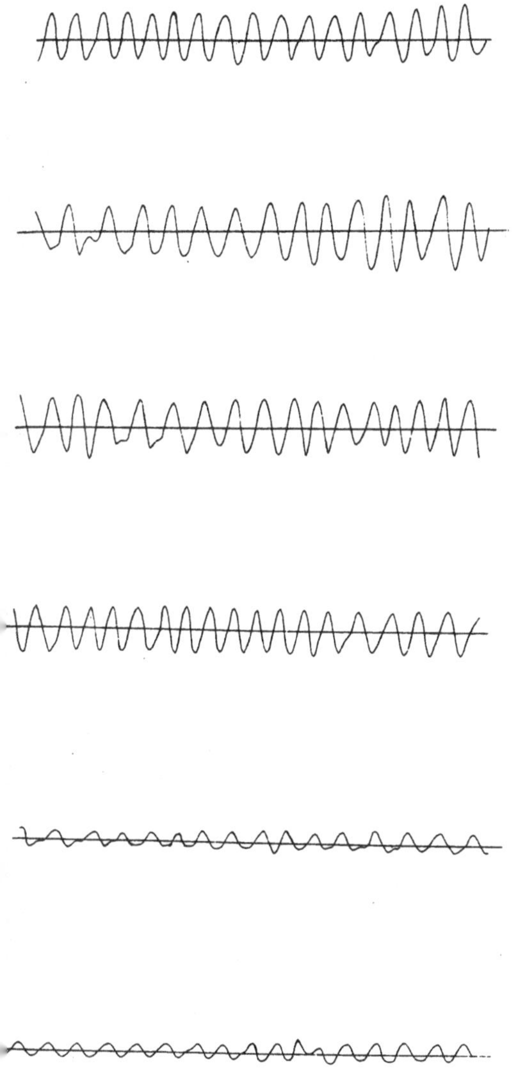

W.A.Meyn lith.

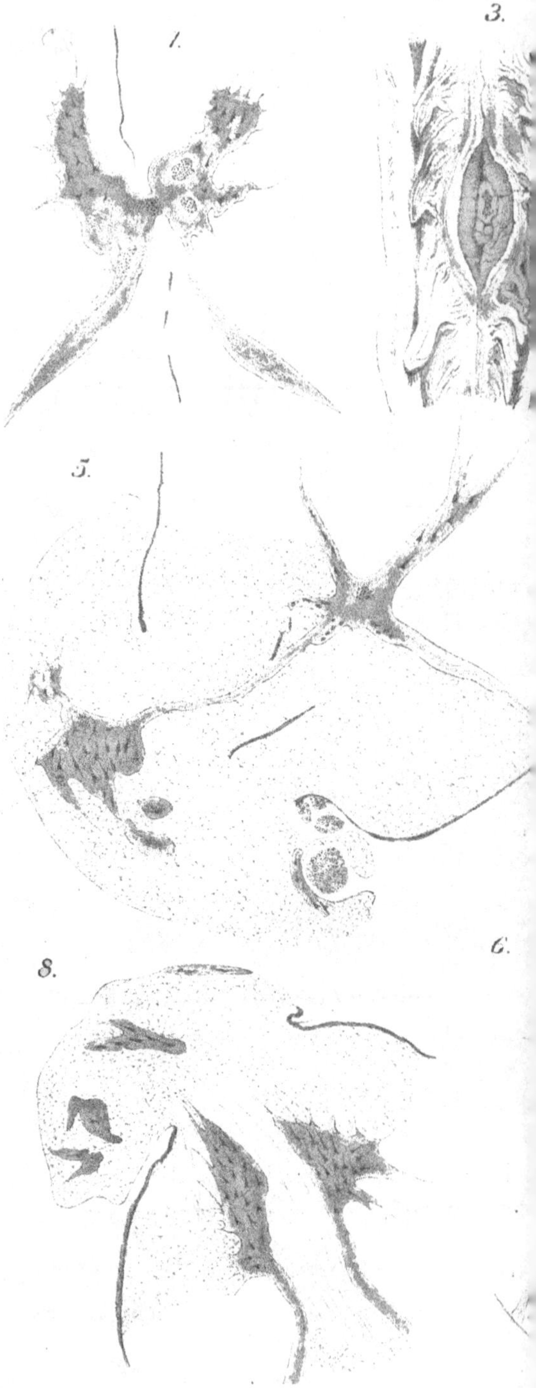
1.
3.
5.
6.
8.

Taf. X.

2.

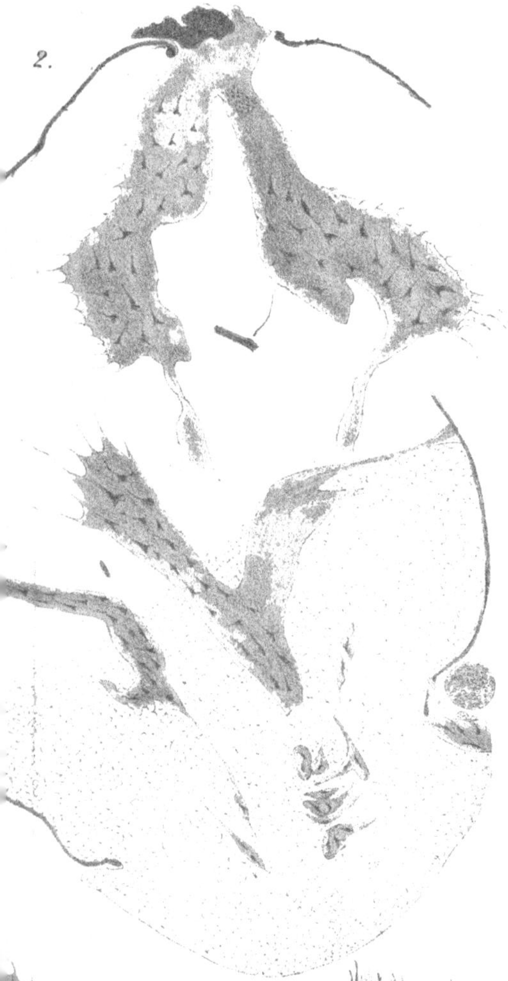

7

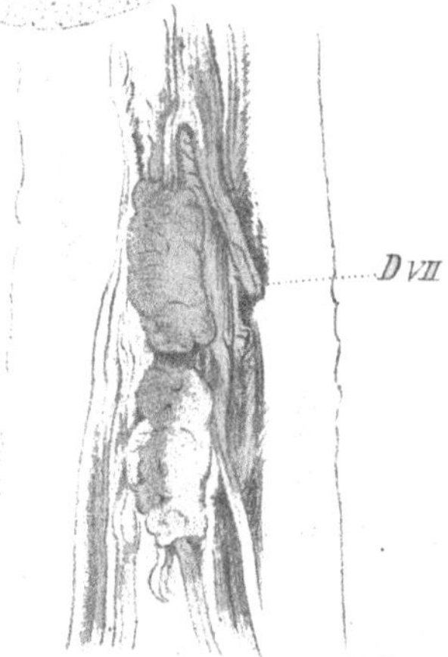

Alb. Schütze Lith. Inst. Berlin.

9.

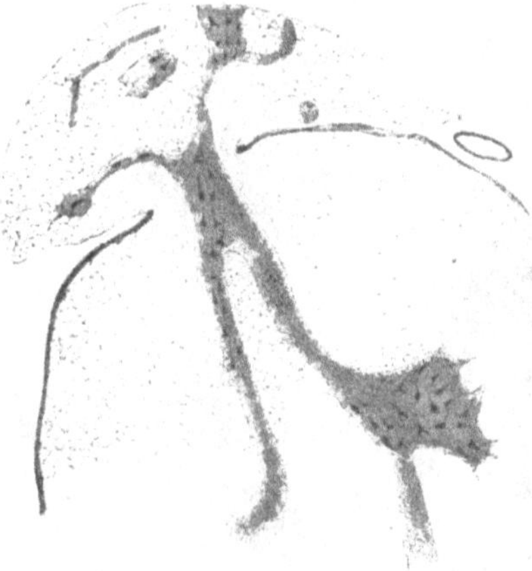

11.

12.

10.

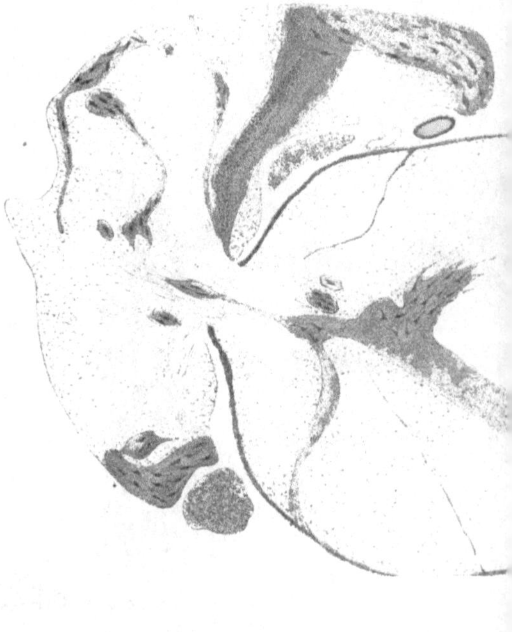

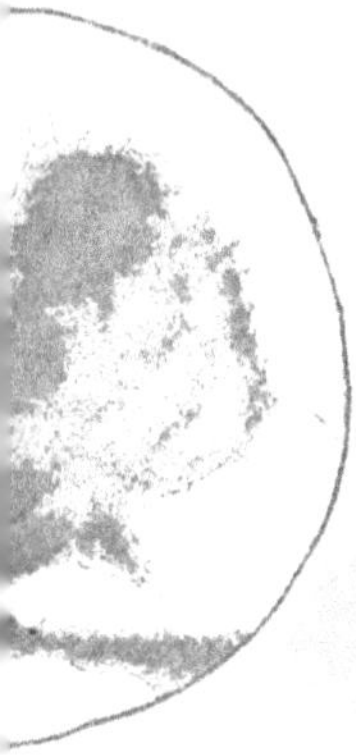

14.

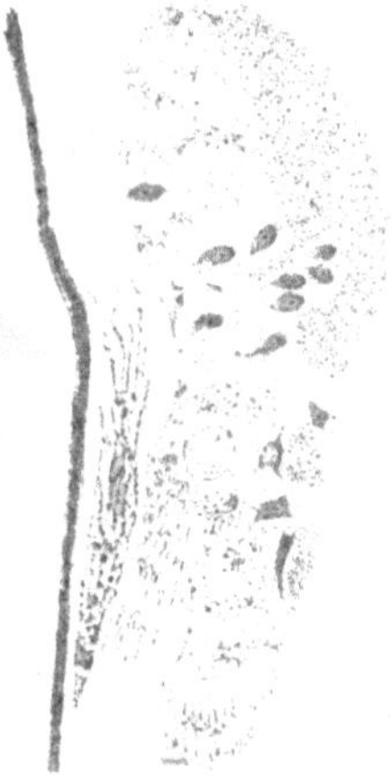

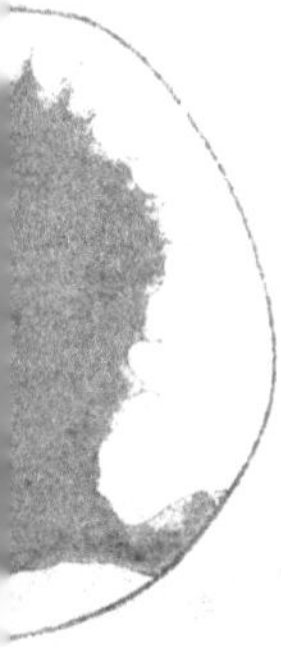

13.

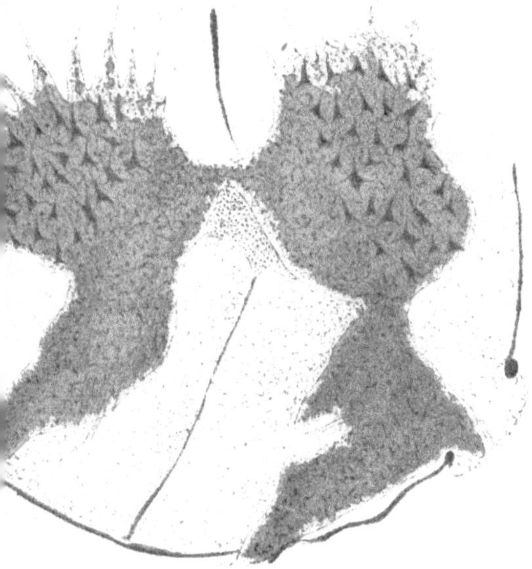

Alb. Schütze Lith. Inst. Berlin.

1.

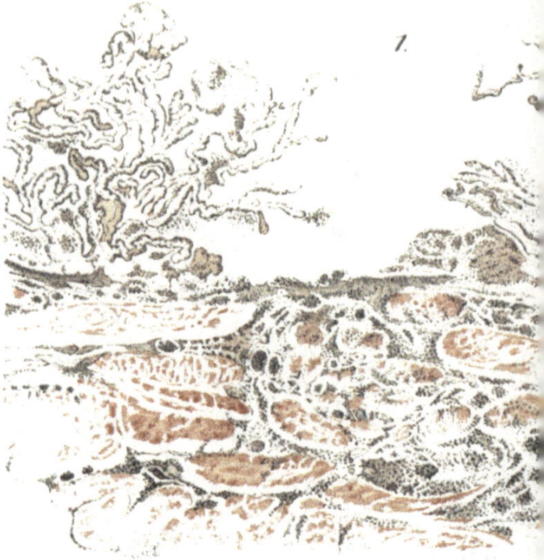

3.

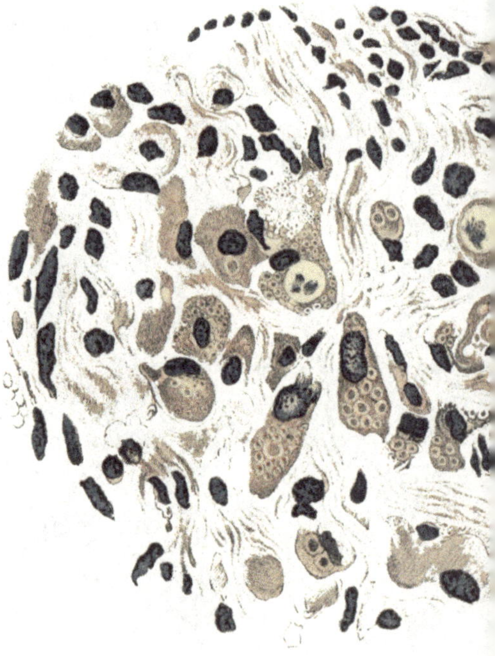

Alb. Schütze Lith. Inst. Berlin.

Taf. XII.

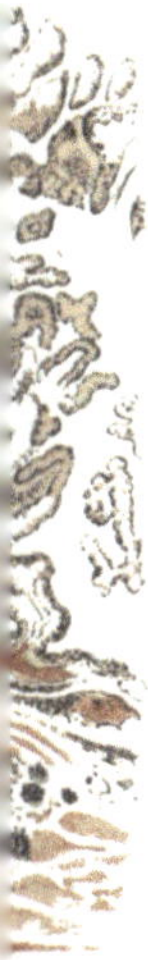

5.

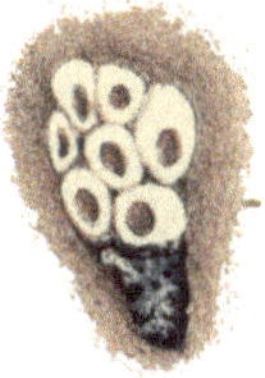

7

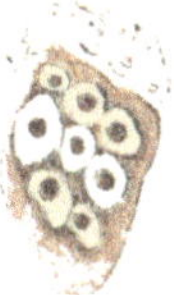

6.

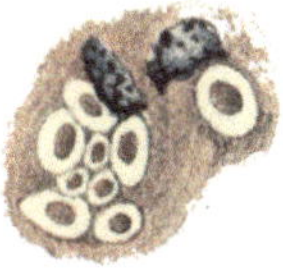

8,

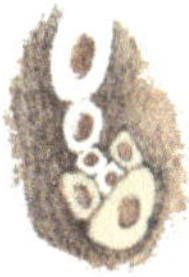

4.

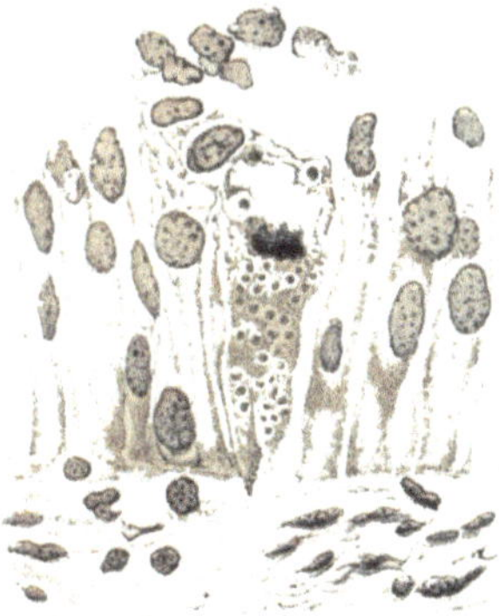

2.

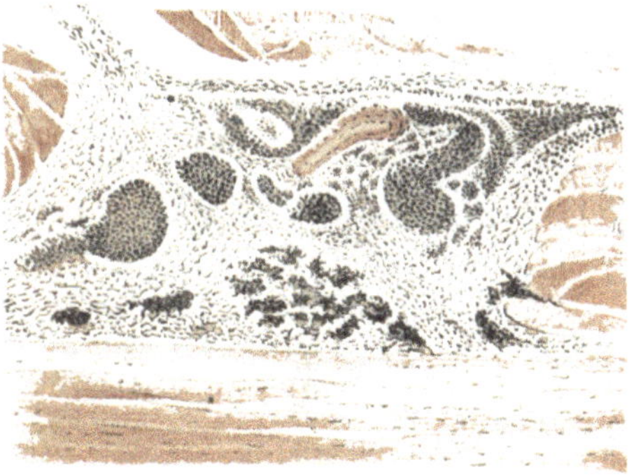

2.

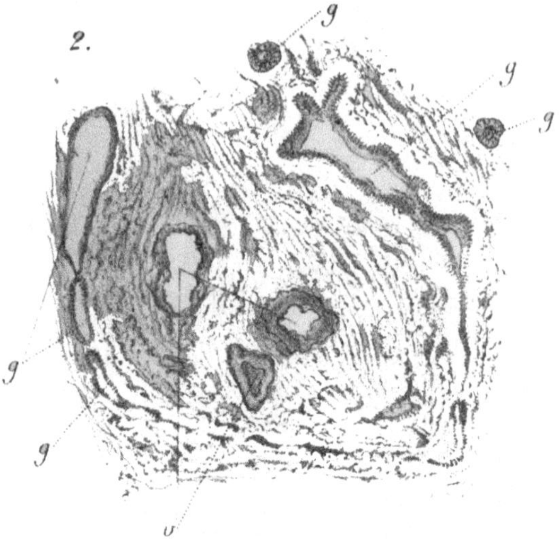

4.

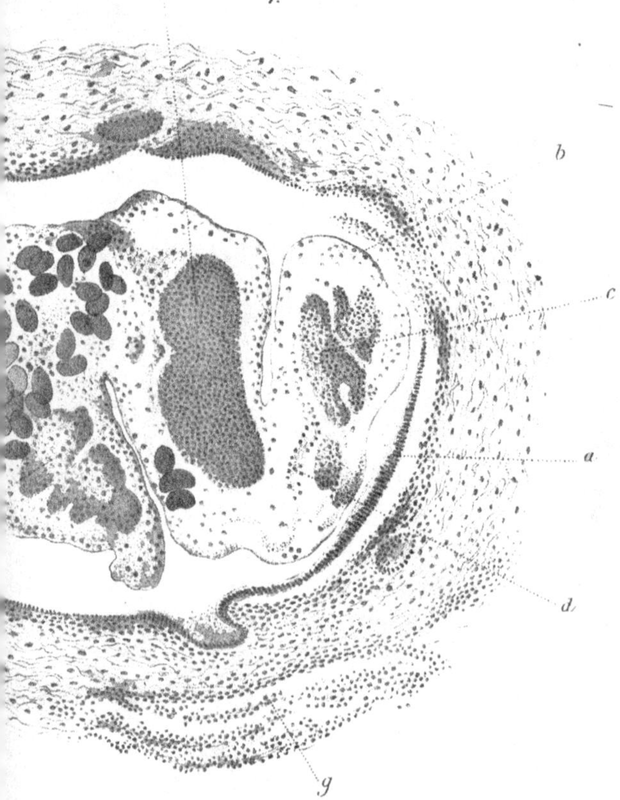

1 a

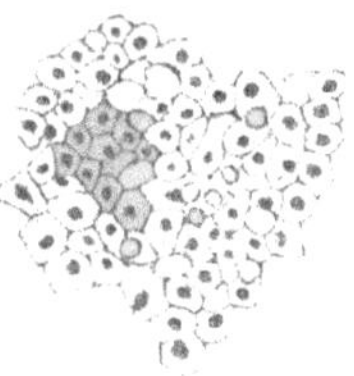

1 b

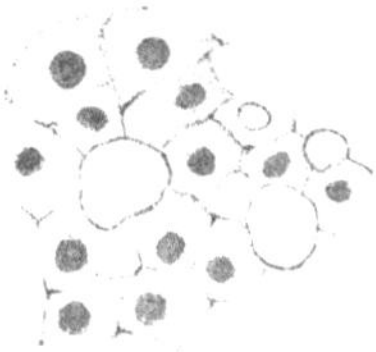

3 a

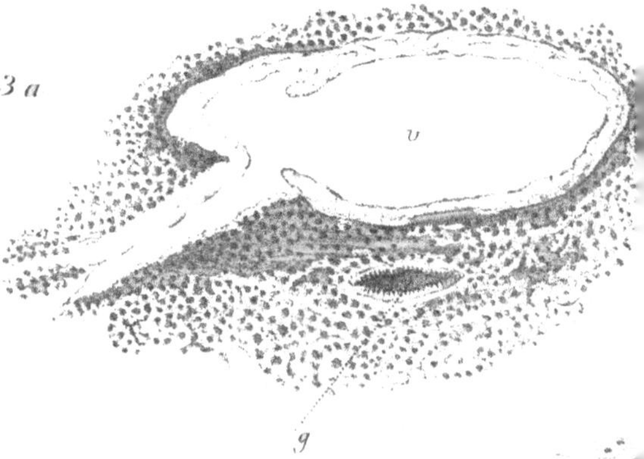

3 b

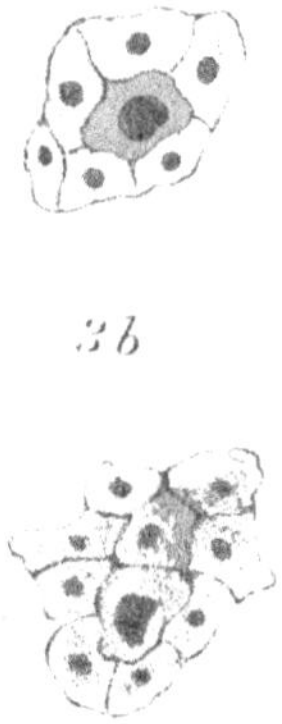

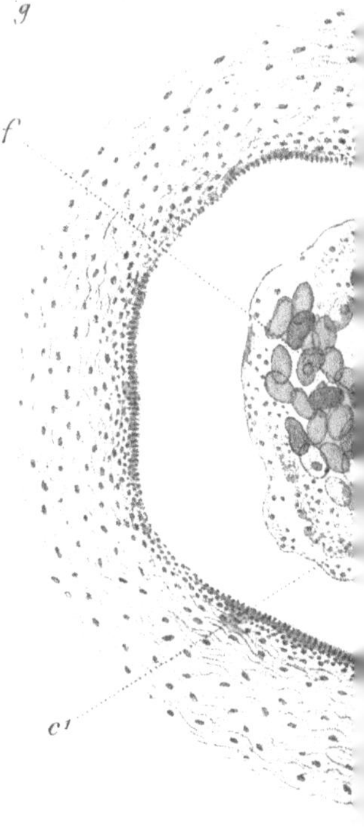

Alb. Schütze Lith. Inst. Berlin.

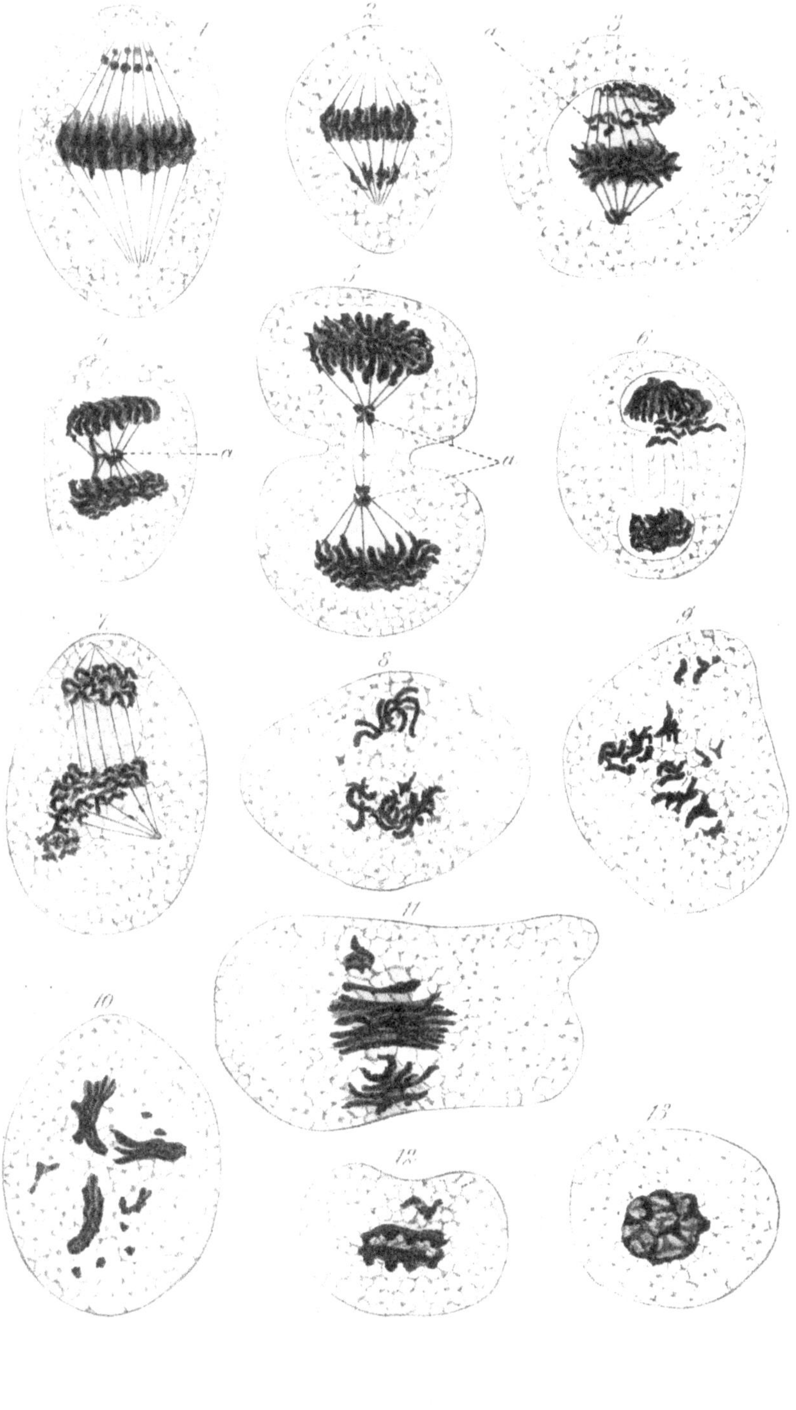

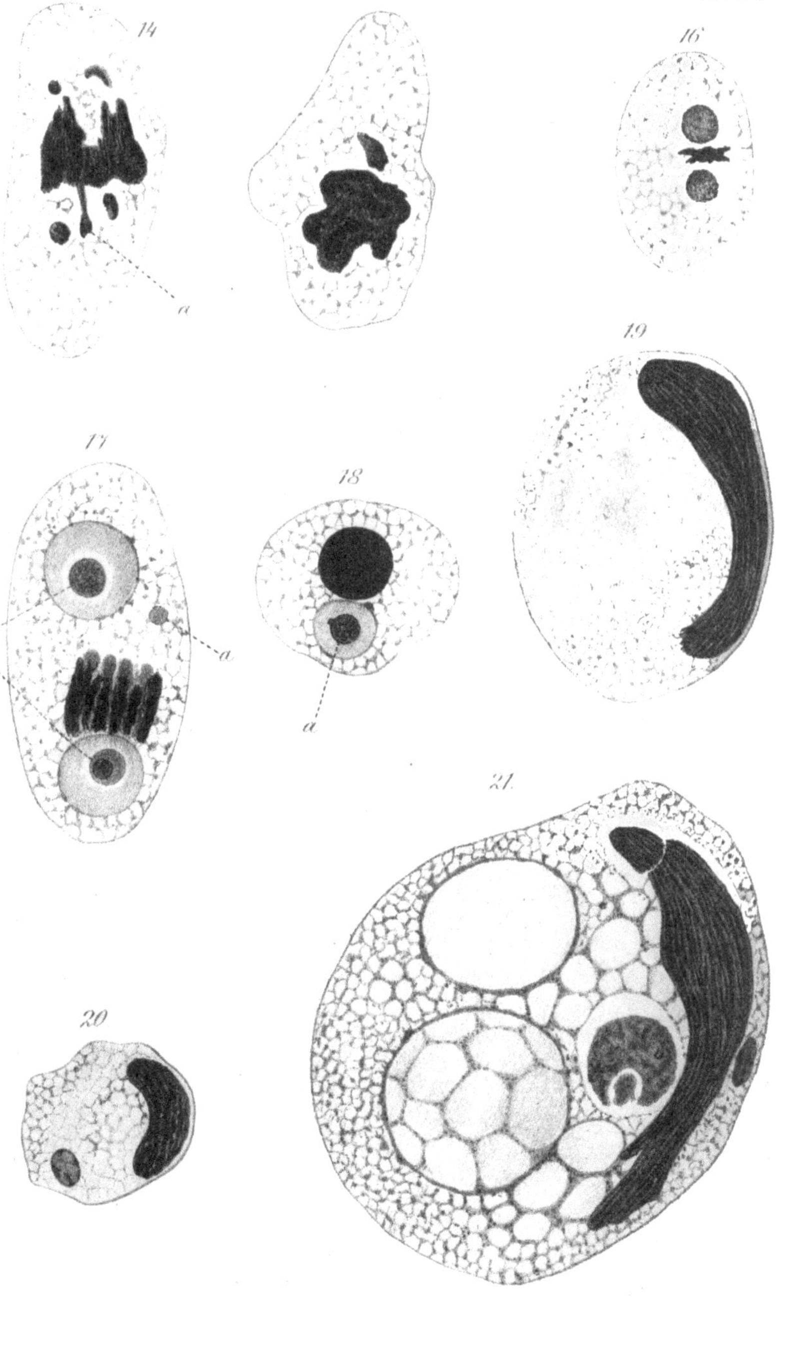
14
16
19
17
18
a
a
a
a
21.
20

FSC
www.fsc.org
MIX
Papier | Fördert gute Waldnutzung
FSC® C083411

Kolibri 360 GmbH
Ferdinand-Jühlke-Straße 7
99095 Erfurt, Deutschland
produktsicherheit@kolibri360.de